U0275375

『本草纲目』全本图典

【第十四册】

典藏版

原　著　李时珍

顾　问　肖培根

主　编　陈士林

分册主编　杨江华　刘　国　谢　宇

副主编　谢军成　裴　华　张　鹏　王　庆　张　鹤

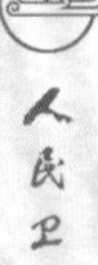

人民卫生出版社

图书在版编目（CIP）数据

《本草纲目》全本图典. 第十四册 / 陈士林主编. —
北京：人民卫生出版社，2018
ISBN 978-7-117-26480-8

Ⅰ. ①本…　Ⅱ. ①陈…　Ⅲ. ①《本草纲目》－图解
Ⅳ. ①R281.3-64

中国版本图书馆 CIP 数据核字（2018）第 099747 号

《本草纲目》全本图典（第十四册）

主　　编：陈士林
出版发行：人民卫生出版社（中继线 010-59780011）
地　　址：北京市朝阳区潘家园南里 19 号
邮　　编：100021
E - mail：pmph @ pmph.com
购书热线：010-59787592　010-59787584　010-65264830
印　　刷：北京盛通印刷股份有限公司
经　　销：新华书店
开　　本：889 × 1194　1/16　**印张：**17.5
字　　数：413 千字
版　　次：2018 年 7 月第 1 版　2018 年 7 月第 1 版第 1 次印刷
标准书号：ISBN 978-7-117-26480-8
定　　价：640.00 元

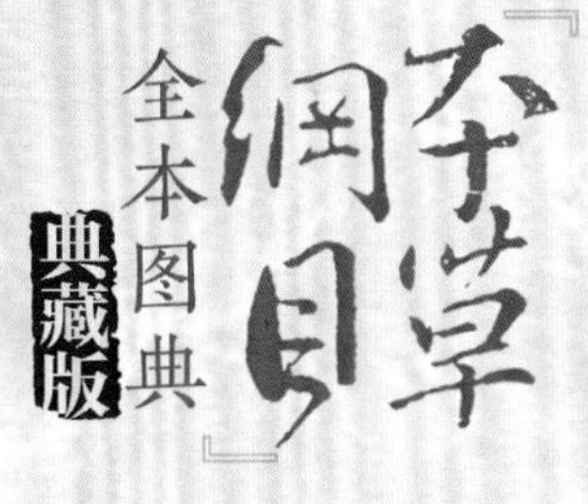

凡　例

一、本套书以明代李时珍著《本草纲目》（金陵版胡承龙刻本）为底本，以金陵版排印本（王育杰整理，人民卫生出版社，2016 年）及金陵版美国国会图书馆藏全帙本为校本，按原著的分卷和排序进行内容编排，即按序列、主治、水部、火部、土部、金石部、草部、谷部、菜部、果部、木部、服器部、虫部、鳞部、介部、禽部、兽部、人部的顺序进行编排，共分 20 册。

二、本套书中"释名""主治""附方"等部分所引书名多为简称，如：《本草纲目》简称《纲目》，《名医别录》简称《别录》，《神农本草经》简称《本经》，《日华子诸家本草》简称《日华》，《肘后备急方》简称《肘后方》，等等。

三、人名书名相同的名称，如吴普之类，有时作人名，有时又作书名，情况较复杂，为统一起见，本次编写均按原著一律不加书名号。

四、原著《本草纲目》中的部分中草药名称，与中医药学名词审定委员会公布名称不一致的，为了保持原著风貌，均保留为原著形式，不另作修改。

五、本套书为保持原著风貌，对原著之服器部和人部的内容全文收录，但基本不配图。

六、本套书依托原著的原始记载，根据作者们多年野外工作经验和鉴定研究成果，结合现有考证文献，对《纲目》收载的药物进行了全面的本草考证，梳理了古今药物传承关系，并确定了各药物的基原和相应物种的拉丁学名；对于多基原的药物均进行了综合分析，对于部分尚未能准确确定物种者也有表述。同时，基于现代化、且普遍应用的 DNA 条形码鉴定体系，在介绍常用中药材之《药典》收载情况的同时附上其基原物种的通用基因碱基序列。由此古今结合、图文并茂，丰富阅读鉴赏感受，并提升其实用参考和珍藏价值。

七、本套书结合现实应用情况附有大量实地拍摄的原动植物（及矿物等）和药材（及饮片）原色图片，方便读者认药和用药。

八、部分药物尚未能解释科学内涵，或者疗效有待证实、原料及制作工艺失传，以及其他因素，故无考证内容及附图，但仍收载《纲目》原始内容，有待后来者研究、发现。

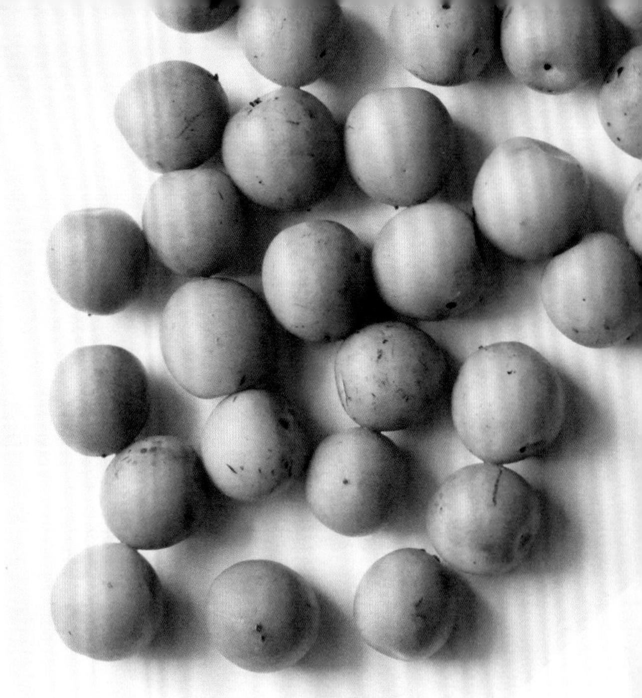

目录

本草纲目果部第二十九卷

果之一五果类一十一种

002 李 《别录》下品

008 杏 《别录》下品

017 巴旦杏 《纲目》

018 梅 《本经》中品

026 榔梅 《纲目》

028 桃 《本经》下品

042 栗 《别录》上品

048 天师栗 《纲目》

050 枣 《本经》上品

057 仲思枣 宋《开宝》

058 苦枣 《食性》

本草纲目果部第三十卷

果之二山果类三十四种

060 梨 《别录》下品

066 鹿梨 《图经》

068 棠梨 《纲目》

072 海红 《纲目》

076 木瓜 《别录》中品

082 楂子 《食疗》

083 榠楂 宋《图经》

087 榅桲 宋《开宝》
088 山楂 《唐本草》
094 庵罗果 宋《开宝》
096 柰 《别录》下品
100 林檎 宋《开宝》
104 柹 《别录》中品
110 椑柿 宋《开宝》
112 君迁子 《拾遗》
114 安石榴 《别录》下品
120 橘 《本经》上品
130 柑 宋《开宝》
136 橙 宋《开宝》
140 柚 《日华》
146 枸橼 宋《图经》
150 金橘 《纲目》
152 枇杷 《别录》中品
158 杨梅 宋《开宝》
162 樱桃 《别录》上品
166 山婴桃 《别录》上品
168 银杏 《日用》
174 胡桃 宋《开宝》
182 榛 宋《开宝》
184 阿月浑子 《拾遗》
186 槠子 《拾遗》
188 钩栗 《拾遗》
190 橡实 《唐本草》
194 槲实 《唐本草》

本草纲目果部第三十一卷

果之三夷果类三十一种

198 荔枝 宋《开宝》
204 龙眼 《别录》中品
207 龙荔 《纲目》
208 橄榄 宋《开宝》
213 木威子 《拾遗》
214 庵摩勒 《唐本》
217 毗梨勒 《唐本草》
218 五敛子 《纲目》
221 五子实 《纲目》
222 榧实 《别录》下品
226 海松子 宋《开宝》
230 槟榔 《别录》中品
236 大腹子 宋《开宝》
240 椰子 宋《开宝》
244 无漏子 《拾遗》
246 桄榔子 宋《开宝》
249 莎木面 《海药》
250 波罗蜜 《纲目》
254 无花果 《食物》
258 阿勃勒 《拾遗》
259 沙棠果 《纲目》
260 探子 《拾遗》
261 麂目 《拾遗》
262 都桷子 《拾遗》
263 都念子 《拾遗》
264 都咸子 《拾遗》
266 摩厨子 《拾遗》
267 韶子 《拾遗》
268 马槟榔 《会编》
270 枳椇 《唐本草》

本草纲目

果部第二十九卷

果之一五果类一十一种

‖ **基原** ‖

据《纲目图鉴》《中华本草》《纲目彩图》《汇编》等综合分析考证，本品为蔷薇科植物李 *Prunus salicina* Lindl.。我国大部分地区有分布。

李

《别录》下品

△李（*Prunus salicina*）

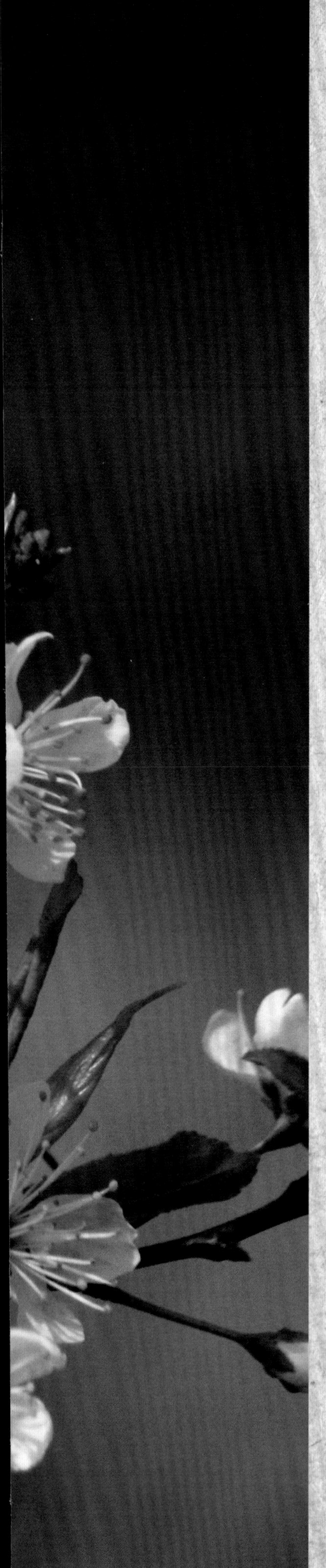

‖ **释名** ‖

嘉庆子。[时珍曰] 按罗愿尔雅翼云：李乃木之多子者，故字从木、子。窃谓木之多子者多矣，何独李称木子耶。按素问言李味酸属肝，东方之果也。则李于五果属木，故得专称尔。今人呼干李为嘉庆子。按韦述两京记云：东都嘉庆坊有美李，人称为嘉庆子。久之称谓既熟，不复知其所自矣。梵书名李曰居陵迦。

‖ **集解** ‖

[弘景曰] 李类甚多。京口有麦李，麦秀时熟，小而肥甜，核不入药。姑熟有南居李，解核如杏子形者，入药为佳。[志曰] 李有绿李、黄李、紫李、牛李、水李，并甘美堪食，核不中用。有野李，味苦，核仁入药。[颂曰] 李处处有之：郭璞注尔雅，休，乃无实李也。一名赵李。痤，音磋，乃接虑李也。一名麦李。细熟有沟道，与麦同熟。驳，乃赤李也。陶氏所谓南居李，今不复识。医家但用核若杏核者。[宗奭曰] 李树大者高丈许。一种御李子，大如樱桃，红黄色，先诸李熟，医家用者亦少。[时珍曰] 李，绿叶白花，树能耐久，其种近百。其子大者如怀如卵，小者如弹如樱。其味有甘、酸、苦、涩数种。其色有青、绿、紫、朱、黄、赤、缥绮、胭脂、青皮、紫灰之殊。其形有牛心、马肝、柰李、杏李、水李、离核、合核、无核、匾缝之异。其产有武陵、房陵诸李。早则麦李、御李，四月熟。迟则晚李、冬李，十月、十一月熟。又有季春李，冬花春实也。按王祯农书云：北方一种御黄李，形大而肉厚核小，甘香而美。江南建宁一种均亭李，紫而肥大，味甘如蜜。有擘李，熟则自裂。有糕李，肥粘如糕。皆李之嘉美者也。今人用盐曝、糖藏、蜜煎为果，惟曝干白李有益。其法：夏李色黄时摘之，以盐挼去汁，合盐晒萎，去核复晒干，荐酒、作饤皆佳。

实

‖ **气味** ‖

苦、酸，微温，无毒。[时珍曰] 李味甘酸，其苦涩者不可食。不沉水者有毒，不可食。[大明曰] 多食令人胪胀，发虚热。[诜曰] 临水食之，令发痰疟。不可合雀肉食。合蜜食，损五脏。[宗奭曰] 不可合浆水食，发霍乱，涩气而然。服术人忌之。

‖ **主治** ‖

曝食，去痼热，调中。别录。**去骨节间劳热。**孟诜。**肝病宜食之。**思邈。

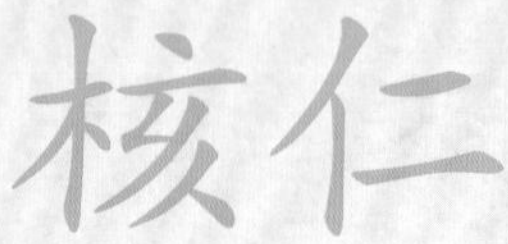

核仁

‖ **气味** ‖

苦，平，无毒。

‖ **主治** ‖

僵仆踒折，瘀血骨痛。别录。**令人好颜色。**吴普。**治女子少腹肿满。利小肠，下水气，除浮肿。**甄权。**治面皯黑子。**苏颂。

‖ **附方** ‖

旧一，新一。**女人面**皯用李核仁去皮细研，以鸡子白和如稀饧涂之。至旦以浆水洗去，后涂胡

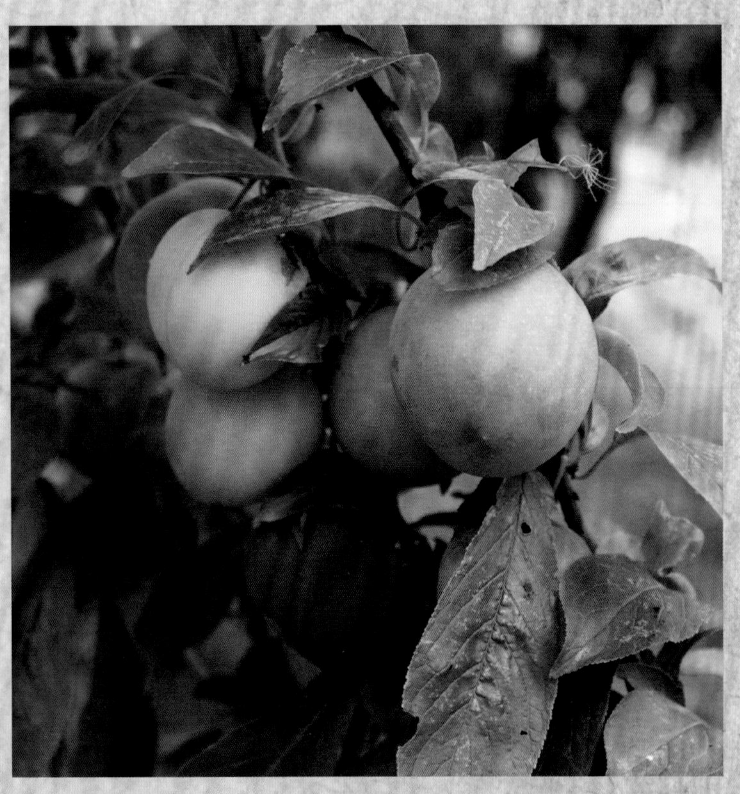

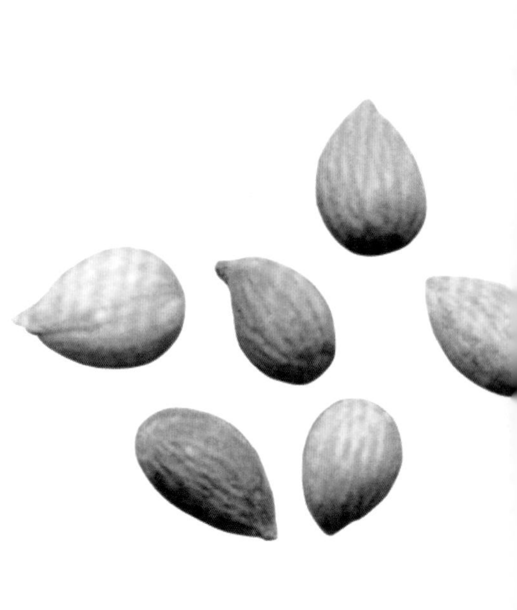

△李（种子）

粉。不过五六日效。忌见风。崔元亮海上方。**蝎虿螫痛**苦李仁嚼涂之，良。古今录验。

根白皮

‖**修治**‖

[时珍曰] 李根皮取东行者，刮去皱皮，炙黄入药用。别录不言用何等李根，亦不言其味。但药性论云：入药用苦李根皮，味咸。而张仲景治奔豚气，奔豚汤中用甘李根白皮。则甘、苦二种皆可用欤？

‖**气味**‖

大寒，无毒。[大明曰] 凉，无毒。

‖**主治**‖

消渴，止心烦逆奔豚气。别录。**治疮。**吴普。**煎水含漱，治齿痛。**弘景。**煎汁饮，主赤白痢。**大明。**炙黄煎汤，日再饮之。治女人卒赤白下，有验。**孟诜。**治小儿暴热，解丹毒。**时珍。**苦李根皮：味咸，治脚下气。主热毒烦躁。煮汁服，止消渴。**甄权。

‖**附方**‖

新二。**小儿丹毒**从两股走及阴头。用李根烧为末，以田中流水和涂之。千金。**咽喉卒塞**无药处，以皂角末吹鼻取嚏。仍以李树近根皮，磨水涂喉外，良验。菽园杂记。

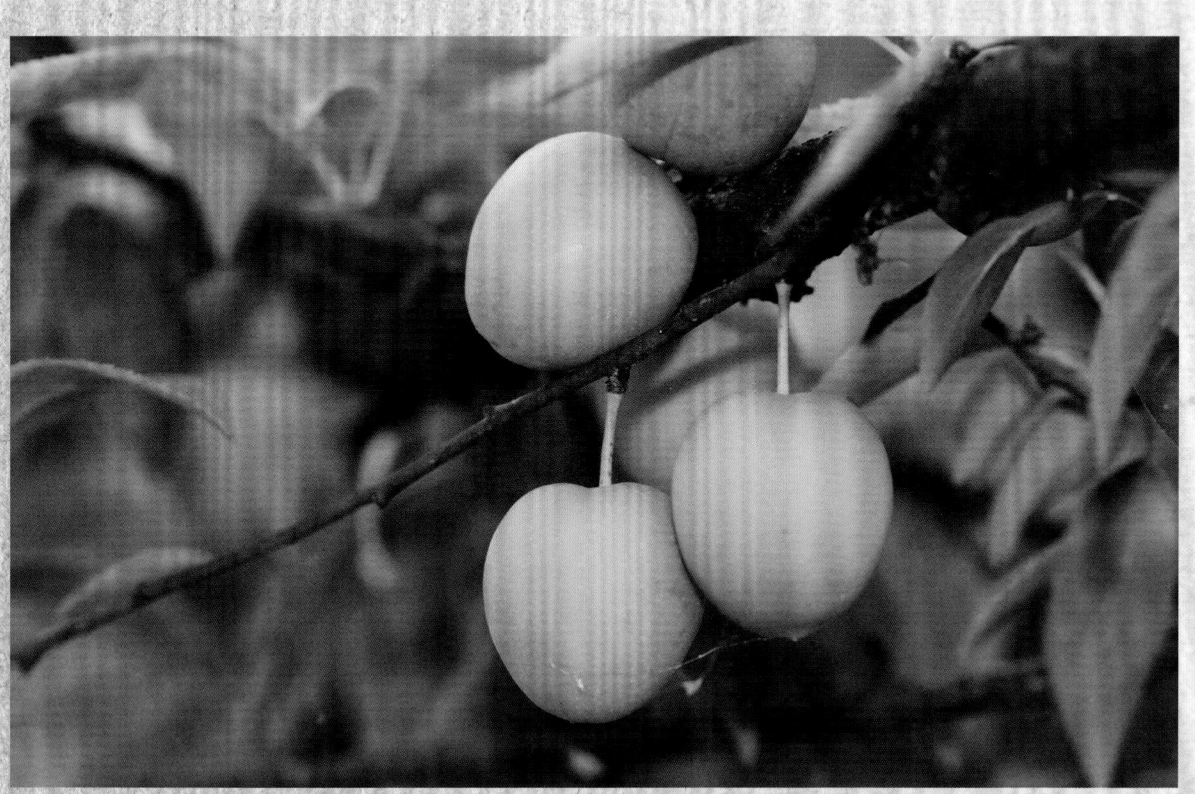

花

‖**气味**‖

苦，香，无毒。

‖**主治**‖

令人面泽，去粉滓皯黵。时珍。

‖**附方**‖

新一。**面黑粉滓**用李花、梨花、樱桃花、白葵花、白莲花、红莲花、旋覆花、秦椒各六两，桃花、木瓜花、丁香、沉香、青木香、钟乳粉各三两，珍珠、玉屑各二两，蜀水花一两，大豆末七合，为细末瓶收。每日盥靧，用洗手面，百日光洁如玉也。普济方。

叶

‖**气味**‖

甘、酸，平，无毒。

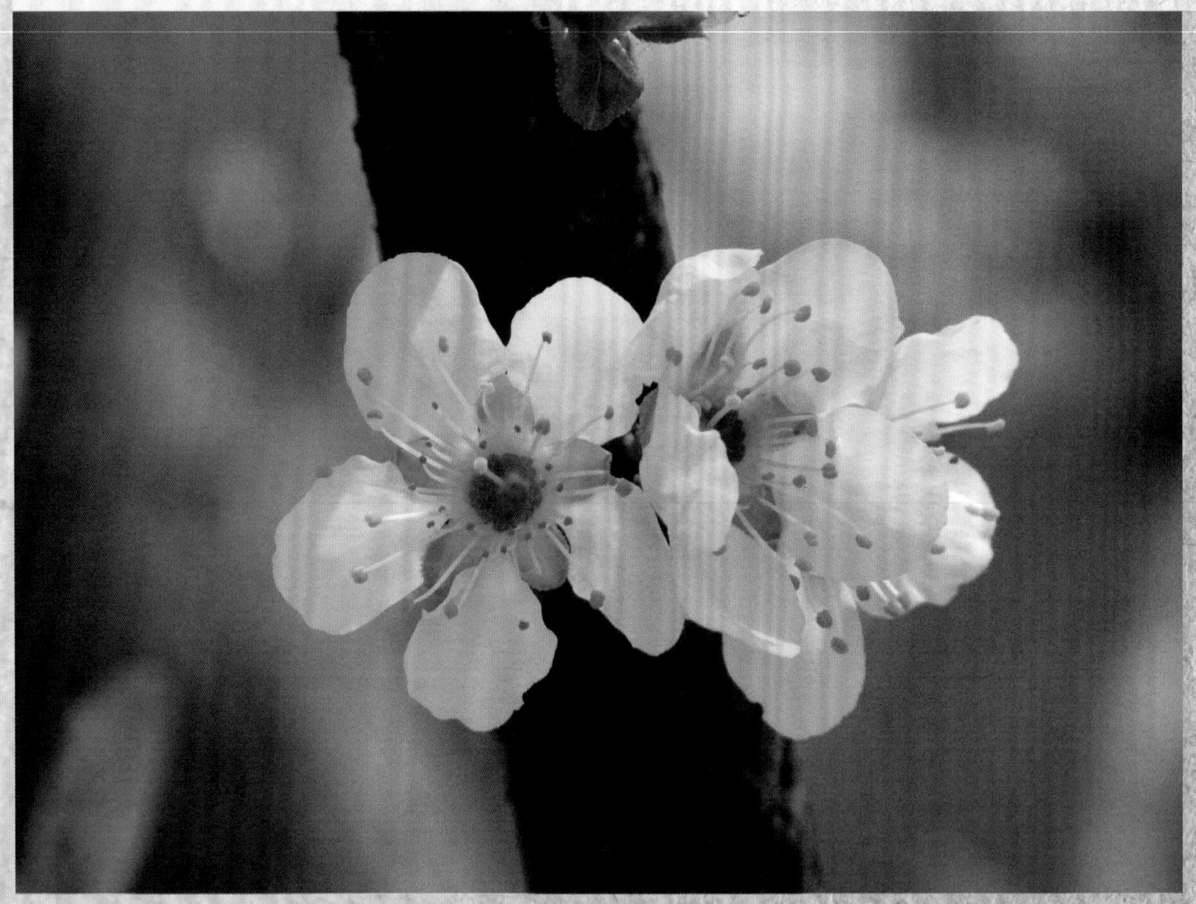

‖ **主治** ‖

小儿壮热，痁疾惊痫，煎汤浴之，良。大明。

‖ **附方** ‖

新一。**恶刺疮痛**李叶、枣叶捣汁点之，效。千金。

树胶

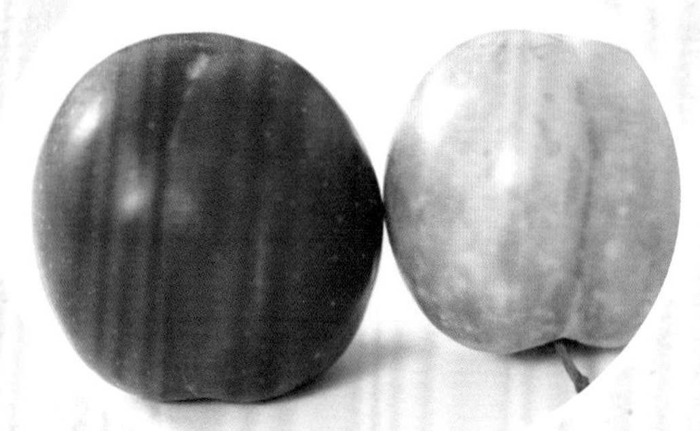

‖ **气味** ‖

苦，寒，无毒。

‖ **主治** ‖

目翳，定痛消肿。时珍。

‖ **附录** ‖

徐李 [别录有名未用曰] 生太山之阴。树如李而小。其实青色，无核。熟则采食之，轻身益气延年。[时珍曰] 此即无核李也。唐崔奉国家有之，乃异种也。谬言龙耳血堕地所生。

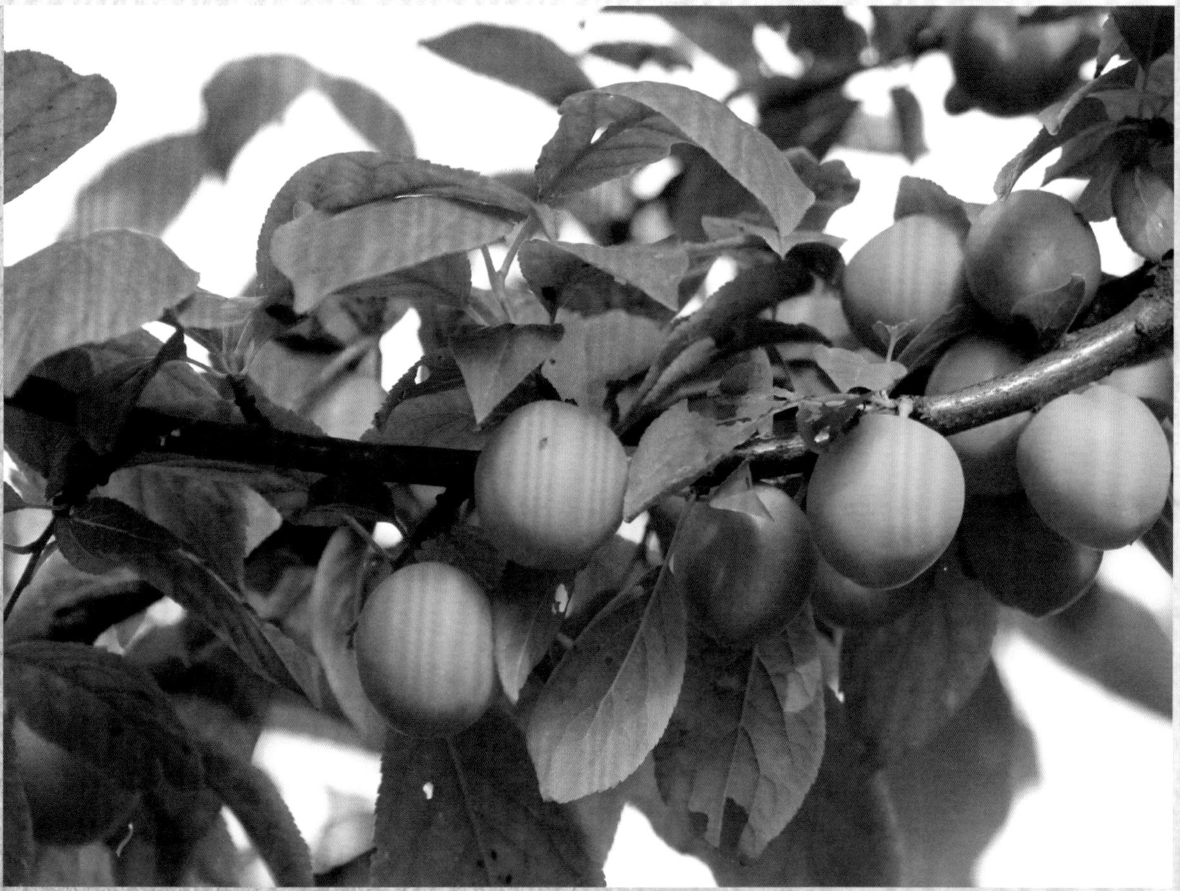

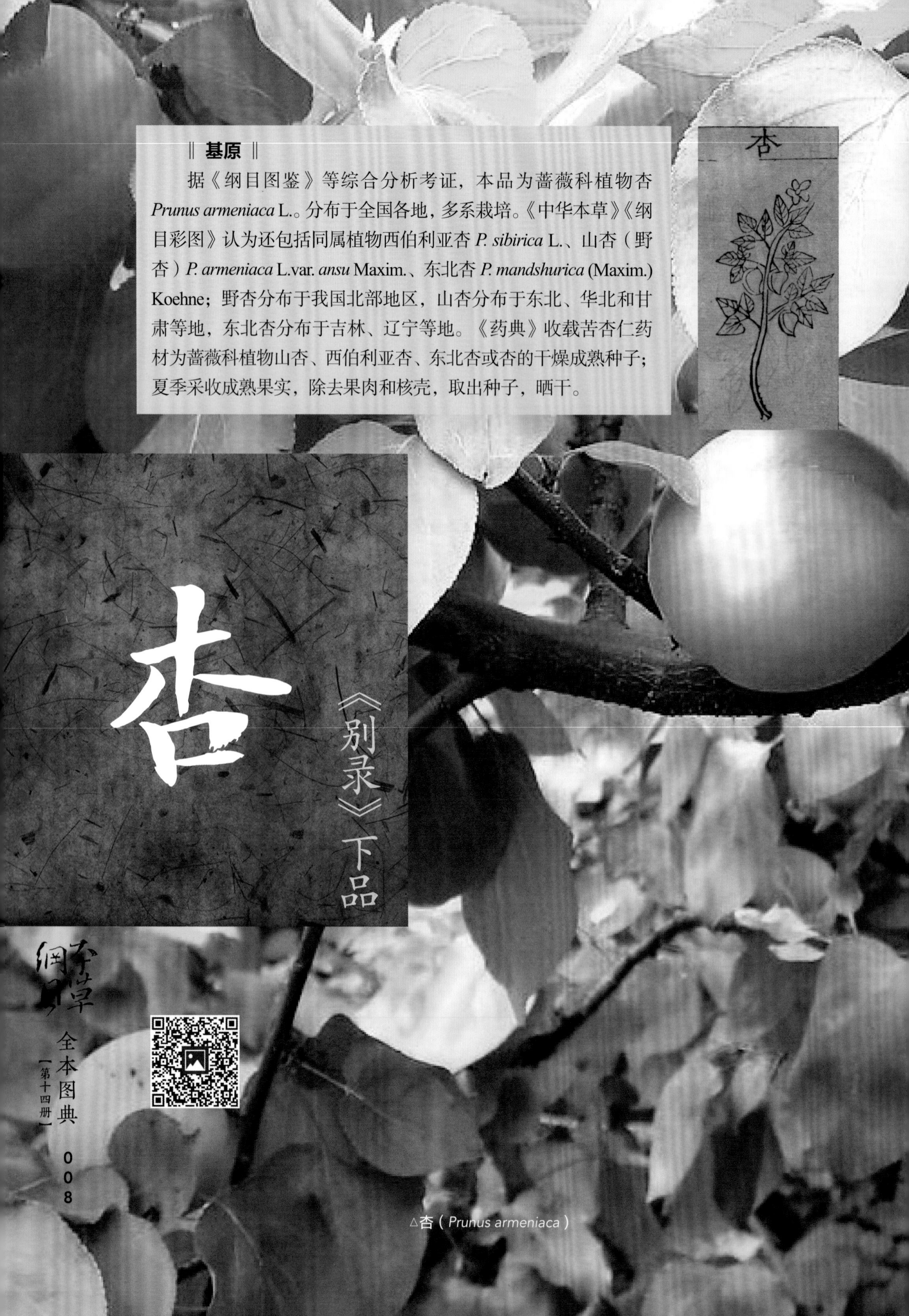

杏

《别录》下品

‖ **基原** ‖

据《纲目图鉴》等综合分析考证，本品为蔷薇科植物杏 *Prunus armeniaca* L.。分布于全国各地，多系栽培。《中华本草》《纲目彩图》认为还包括同属植物西伯利亚杏 *P. sibirica* L.、山杏（野杏）*P. armeniaca* L.var. *ansu* Maxim.、东北杏 *P. mandshurica* (Maxim.) Koehne；野杏分布于我国北部地区，山杏分布于东北、华北和甘肃等地，东北杏分布于吉林、辽宁等地。《药典》收载苦杏仁药材为蔷薇科植物山杏、西伯利亚杏、东北杏或杏的干燥成熟种子；夏季采收成熟果实，除去果肉和核壳，取出种子，晒干。

△杏（*Prunus armeniaca*）

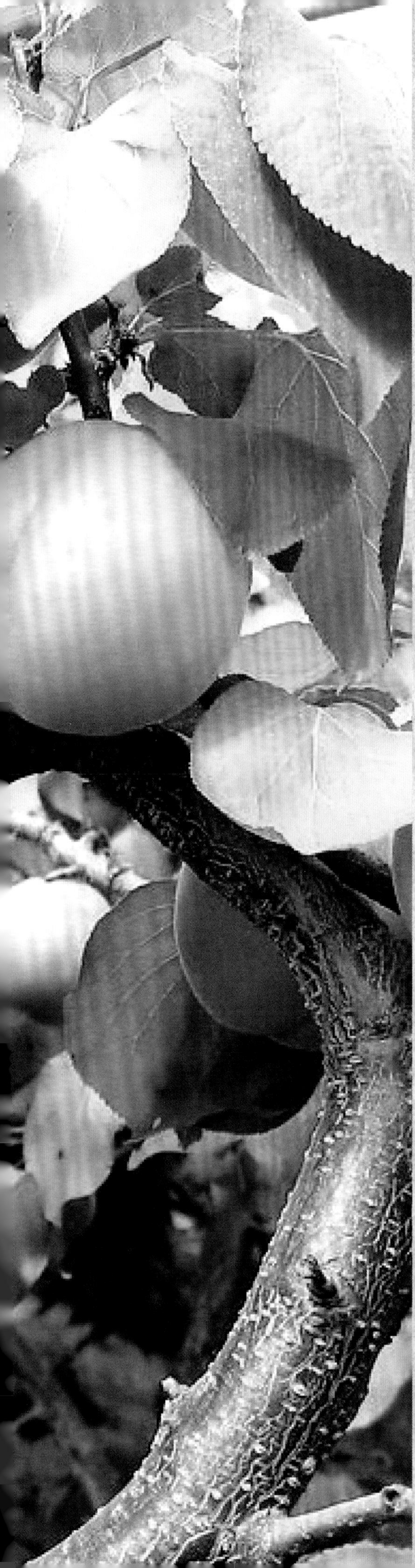

‖ **释名** ‖

甜梅。[时珍曰] 杏字篆文象子在木枝之形。或云从口及从可者，并非也。江南录云：杨行密改杏名甜梅。

‖ **集解** ‖

[别录曰] 杏生晋川山谷。五月采之。[颂曰] 今处处有之。有数种：黄而圆者名金杏，相传种出自济南郡之分流山，彼人谓之汉帝杏，言汉武帝上苑之种也。今近汴洛皆种之，熟最早。其扁而青黄者名木杏，味酢不及之。山杏不堪入药。杏仁今以从东来人家种者为胜。[宗奭曰] 金杏深赭色，核大而扁，乃接成者，其味最胜。又有白杏，熟时色青白或微黄，味甘淡而不酢。生杏可晒脯作干果食之。山杏辈只可收仁用耳。[时珍曰] 诸杏，叶皆圆而有尖，二月开红花，亦有千叶者，不结实。甘而有沙者为沙杏，黄而带酢者为梅杏，青而带黄者为柰杏。其金杏大如梨，黄如橘。西京杂记载蓬莱杏花五色，盖异种也。按王祯农书云：北方肉杏甚佳，赤大而扁，谓之金刚拳。凡杏熟时，榨浓汁，涂盘中晒干，以手摩刮收之，可和水调麨食，亦五果为助之义也。

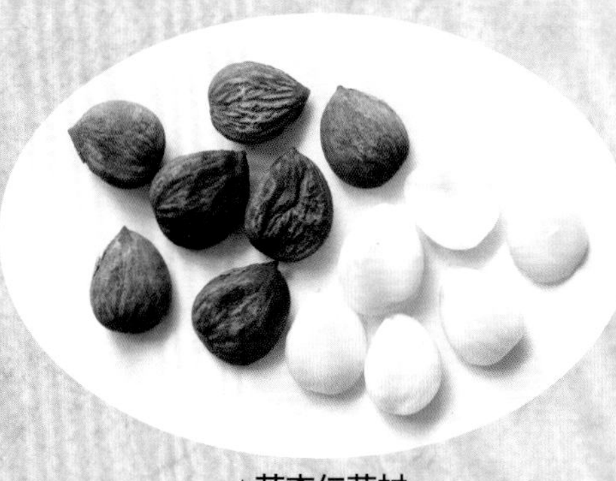

△苦杏仁药材

实

‖ **气味** ‖

酸，热，有小毒。生食多伤筋骨。别录。[颂曰] 杏之类梅者味酢，类桃者味甘。[宗奭曰] 凡杏性皆热。小儿多食，致疮痈膈热。[扁鹊曰] 多食动宿疾，令人目盲、须眉落。[源曰] 多食，生痰热，昏精神。产妇尤忌之。

‖ **主治** ‖

曝脯食，止渴，去冷热毒。心之果，心病宜食之。思邈。

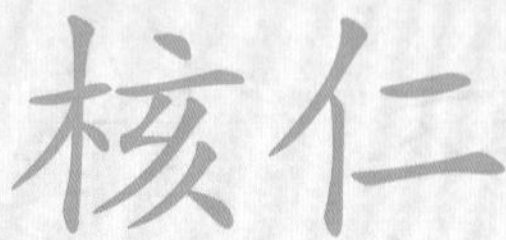

‖ **修治** ‖

[别录曰] 五月采之。[弘景曰] 凡用杏仁，以汤浸去皮尖，炒黄。或用面麸炒过。[敩曰] 凡用，以汤浸去皮尖。每斤入白火石一斤，乌豆三合，以东流水同煮，从巳至午，取出晒干用。[时珍曰] 治风寒肺病药中，亦有连皮尖用者，取其发散也。

‖ **气味** ‖

甘（苦），温（冷利），有小毒。两仁者杀人，可以毒狗。[震亨曰] 杏仁性热，因寒者可用。[思邈曰] 杏仁作汤如白沫不解者，食之令气壅身热。汤经宿者动冷气。[时珍曰] 凡杏、桃诸花皆五出。若六出必双仁，为其反常，故有毒也。[徐之才曰] 得火良。恶黄芩、黄芪、葛根，畏蘘草。

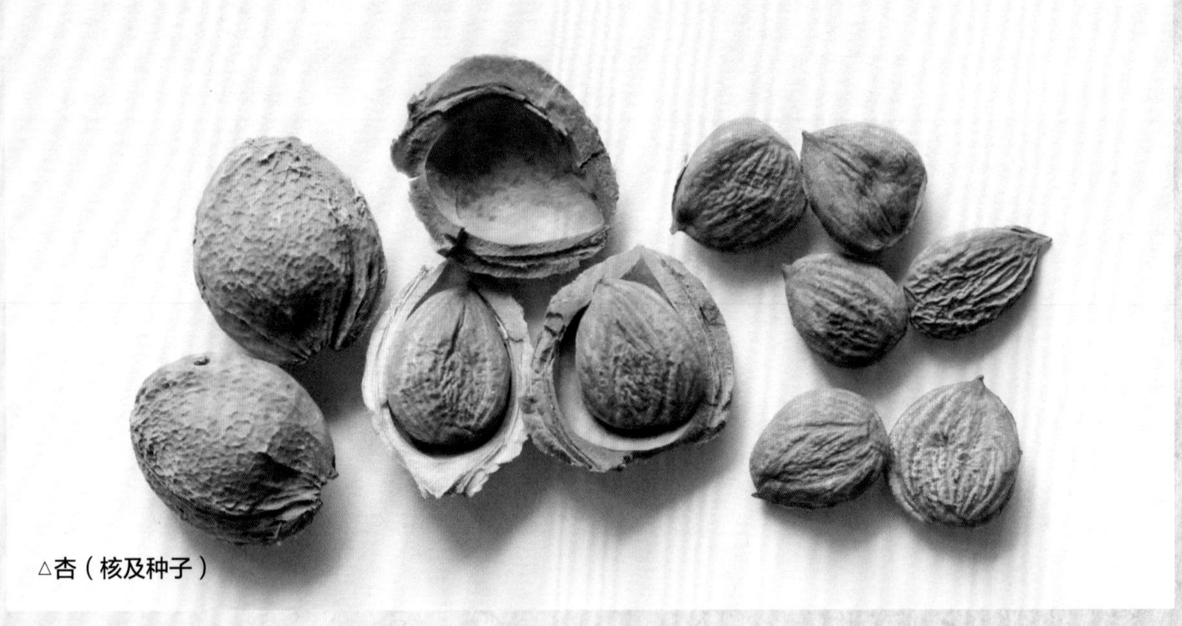

△杏（核及种子）

‖ **主治** ‖

咳逆上气雷鸣，喉痹，下气，产乳金疮，寒心贲豚。本经。**惊痫，心下烦热，风气往来。时行头痛，解肌，消心下急满痛，杀狗毒。**别录。**解锡毒。**之才。**治腹痹不通，发汗，主温病脚气，咳嗽上气喘促。入天门冬煎，润心肺。和酪作汤，润声气。**甄权。**除肺热，治上焦风燥，利胸膈气逆，润大肠气秘。**元素。**杀虫，治诸疮疥，消肿，去头面诸风气皶疱。**时珍。

‖ **发明** ‖

[元素曰] 杏仁气薄味厚，浊而沉坠，降也、阴也。入手太阴经。其用有三：润肺也，消食积也，散滞气也。[杲曰] 杏仁散结润燥，除肺中风热咳嗽。杏仁下喘，治气也；桃仁疗狂，治血也。俱治大便秘，当分气、血。昼则便难，行阳气也；夜则便难，行阴血也。故虚人便闭，不可过泄。脉浮者属气，用杏仁、陈皮；脉沉者属血，用桃仁、陈皮。手阳明与手太阴为表里。贲门主往来，魄门主收闭，为气之通道，故并用陈皮佐之。[好古曰] 张仲景麻黄汤，及王朝奉治伤寒气上喘逆，并用杏仁者，为其利气、泻肺、解肌也。[时珍曰] 杏仁能散能降，故解肌散风、降气润燥、消积治伤损药中用之。治疮杀虫，用其毒也。按医余云：凡索面、豆粉近杏仁则烂。顷一兵官食粉成积，医师以积气丸、杏仁相半研为丸，熟水下，数服愈。又野人闲话云：翰林学士辛士逊，在青城山道院中，梦皇姑谓曰：可服杏仁，令汝聪明，老而健壮，心力不倦。求其方，则用杏仁一味，每盥漱毕，以七枚纳口中，良久脱去皮，细嚼和津液顿咽。日日食之，一年必换血，令人轻健。此申天师方也。又杨士瀛直指方云：凡人以水浸杏仁五枚，五更端坐，逐粒细嚼至尽，和津吞下。久则能润五脏，去尘滓，驱风明目，治肝肾风虚，瞳人带青，眼翳风痒之病。珍按：杏仁性热降气，亦非久服之药。此特其咀嚼吞纳津液，以消积秽则可耳。古有服杏丹法，云是左慈之方。唐慎微收入本草，云久服寿至千万。其说妄诞可鄙，今删其纰谬之辞，存之于下，使读者毋信其诳也。

‖ **附方** ‖

旧三十五，新十八。**杏金丹**左慈秘诀云：亦名草金丹。方出浑皇子，服之长年不死。夏姬服之，寿年七百，乃仙去也。世人不信，皆由不肯精心修治故也。其法：须人罕到处。寅月钁斸杏树地下，通阳气。二月除树下草。三月离树五步作畦垄，以通水。亢旱则引泉灌溉。有霜雪则烧火树下，以救花苞。至五月杏熟自落，收仁六斗，以汤浸去皮及双仁者，用南流水三石和研，取汁两石八斗，去滓。以新铁釜用酥三斤，以糠火及炭然釜，少少磨酥至尽，乃内汁入釜。釜上安盆，盆上钻孔，用弦悬车辖至釜底，以纸塞孔，勿令泄气。初着糠火，一日三动车辖，以衮其汁。五日有露液生，十日白霜起，又二日白霜尽，即金花出，丹乃成也。开盆炙干，以翎扫下，枣肉和，丸梧子大。每服三丸，空心暖酒下。至七日宿疾皆除，喑盲挛跛、疝痔瘿痫疮肿，万病皆愈。久服通灵不死云云。衍文不录。[颂曰] 古方用杏仁修治如法，自朝蒸至午，便以慢火微炒，至七日乃收之。每旦空腹啖之，久久不止，驻颜延年，云是夏姬之法。然杏仁能使人血溢，少误必出血不已，或至委顿，故近人少有服者。或云服至二三年，往往或

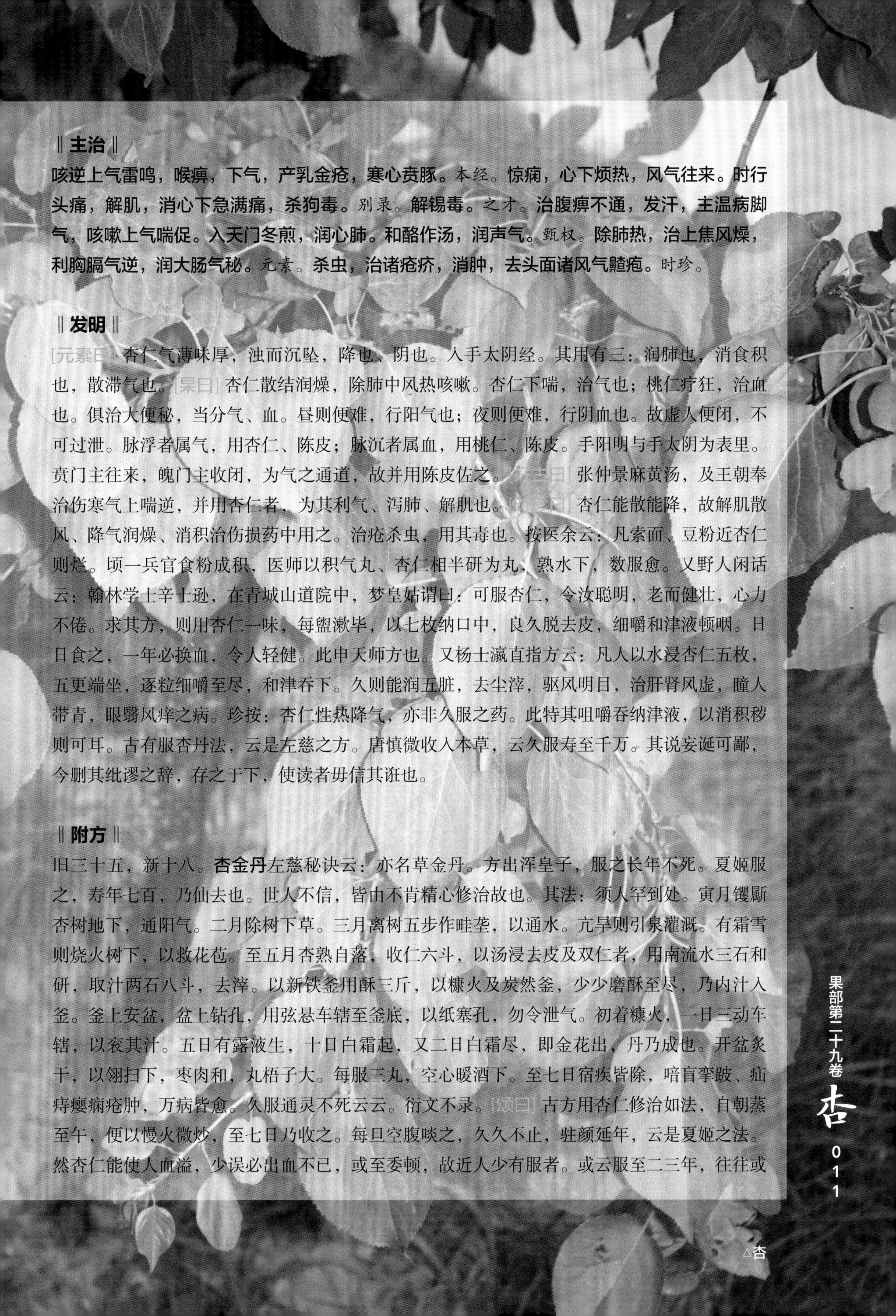

△杏

泻，或脐中出物，皆不可治也。**杏酥法**［颂曰］去风虚，除百病。捣烂杏仁一石，以好酒二石，研滤取汁一石五斗，入白蜜一斗五升搅匀，封于新瓮中，勿泄气。三十日看酒上酥出，即掠取纳瓷器中贮之。取其酒滓团如梨大，置空屋中，作格安之。候成饴脯状，旦服一枚，以前酒下。［藏器曰］杏酪服之，润五脏，去痰嗽。生、熟吃俱可，若半生半熟服之杀人。**又法**［宗奭曰］治肺燥喘热，大肠秘，润五脏。用杏仁去皮研细，每一升，入水一升半，捣稠汁。入生姜四两，甘草一寸，银、石器中慢火熬成稀膏，入酥二两同收。每夜沸汤，点服一匙。衍义。**万病丸**治男妇五劳七伤，一切诸疾。杏仁一斗二升，童子小便煮七次，以蜜四两拌匀，再以童便五升于碗内重蒸，取出日晒夜露数日。任意嚼食，即愈。**补肺丸**治咳嗽。用杏仁二大升，山中者不用，去双仁者，以童子小便二斗浸之，春夏七日，秋冬二七日，连皮尖于砂盆中研滤取汁，煮令鱼眼沸，候软如面糊即成。以粗布摊曝之，可丸即丸服之。食前后总须服三五十丸，茶、酒任下。忌白水粥。刘禹锡传信方。**咳嗽寒热**旦夕加重，少喜多嗔，面色不润，忽进忽退，积渐少食，脉弦紧者。杏仁半斤去皮尖，童子小便浸七日，漉出温水淘洗，砂盆内研如泥，以小便三升煎如膏。每服一钱，熟水下。妇人室女服之，尤妙。千金方。**久患肺气**喘急至效。甚者不过一剂，永瘥。杏仁去皮尖二两，童子小便浸，一日一换，夏月三四换，满半月取出，焙干研细。每服一枣大，薄荷一叶，蜜一鸡子大，水一钟，煎七分，食后温服。忌腥物。胜金方。**咳逆上气**不拘大人小儿。以杏仁三升去皮尖，炒黄研膏，入蜜一升，杵熟。每食前含之，咽汁。千金。**上气喘急**杏仁、桃仁各半两，去皮尖炒研，用水调生面和，丸梧子大。每服十丸，姜、蜜汤下，微利为度。圣济总录。**喘促浮肿**小便淋沥。用杏仁一两，去皮尖熬研，和米煮粥，空心吃二合妙。心镜。**头面风肿**杏仁捣膏，鸡子黄和杵，涂帛上，厚裹之。干则又涂，不过七八次愈也。千金方。**风虚头痛**欲破者。杏仁去皮尖，晒干研末，水九升研滤汁，煎如麻腐状，取和羹粥食。七日后大汗出，诸风渐减。此法神妙，可深秘之。慎风、冷、猪、鸡、鱼、蒜、醋。千金方。**头面诸风**眼瞤鼻塞，眼出冷泪。用杏仁三升研细，水煮四五沸，洗头。待冷汗尽，三度愈。千金。**偏风不遂**失音不语。生吞杏仁七枚，不去皮尖，逐日加至七七枚，周而复始。食后仍饮竹沥，以瘥为度。外台秘要。**破伤风肿**杏仁杵膏厚涂上，然烛遥炙之。千金方。**金疮中风**角弓反张。用杏仁杵碎，蒸令气溜，绞脂服一小升，兼摩疮上良。必效方。**温病食劳**杏仁五两，酢二升，煎取一升，服之取汗瘥。类要。**心腹结气**杏仁、桂枝、橘皮、诃黎勒皮等分，为丸。每服三十丸，白汤下。无忌。孟诜食疗。**喉痹痰嗽**杏仁去皮熬黄三分，和桂末一分，研泥，裹含之，咽汁。陈藏器本草。**喉热生疮**方同上。**卒失音声**方同上。文潞公药准。**肺病咯血**杏仁四十个，以黄蜡炒黄，研入青黛一钱，作饼。用柿饼一个，破开包药，湿纸裹煨熟食之，取效。丹溪方。**卒不小便**杏仁二七枚，去皮尖，炒黄研末，米饮服之。古今录验方。**血崩不止**诸药不效，服此立止。用甜杏仁上黄皮，烧存性，为末。每服三钱，空心热酒服。保寿堂方。**五痔下血**杏仁去皮尖及双仁者，水三升，研滤汁，煎减半，同米煮粥食之。食医心镜。**谷道䘌痛**肿痒。杏仁杵膏，频频傅之。肘后方。**阴疮烂痛**杏仁烧黑研成膏，时时傅之。钤方。**产门虫疽**痛痒不可忍。用杏仁去皮烧存性，杵烂绵裹，纳入阴中，取效。孟诜食疗本草。**身面疣目**杏仁烧黑研膏，擦破，日日涂之。千金方。**面上皯疱**杏仁去皮，捣和鸡子白。夜涂之，旦以暖酒洗去。孟诜食疗。**两颊赤痒**其状如痱，名头面风。以杏仁频频揩之。内

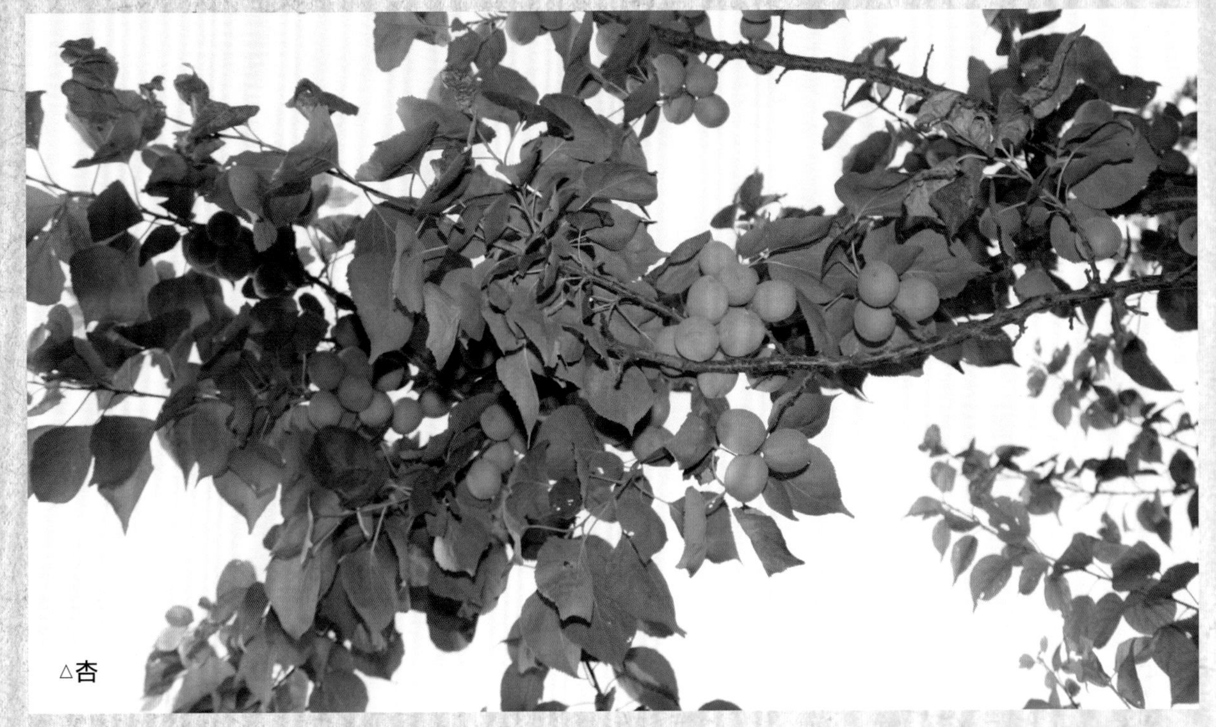
△杏

服消风散。证治要诀。**耳卒聋闭**杏仁七枚，去皮拍碎，分作三分，以绵裹之，着盐如小豆许，以器盛于饭上蒸熟。令病人侧卧，以一裹捻油滴耳中。良久又以一裹滴之，取效。外台。**耳出脓汁**杏仁炒黑，捣膏绵裹纳入，日三四易之妙。梅师方。**鼻中生疮**杏仁研末，乳汁和傅。千金方。**疳疮蚀鼻**杏仁烧，压取油傅之。千金方。**牙齿虫䘌**杏仁烧存性，研膏发裹，纳虫孔中。杀虫去风，其痛便止。重者不过再上。食疗。**牙龈痒痛**杏仁一百枚，去皮，以盐方寸匕，水一升，煮令汁出，含漱吐之。三度愈。千金方。**风虫牙痛**杏仁针刺于灯上烧烟，乘热搭病牙上。又复烧搭七次。绝不疼，病牙逐时断落也。普济方。**目中赤脉**痒痛，时见黑花。用初生杏子仁一升，古五铢钱七文，入瓶内密封，埋门限下，一百日化为水。每夕点之。圣济总录。**胎赤眼疾**杏仁压油半鸡子壳，食盐一钱，入石器中，以柳枝一握紧束，研至色黑，以熟艾一团安碗内烧烘之，令气透火尽即成。每点少许入两眦，甚效。圣济总录。**目中翳遮**但瞳子不破者。用杏仁三升去皮，面裹作三包，煻火煨熟，去面研烂，压去油。每用一钱，入铜绿一钱，研匀点之。同上。**目生弩肉**或痒或痛，渐覆瞳人。用杏仁去皮二钱半，腻粉半钱，研匀，绵裹箸头点之。同上。**伤目生弩**广利方用生杏仁七枚，去皮细嚼，吐于掌中，乘热以绵裹箸头点弩肉上，不过四五度愈。总录用杏仁研膏，人乳化开，日点三次。**小儿血眼**儿初生艰难，血瘀眦睚，遂溅渗其睛，不见瞳人。轻则外胞赤肿，上下弦烂。用杏仁二枚去皮尖，嚼乳汁三五匙，入腻粉少许，蒸熟，绢包频点。重者加黄连、朴消最良。全幼心鉴。**小儿脐烂**成风。杏仁去皮研傅。子母秘录。**小儿咽肿**杏仁炒黑，研烂含咽。普济方。**针入肉内**不出者。双杏仁捣烂，以车脂调贴。其针自出。瑞竹堂方。**箭镝在咽**或刀刃在咽膈诸隐处。杵杏仁傅之。肘后方。**狐尿疮痛**杏仁研烂，煮一两沸，及热浸之。冷即易。必效方。**狗咬伤疮**烂嚼杏仁涂之。寇氏。**食狗不消**心下坚胀，口干发热妄语。杏仁一升去皮尖，水二升煎沸，去渣取汁分三服，下肉为度。梅师方。**解狼毒毒**杏仁捣烂，水和服之。千金方。**一切食停**气满膨胀，用红杏仁三百粒，巴豆二十

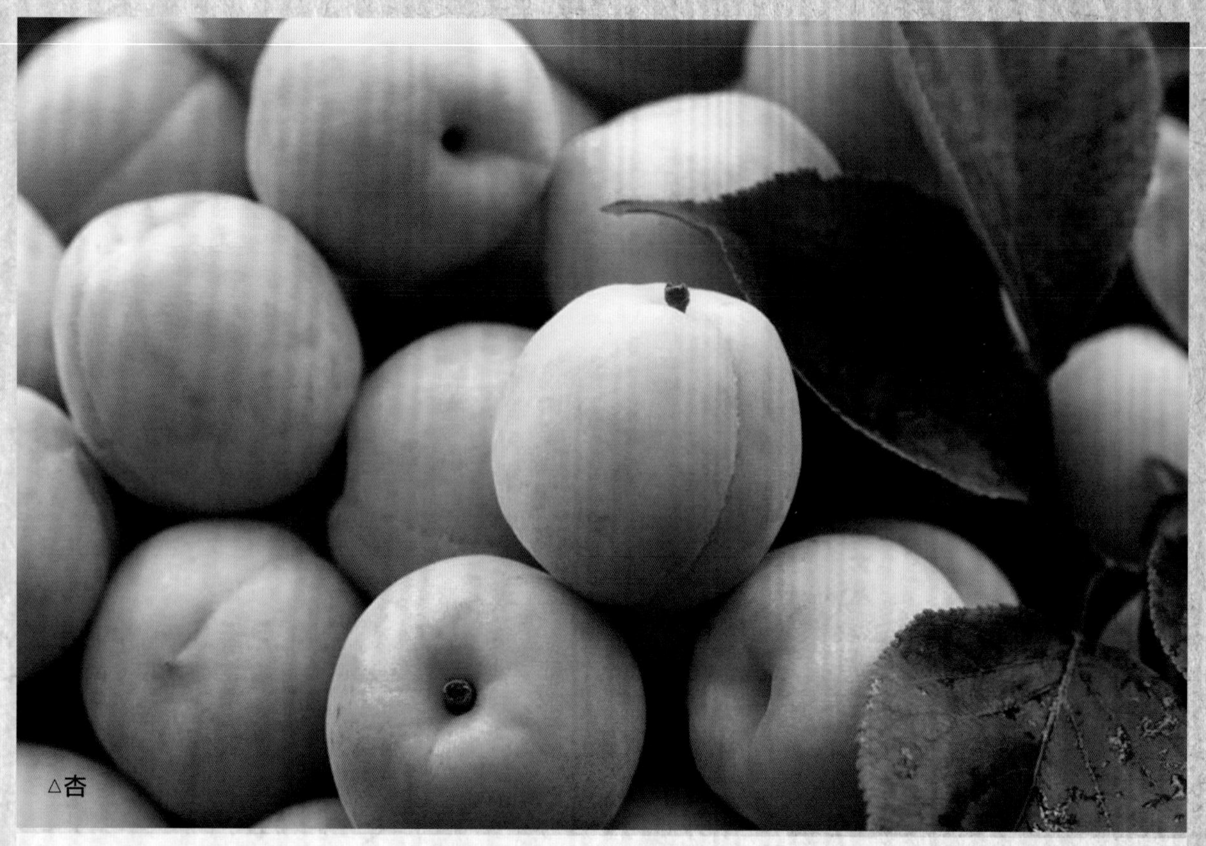
△杏

粒同炒，色变去豆不用，研杏为末，橘皮汤调下。杨氏家藏方。**白癜风斑**杏仁连皮尖，每早嚼二七粒，揩令赤色。夜卧再用。圣济总录。**诸疮肿痛**杏仁去皮。研滤取膏，入轻粉，麻油调搽神效。不拘大人、小儿。鲍氏。**小儿头疮**杏仁烧研傅之。事林广记。**蛆虫入耳**杏仁捣泥，取油滴入。非出则死。扶寿精方。

花

‖气味‖

苦，温，无毒。

‖主治‖

补不足，女子伤中，寒热痹厥逆。别录。

‖附方‖

新二。**妇人无子**二月丁亥日，取杏花、桃花阴干为末。戊子日和井华水服方寸匕，日三服。卫生易简方。**粉滓面䵟**杏花、桃花各一升，东流水浸七日，洗面三七遍，极妙。圣济总录。

叶

‖**主治**‖

人卒肿满，身面洪大，煮浓汁热渍，亦少少服之。肘后。

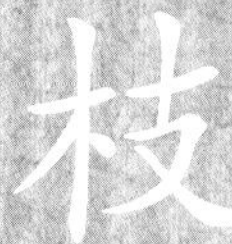

枝

‖**主治**‖

堕伤，取一握，水一升煮减半，入酒三合和匀，分服，大效。苏颂。

‖**附方**‖

旧一。**坠扑瘀血**在内，烦闷者。用东引杏树枝三两，细剉微熬，好酒一升煎十余沸，分二服。塞上方。

根

‖**主治**‖

食杏仁多，致迷乱将死，切碎煎汤服，即解。时珍。

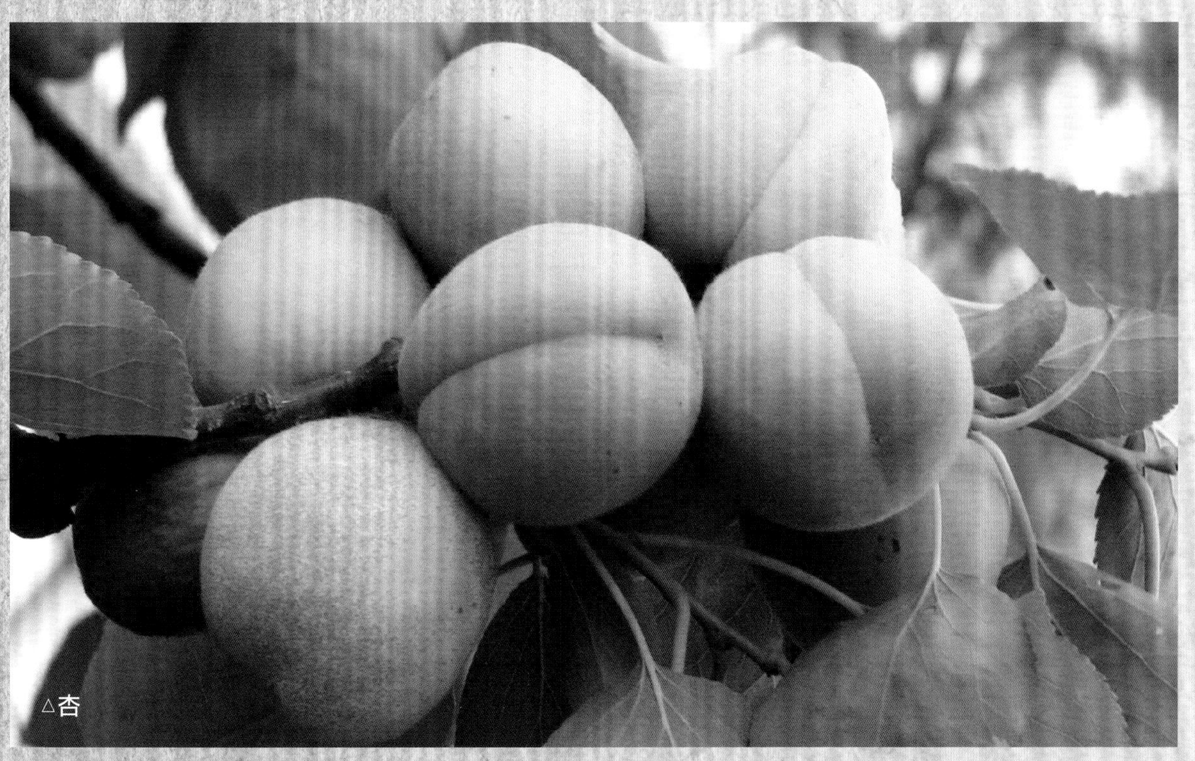

△杏

山杏 *Prunus armeniaca* var. *ansu* ITS2 条形码主导单倍型序列：

```
1   CACGTCGTTG CCCCCCCATC TACTCCTTCG GGATTGCGGG GGGCGGATGA TGGCCTCCCG TGCGCCTCGT CGCGCGGTTG
81  GCATAAATGC CAAGTCCTCG GCGACGCACG CCACGACAAT CGGTGGTTGC GAAACCTCGG TTGCCCGTCG TGTGCGGTCG
161 TCGCGCATCG AGGGCTCGAA AAAATTGCCG GGCTCCGGCT CGGCTTTCAA CG
```

西伯利亚杏 *Prunus sibirica* ITS2 条形码主导单倍型序列：

```
1   CACGTCGTTG CCCCCCCATC TACTCCTTCG GGATTGCGGG GGGCGGATGA TGGCCTCCCG TGCGCCTCGT CGCGCGGTTG
81  GCATAAATGC CAAGTCCTCG GCGACGCACG CCACGACAAT CGGTGGTTGC GAAACCTCGG TTGCCCGTCG TGTGCGGTCG
161 TCGCGCATCG AGGGCTCGAA AAAATTGCCG GGCTCCGGCT CGGCTTTCAA CG
```

东北杏 *Prunus mandshurica* ITS2 条形码主导单倍型序列：

```
1   CACGTCGTTG CCCCCCCATC TACTCCTTCG GGATTGCGGG GGGCGGATGA TGGCCTCCCG TGCGCCTCGT CGCGCGGTTG
81  GCATAAATGC CAAGTCCTCG GCGACGCACG CCACGACAAT CGGTGGTTGC GAAACCTCGG TTGCCCGTCG TGTGCGGTCG
161 TCGCGCATCG AGGGCTCGAA AAAATTGCCG GGCTCCGGCT CGGCTTTCAA CG
```

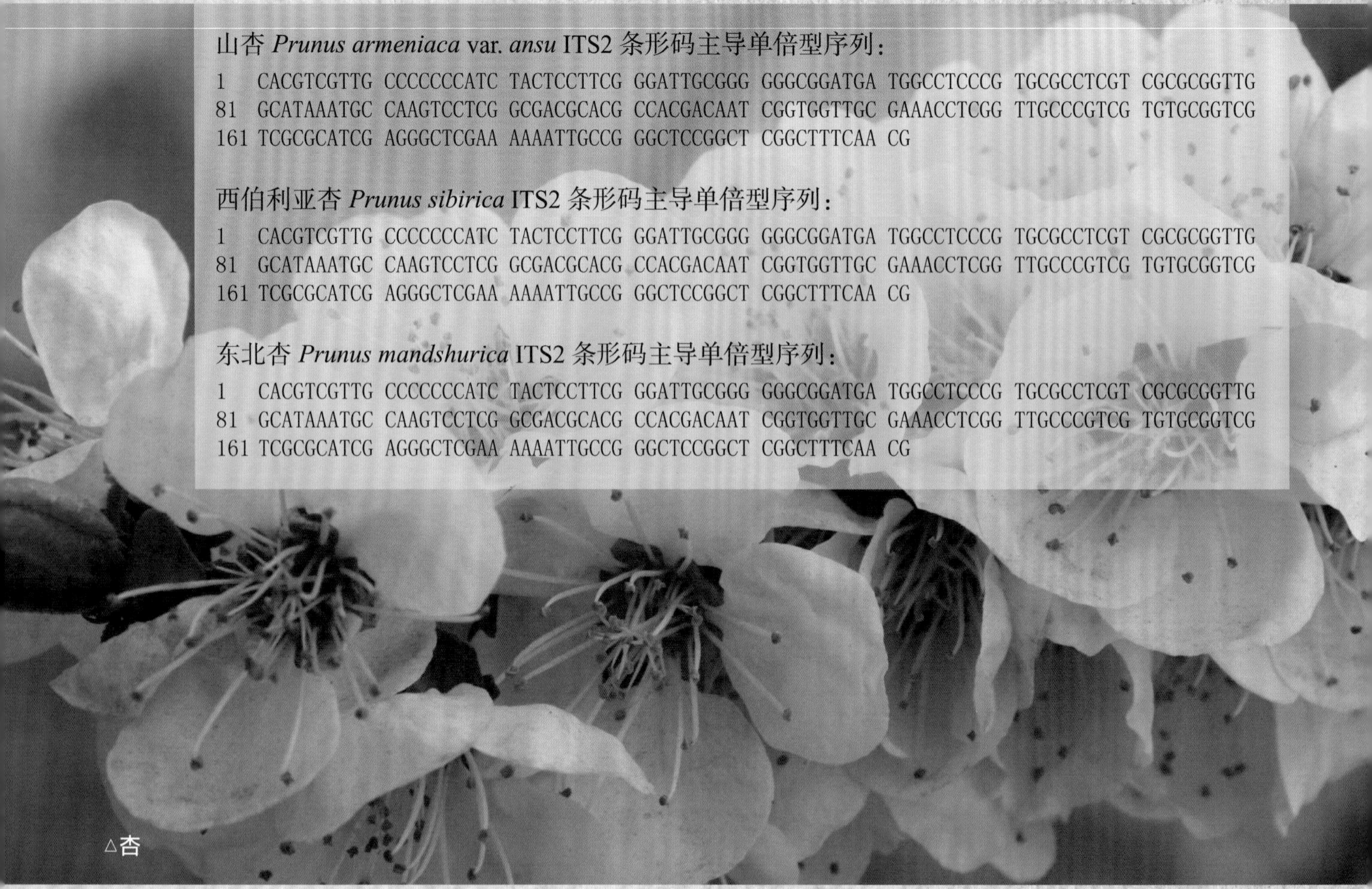

△杏

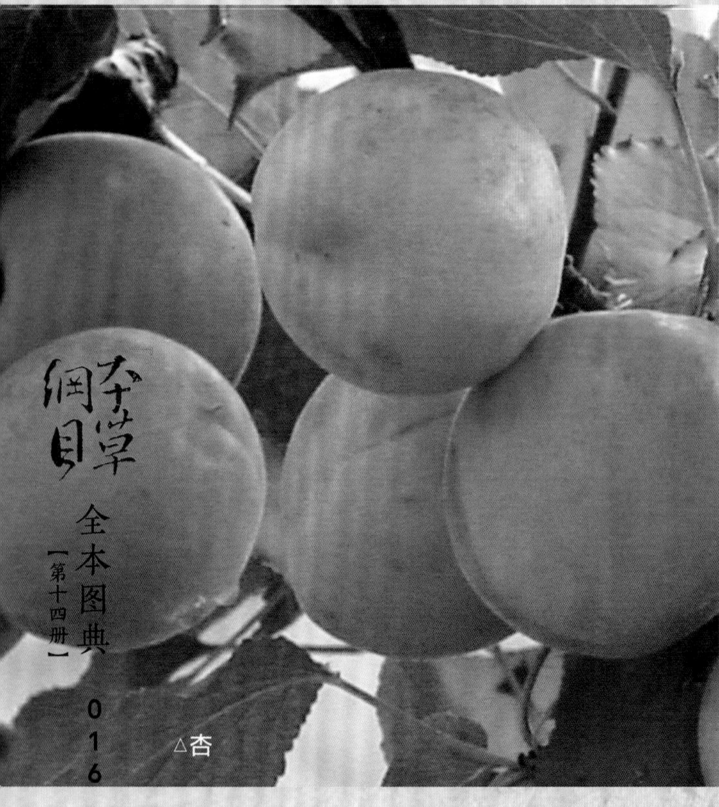

△杏

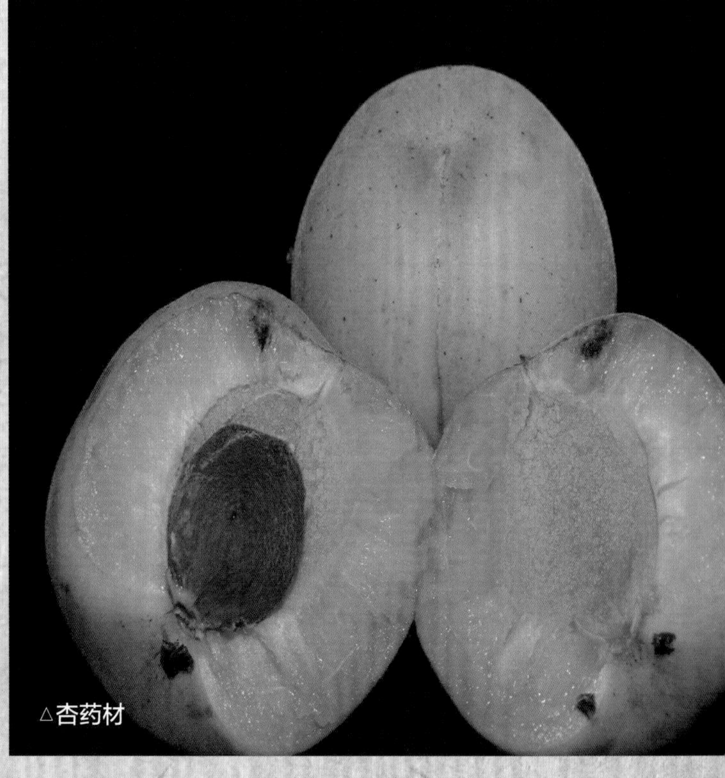

△杏药材

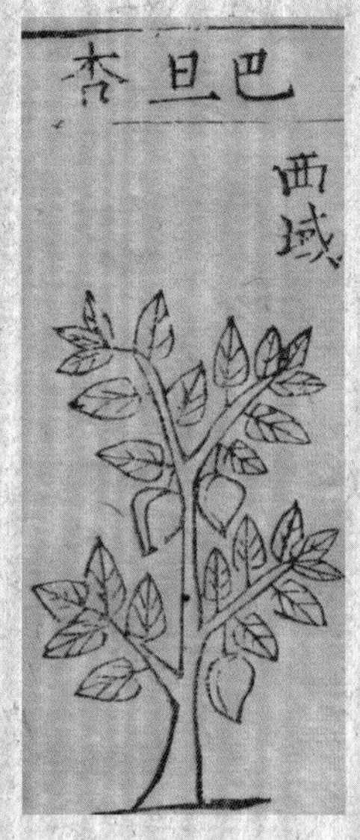

‖ **基原** ‖

据《纲目图鉴》《大辞典》《中华本草》等综合分析考证，本品为蔷薇科植物甜味扁桃 *Amygdalus persica* L. var *dulcis* Borkh.。分布于亚洲西部及地中海区域，我国新疆、甘肃、陕西等地有栽培。

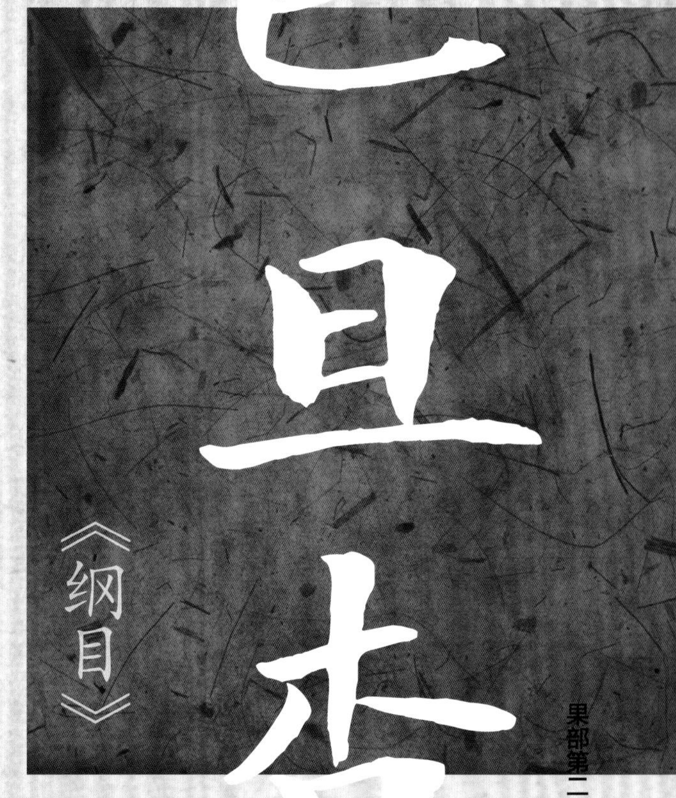

‖ **释名** ‖

八担杏正要**忽鹿麻。**

‖ **集解** ‖

[时珍曰] 巴旦杏，出回回旧地，今关西诸土亦有。树如杏而叶差小，实亦小而肉薄。其核如梅核，壳薄而仁甘美。点茶食之，味如榛子。西人以充方物。

‖ **气味** ‖

甘，平、温，无毒。

‖ **主治** ‖

止咳下气，消心腹逆闷。时珍。出饮膳正要。

‖ **基原** ‖

据《纲目彩图》《纲目图鉴》《草药大典》等综合分析考证，本品为蔷薇科植物梅 *Prunus mume* (Sieb.) Sieb. et Zucc。全国各地均有栽培。《药典》收载乌梅药材为蔷薇科植物梅的干燥近成熟果实；夏季果实近成熟时采收，低温烘干后闷至色变黑。收载梅花药材为蔷薇科植物梅的干燥花蕾；初春花未开放时采摘，及时低温干燥。

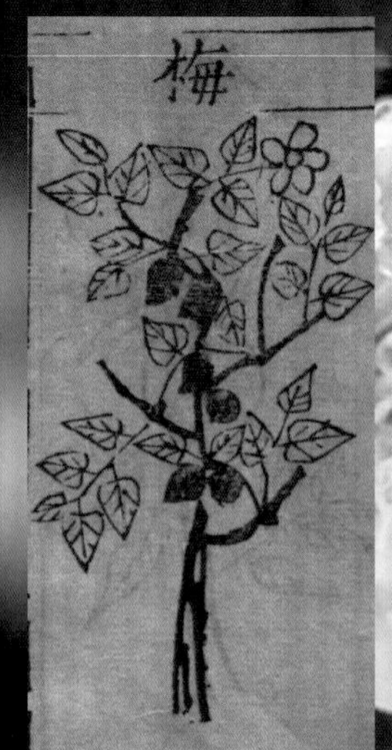

梅

《本经》中品

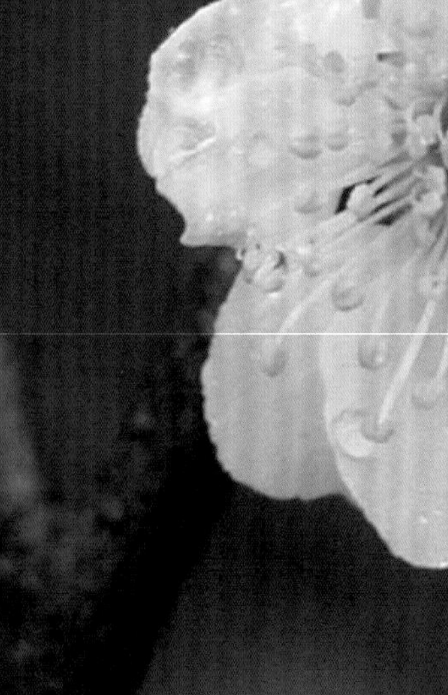

梅 *Prunus mume* ITS2 条形码主导单倍型序列：

1 CACGTCGTTG CCCCCCCACC TACTCCTTCG GGATTGCGGG GGGCGGATGA TGGCCTCCCG TGCGCCTCGT CGCGCGGTTG
81 GCATAAATGC CAAGTCCTCG GCGACGCACG CCACGACAAT CGGTGGTTGC GAAACCTCGG TTGCCCGTCG TGCGCGGTCG
161 TCGCGCATCG AGGGCTCGAA AATATTGCCC GGCTCCGGCT CGGCTTTCAA CG

△梅（*Prunus mume*）

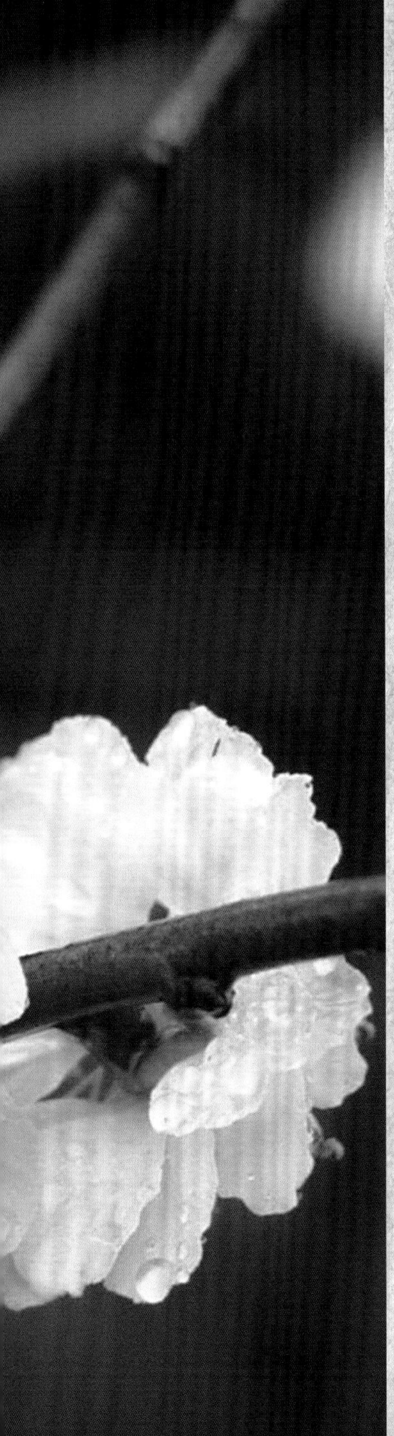

‖ **释名** ‖

[时珍曰] 梅，古文作呆，象子在木上之形。梅乃杏类，故反杏为呆。书家讹为甘木。后作梅，从每，谐声也。或云：梅者媒也。媒合众味。故书云：若作和羹，尔惟盐梅。而梅字亦从某也。陆佃埤雅言梅入北方变为杏，郭璞注尔雅以柟为梅，皆误矣。柟即楠木，荆人呼为梅，见陆玑草木疏。

‖ **集解** ‖

[别录曰] 梅实生汉中山谷。五月采实，火干。[颂曰] 今襄汉、川蜀、江湖、淮岭皆有之。[时珍曰] 按陆玑诗疏云：梅，杏类也。树、叶皆略似杏。叶有长尖，先众木而花。其实酢，曝干为脯，入羹臛齑中，又含之可以香口。子赤者材坚，子白者材脆。范成大梅谱云：江梅，野生者，不经栽接。花小而香，子小而硬。消梅，实圆松脆，多液无滓，惟可生啖，不入煎造。绿萼梅，枝跗皆绿。重叶梅，花叶重叠，结实多双。红梅，花色如杏。杏梅，色淡红，实扁而斑，味全似杏。鸳鸯梅，即多叶红梅也。一蒂双实。一云：苦楝接梅，则花带黑色。谭子化书云：李接桃而木强者其实毛，梅接杏而本强者其实甘。梅实采半黄者，以烟熏之为乌梅；青者盐淹曝干为白梅。亦可蜜煎、糖藏，以充果饤。熟者笮汁晒收为梅酱。惟乌梅、白梅可入药。梅酱复月可调渴水饮之。

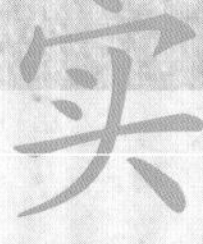

实

‖ **气味** ‖

酸，平，无毒。[大明曰] 多食损齿伤筋，蚀脾胃，令人发膈上痰热。服黄精人忌食之。食梅齿䶙者，嚼胡桃肉解之。物类相感志云：梅子同韶粉食，则不酸、不软牙。

‖ **发明** ‖

[宗奭曰] 食梅则津液泄者，水生木也。津液泄则伤肾，肾属水，外为齿故也。[时珍曰] 梅，花开于冬而实熟于夏，得木之全气，故其味最酸，所谓曲直作酸也。肝为乙木，胆为甲木。人之舌下有四窍，两窍通胆液，故食梅则津生者，类相感应也。故素问云：味过于酸，肝气以津。又云：酸走筋，筋病无多食酸。不然，物之味酸者多矣，何独梅能生津耶？

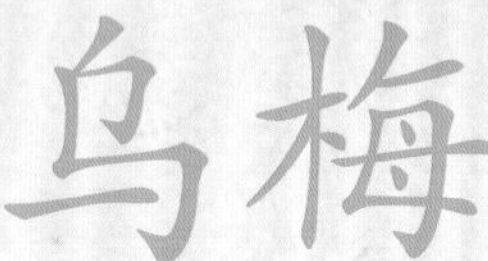

乌梅

‖ **修治** ‖

[弘景曰] 用须去核，微炒之。[时珍曰] 造法：取青梅篮盛，于突上熏黑。若以稻灰淋汁润湿蒸过，则肥泽不蠹。

‖ **气味** ‖

酸，温、平，涩，无毒。[杲曰] 寒。忌猪肉。

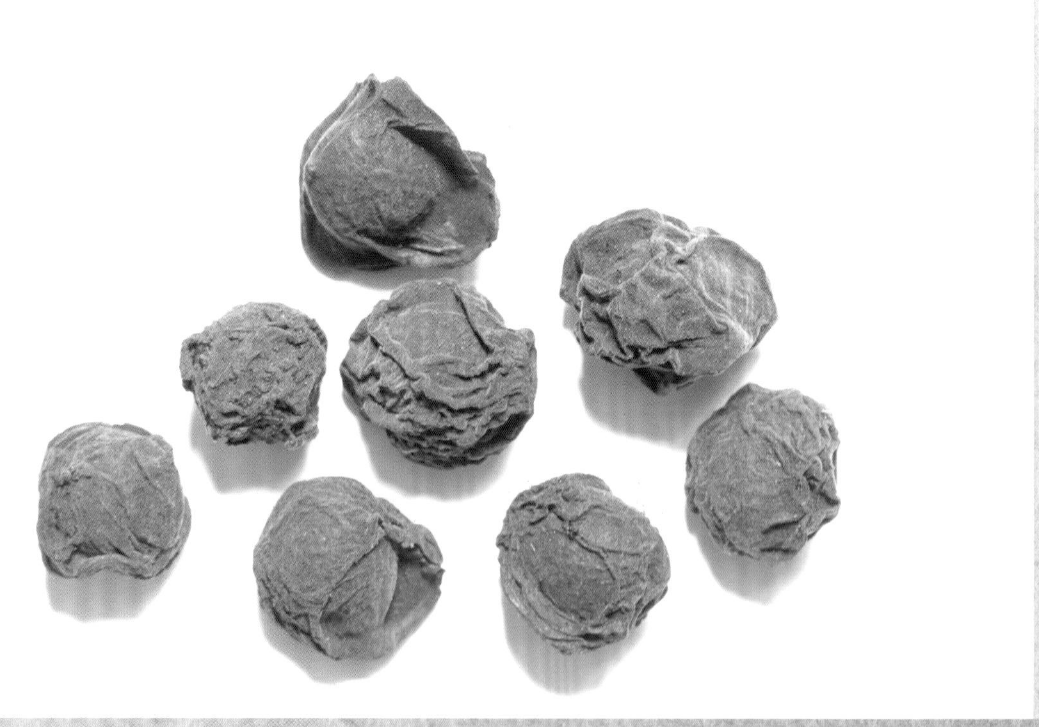

△梅饮片

‖ **主治** ‖

下气，除热烦满，安心，止肢体痛，偏枯不仁，死肌，去青黑痣，蚀恶肉。本经。去痹，利筋脉，止下痢，好唾口干。别录。水渍汁饮，治伤寒烦热。弘景。止渴调中，去痰治疟瘴，止吐逆霍乱，除冷热痢。藏器。治虚劳骨蒸，消酒毒，令人得睡。和建茶、干姜为丸服，止休息痢，大验。大明。敛肺涩肠，止久嗽泻痢，反胃噎膈，蛔厥吐利，消肿涌痰，杀虫，解鱼毒、马汗毒、硫黄毒。时珍。

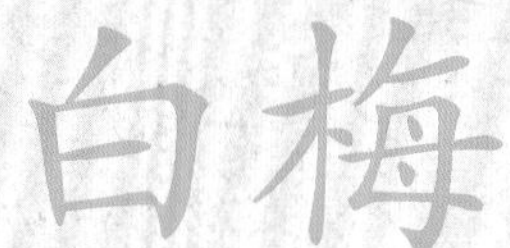

‖ **释名** ‖

盐梅　霜梅。

‖ **修治** ‖

取大青梅以盐汁渍之，日晒夜渍，十日成矣。久乃上霜。

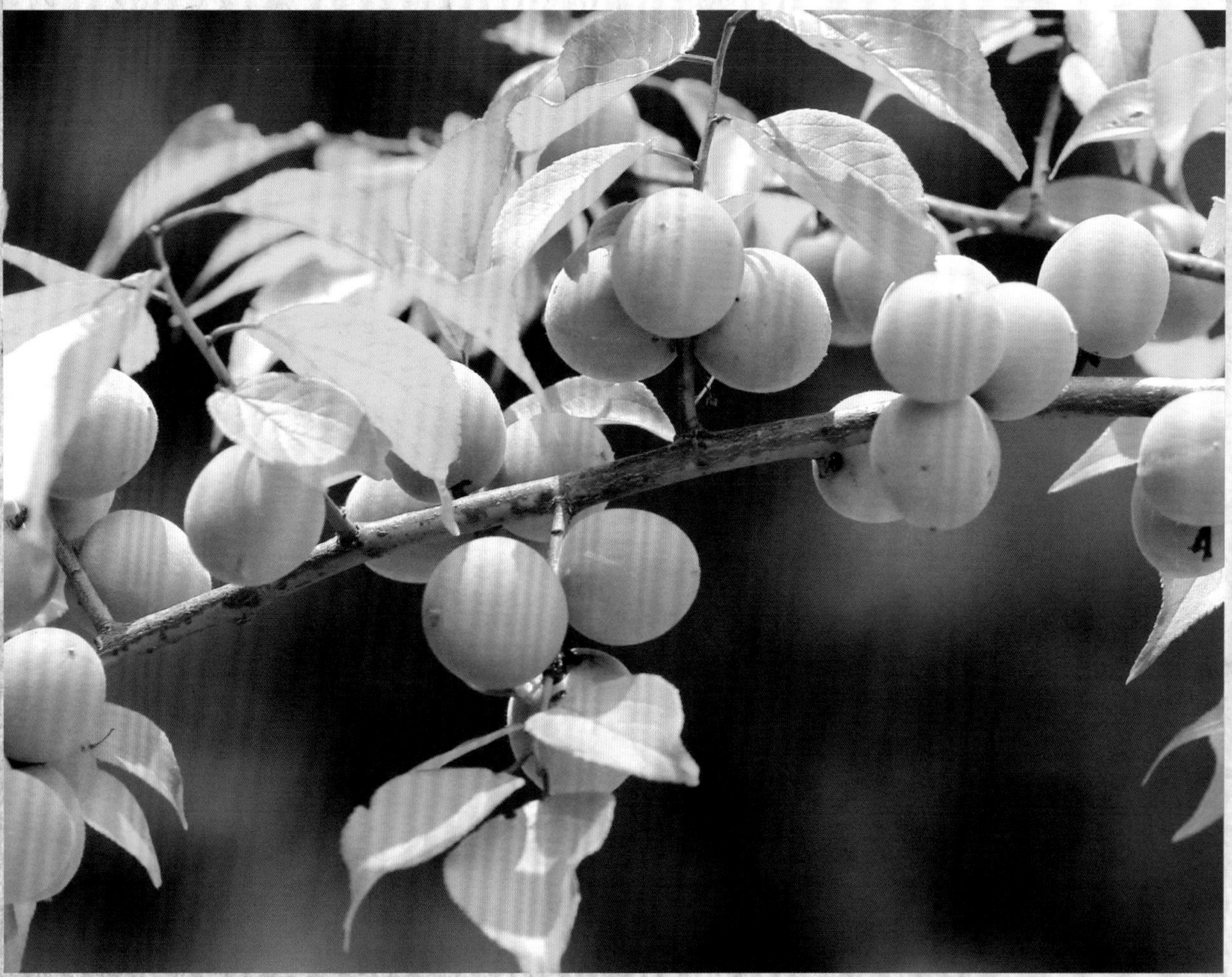

‖ **气味** ‖

酸、咸，平，无毒。

‖ **主治** ‖

和药点痣，蚀恶肉。弘景。**刺在肉中者，嚼傅之即出。**孟诜。**治刀箭伤，止血，研烂傅之。**大明。**乳痈肿毒，杵烂贴之，佳。**汪颖。**除痰。**苏颂。**治中风惊痫，喉痹痰厥僵仆，牙关紧闭者，取梅肉揩擦牙龈，涎出即开。又治泻痢烦渴，霍乱吐下，下血血崩，功同乌梅。**时珍。

‖ **发明** ‖

[弘景曰] 生梅、乌梅、白梅，功应相似。[好古曰] 乌梅，脾、肺二经血分药也。能收肺气，治燥嗽。肺欲收，急食酸以收之。[时珍曰] 乌梅、白梅所主诸病，皆取其酸收之义。惟张仲景治蛔厥乌梅丸及虫䘌方中用者，取虫得酸即止之义，稍有不同耳。医说载：曾鲁公痢血百余日，国医不能疗。陈应之用盐水梅肉一枚研烂，合腊茶，入醋服之，一啜而安。大丞梁庄肃公亦痢血，应之用乌梅、胡黄连、灶下土等分为末，茶调服，亦效。盖血得酸则敛，得寒则止，得苦则涩故也。其蚀恶疮胬肉，虽是酸收，却有物理之妙。说出本经。其法载于刘涓子鬼遗方用乌梅肉烧存性研，傅恶肉上，一夜立尽。圣惠用乌梅和蜜作饼贴者，其力缓。按杨起简便方云：起臂生一疽，脓溃百日方愈，中有恶肉突起，如蚕豆大，月余不消，医治不效。因阅本草得此方，试之，一日夜去其大半，再上一日而平。乃知世有奇方如此，遂留心搜刻诸方，始基于此方地。

‖ **附方** ‖

旧十三，新二十。**诸疮胬肉**方见上。**痈疽疮肿**已溃未溃皆可用。盐白梅烧存性为末，入轻粉少许，香油调，涂四围。王氏简易方。**喉痹乳蛾**冰梅丸：用青梅二十枚，盐十二两，淹五日，取梅汁，入明矾三两，桔梗、白芷、防风各二两，猪牙皂角三十条，俱为细末，拌汁和梅入瓶收之。每用一枚，噙咽津液。凡中风痰厥，牙关不开，用此擦之尤佳。总录用白梅包生矾末作丸含咽，或纳吞之。**消渴烦闷**乌梅肉二两，微炒为末。每服二钱，水二盏，煎一盏，去滓，入豉二百粒，煎至半盏，温服。简要济众方。**泄痢口渴**乌梅煎汤，日饮代茶。扶寿精方。**产后痢渴**乌梅肉二十个，麦门冬十二分，每以一升，煮七合，细呷之。必效方。**赤痢腹痛**直指用陈白梅同真茶、蜜水各半，煎饮之。圣惠用乌梅肉炒、黄连各四两，为末，炼蜜丸梧子大。每米饮服二十丸，日三服。**便痢脓血**乌梅一两去核，烧过为末。每服二钱，米饮下，立止。圣济总录。**久痢不止**肠垢已出。肘后用乌梅肉二十个，水一盏，煎六分，食前分二服。袖珍用乌梅肉、白梅肉各七个捣烂，入乳香末少许，杵丸梧桐子大。每服二三十丸，茶汤下，日三。**大便下血**及酒痢、久痢不止。用乌梅三两，烧存性为末，醋煮米糊和，丸梧子大。每空心米饮服二十丸，日三。济生方。**小便尿血**乌梅烧存性研末，醋糊丸梧子大。每服四十丸，酒下。**血崩不止**乌梅肉七枚，烧存性研末。米饮服之，日二。**大便不通**气奔欲死者。乌梅十颗，汤浸去核，丸枣大。纳入下部，少时即通。食疗本草。**霍乱吐利**盐梅煎汤，细细饮之。如宜方。**蛔虫上行**出于口鼻。乌梅煎汤频饮，并含之，即安。食鉴本草。**水气满急**乌梅、大枣各三枚，水四升，煮二升。纳蜜和匀，含咽之。圣济总录。**梅核膈气**取半青半黄梅子，每个用盐一两淹一日夜，晒干又浸又晒，至水尽乃止。用青钱三个，夹二梅，麻线缚定，通装磁罐内封埋地下，百日取出。每用一枚，含之咽汁，入喉即消。收一年者治一人，二年者治二人，其妙绝伦。龚氏经验方。**心腹胀痛**短气欲绝者。乌梅二七枚，水五升，煮一沸，纳大钱二七枚，煮二升半，顿服之。肘后。**劳疟劣弱**乌梅十四枚，豆豉二合，桃、柳枝各一虎口，甘草三寸，生姜一块，以童子小便二升，煎一半，温服即止。图经本草。**久咳不已**乌梅肉微炒，罂粟壳去筋膜蜜炒，等分为末。每服二钱，睡时蜜汤调下。**痰厥头痛**如破者。乌梅肉三十个，盐三撮，酒三升，煮一升，顿服取吐即愈。肘后方。**伤寒头痛**壮热，胸中烦痛，四五日不解。乌梅十四枚，盐五合，水一升，煎半升，温服取吐。吐后避风良。梅师方。**折伤金疮**干梅烧存性傅之，一宿瘥。千金方。**马汗入疮**作痛。用乌梅连核捣烂，以头醋和傅。仍先刺疮，出去紫血，乃傅之系定。经验方。**猘犬伤毒**乌梅末，酒服二钱。千金。**指头肿毒**痛甚者。乌梅肉和鱼鲊捣，封之妙。李楼奇方。**伤寒䘌疮**生下部者。乌梅肉三两炒为末，炼蜜丸梧子大。以石榴根皮煎汤，食前下三十丸。圣惠方。**小儿头疮**乌梅烧末，生油调涂。圣济录。**香口去臭**曝干梅脯，常时含之。**硫黄毒发**令人背膊疼闷，目暗漠漠。乌梅肉焙一两，沙糖半两，浆水一大盏，煎七分，呷之。总录。

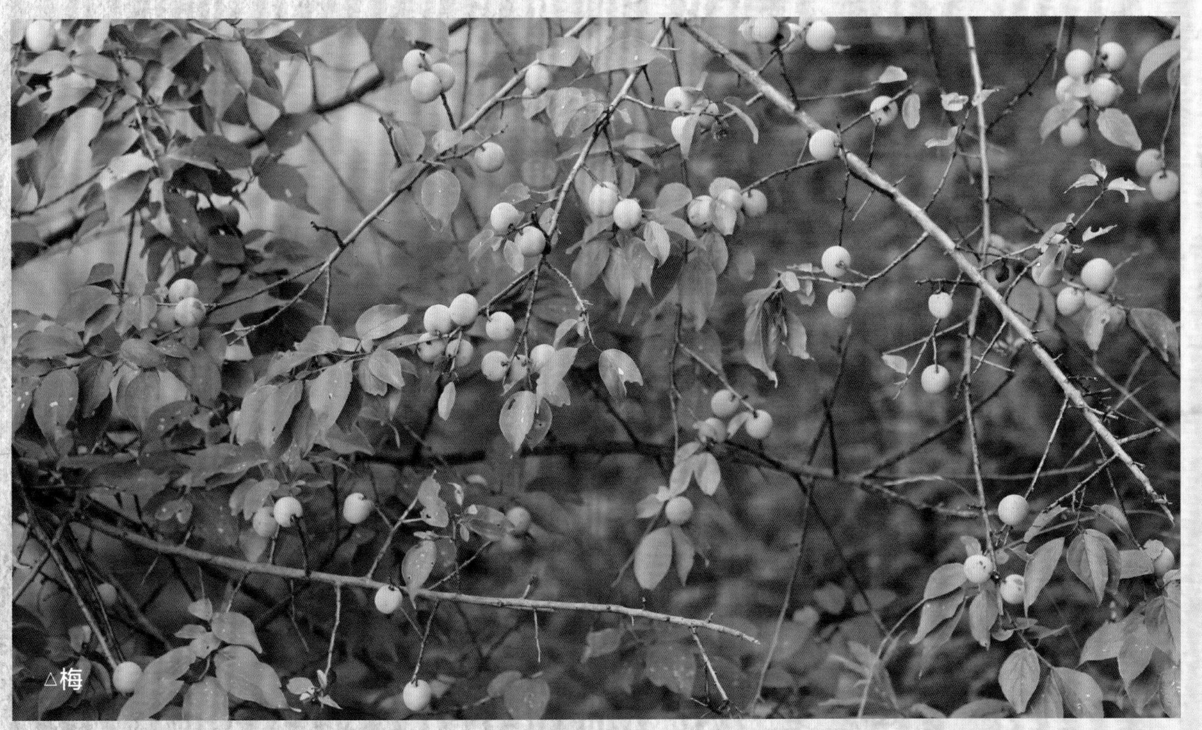

△梅

核仁

‖**气味**‖

酸，平，无毒。

‖**主治**‖

明目，益气，不饥。吴普。**除烦热。**孟诜。**治代指忽然肿痛，捣烂，和醋浸之。**时珍。肘后方。

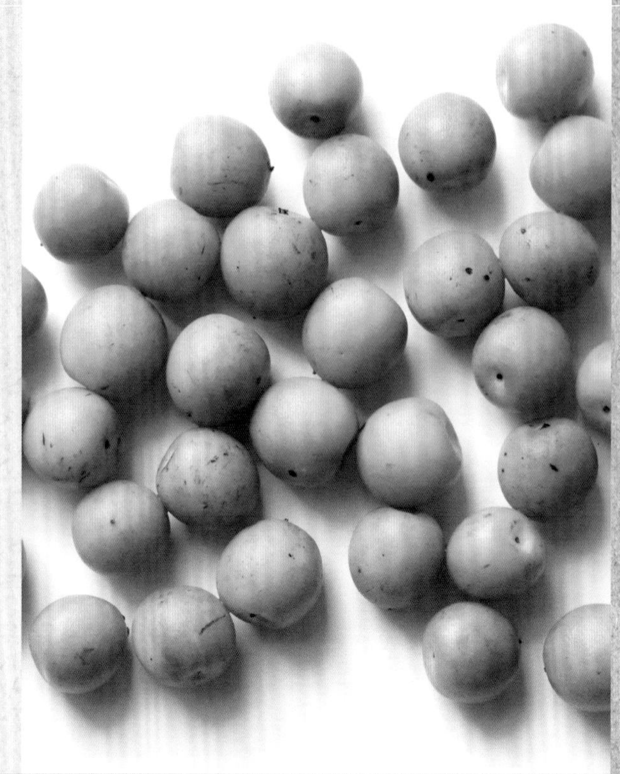

花

‖**气味**‖

微酸，涩，无毒。

‖**发明**‖

[时珍曰] 白梅花古方未见用者。近时有梅花汤：用半开花，溶蜡封花口，投蜜罐中，过时以一两朵同蜜一匙点沸汤服。又有蜜渍梅花法：用白梅肉少许，浸雪水，润花，露一宿，蜜浸荐酒。又梅花粥法：用落英入熟米粥再煮食之。故杨诚斋有“蜜点梅花带露餐”及“脱蕊收将熬粥吃”之句，皆取其助雅致、清神思而已。

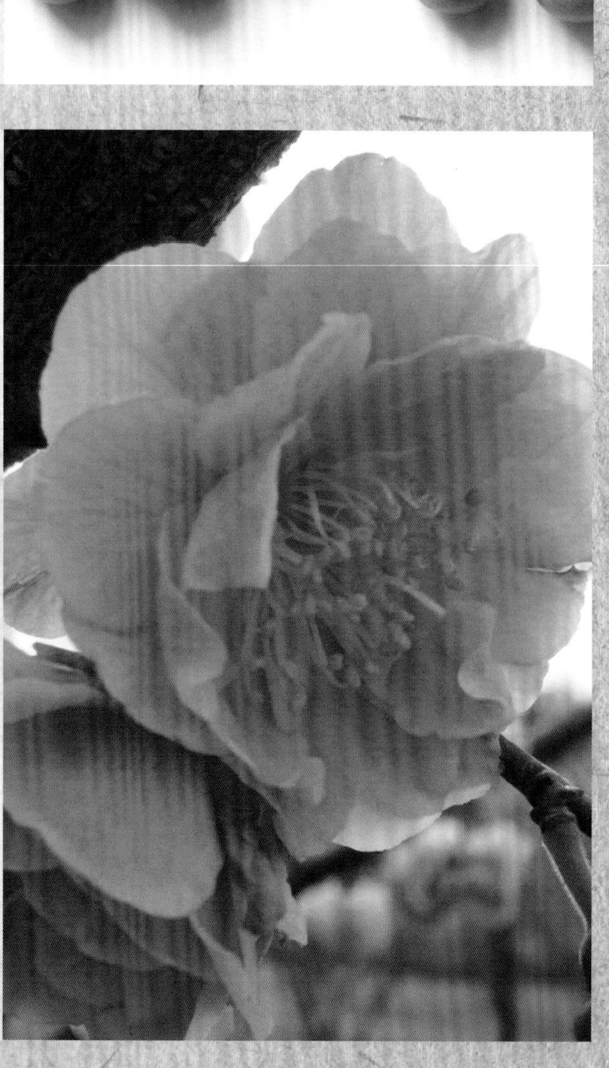

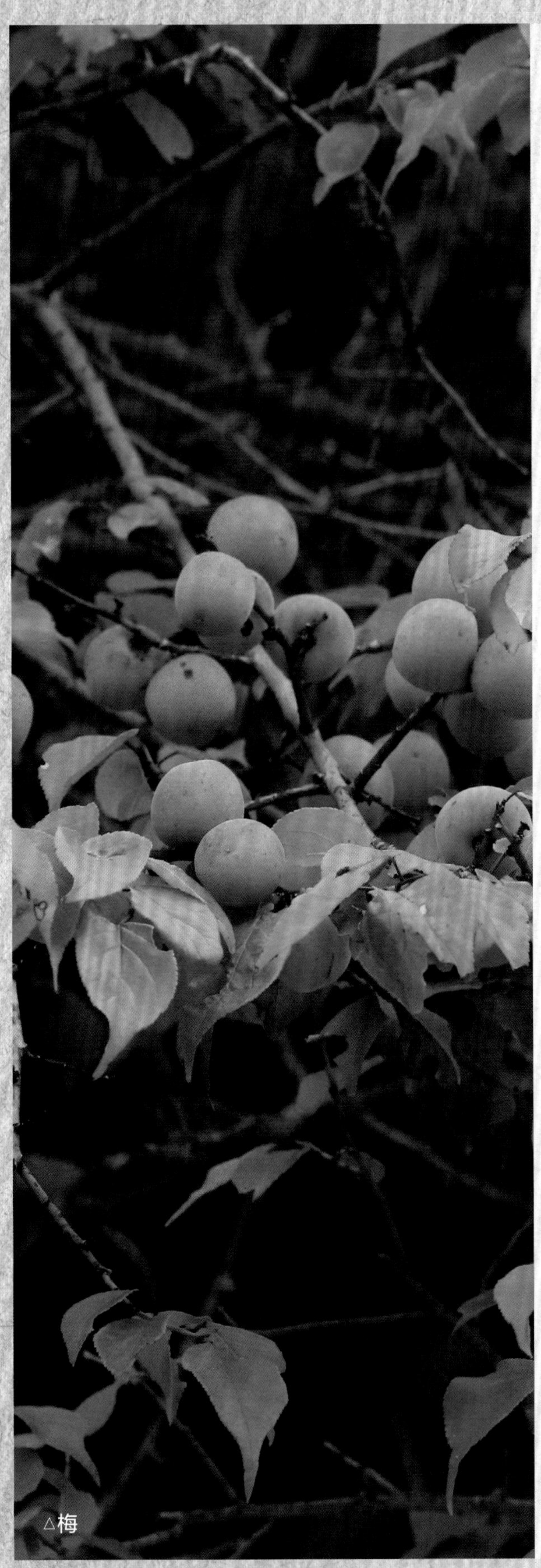

△梅

叶

‖ **气味** ‖

酸，平，无毒。

‖ **主治** ‖

休息痢及霍乱，煮浓汁饮之。大明。[藏器曰] 嵩阳子言：清水揉梅叶，洗蕉葛衣，经夏不脆。有验。[时珍曰] 夏衣生霉点，梅叶煎汤洗之即去，甚妙。

‖ **附方** ‖

旧一，新二。**中水毒病**初起头痛恶寒，心烦拘急，旦醒暮剧。梅叶捣汁三升饮之良。肘后。**下部虫䘌**梅叶、桃叶一斛，杵烂蒸极热，内小器中，隔布坐蒸之，虫尽死也。外台秘要。**月水不止**梅叶焙，棕榈皮灰，各等分为末。每服二钱，酒调下。圣济总录。

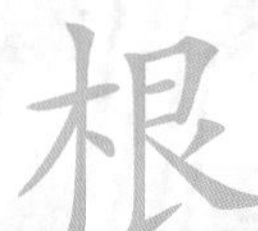

根

‖ **主治** ‖

风痹。别录。出土者杀人。**初生小儿，取根同桃、李根煮汤浴之，无疮热之患。**崔氏纂要。**煎汤饮，治霍乱，止休息痢。**大明。

榔梅

《纲目》

‖ **基原** ‖

《纲目图鉴》认为本品可能为蔷薇科榆叶梅 *Amygdalus triloba* (Lindl.) Ricker，分布于黑龙江、河北、山西、山东等地。部分学者 * 认为本品可能为杏、李的天然杂种，即现在的黄蛋树。

* 张有富等 . 武当榔梅勘证 [J]. 郧阳师范高等专科学校学报，2006，26(1)：7.

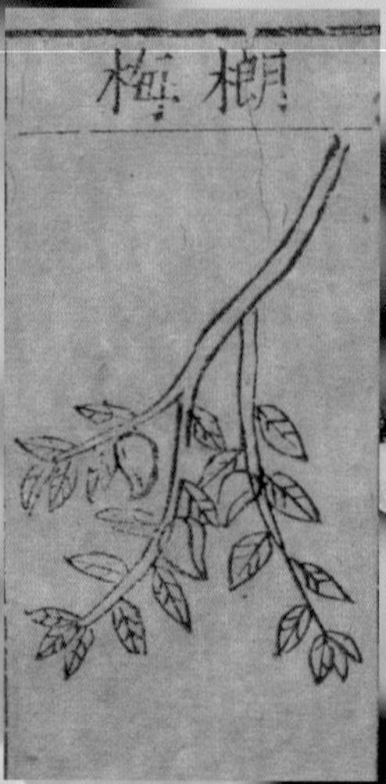

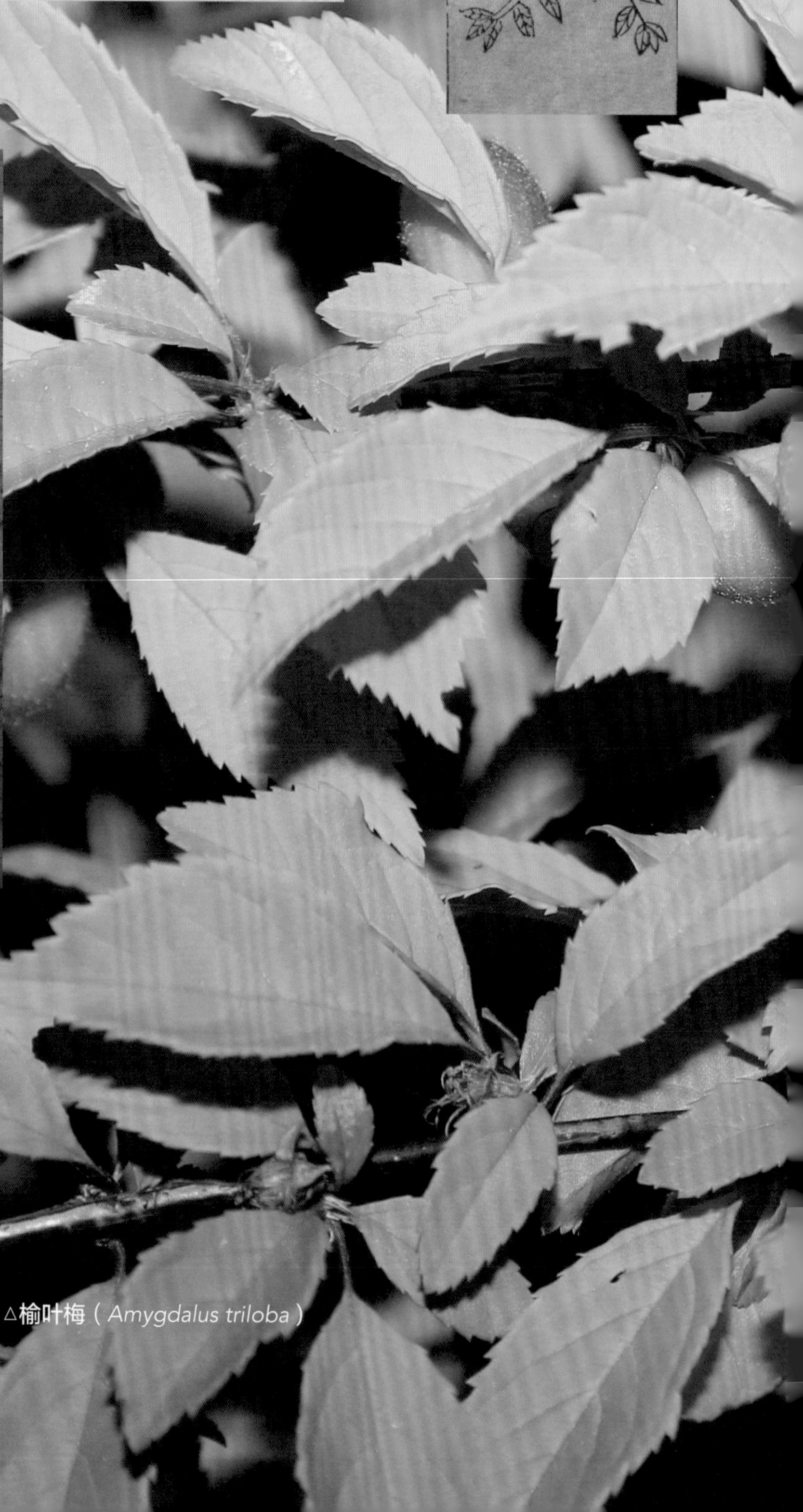

梅榔

△榆叶梅（*Amygdalus triloba*）

‖ **集解** ‖

[时珍曰] 榔梅出均州太和山。相传真武折梅枝插于榔树。誓曰：吾道若成，花开果结。后果如其言。今树尚在五龙宫北，榔木梅实，杏形桃核。道士每岁采而蜜煎，以充贡献焉。榔乃榆树也。

实

‖ **气味** ‖

甘、酸，平，无毒。

‖ **主治** ‖

生津止渴，清神下气，消酒。时珍。

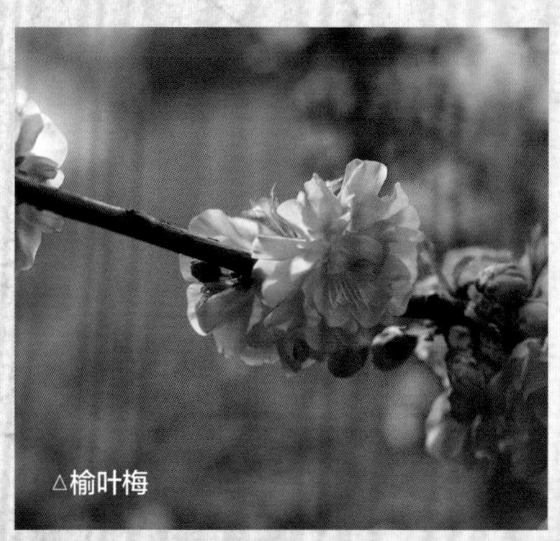

△榆叶梅

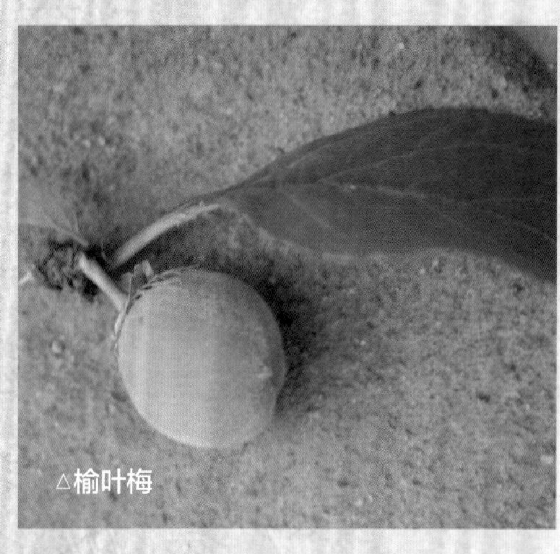

△榆叶梅

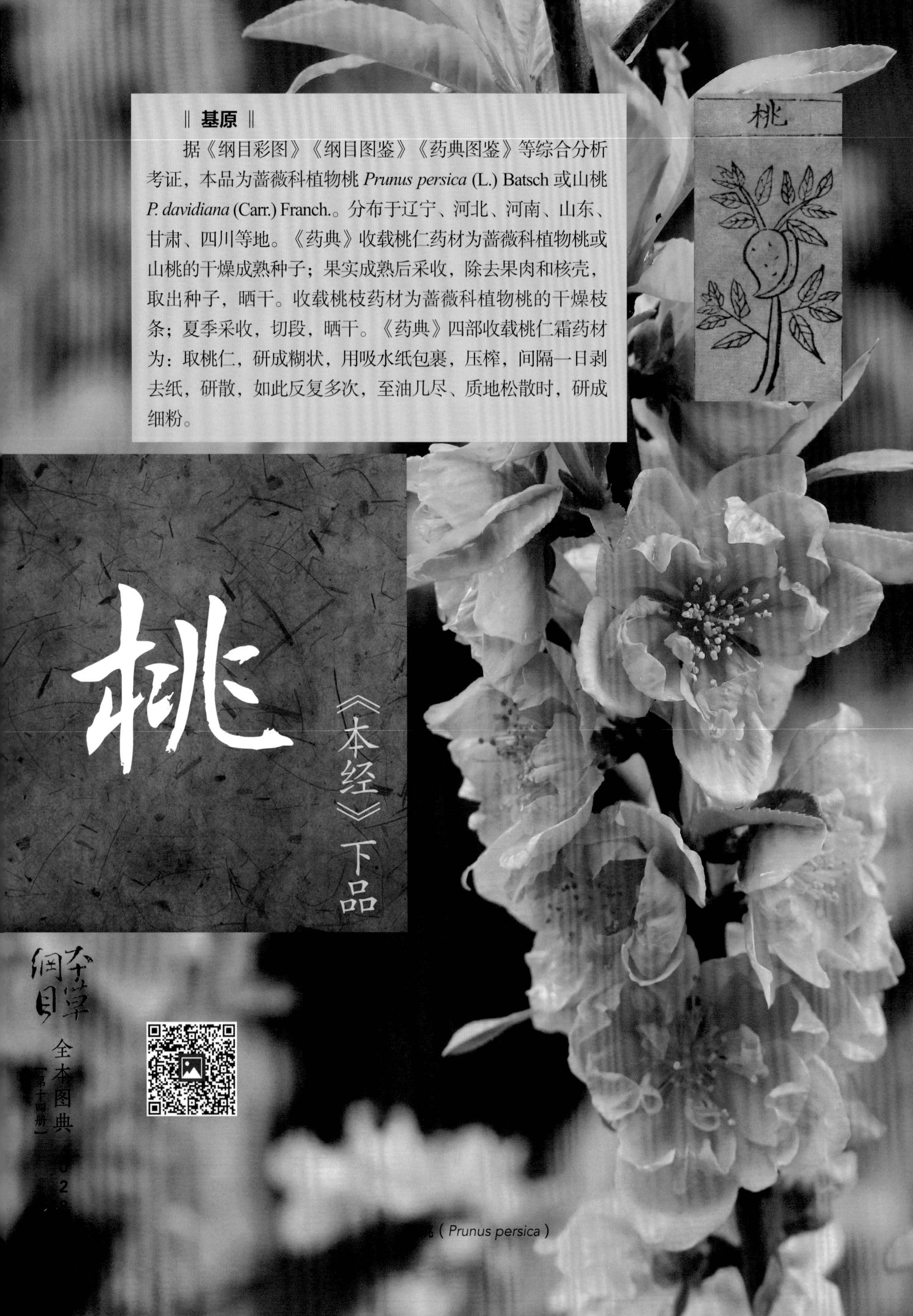

桃

《本经》下品

‖ **基原** ‖

据《纲目彩图》《纲目图鉴》《药典图鉴》等综合分析考证，本品为蔷薇科植物桃 *Prunus persica* (L.) Batsch 或山桃 *P. davidiana* (Carr.) Franch.。分布于辽宁、河北、河南、山东、甘肃、四川等地。《药典》收载桃仁药材为蔷薇科植物桃或山桃的干燥成熟种子；果实成熟后采收，除去果肉和核壳，取出种子，晒干。收载桃枝药材为蔷薇科植物桃的干燥枝条；夏季采收，切段，晒干。《药典》四部收载桃仁霜药材为：取桃仁，研成糊状，用吸水纸包裹，压榨，间隔一日剥去纸，研散，如此反复多次，至油几尽、质地松散时，研成细粉。

桃（*Prunus persica*）

校正：木部有拾遗桃橛，今并入此。

‖ **释名** ‖

[时珍曰] 桃性早花，易植而子繁，故字从木、兆。十亿曰兆，言其多也。或云从兆谐声也。

‖ **集解** ‖

[别录曰] 桃生太山川谷。[弘景曰] 今处处有之。核仁入药，当取解核者种之为佳，山桃仁不堪用。[颂曰] 汴东、陕西者尤大而美。大抵佳果肥美者，皆圃人以他木接成，殊失本性。入药当用本生者为佳。今市卖者，多杂接核之仁，为不堪也。[宗奭曰] 山中一种桃，正合月令桃始华者，花多子少，不堪啖，惟堪取仁入药。汴中有油桃，小于众桃，光如涂油，不益脾胃。太原有金桃，色深黄。洛中有昆仑桃，肉深红紫色。又有饼子桃，状如香饼子。其味皆甘。[时珍曰] 桃品甚多，易于栽种，且早结实。五年宜以刀㔉劙其皮，出其脂液，则多延数年。其花有红、紫、白、千叶、二色之殊，其实有红桃、绯桃、碧桃、缃桃、白桃、乌桃、金桃、银桃、胭脂桃，皆以色名者也。有绵桃、油桃、御桃、方桃、匾桃、偏核桃，皆以形名者也。有五月早桃、十月冬桃、秋桃、霜桃，皆以时名者也。并可供食。惟山中毛桃，即尔雅所谓褫桃者，小而多毛，核粘味恶。其仁充满多脂，可入药用，盖外不足者内有余也。冬桃一名西王母桃，一名仙人桃，即昆仑桃，形如栝楼，表里彻赤，得霜始熟。方桃形微方。匾桃出南番，形匾肉涩，核状如盒，其仁甘美。番人珍之，名波淡树，树甚高大。偏核桃出波斯，形薄而尖，头偏，状如半月，其仁酷似新罗松子，可食，性热。又杨维桢、宋濂集中并载元朝御库蟠桃，核大如碗，以为神异。按王子年拾遗记载汉明帝时，常山献巨核桃，霜下始花，隆暑方熟。玄中记载积石之桃，大如斗斛器。酉阳杂俎载九疑有桃核，半扇可容米一升；及蜀后主有桃核杯，半扇容水五升，良久如酒味可饮。此皆桃之极大者。

昔人谓桃为仙果，殆此类欤？生桃切片瀹过，曝干为脯，可充果食。又桃酢法：取烂熟桃纳瓮中，盖口七日，漉去皮核，密封二七日酢成，香美可食。种树书云：柿接桃则为金桃，李接桃则为李桃，梅接桃则脆。桃树生虫，煮猪头汁浇之即止。皆物性之微妙也。

实

‖ **气味** ‖

辛、酸、甘，热，微毒。多食令人有热。[诜曰] 能发丹石毒，生者尤损人。[思邈曰] 黄帝书云：食桃饱，入水浴，令人成淋及寒热病。[时珍曰] 生桃多食，令人膨胀及生痈疖，有损无益。五果列桃为下以此。[瑞曰] 桃与鳖同食，患心痛。服术人忌食之。

‖ **主治** ‖

作脯食，益颜色。大明。**肺之果，肺病宜食之。**思邈。

冬桃，食之解劳热。时珍。出尔雅注。

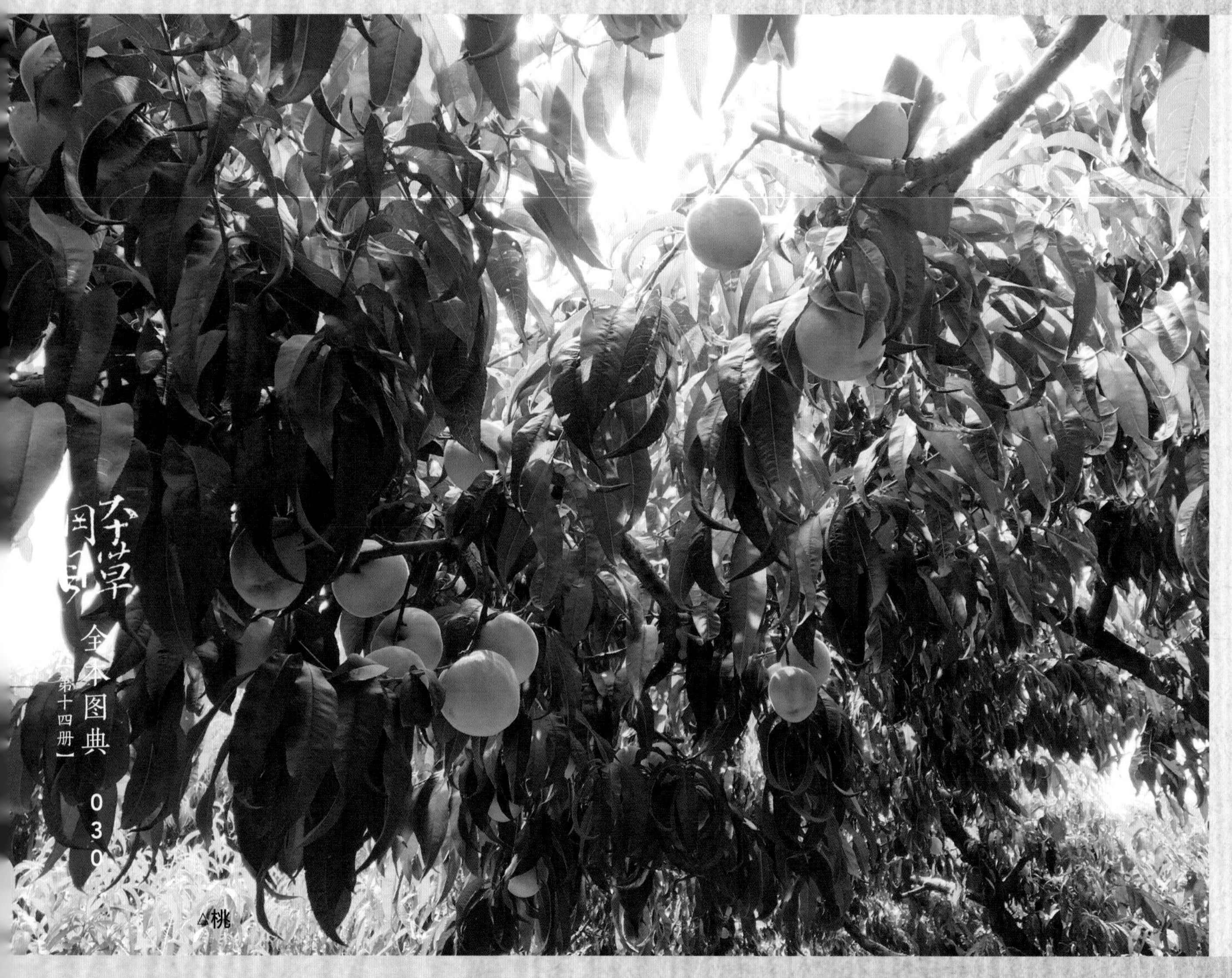

△桃

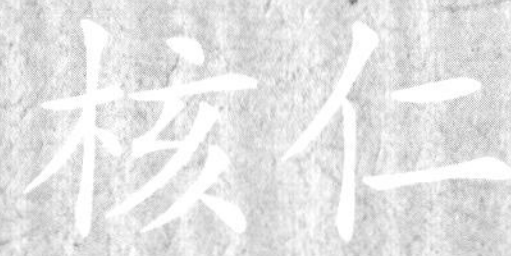

核仁

‖ **修治** ‖

[别录曰] 七月采，取仁阴干。[敩曰] 凡使须去皮，用白术、乌豆二味，同于坩锅中煮二伏时，漉出劈开，心黄如金色乃用。[时珍曰] 桃仁行血，宜连皮、尖生用。润燥活血，宜汤浸去皮、尖炒黄用。或麦麸同炒，或烧存性，各随本方。双仁者有毒，不可食，说见杏仁下。

‖ **气味** ‖

苦、甘，平，无毒。[思邈曰] 苦、甘、辛，平。[诜曰] 温。[弘景曰] 桃仁作酪，性冷。香附为之使。

‖ **主治** ‖

瘀血血闭，癥瘕邪气，杀小虫。本经。**止咳逆上气，消心下坚硬，除卒暴击血，通月水，止心腹痛。**别录。**治血结、血秘、血燥，通润大便，破畜血。**元素。**杀三虫。又每夜嚼一枚和蜜，**

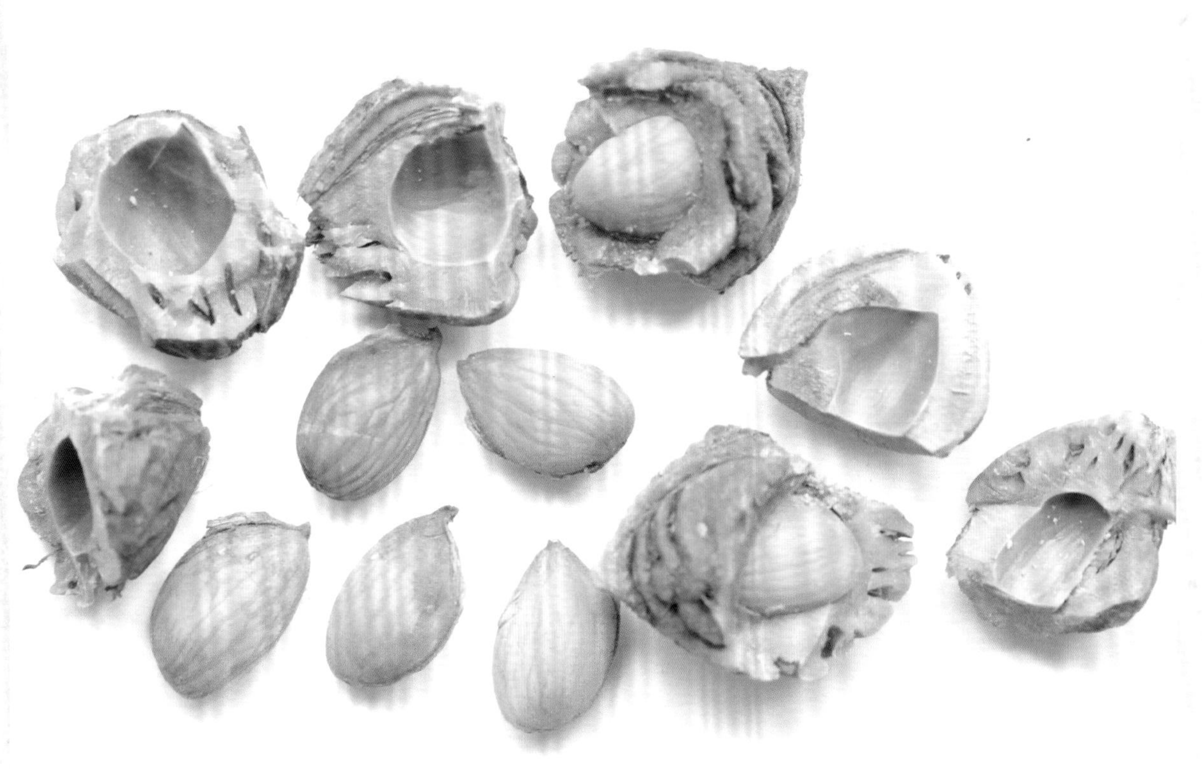

△桃（核及种子）

涂手、面良。孟诜。**主血滞风痹骨蒸，肝疟寒热，鬼注疼痛，产后血病。**时珍。

‖ **发明** ‖

[杲曰] 桃仁苦重于甘，气薄味厚，沉而降，阴中之阳，手、足厥阴经血分药也。苦以泄滞血，甘以生新血，故破凝血者用之。其功有四：治热入血室，一也；泄腹中滞血，二也；除皮肤血热燥痒，三也；行皮肤凝聚之血，四也。[成无己曰] 肝者血之源，血聚则肝气燥，肝苦急，急食甘以缓之。桃仁之甘以缓肝散血，故张仲景抵当汤用之，以治伤寒八九曰，内有畜血，发热如狂，小腹满痛，小便自利者，又有当汗失汗，热毒深入，吐血及血结胸，烦躁谵语者，亦以此汤主之。与虻虫、水蛭、大黄同用。

‖ **附方** ‖

旧十九，新十二。**延年去风**令人光润。用桃仁五合去皮，用粳米饭浆同研，绞汁令尽，温温洗面极妙。千金翼。**偏风不遂**及癖疾。用桃仁二千七百枚，去皮、尖、双仁，以好酒一斗三升，浸二十一日，取出晒干杵细，作丸如梧子大。每服二十丸，以原酒吞之。外台秘要。**风劳毒肿**挛痛，或牵引小腹及腰痛。桃仁一升去皮尖，熬令黑烟出，热研如脂膏，以酒三升搅和服，暖卧取汗。不过三度瘥。食医心镜。**疟疾寒热**桃仁一百枚去皮尖，乳钵内研成膏，不得犯生水，入黄丹三钱。丸梧子大。每服三丸，当发日面北温酒吞下。五月五日午时合之，忌鸡、犬、妇人。见唐慎微本草。**骨蒸作热**桃仁一百二十枚，留尖去皮及双仁，杵为丸，平旦井花水顿服之。令尽量饮酒至醉，仍须任意吃水。隔日一剂。百日不得食肉。外台秘要。**上气喘急**方见杏仁。**上气咳嗽**胸满气喘。桃仁三两去皮尖，以水一大升研汁，和粳米二合煮粥食之。心镜。**卒得咳嗽**桃仁三升去皮杵，着器中密封，蒸熟日干，绢袋盛，浸二斗酒中，七日可饮，日饮四五合。**尸疰鬼疰**乃五尸之一，又挟鬼邪为祟。其病变动，有三十六种至九十九种。大略使人寒热淋沥，沉沉默默，不知所苦而无所不恶。累年积月，以至于死。死后复传傍人。急以桃仁五十枚研泥，水煮取四升，服之取吐。吐不尽，三四日再吐。肘后方。**传尸鬼气**咳嗽痃癖注气，血气不通，日渐消瘦。桃仁一两去皮尖杵碎，水一升半煮汁，入米作粥，空心食之。**鬼疰心痛**桃仁一合烂研，煎汤服之。急救方。**卒然心痛**桃仁七枚去皮尖研烂，水一合服之。肘后方。**人好魇寐**桃仁熬去皮尖三七枚，以小便服之。千金方。**下部虫䘌**病人齿龈无色，舌上白，喜睡愦愦不知痛痒处。或下痢，乃下部生虫食肛也。桃仁十五枚，苦酒二升，盐一合，煮六合服之。肘后方。**崩中漏下**不止者。桃核烧存性研细，酒服方寸匕，日三。千金。**妇人难产**数日不出。桃仁一个劈开，一片书可字，一片书出字，吞之即生。删繁方。**产后百病**千金桃仁煎：治妇人产后百病诸气。取桃仁一千二百枚，去皮、尖、双仁，熬捣极细，以清酒一斗半，研如麦粥，纳小瓶中，面封，入汤中煮一伏时。每服一匙，温酒和服，

桃 *Prunus persica* ITS2 条形码主导单倍型序列：

```
1   CACGCCGTTG CCCCCCCCCA TCTACTCCTT CGGGATTGCG GGGGGGCGGA TGATGGCCTC CCGTGCGCCT CGCCGCGCGG
81  TTGGCATAAA TACCAAGTCC TCGGCGACGC ACGCCACGAC AATCGGTGGT TGCGAAACCT CGGTTGCCCG TCGTGTGCGT
161 TCGTCGCGCA TCGAGGGCTC GAAAAAAATG CTCGGCTCCG GCTCGGCTTT CAACG
```

山桃 *Prunus davidiana* ITS2 条形码主导单倍型序列：

```
1   CACGCCGTTG CCCCCCCATC TACTCCTTCG GGATTGCGGG GGGGCGGATG ATGGCCTCCC GTGCGCCTAG CCGCGCGGTT
81  GGCATAAATA CCAAGTCCTC GGCGACGCAC GCCACGACAA TCGGTGGTTG CGAAACCTCG GTTGCCCGTC GTGTGCGTTC
161 GTCGCGCATC GAGGGCTCGA AAAAATGCTC GGCTCCGGCT GGGCTTTCAA CG
```

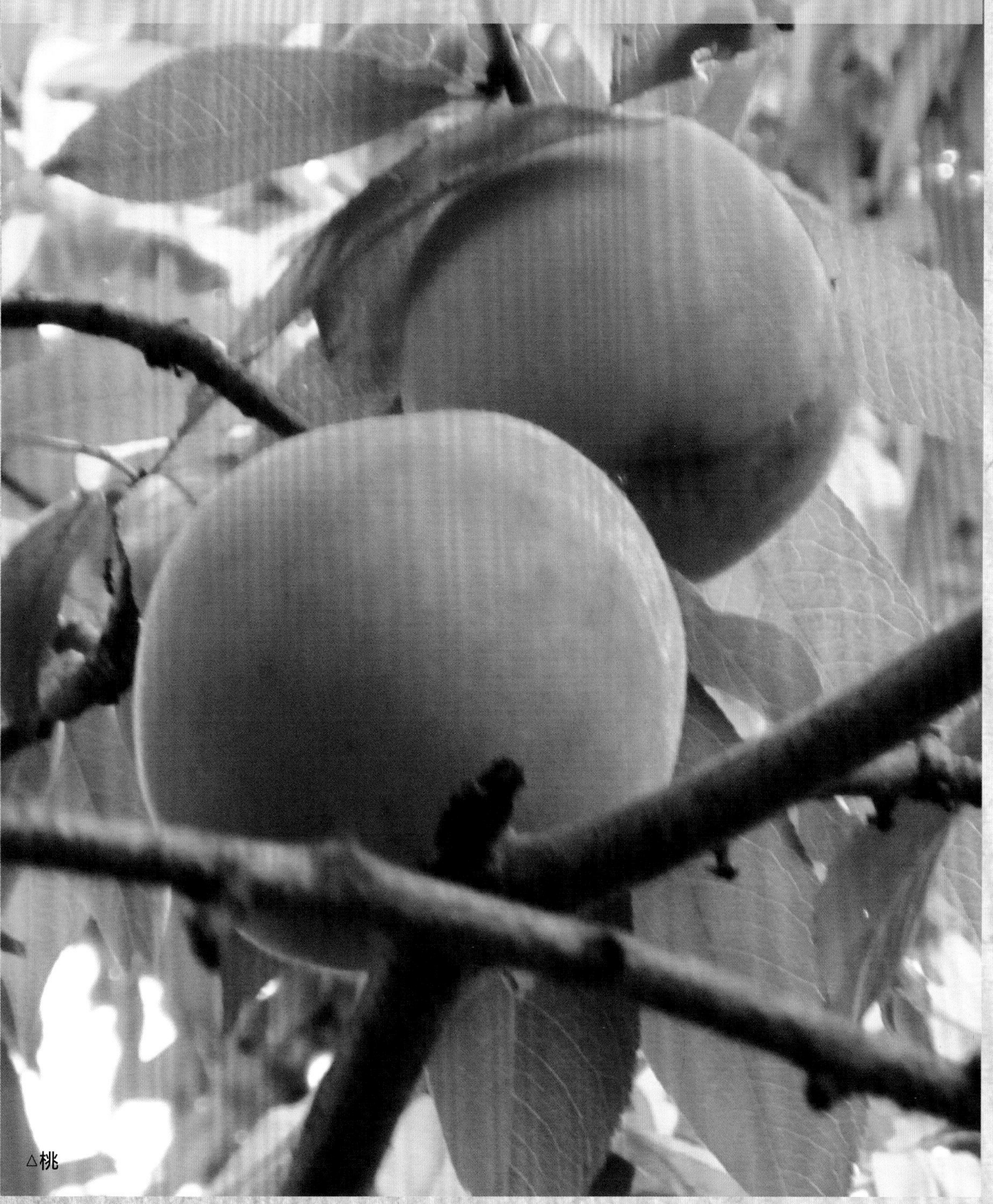

△桃

日再。图经本草。**产后身热**如火，皮如粟粒者，桃仁三研泥，同腊猪脂傅之。日日易之。千金方。**产后血闭**桃仁二十枚去皮尖，藕一块，水煎服之良。唐瑶经验方。**产后阴肿**桃仁烧研傅之。**妇人阴痒**桃仁杵烂，绵裹塞之。肘后方。**男子阴肿**作痒。用桃仁炒香为末，酒服方寸匕，日二。仍捣傅之。外台。**小儿卵癞**方同上。**小儿烂疮**初起肿浆似火疮，桃仁研烂傅之。秘录。**小儿聤耳**桃仁炒研绵裹，日日塞之。千金方。**风虫牙痛**针刺桃仁，灯上烧烟出吹灭。安痛齿上咬之。不过五六次愈。卫生家宝方。**唇干裂痛**桃仁捣和猪脂傅。海上。**大便不快**里急后重。用桃仁三两去皮，吴茱萸二两，食盐一两，同炒熟，去盐、茱，每嚼桃仁五七粒。总录。**急劳咳嗽**烦热。用桃仁三两去皮尖，猪肝一枚，童子小便五升，同煮干，于木臼内捣烂，入蒸饼和，丸梧子大。每温水下三十丸。圣惠方。**冷劳减食**渐至黑瘦。用桃仁五百颗，吴茱萸三两，同入铁铛中，微火炒一炊久，将桃仁去皮，微黄色即渐加火，待微烟出，即乘热收入新瓶内，厚纸封住，勿令泄气。每日空心取桃仁二十粒去皮嚼之，以温酒下。至重者服五百粒愈。圣惠方。**预辟瘴疠**桃仁一斤，吴茱萸、青盐各四两，同炒熟，以新瓶密封一七，取出拣去茱、盐，将桃仁去皮尖，每嚼一二十枚。山居尤宜之。余居士选奇方。

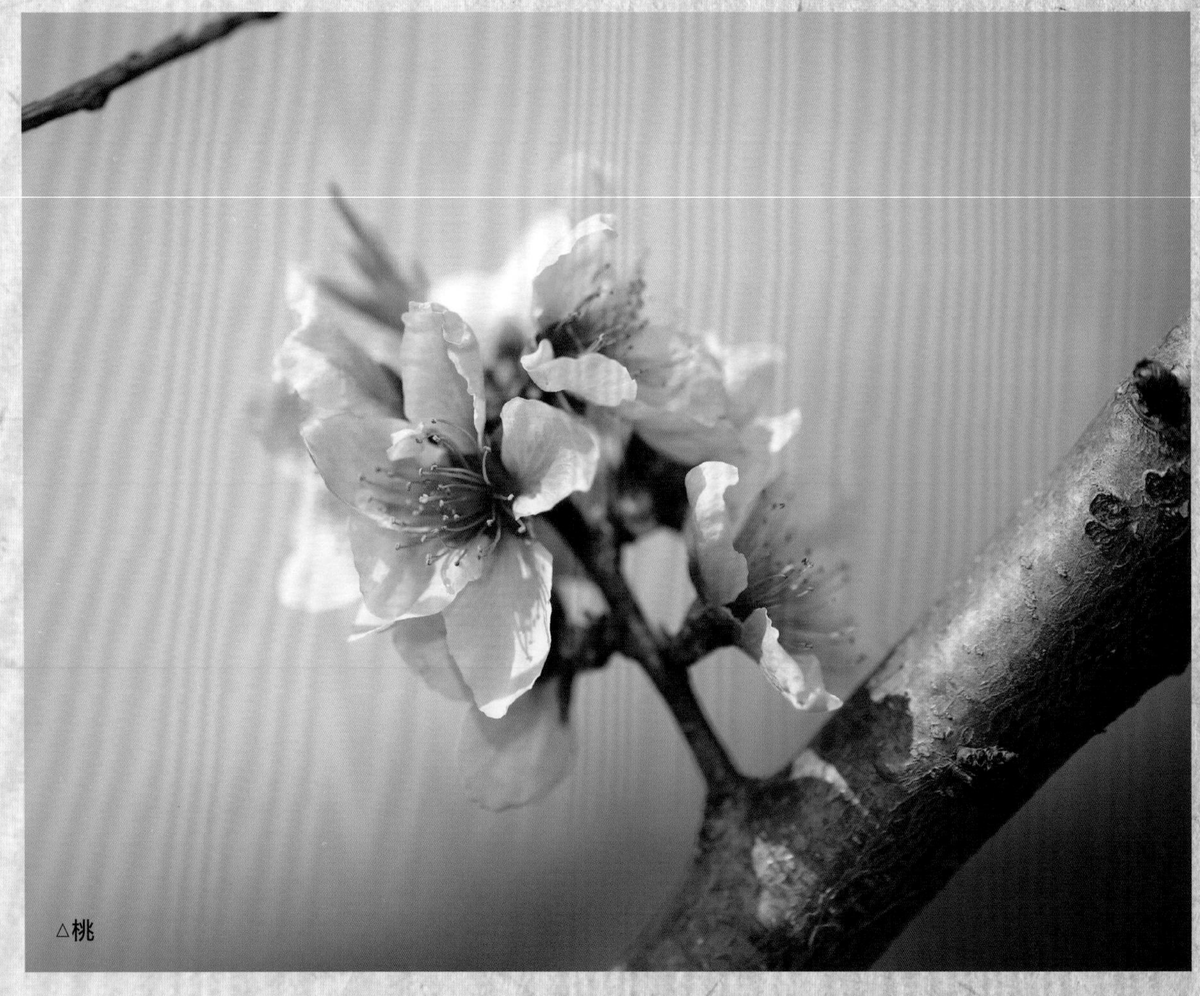
△桃

桃毛

毛桃实上毛也，刮取用之。

‖ **气味** ‖

辛，平，微毒。

‖ **主治** ‖

破血闭，下血瘕，寒热积聚，无子，带下诸疾。别录。**疗崩中，破癖气。**大明。**治恶鬼邪气。**孟诜。

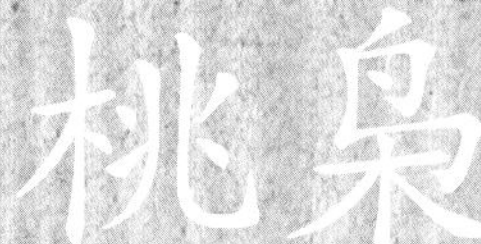

桃枭

‖ **释名** ‖

桃奴别录**桃景**同上**神桃。**[别录曰] 此是桃实着树经冬不落者，正月采之，中实者良。[时珍曰] 桃子干悬如枭首磔木之状，故名。奴者，言其不能成实也。家宝方谓之神桃，言其辟恶也。千叶桃花结子在树不落者，名鬼髑髅。雷敩炮炙论有修治之法，而方书未见用者。[敩曰] 鬼髑髅十一月采得，以酒拌蒸之，从巳至未，焙干，以铜刀切，焙取肉用。

‖ **气味** ‖

苦，微温，有小毒。

‖ **主治** ‖

杀百鬼精物。本经。**杀精魅五毒不祥，疗中恶腹痛。**别录。[颂曰] 胡洽治中恶毒气蛊疰有桃枭汤。**治肺气腰痛，破血，疗心痛，酒磨暖服之。**大明。**主吐血诸药不效，烧存性，研末，米汤调服，有验。**汪颖。**治小儿虚汗，妇人妊娠下血，破伏梁结气，止邪疟。烧烟熏痔疮。烧黑油调，傅小儿头上肥疮软疖。**时珍。

‖ **附方** ‖

旧三，新五。**伏梁结气**在心下不散。桃奴三两为末，空心温酒，每服二钱。圣惠。**鬼疟寒热**树上自干桃子二七枚为末，滴水丸梧子大，朱砂为衣。每服一丸，侵晨面东井华水下，良。圣济总录。**五种疾病**家宝通神丸：用神桃即桃奴十四枚，巴豆七粒，黑豆一两，研匀，以冷水和，丸梧子大，朱砂为衣。发日五更念药王菩萨七遍，井华水下一丸，立瘥。不过二次，妙不可言。王隐君养生主论。**妊娠下血**不止。用桃枭烧存性研，水服取瘥。葛洪方。**盗汗不止**树上干桃子一个，霜梅二个，葱根七个，灯心二茎，陈皮一钱，稻根、大麦芽各一撮，水二钟，煎服。经验方。**白秃头疮**干桃一两，黑豆一合。为末，腊猪脂调搽。圣惠。**小儿头疮**树上干桃烧研，入腻粉，麻油调搽。圣惠。**食桃成病**桃枭烧灰二钱，水服取吐即愈。陆光禄说有人食桃不消化作病时，于林间得槁桃烧服，登时吐出即愈，此以类相攻也。张文仲备急方。

花

‖ **修治** ‖

[别录曰] 三月三日采，阴干之。[敩曰] 桃花勿用千叶者，令人鼻衄不止，目黄。收花拣净，以绢袋盛，悬檐下令干用。

‖ **气味** ‖

苦，平，无毒。

‖ **主治** ‖

杀疰恶鬼，令人好颜色。本经。**悦泽人面，除水气，破石淋，利大小便，下三虫。**别录。**消肿满，下恶气。**苏恭。**治心腹痛及秃疮。**孟诜。**利宿水痰饮积滞，治风狂。研末，傅头上肥疮，手足㾦疮。**时珍。

‖ **发明** ‖

[弘景曰] 肘后方言服三树桃花尽，则面色红润悦泽如桃花也。[颂曰] 太清草木方言：酒渍桃花饮之，除百疾，益颜色。[时珍曰] 按欧阳询初学记，载北齐崔氏以桃花、白雪与儿靧面，云令

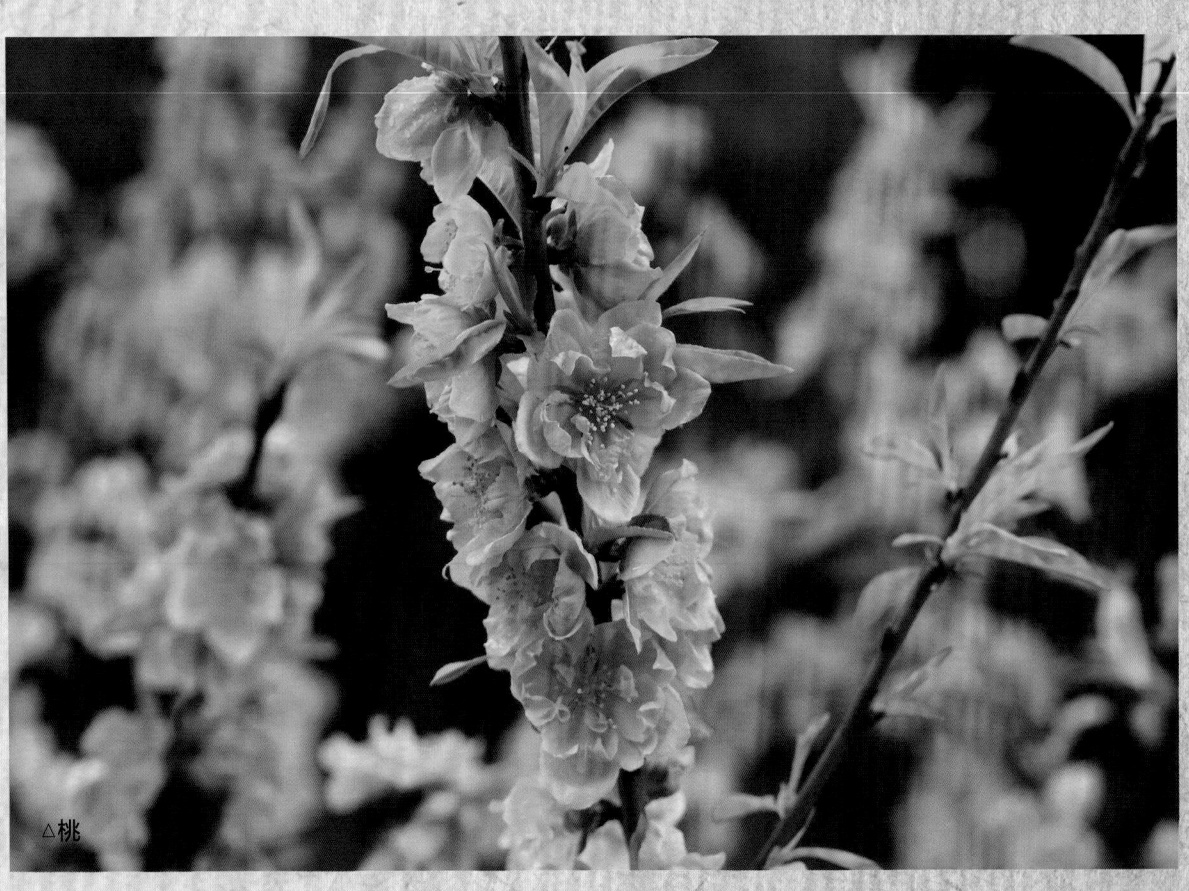

△桃

面妍华光悦，盖得本草令人好颜色、悦泽人面之义；而陶、苏二氏乃引服桃花法，则因本草之言而谬用者也。桃花性走泄下降，利大肠甚快，用以治气实人病水饮肿满积滞、大小便闭塞者，则有功无害。若久服，即耗人阴血，损元气，岂能悦泽颜色耶。按张从正儒门事亲载：一妇滑泻数年，百治不效。或言：此伤饮有积也。桃花落时，以棘针刺取数十萼，勿犯人手。以面和作饼，煨熟食之，米饮送下。不一二时，泻下如倾。六七日，行至数百行，昏困，惟饮凉水而平。观此，则桃花之峻利可征矣。又苏鹗杜阳编载：范纯佑女丧夫发狂，闭之室中，夜断窗棂，登桃树上食桃花几尽。及旦，家人接下，自是遂愈也。珍按：此亦惊怒伤肝，痰夹败血，遂致发狂。偶得桃花利痰饮、散滞血之功，与张仲景治积热发狂用承气汤，畜血发狂用桃仁承气汤之意相同；而陈藏器乃言桃花食之患淋何耶？

‖ **附方** ‖

旧三，新十三。**大便艰难**桃花为末，水服方寸匕，即通。千金。**产后秘塞**大小便不通。用桃花、葵子、滑石、槟榔等分，为末。每空心葱白汤服二钱，即利。集验方。**心腹积痛**三月三日采桃花，晒干杵末，以水服二钱匕，良。孟诜食疗本草。**疟疾不已**桃花为末，酒服方寸匕，良。梅师方。**痰饮宿水**桃花散：收桃花阴干为末，温酒服一合，取利。觉虚，食少粥。不似转下药也。崔行功纂要方。**脚气肿痛**桃花一升，阴干为末。每温酒细呷之，一宿即消。外台秘要。**腰脊作痛**三月三日取桃花一斗一升，井华水三斗，曲六升，米六斗，炊熟，如常酿酒。每服一升，日三服。神良。千金。**脓瘘不止**桃花为末，猪脂和傅之，日二。千金。**头上秃疮**三月三日收未开桃花阴干，与桑椹赤者等分作末，以猪脂和。先取灰汁洗去痂，即涂之。食疗。**头上肥疮**一百五日寒食节，收桃花为末。食后以水半盏调服方寸匕，日三，甚良。崔元亮海上方。**黄水面疮**方同上。**足上㿉疮**桃花、食盐等分杵匀，醋和傅之。肘后方。**雀卵面疱**桃花、冬瓜仁研末等分，蜜调傅之。圣惠。**干粪塞肠**胀痛不通。用毛桃花湿者一两，和面三两，作馄饨煮熟，空心食之。日午腹鸣如雷，当下恶物也。圣惠方。**面上粉刺**㾦子如米粉。用桃花、丹砂各三两为末。每服一钱，空心井水下。日三服。十日知，二十日小便当出黑汁，面色莹白也。圣惠方。**令面光华**三月三日收桃花，七月七日收鸡血，和涂面上。三二日后脱下，则光华颜色也。圣济总录。

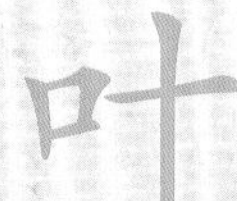

[颂曰] 采嫩者名桃心，入药尤胜。

‖ **气味** ‖

苦，平，无毒。

‖ **主治** ‖

除尸虫，出疮中小虫。别录。**治恶气，小儿寒热客忤。**大明。**疗伤寒、时气、风痹无汗，治头风，通大小便，止霍乱腹痛。**时珍。

‖ **发明** ‖

[颂曰] 桃叶蒸汗法：张文仲备急方治天行病，有支太医桃叶汤熏法：用水二石煮桃叶，取七斗，安床箦下，厚被盖卧床上，乘热熏之。少时当雨汗，汗遍去汤，速粉之，并灸大椎穴，则愈。又陈廪丘小品方，有阮河南桃叶蒸法云：连发汗，汗不出者死，可蒸之，如中风法。烧地令热，去火，以少水洒之，布干桃叶于上厚二三寸，安席叶上卧之，温覆得大汗，被中傅粉极燥，便瘥也。凡柏叶、麦麸、蚕沙皆可如此法用。张苗言：曾有人疲极汗出，卧簟受冷，但苦寒倦，四日凡八发汗，汗不出，用此法而瘥也。[时珍曰] 按许叔微本事方云：伤寒病，医者须顾表里，循次第。昔范云为梁武帝属官，得时疫热疾，召徐文伯诊之。是时武帝有九锡之命，期在旦夕。云恐不预，求速愈。文伯曰：此甚易，政恐二年后不复起尔。云曰：朝闻道，夕死可矣，况二年乎？文伯乃以火煅地，布桃、柏叶于上，令云卧之。少顷汗出粉之，翌日遂愈。后二年云果卒。取汗先期，尚能促寿；况不顾表里时日，便欲速愈者乎？夫桃叶发汗妙法也，犹有此戒，可不慎欤？

‖ **附方** ‖

旧十，新一。**风袭项强**不得顾视。穿地作坑，煅赤，以水洒之令冷，铺生桃叶于内。卧席上，以项着坑上，蒸至汗出，良久即瘥。千金方。**小儿伤寒**时气。用桃叶三两，水五升，煮十沸取汁，日五六遍淋之。后烧雄鼠粪二枚服之，妙。伤寒类要。**二便不通**桃叶杵汁半升服。冬用榆皮。孙真人方。**霍乱腹痛**桃叶三升切，水五升，煮一升，分二服。外台。**除三尸虫**桃叶杵汁，服一升。外台秘要。**肠痔出血**桃叶一斛杵，纳小口器中坐，蒸之，有虫自出。肘后方。**女人阴疮**如虫咬痒痛者。生捣桃叶，绵裹纳之，日三四易。食疗本草。**足上㾦疮**桃叶捣，和苦酒傅之。肘后方。**鼻内生疮**桃叶嫩心杵烂塞之。无叶用枝。简便方。**身面癣疮**日午捣桃叶，取汁搽之。千金。**诸虫入耳**桃叶挼熟塞之。或捣汁滴之。或作枕，枕一夕自出。梅师方。

茎及白皮

‖ **修治** ‖

[时珍曰] 树皮、根皮皆可，用根皮尤良。并取东行者，刮去粗皮，取白皮入药。

‖ **气味** ‖

苦，平，无毒。

△桃枝饮片

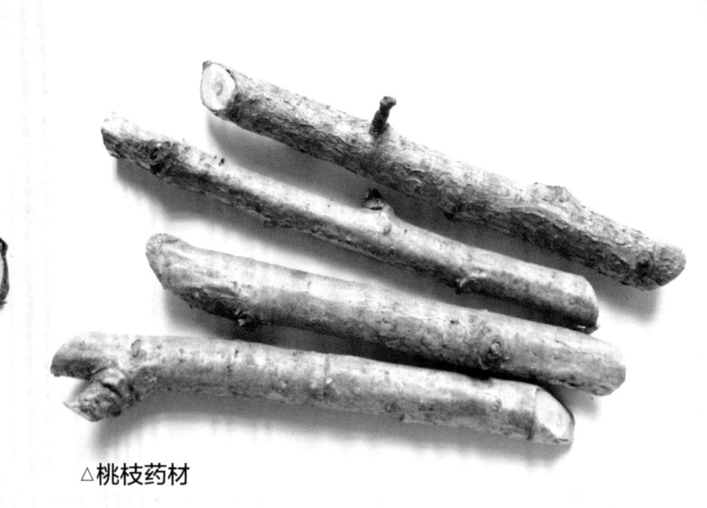
△桃枝药材

‖ **主治** ‖

除邪鬼中恶腹痛，去胃中热。别录。**治疰忤心腹痛，解蛊毒，辟疫疠，疗黄疸身目如金，杀诸疮虫。**时珍。

‖ **附方** ‖

旧十四，新五。**天行疫疠**常以东行桃枝煎熬汤浴之，佳。类要。**黄疸如金**晴明时，清晨勿令鸡、犬、妇人见，取东引桃根细如箸、若钗股者一握，切细，以水一大升，煎一小升，空腹顿服。后三五日，其黄离离如薄云散开，百日方平复也。黄散后，可时时饮清酒一杯，则眼中易散，否则散迟。忌食热面、猪、鱼等物。此是徐之才家秘方也。初虞世必效方。**肺热喘急**集验治肺热闷喘急，客热往来。欲死，不堪服药者。用桃皮、芫花各一升，以水四升，煮取一升，以故布纳汁中，取薄胸口，温四肢，盈数刻即止。图经。**喉痹塞痛**桃皮煮汁三升服。千金翼。**心虚健忘**令耳目聪明。用戊子日，取东引桃枝二寸枕之。又方：五月五日日未出时，取东引桃枝刻作三寸木人，着衣领带中佩之。千金翼。**卒得心痛**东引桃枝一把切，以酒一升，煎半升，顿服大效。肘后方。**鬼疰心痛**东引桃枝一握，去粗皮切，水二升，煎半升。频服。崔氏。**解中蛊毒**用东引桃白皮烘干、大戟、斑蝥去足翅熬，三物等分为末。以冷水服半方寸匕，即出。不出更服。或因酒得以酒服，因食得以食服。初虞世云：此乃李饶州法也。亦可以米泔丸服。苏颂图经。**卒得恶疮**人不识者。取桃皮作屑纳之。孙真人方。**卒患瘰疬**不痛者。取桃树白皮贴疮上，灸二七壮良。孙真人方。**热病口疮**成䘌，桃枝煎浓汁含之。下部有疮，纳入之。类要。**下部䘌疮**桃白皮煮取浓汁如稀饧，入熊胆少许，以绵蘸药纳入下部疮上。梅师。**五痔作痛**桃根，水煎汁浸洗之，当有虫出。**小儿湿癣**桃树青皮为末，和醋频傅之。子母秘录。**狂狗咬伤**桃白皮一握，水三升，煎一升服。梅师方。**水肿尿短**桃皮三斤去内外皮，秫米一斗，女曲一升，以水二斗煮桃皮，取汁一斗，以一半渍曲，一半渍秫饭，如常酿成酒。每服一合，日三次，以体中有热为候。小便多是病去。忌生冷、一切毒物。圣济总录。**妇人经闭**数年不通，面色萎黄，唇口青白，腹内成块，肚上筋起，腿胫或肿，桃根煎主之。用桃树根、牛蒡根、马鞭草根、牛膝、蓬蘽各一斤剉，以水三斗，煎一斗去滓，更以慢火煎如饧状收之。每以热酒调服一匙。圣惠。**牙疼颊肿**桃白皮、柳白皮、槐白皮等分，煎酒热漱。冷则吐之。圣惠方。**小儿白秃**桃皮五两煎汁，入白面沐之。并服。同上。

桃胶

‖ **修治** ‖

[时珍曰] 桃茂盛时，以刀割树皮，久则胶溢出，采收，以桑灰汤浸过，曝干用。如服食，当依本方修炼。

‖ **气味** ‖

苦，平，无毒。

‖ **主治** ‖

炼服，保中不饥，忍风寒。别录。**下石淋，破血，治中恶疰忤。**苏恭。**主恶鬼邪气。**孟诜。**和血益气，治下痢，止痛。**时珍。

‖ **发明** ‖

[颂曰] 本草言桃胶炼服，保中不饥。按仙方服胶法：取胶二十斤，绢袋盛，于栎木灰汁一石中，煮三五沸，取挂高处，候干再煮，如此三度，曝干研筛，蜜和丸梧子大，每空腹酒服二十丸。久服身轻不老。[时珍曰] 按抱朴子云：桃胶以桑灰汁渍过服之，除百病，数月断谷，久则晦夜有光如月。又列仙传云：高丘公服桃胶得仙。古方以桃胶为仙药，而后人不复用之，岂其功亦未必如是之殊耶？

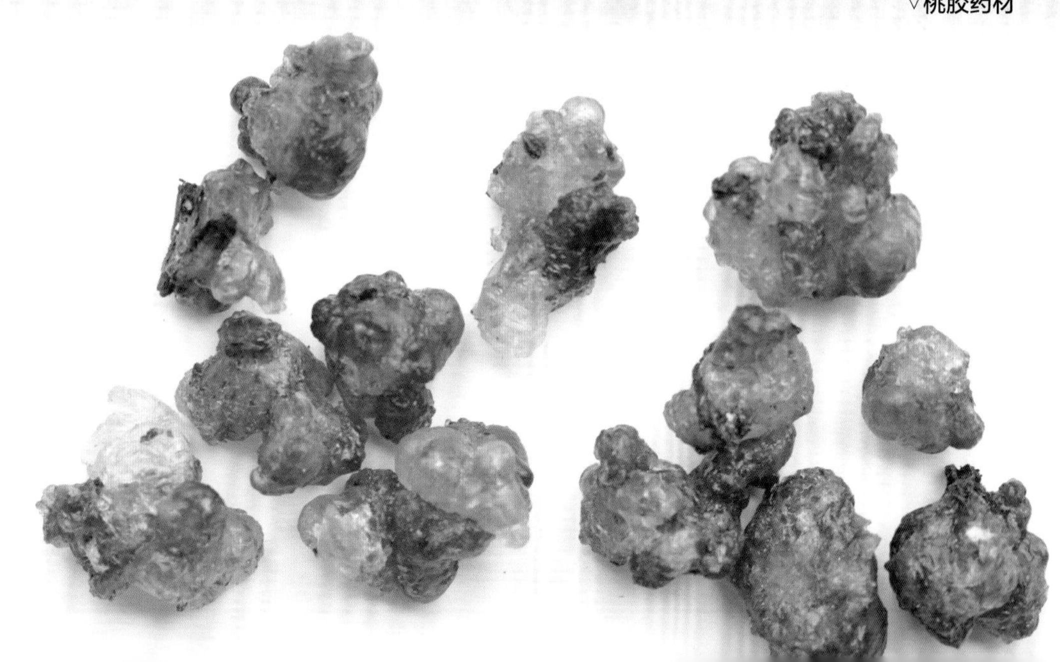

▽桃胶药材

‖ **附方** ‖

旧二，新三。**虚热作渴**桃胶如弹丸大，含之佳。外台。**石淋作痛**桃木胶如枣大，夏以冷水三合，冬以汤三合，和服，日三服。当下石，石尽即止。古方录验。**血淋作痛**桃胶炒、木通、石膏各一钱，水一盏，煎七分，食后服。杨氏家藏方。**产后下痢**赤白，里急后重，疞痛。有桃胶焙干、沉香、蒲黄炒各等分，为末。每服二钱，食前米饮下。妇人良方。**痘黡发搐**黑陷者。用桃胶煎汤饮之。或水熬成膏，酒化服之，大效。总微论。

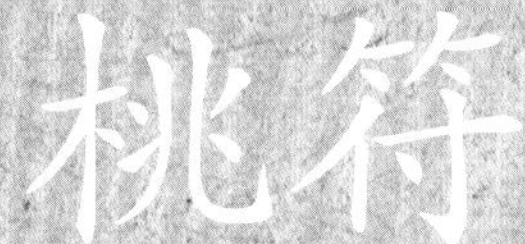

‖ **主治** ‖

中恶，精魅邪气，水煮汁服之。孟诜。

‖ **发明** ‖

[时珍曰] 典术云：桃乃西方之木，五木之精，仙木也。味辛气恶，故能厌伏邪气，制百鬼。今人门上用桃符以此。玉烛宝典云：户上着桃板辟邪，取山海经神荼、郁垒居东海蟠桃树下，主领众鬼之义。许慎云：羿死于桃棓。棓，杖也。故鬼畏桃，而今人用桃梗作杙橛以辟鬼也。礼记云：王吊则巫祝以桃茢前引，以辟不祥。茢者，桃枝作帚也。博物志云：桃根为印，可以召鬼。甄异传云：鬼但畏东南枝尔。据此诸说，则本草桃之枝、叶、根、核、桃枭、桃橛，皆辟鬼祟产忤，盖有由来矣。钱乙小儿方，疏取积热及结胸，用巴豆、硇、汞之药，以桃符煎汤下，亦是厌之之义也。

桃橛

拾遗 [时珍曰] 橛音掘，即杙也。人多钉于地上，以镇家宅，三载者良。

‖ **主治** ‖

卒心腹痛，鬼疰，破血，辟邪恶气胀满，煮汁服之，与桃符同功。藏器。

‖ **附方** ‖

新一。**风虫牙痛**门下桃橛烧取汁，少少纳孔中，以蜡固之。圣惠方。

桃寄生

见木部。

桃蠹虫

移入虫部。

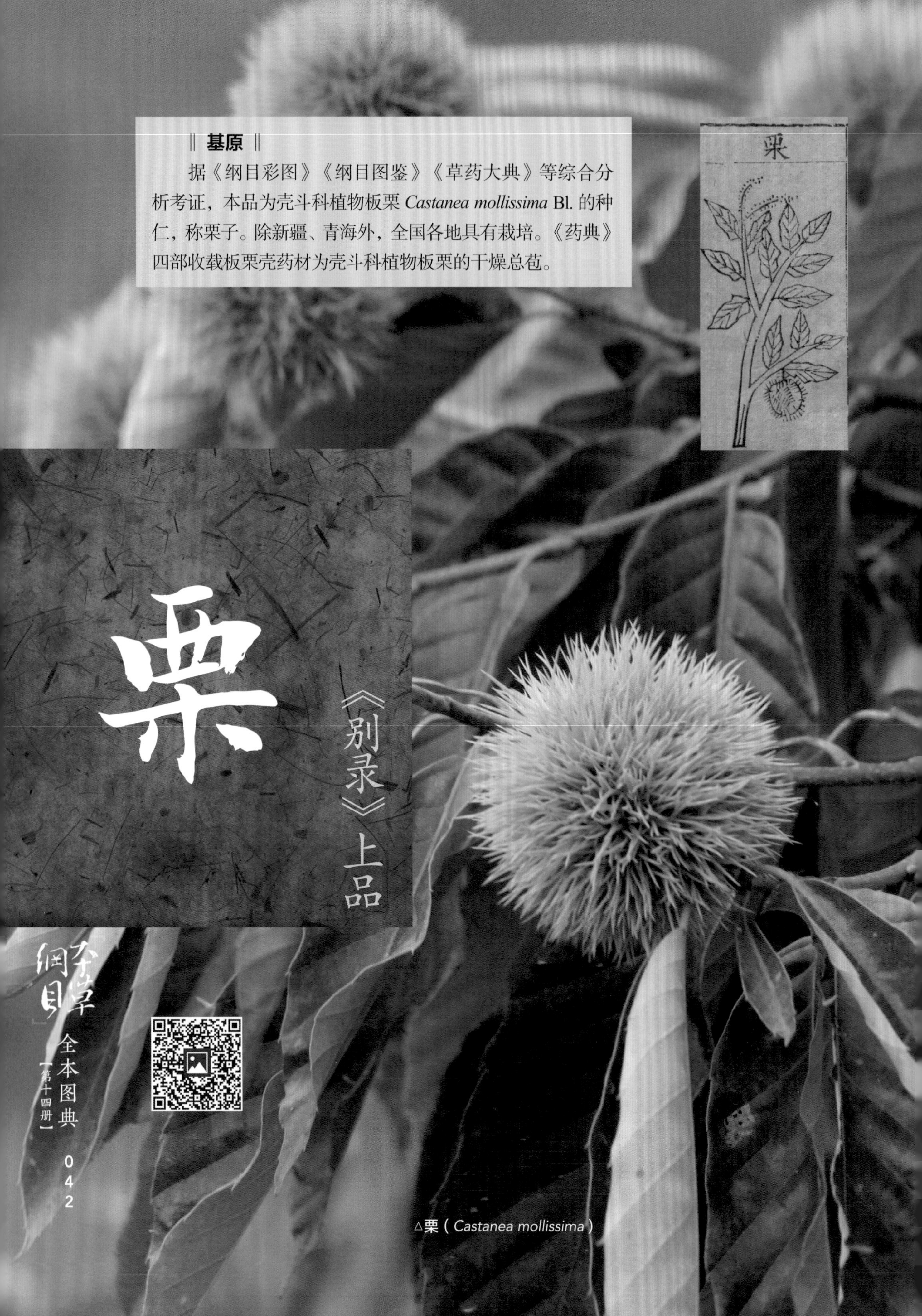

栗

《别录》上品

‖ 基原 ‖

据《纲目彩图》《纲目图鉴》《草药大典》等综合分析考证，本品为壳斗科植物板栗 *Castanea mollissima* Bl. 的种仁，称栗子。除新疆、青海外，全国各地具有栽培。《药典》四部收载板栗壳药材为壳斗科植物板栗的干燥总苞。

△栗（*Castanea mollissima*）

‖ **释名** ‖

[时珍曰] 栗，说文作㮚，从卤，音条，象花实下垂之状也。梵书名笃迦。

‖ **集解** ‖

[别录曰] 栗生山阴，九月采。[弘景曰] 今会稽诸暨栗，形大皮厚，不美；剡及始丰栗，皮薄而甜，乃佳。[颂曰] 栗处处有之，而兖州、宣州者最胜。木高二三丈，叶极类栎。四月开花青黄色，长条似胡桃花。实有房猬，大者若拳，中子三四；小者若桃李，中子惟一二。将熟则罅拆子出。栗类亦多。按陆玑诗疏云：栗，五方皆有之，周、秦、吴、扬特饶。惟濮阳及范阳栗甜美味长，他方者不及也。倭、韩国诸岛上栗大如鸡子，味短不美。桂阳有莘栗，丛生，实大如杏仁，皮、子形色与栗无异，但小耳。又有奥栗，皆与栗同，子圆而细，惟江湖有之，或云即莘也。莘音榛，诗云"树之莘栗"是矣。[恭曰] 板栗、锥栗二树皆大。茅栗似板栗而细如橡子，其树虽小，叶亦不殊，但春生夏花、秋实冬枯为异耳。[宗奭曰] 湖北一种旋栗，顶圆末尖，即榛栗，象榛子形也。栗欲干收，莫如曝之；欲生收，莫如润沙藏之，至夏初尚如新也。[时珍曰] 栗但可种成，不可移栽。按事类合璧云：栗木高二三丈，苞生多刺如猬毛，每枝不下四五个苞，有青、黄、赤三色。中子或单或双，或三或四。其壳生黄熟紫，壳内有膜裹仁，九月霜降乃熟。其苞自裂而子坠者，乃可久藏，苞未裂者易腐也。其花作条，大如箸头，长四五寸，可以点灯。栗之大者为板栗，中心扁子为栗楔。稍小者为山栗。山栗之圆而末尖者为锥栗。圆小如橡子者为莘栗。小如指顶者为茅栗，即尔雅所谓栭栗也，一名栵栗，可炒食之。刘恂岭表录云：广中无栗。惟靳州山中有石栗，一年方熟，圆如弹子，皮厚而味如胡桃。得非栗乃水果，不宜于炎方耶？

‖ **气味** ‖

咸，温，无毒。[诜曰] 吴栗虽大味短，不如北栗。凡栗日中曝干食，即下气补益；不尔犹有木气，不补益也。火煨去汗，亦杀木气。生食则发气，蒸炒热食则壅气。凡患风水人不宜食，味咸生水也。[恭曰] 栗作粉食，胜于菱、芡；但以饲孩儿，令齿不生。[宗奭曰] 小儿不可多食。生则难化，熟则滞气，膈食生虫，往往致病。

‖ **主治** ‖

益气，厚肠胃，补肾气，令人耐饥。别录。**生食，治腰脚不遂。**思邈。**疗筋骨断碎，肿痛瘀血，生嚼涂之，有效。**苏恭。

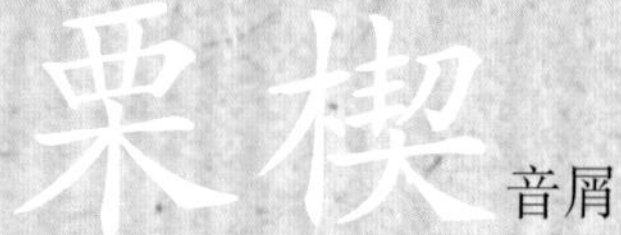音屑

[时珍曰] 一球三颗，其中扁者栗楔也。

‖ **主治** ‖

筋骨风痛。士良。**活血尤效。**[颂曰] 今衡山合活血丹用之。**每日生食七枚，破冷痃癖。又生嚼，罯恶刺，出箭头，傅瘰疬肿毒痛。**大明。

‖ **发明** ‖

[思邈曰] 栗，肾之果也。肾病宜食之。[弘景曰] 相传有人患腰脚弱，往栗树下食数升，便能起行。此是补肾之义，然应生啖。若服饵则宜蒸曝之。[宗奭曰] 栗之补肾，为其味咸，又滞其气也。[时珍曰] 栗于五果属水。水潦之年则栗不熟，类相应也。有人内寒，暴泄如注，令食煨栗二三十枚，顿愈。肾主大便，栗能通肾，于此可验。经验方治肾虚腰脚无力，以袋盛生栗悬干，每旦吃十余颗，次吃猪肾粥助之，久必强健。盖风干之栗，胜于日曝，而火煨油炒，胜于煮蒸。乃须细嚼，连液吞咽，则有益。若顿食至饱，反致伤脾矣。按苏子由诗云：老去自添腰脚病，山翁服栗旧传方。客来为说晨兴晚，三咽徐收白玉浆。此得食栗之诀也。王祯农书云：史记载秦饥，应侯请发五苑枣、栗。则本草栗厚肠胃、补肾气、令人耐饥之说，殆非虚语矣。

‖ **附方** ‖

旧三，新五。**小儿疳疮**生嚼栗子傅之。外台。**苇刺入肉**方同上。**马汗入肉**成疮者。方同上。胜金方。**马咬成疮**独颗栗子烧研傅之。医说。**熊虎爪伤**方同上。**小儿口疮**大栗煮熟，日日与食之，甚效。普济。**衄血不止**宣州大栗七枚刺破，连皮烧存性，出火

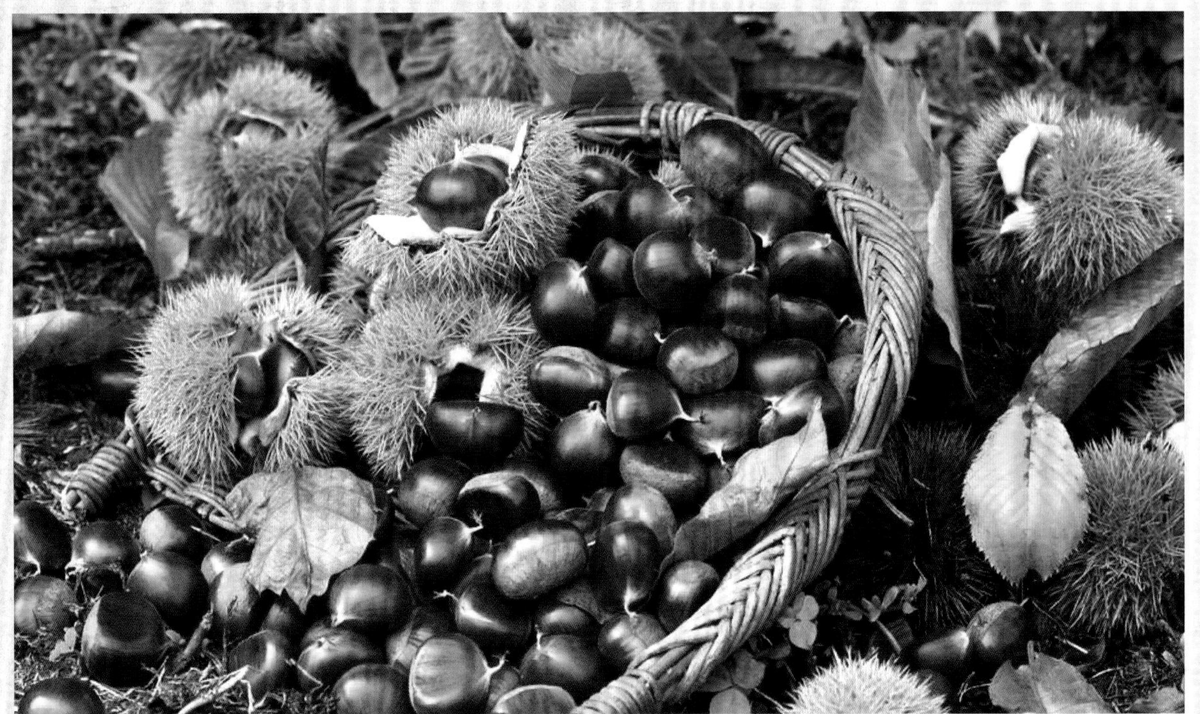

毒，入麝香少许研匀。每服二钱，温水下。圣济总录。**金刃斧伤**用独壳大栗研傅，或仓卒嚼傅亦可。集简方。

栗荴 音乎

[恭曰] 栗内薄皮也。

‖ **气味** ‖

甘，平，涩，无毒。

‖ **主治** ‖

捣散，和蜜涂面，令光急去皱文。苏恭。

‖ **附方** ‖

新一。**骨鲠在咽**栗子内薄皮烧存性，研末，吹入咽中即下。圣济总录用栗子肉上皮半两为末，鲇鱼肝一个，乳香二钱半，同捣，丸梧子大。看鲠远近，以线系绵裹一丸，水润吞之，提线钓出也。

栗壳 栗之黑壳也。

‖ **气味** ‖

同荴。

‖ **主治** ‖

反胃消渴，煮汁饮之。孟诜。**煮汁饮，止泻血。**大明。

‖ **附方** ‖

新一。**鼻衄不止**累医不效。栗壳烧存性，研末，粥饮服二钱。圣惠方。

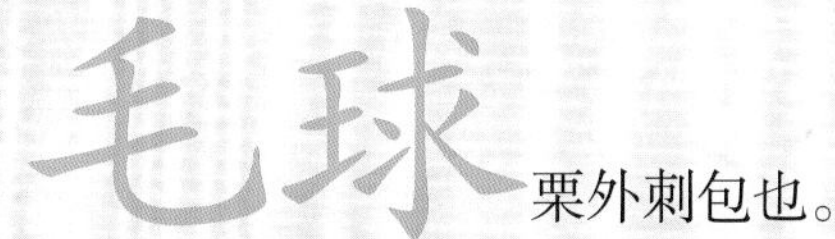

毛球 栗外刺包也。

‖ **主治** ‖

煮汁，洗火丹毒肿。苏恭。

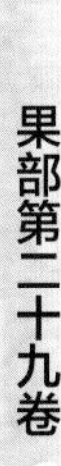

花

‖**主治**‖

瘰疬。吴瑞。

树皮

‖**主治**‖

煮汁，洗沙虱、溪毒。苏恭。**疗疮毒。**苏颂。**治丹毒五色无常。剥皮有刺者，煎水洗之。**孟诜。出肘后方。

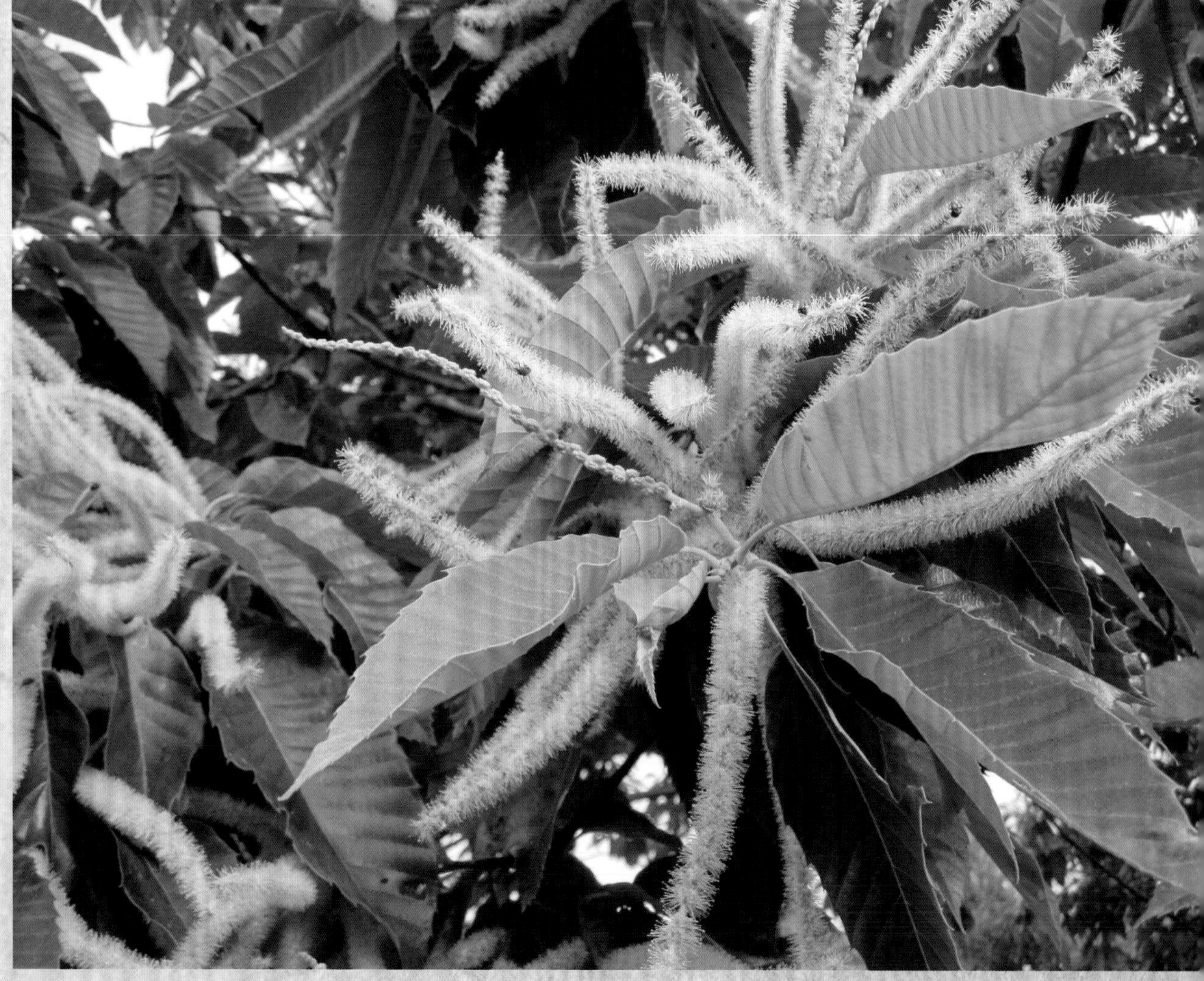

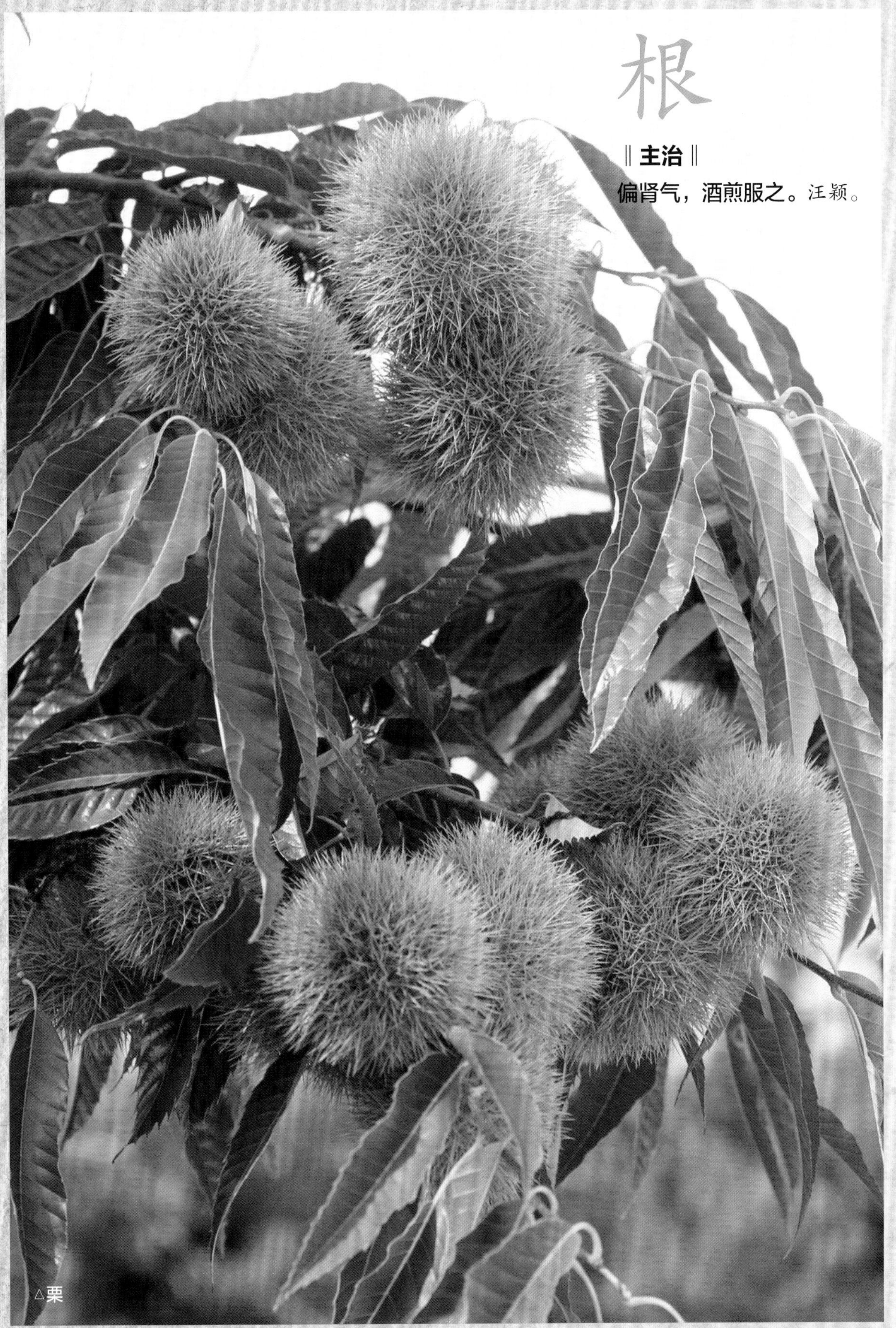

根

‖**主治**‖

偏肾气，酒煎服之。汪颖。

△栗

‖ **基原** ‖

据《纲目图鉴》《植物志》《药典图鉴》等综合分析考证，本品为七叶树科植物天师栗 *Aesculus wilsonii* Rehd.。分布于湖北、湖南、四川、贵州、陕西等地。《中华本草》认为还包括同属植物七叶树 *A. chinensis* Bge.，河北南部、山西南部、陕西南部、江苏、浙江、河北北部等地有栽培，仅秦岭地区有野生。另外还有浙江七叶树 *A. chinensis* Bge. var. *chekiangensis* (Hu et Fang) Fang、欧洲七叶树 *A. hippocastanum* L.、云南七叶树 *A. wangii Hu ex Fang*。《药典》收载娑罗子药材为七叶树科植物七叶树、浙江七叶树或天师栗的干燥成熟种子；秋季果实成熟时采收，除去果皮，晒干最低温干燥。

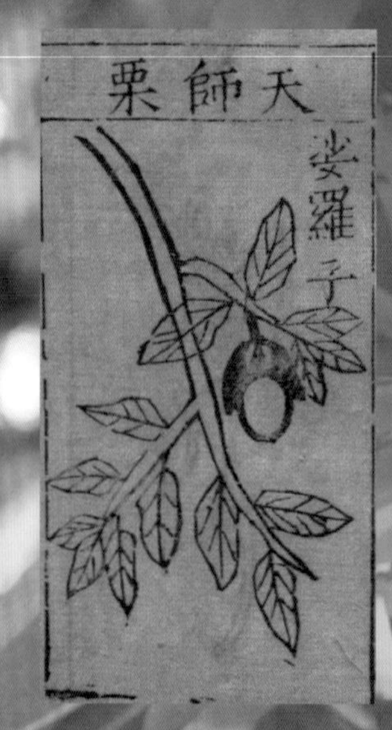

天师栗

《纲目》

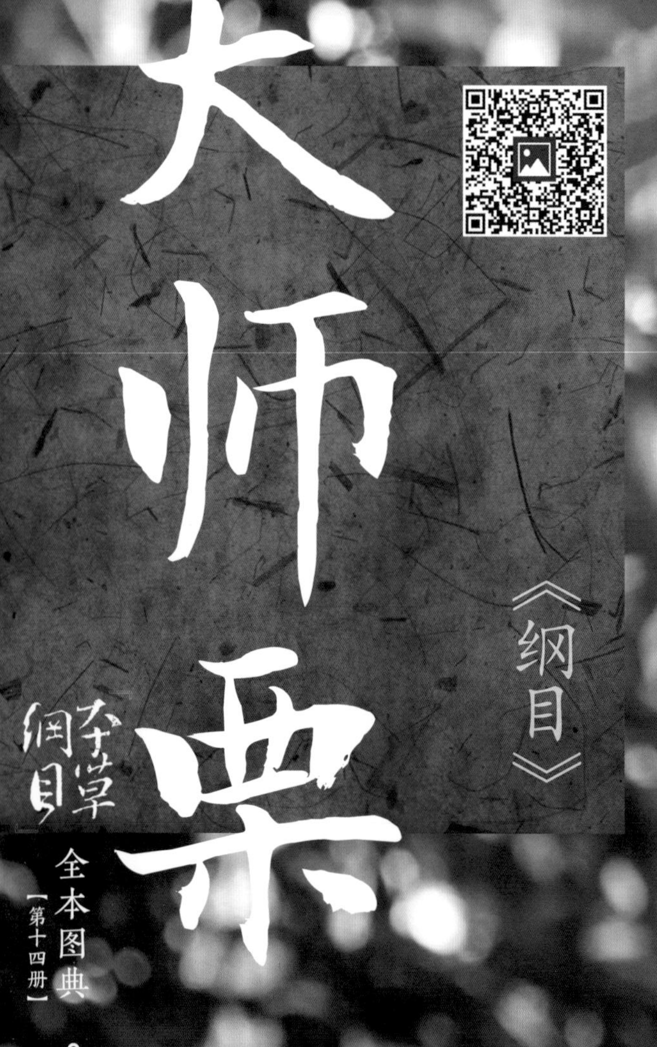

△天师栗（*Aesculus wilsonii*）

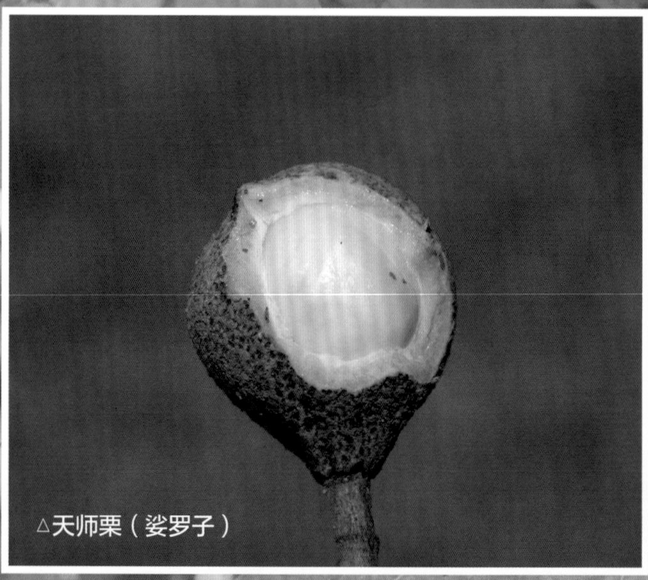

△天师栗（娑罗子）

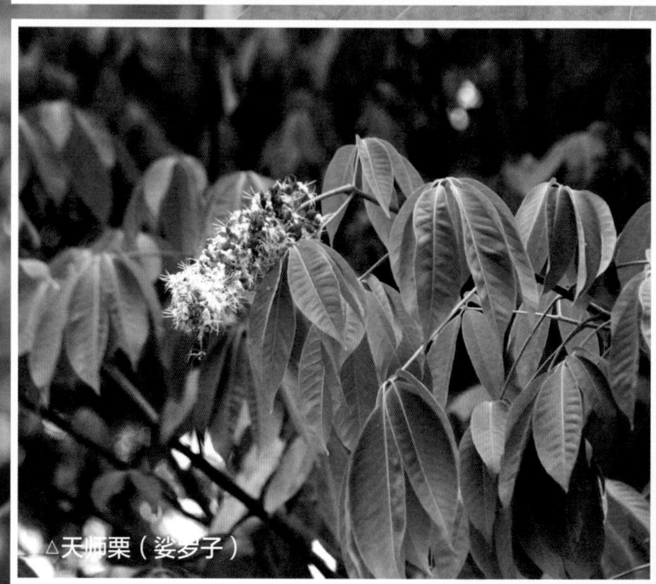

△天师栗（娑罗子）

天师栗 *Aesculus wilsonii* ITS2 条形码主导单倍型序列：

```
1   CGCACCGTTG CCCCCGAACC CCTCCCCTTC TCGTACGGGG CGGGGACCGT GGGCGGAGAT TGGCCTCCCG GGAGCCTCGT
81  CTCGCGGTTG GCCCAAATAC GAGTCCTCGG CGGTGCGCGC CGCGGCGTTC GGTGGTGGAA AAGACCTCGA GCCCTCGCCG
161 CGCGCGCGCC GTCGGTCCAA GGCTCCCGGA CCCTCGAGTG CCGTCGAAAA GGCACGCATC G
```

七叶树 *Aesculus chinensis* ITS2 条形码主导单倍型序列：

```
1   CGCACCGTTG CCCCCGAACC CCTCCCCTTC TCGTACGGGG CGGGGACCGT GGGCGGAGAT TGGCCTCCCG GGAGCCTCGT
81  CTCGCGGTTG GCCCAAATAC GAGTCCTCGG CGGTGCGCGC CGCGGCGTTC GGTGGTGGAA AAGACCTCGA GCCCTCGCCG
161 CGCGCGCGCC GTCGGTCCAA GGCTCCCGGA CCCTCGAGTG CCGTCGAAAA GGCACGCATC G
```

浙江七叶树 *Aesculus chinensis* var. *chekiangensis* ITS2 条形码主导单倍型序列：

```
1   CGCACCGTTG CCCCCGAACC CCTCCCCTTC TCGTACGGGG CGGGGACCGT GGGCGGAGAT TGGCCTCCCG GGAGCCTCGT
81  CTCGCGGTTG GCCCAAATAC GAGTCCTCGG CGGTGCGCGC CGCGGCGTTC GGTGGTGGAA AAGACCTCGA GCCCTCGCCG
161 CGCGCGCGCC GTCGGTCCAA GGCTCCCGGA CCCTCGAGTG CCGTCGAAAA GGCACGCATC G
```

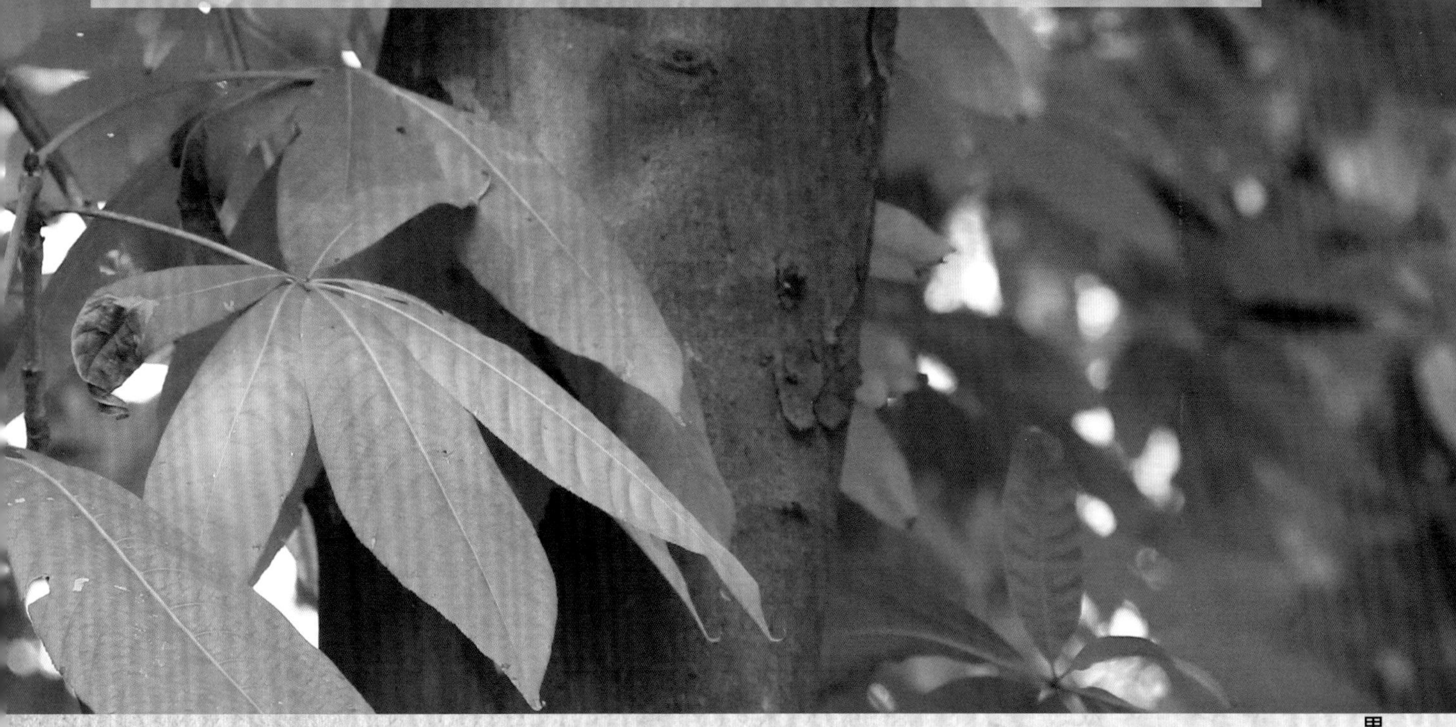

天师栗

‖ **集解** ‖

[时珍曰] 按宋祁益州方物记云：天师栗，惟西蜀青城山中有之，他处无有也。云张天师学道于此所遗，故名。似栗而味美，惟独房若橡为异耳。今武当山所卖娑罗子，恐即此物也。

‖ **气味** ‖

甘，温，无毒。

‖ **主治** ‖

久食，已风挛。时珍。出益州记。

枣

《本经》上品

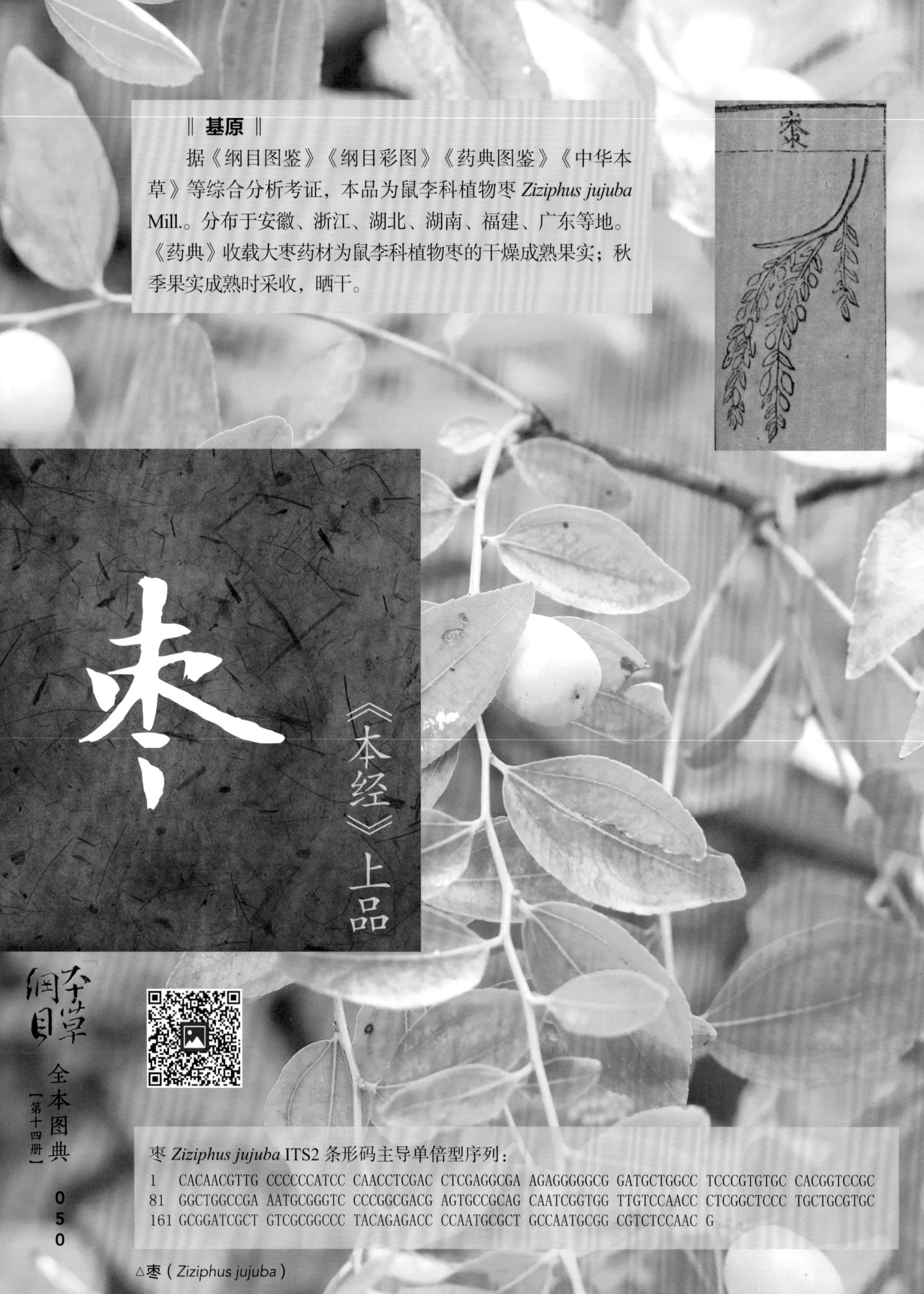

‖ **基原** ‖

据《纲目图鉴》《纲目彩图》《药典图鉴》《中华本草》等综合分析考证，本品为鼠李科植物枣 *Ziziphus jujuba* Mill.。分布于安徽、浙江、湖北、湖南、福建、广东等地。《药典》收载大枣药材为鼠李科植物枣的干燥成熟果实；秋季果实成熟时采收，晒干。

枣 *Ziziphus jujuba* ITS2 条形码主导单倍型序列：

```
1   CACAACGTTG CCCCCCATCC CAACCTCGAC CTCGAGGCGA AGAGGGGGCG GATGCTGGCC TCCCGTGTGC CACGGTCCGC
81  GGCTGGCCGA AATGCGGGTC CCCGGCGACG AGTGCCGCAG CAATCGGTGG TTGTCCAACC CTCGGCTCCC TGCTGCGTGC
161 GCGGATCGCT GTCGCGGCCC TACAGAGACC CCAATGCGCT GCCAATGCGG CGTCTCCAAC G
```

△枣（*Ziziphus jujuba*）

‖ **释名** ‖

[时珍曰] 按陆佃埤雅云：大曰枣，小曰棘。棘，酸枣也。枣性高，故重朿；棘性低，故并朿。朿音次。枣、棘皆有刺针，会意也。

‖ **集解** ‖

[别录曰] 枣生河东平泽。[弘景曰] 世传河东猗氏县枣特异。今青州出者形大而核细，多膏甚甜。郁州互市者亦好，小不及耳。江东临沂、金城枣形大而虚，少脂，好者亦可用之。南枣大恶，不堪啖。[颂曰] 近北州郡皆出枣，惟青州之种特佳。晋州、绛州者虽大，而不及青州肉厚也。江南出者，坚燥少脂。今园圃种莳者，其种甚多。美者有水菱枣、御枣之类，皆不堪入药，盖肌肉轻虚故也。南郡人煮而曝干，皮薄而皱，味更甘于他枣，谓之天蒸枣，亦不入药。按郭璞注尔雅云：壶枣大而锐，犹壶瓠也。边，腰枣也，细腰，今谓之辘轳枣。櫅，白枣也，子白乃熟。洗，大枣也，出河东猗氏县，大如鸡卵。遵，羊枣也，实小紫黑，俗名羊矢枣。樲，酸枣也，木小而实酢。还味，棯枣也，其味短。蹶泄，苦枣也，其味苦。晰，无实枣也。[宗奭曰] 大枣先青州，次恶州，皆可晒曝入药，益脾胃。余者止可充食用耳。青州人以枣去皮核，焙干为枣圈，以为奇果。有御枣，甘美轻脆，后众枣熟而易生虫，今人所谓扑落酥者是也。又有牙枣，先众枣熟，亦甘美，微酸而尖长。二枣皆可啖，不堪收曝。[时珍曰] 枣木赤心有刺。四月生小叶，尖觥光泽。五月开小花，白色微青。南北皆有，惟青、晋所出者肥大甘美，入药为良。其类甚繁，尔雅所载之外，郭义恭广志有狗牙、鸡心、牛头、羊角、猕猴、细腰、赤心、三星、骈白之名，又有木枣、氐枣、桂枣、夕枣、灌枣、墟枣、蒸枣、白枣、丹枣、棠枣，及安邑、信都诸枣。谷城紫枣长二寸，羊角枣长三寸。密云所出小枣，脆润核细，味亦甘美，皆可充果食，不堪入药。入药须用青州及晋地晒干大枣为良。按贾思勰齐民要术云：凡枣全赤时，日日撼而收曝，则红皱若半赤收者，肉未充满，干即色黄赤收者，味亦不佳。食经作干枣法：须治净地，铺菰箔之类承枣，日晒夜露，择去胖烂，曝干收之。切而晒干者为枣脯。煮熟榨出者为枣膏，亦曰枣瓤。蒸熟者为胶枣，加以糖、蜜拌蒸则更甜；以麻油叶同蒸，则色更润泽。捣枣胶晒干者为枣油，其法取红软干枣入釜，以水仅淹平，煮沸漉出，砂盆研细，生布绞取汁，涂盘上晒干，其形如油，以手摩刮为末收之。每以一匙，投汤碗中，酸甜味足，即成美浆，用和米麨，最止饥渴、益脾胃也。卢谌祭法云：春祀用枣油。即此。

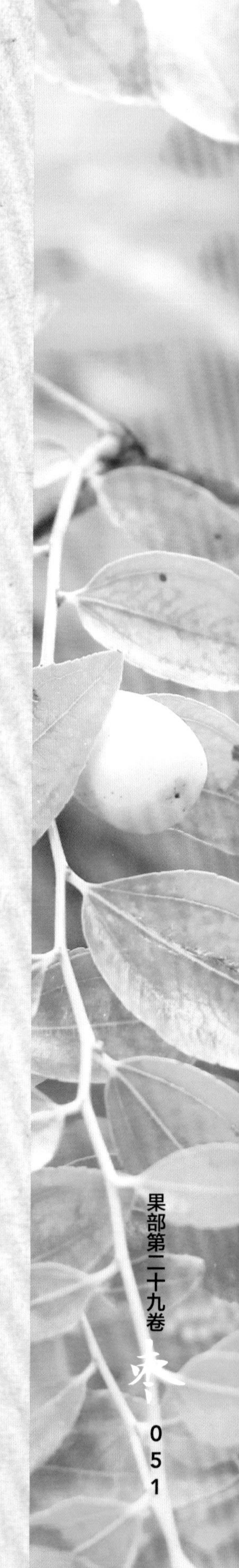

生枣

‖ **气味** ‖

甘、辛，热，无毒。多食令人寒热。凡羸瘦者不可食。[思邈曰] 多食令人热渴膨胀，动脏腑，损脾元，助湿热。

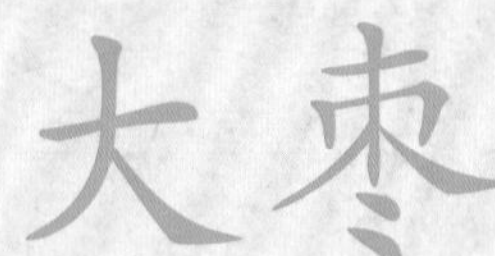

‖ **释名** ‖

干枣别录**美枣**别录**良枣。**[别录曰] 八月采，曝干。[瑞曰] 此即晒干大枣也。味最良美，故宜入药。今人亦有用胶枣之肥大者。

‖ **气味** ‖

甘，平，无毒。[思邈曰] 甘、辛，热，滑，无毒。[杲曰] 温。[大明曰] 有齿病、疳病、虫䘌人不宜啖枣，小儿尤不宜食。又忌与葱同食，令人五脏不和；与鱼同食，令人腰腹痛。[时珍曰] 今人蒸枣多用糖、蜜拌过，久食最损脾、助湿热也。啖枣多，令人齿黄生䘌，故嵇康养生论云：齿处晋而黄，虱处头而黑。

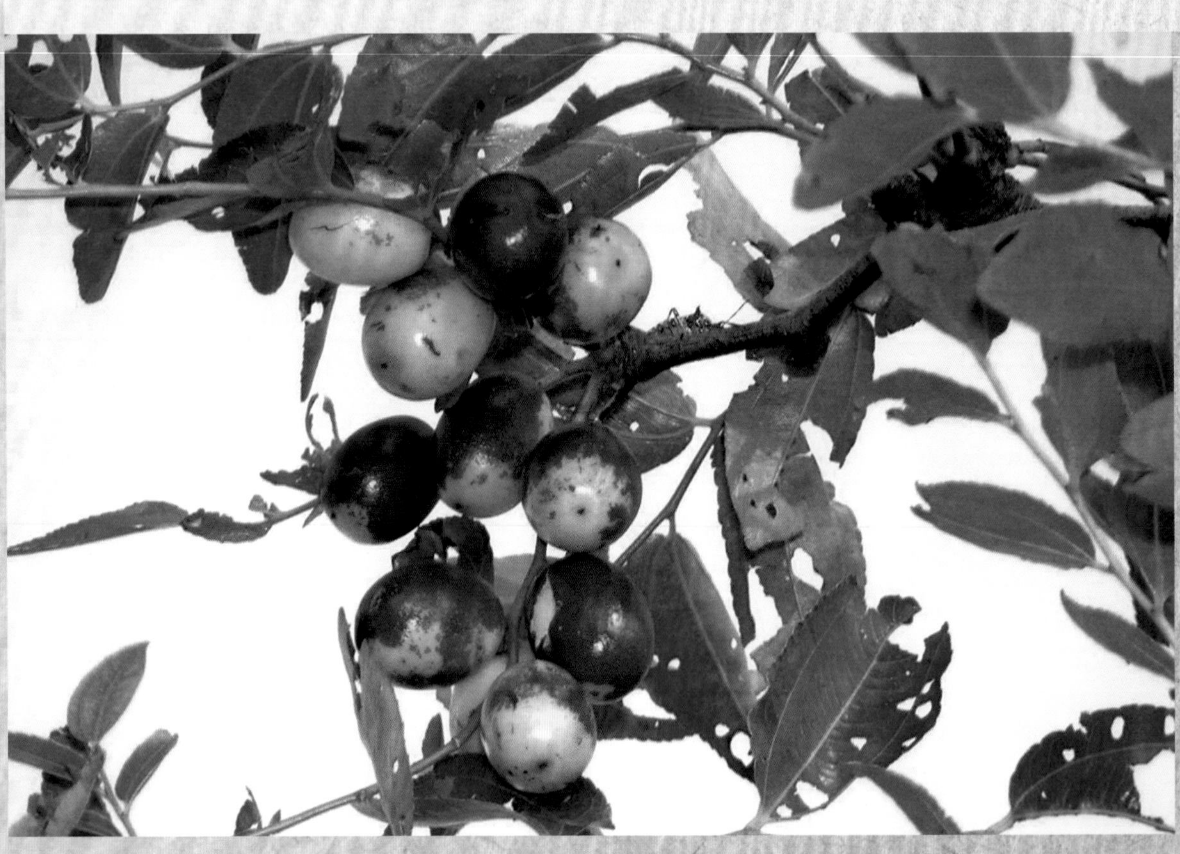

‖ **主治** ‖

心腹邪气，安中，养脾气，平胃气，通九窍，助十二经，补少气、少津液、身中不足，大惊四肢重，和百药。久服轻身延年。本经。[宗奭曰] 煮取肉，和脾胃药甚佳。**补中益气，坚志强力，除烦闷，疗心下悬，除肠澼。久服不饥神仙。**别录。**润心肺，止嗽，补五脏，治虚损，除肠胃癖气。和光粉烧，治疳痢。**大明。**小儿患秋痢，与蛀枣食之良。**孟诜。**杀乌头、附子、天雄毒。**之才。**和阴阳，调荣卫，生津液。**李杲。

‖ **发明** ‖

[弘景曰] 道家方药，以枣为佳饵。其皮利，肉补虚，所以合汤皆擘之也。[杲曰] 大枣气味俱厚，阳也。温以补不足，甘以缓阴血。[成无己曰] 邪在荣卫者，辛甘以解之。故用姜、枣以和荣卫，生发脾胃升腾之气。张仲景治奔豚，用大枣滋脾土以平肾气也。治水饮胁痛有十枣汤，益土而胜水也。[震亨曰] 枣属土而有火，味甘性缓。甘先入脾，补脾者未尝用甘。故今人食甘多者，脾必受病也。[时珍曰] 素问言枣为脾之果，脾病宜食之。谓治病和药，枣为脾经血分药也。若无故频食，则生虫损齿，贻害多矣。按王好古云：中满者勿食甘，甘令人满。故张仲景建中汤心下痞者，减饧、枣，与甘草同例，此得用枣之方矣。又按许叔微本事方云：一妇病脏燥悲泣不止，祈祷备至。予忆古方治此证用大枣汤，遂治与服，尽剂而愈。古人识病治方，妙绝如此。又陈自明妇人良方云：程虎卿内人妊娠四五个月，遇昼则惨戚悲伤，泪下数欠，如有所凭，医巫兼治皆无益。管伯周说：先人曾语此，治须大枣汤乃愈。虎卿借方治药，一投而

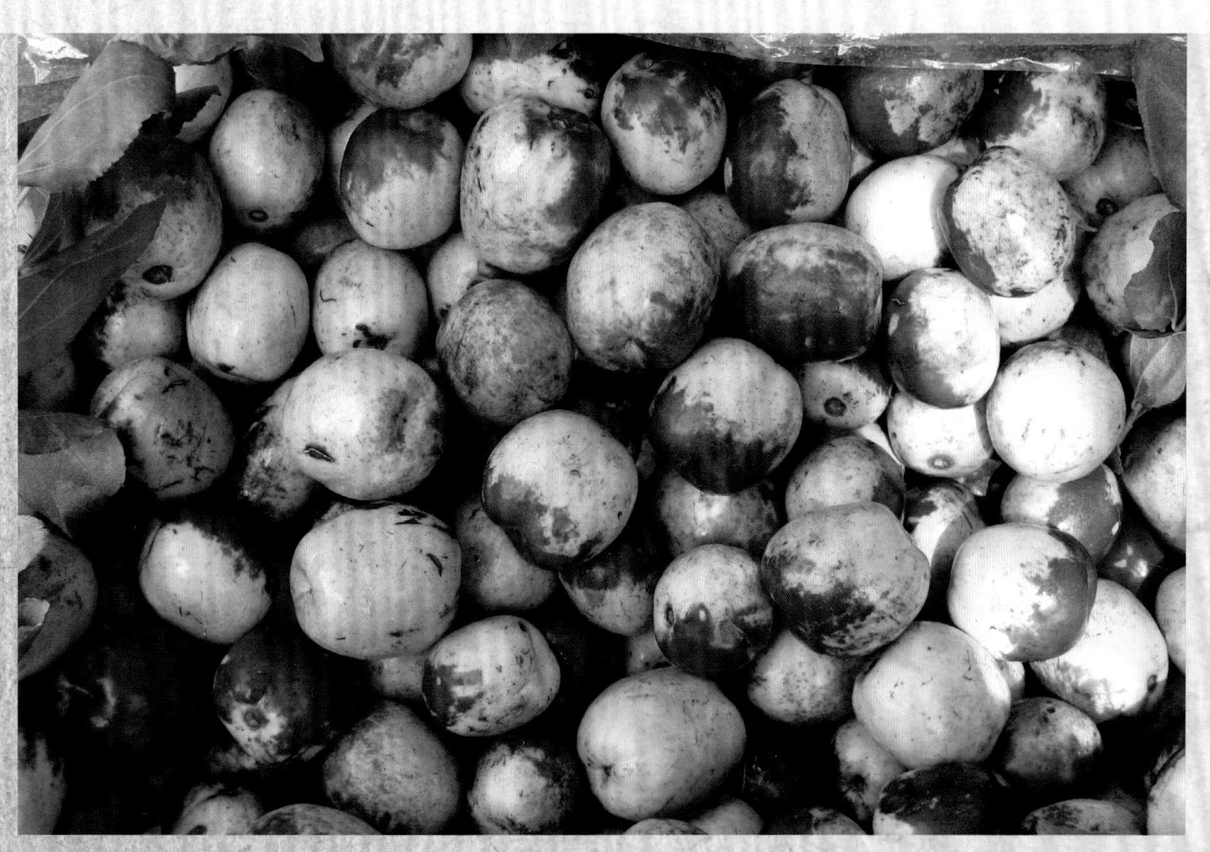

愈。方见下条。又摘玄方治此证，用红枣烧存性，酒服三钱，亦大枣汤变法也。

‖ **附方** ‖

旧七，新十二。**调和胃气**以干枣去核，缓火逼燥为末。量多少入少生姜末，白汤点服。调和胃气甚良。衍义。**反胃吐食**大枣一枚去核，用斑蝥一枚去头翅，入在内，煨熟去蝥，空心食之，白汤下良。**小肠气痛**大枣一枚去核，用斑蝥一枚去头、翅，入枣内，纸包煨熟，去蝥食枣，以桂心、毕澄茄汤下。直指。**伤寒热病**后，口干咽痛，喜唾。大枣二十枚，乌梅十枚，捣入蜜丸。含一杏仁，咽汁甚效。千金方。**妇人脏燥**悲伤欲哭，象若神灵，数欠者，大枣汤主之。大枣十枚，小麦一升，甘草二两，每服一两，水煎服之。亦补脾气。**妊娠腹痛**大红枣十四枚，烧焦为末，以小便服之。梅师。**大便燥塞**大枣一枚去核，入轻粉半钱缚定，煨熟食之，仍以枣汤送下。直指。**咒枣治疟**执枣一枚，咒曰：吾有枣一枚，一心归大道。优他或优降，或劈火烧之。念七遍，吹枣上，与病人食之，即愈。岣嵝神书。**烦闷不眠**大枣十四枚，葱白七茎，水三升，煮一升，顿服。千金。**上气咳嗽**治伤中筋脉急，上气咳嗽者。用枣二十枚去核，以酥四两微火煎，入枣肉中泣尽酥，取收之。常含一枚，微微咽之取瘥。圣惠方。**肺疽吐血**因啖辛辣、热物致伤者。用红枣连核烧存性，百药煎煅过，等分为末。每服二钱，米饮下。三因。**耳聋鼻塞**不闻音声、香臭者。取大枣十五枚去皮核，蓖麻子三百枚去皮，和捣。绵裹塞耳、鼻，日一度。三十余日，闻声及香臭也。先治耳，后治鼻，不可并塞。孟诜食疗。**久服香身**用大枣肉和桂心、白瓜仁、松树皮为丸，久服之。食疗本草。**走马牙疳**新枣肉一枚，同黄檗烧焦为末，油和傅之。若加砒少许更妙。王氏博济。**诸疮久坏**不愈者。枣膏三升，煎水频洗，取愈。千金。**痔疮疼痛**大肥枣一枚剥去皮，取水银掌中，以唾研令极熟，傅枣瓤上，纳入下部良。外台。**下部虫痒**蒸大枣取膏，以水银和捻，长三寸，以绵裹，夜纳下部中，明日虫皆出也。肘后。**卒急心疼**海上方诀云：一个乌梅二个枣，七个杏仁一处捣。男酒女醋送下之，不害心疼直到老。**食椒闭气**京枣食之即解也。百一选方。

三岁陈枣核中仁

‖ **气味** ‖

燔之，苦，平，无毒。

‖ **主治** ‖

腹痛邪气。别录。**恶气卒疰忤。**孟诜。

核烧研，掺胫疮良。时珍。

‖**发明**‖

[时珍曰] 按刘根别传云：道士陈孜如痴人，江夏袁仲阳敬事之。孜曰：今春当有疾，可服枣核中仁二十七枚。后果大病，服之而愈。又云：常服枣仁，百邪不复干也。仲阳服之有效，则枣果有治邪之说矣。又道书云：常含枣核治气，令口行津液，咽之佳。谢承后汉书亦云：孟节能含枣核，不食可至十年也。此皆藉枣以生津受气，而咽之又能达黄宫，以交离坎之义耳。

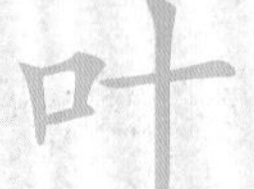

‖**气味**‖

甘，温，微毒。[别录曰] 散服使人瘦，久即呕吐。

‖**主治**‖

覆麻黄，能令出汗。本经。**和葛粉，揩热痱疮良。**别录。**治小儿壮热，煎汤浴之。**大明。

‖**附方**‖

新二。**小儿伤寒**五日已后热不退。用枣叶半握，麻黄半两，葱白、豆豉各一合，童子小便二钟，煎一钟，分二服，取汗。总录。**反胃呕哕**干枣叶一两，藿香半两，丁香二钱半，每服二钱，姜三片，水一盏煎服。圣惠方。

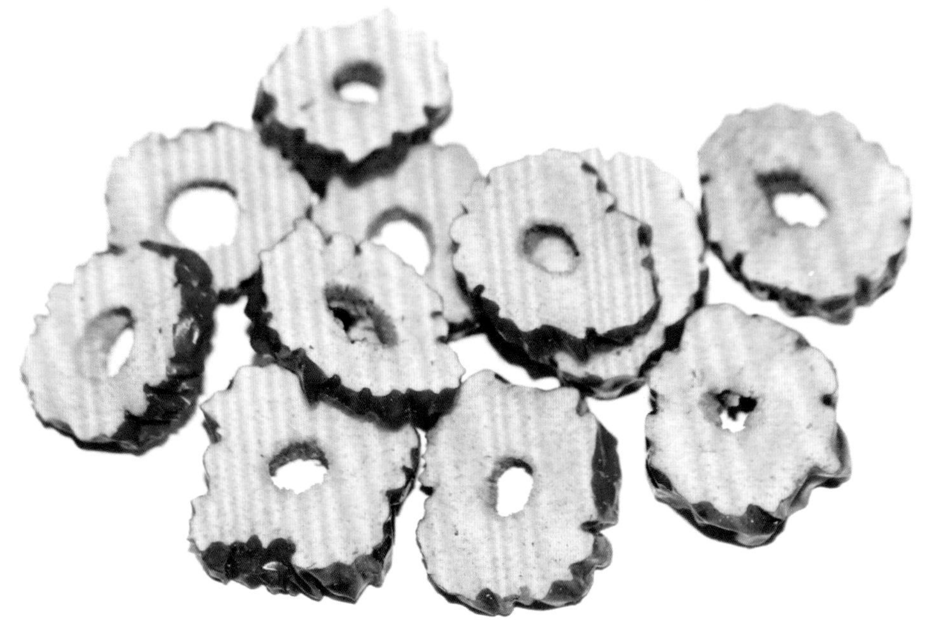

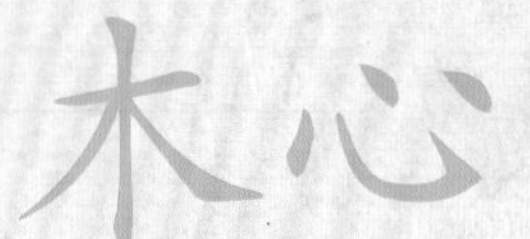

‖ **气味** ‖

甘，涩，温，有小毒。

‖ **主治** ‖

中蛊腹痛，面目青黄，淋露骨立。剉取一斛，水淹三寸，煮至二斗澄清，煎五升，旦服五合，取吐即愈。又煎红水服之，能通经脉。时珍。出小品方。

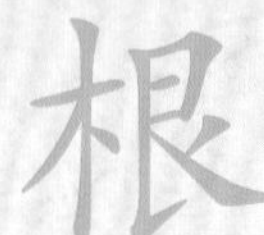

‖ **主治** ‖

小儿赤丹从脚趺起，煎汤频浴之。时珍。出千金。

‖ **附方** ‖

旧一。**令发易长**取东行枣根三尺，横安甑上蒸之，两头汗出，收取傅发，即易长。圣惠方。

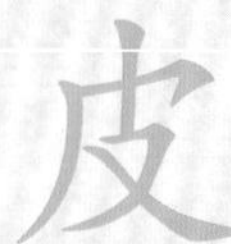

‖ **主治** ‖

同老桑树皮，并取北向者，等分，烧研。每用一合，井水煎，澄取清，洗目。一月三洗，昏者复明。忌荤、酒、房事。时珍。

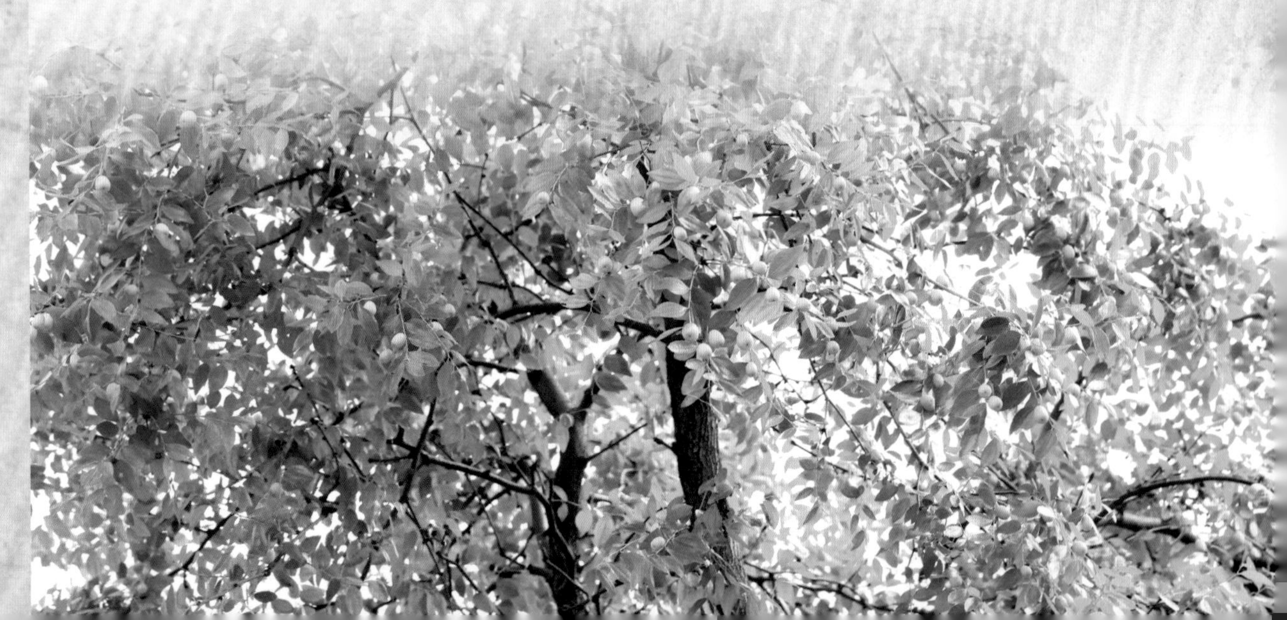

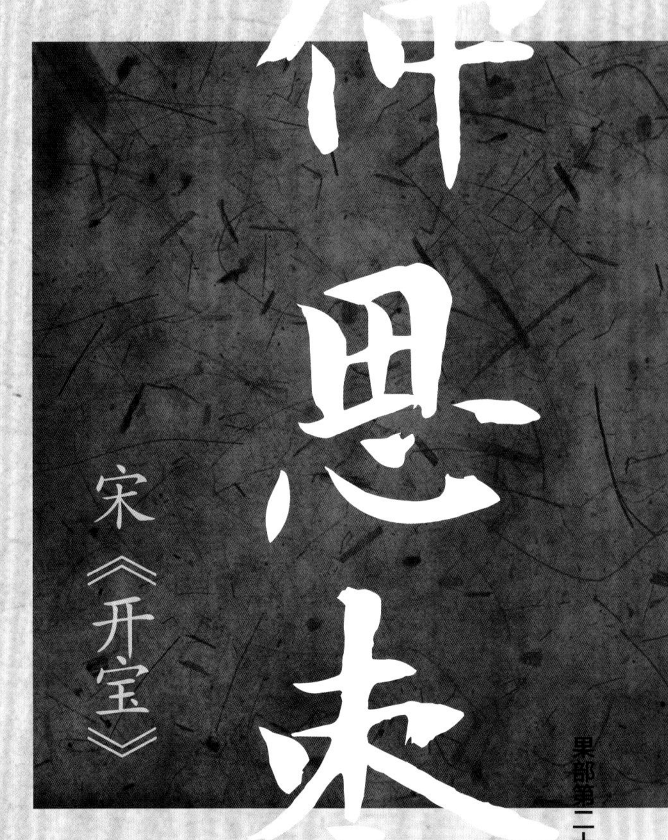

‖**释名**‖

仙枣。[志曰] 北齐时有仙人仲思得此枣种之，因以为名。

‖**集解**‖

[志曰] 仲思枣形如大枣，长二寸，正紫色，细文小核，味甘。今亦少有。[时珍曰] 按杜宝大业拾遗记云：隋时信都郡献仲思枣，长四寸，围五寸，肉肥核小有味，胜于青州枣，亦名仙枣。观此，则广志之西王母枣、谷城紫枣，皆此类也。

‖**气味**‖

甘，温，无毒。

‖**主治**‖

补虚益气，润五脏，去痰嗽冷气。久服令人肥健，好颜色，神仙不饥。开宝。

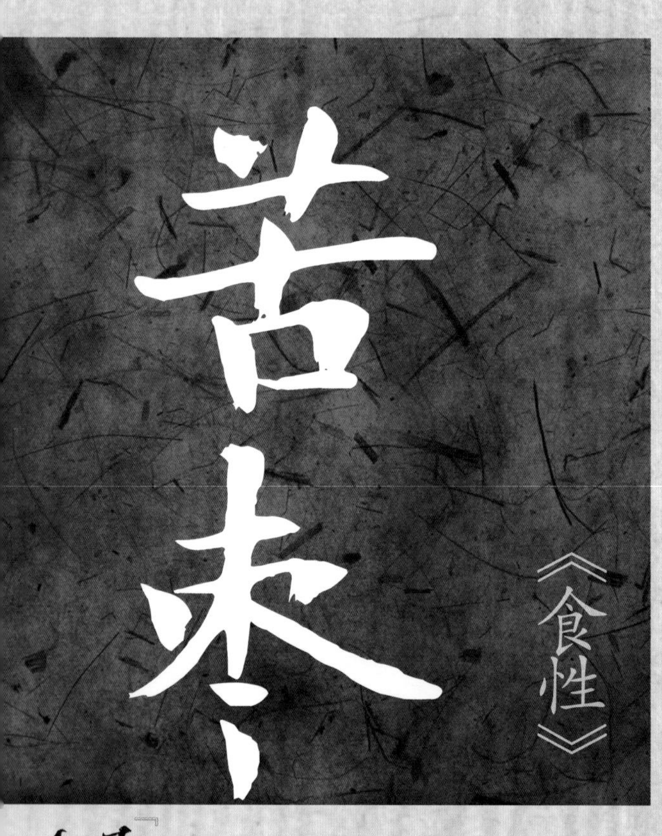

‖ **释名** ‖

蹶泄尔雅。名义未详。

‖ **集解** ‖

[士良曰] 苦枣处处有之。色青而小，味苦不堪，人多不食。

实

‖ **气味** ‖

苦，大寒，无毒。

‖ **主治** ‖

伤寒热伏在脏腑，狂荡烦满，大小便闭涩。取肉煮研，和蜜丸服。士良。

本草纲目

果部第三十卷

果之二山果类三十四种

梨

《别录》下品

‖ **基原** ‖

据《纲目彩图》《中华本草》《大辞典》等综合分析考证，本品为蔷薇科植物白梨 *Pyrus bretschneideri* Rehd.、沙梨 *P. pyrifolia* (Burm.f.) Nakai.、秋子梨 *P. ussuriensis* Maxim. 等。白梨分布于河北、山西、陕西、甘肃、青海、山东、河南等地，沙梨分布于江苏、安徽、浙江、江西、福建、湖北等地，秋子梨分布东北、华北及山东、陕西、甘肃等地。

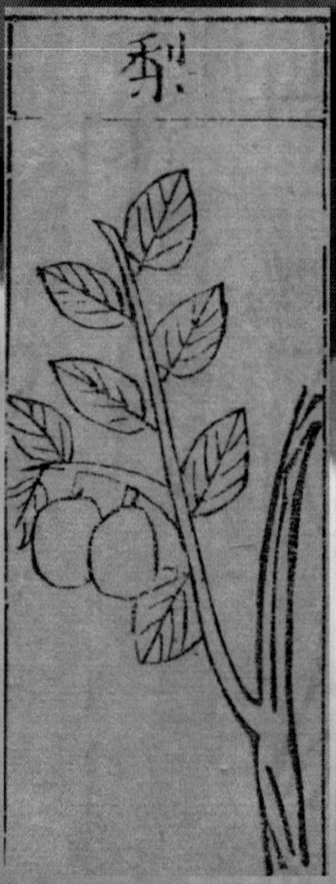

梨

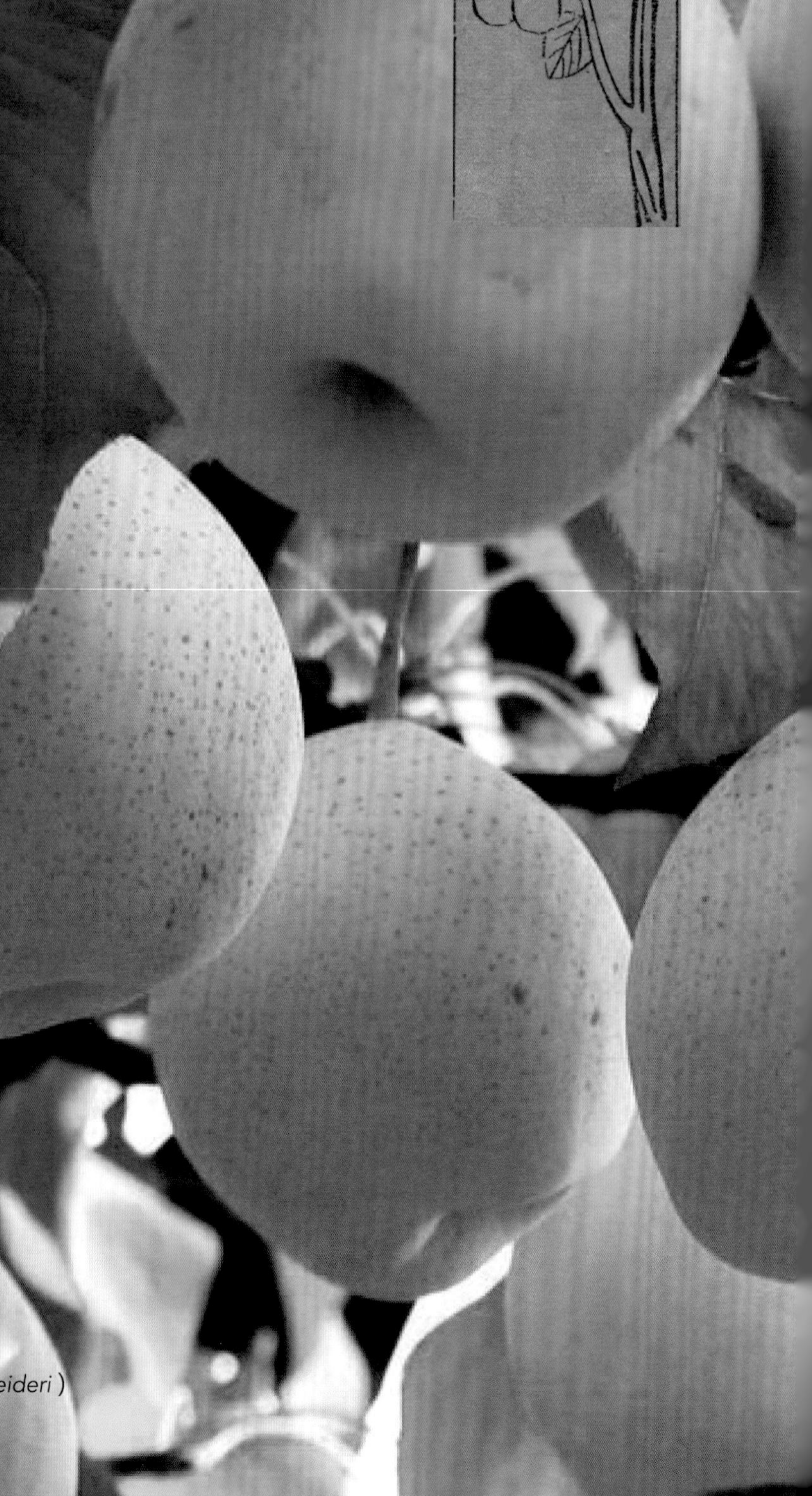

△白梨（*Pyrus bretschneideri*）

‖ **释名** ‖

快果　果宗　玉乳　密父。[震亨曰] 梨者，利也。其性下行流利也。[弘景曰] 梨种殊多，并皆冷利，多食损人，故俗人谓之快果，不入药用。

‖ **集解** ‖

[颂曰] 梨处处皆有，而种类殊别。医方相承，用乳梨、鹅梨。乳梨出宣城，皮厚而肉实，其味极长。鹅梨河之南北州郡皆有之，皮薄而浆多，味差短，其香则过之。其余水梨、消梨、紫糜梨、赤梨、青梨、茅梨、甘棠梨、御儿梨之类甚多，俱不入药也。一种桑梨，惟堪蜜煮食之，止口干，生食不益人，冷中。又有紫花梨，疗心热。唐武宗有此疾，百药不效。青城山邢道人以此梨绞汁进之，帝疾遂愈。复求之，不可得。常山郡忽有一株，因缄封以进。帝多食之，解烦燥殊效。岁久木枯，不复有种，今人不得而用之矣。[时珍曰] 梨树高二三丈，尖叶光腻有细齿，二月开白花如雪六出。上巳无风则结实必佳。故古语云：上巳有风梨有蠹，中秋无月蚌无胎。贾思勰言梨核每颗有十余子，种之惟一二子生梨，余皆生杜，此亦一异也。杜即棠梨也。梨品甚多，必须棠梨、桑树接过者，则结子早而佳。梨有青、黄、红、紫四色。乳梨即雪梨，鹅梨即绵梨，消梨即香水梨也。俱为上品，可以治病。御儿梨即玉乳梨之讹。或云御儿一作语儿，地名也，在苏州嘉兴县，见汉书注。其他青皮、早谷、半斤、沙糜诸梨，皆粗涩不堪，止可蒸煮及切烘为脯尔。一种醋梨，易水煮熟，则甜美不损人也。昔人言梨，皆以常山真定、山阳钜野、梁国睢阳、齐国临淄、钜鹿、弘农、京兆、邺都、洛阳为称。盖好梨多产于北土，南方惟宣城者为胜。故司马迁史记云：淮北、荥南、河济之间，千株梨其人与千户侯等也。又魏文帝诏云：真定御梨大如拳，甘如蜜，脆如菱，可以解烦释悁。辛氏三秦记云：含消梨大如五升器，坠地则破，须以囊承取之。汉武帝尝种于上苑。此又梨之奇品也。物类相感志言：梨

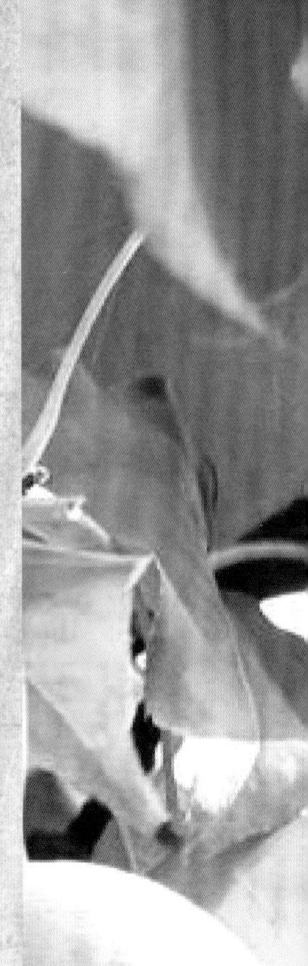

与萝卜相间收藏，或削梨蒂种于萝卜上藏之，皆可经年不烂。今北人每于树上包裹，过冬乃摘，亦妙。

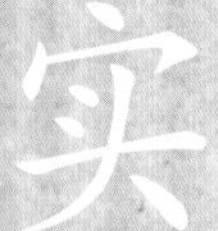

‖ **气味** ‖

甘、微酸，寒，无毒。多食令人寒中萎困。金疮、乳妇、血虚者，尤不可食。[志曰] 别本云：梨：甘寒，多食成冷痢。桑梨：生食冷中，不益人。

‖ **主治** ‖

热嗽，止渴。切片贴汤火伤，止痛不烂。苏恭。**治客热，中风不语，治伤寒热发，解丹石热气、惊邪，利大小便。**开宝。**除贼风，止心烦气喘热狂。作浆，吐风痰。**大明。**卒暗风不语者，生捣汁频服。胸中痞塞热结者，宜多食之。**孟诜。**润肺凉心，消痰降火，解疮毒、酒毒。**时珍。

‖ **发明** ‖

[宗奭曰] 梨多食动脾，少则不及病，用梨者当斟酌之。惟病酒烦渴人食之甚佳，终不能却疾。[慎微曰] 孙光宪北梦琐言云：有一朝士见奉御梁新诊之，曰：风疾已深，请速归去。复见鄜州马医赵鄂诊之，言与梁同，但请多吃消梨，咀龁不及，绞汁而饮。到家旬日，唯吃消梨顿爽也。[时珍曰] 别录著梨，止言其害，不著其功。陶隐居言梨不入药。盖古人论病多主风寒，用

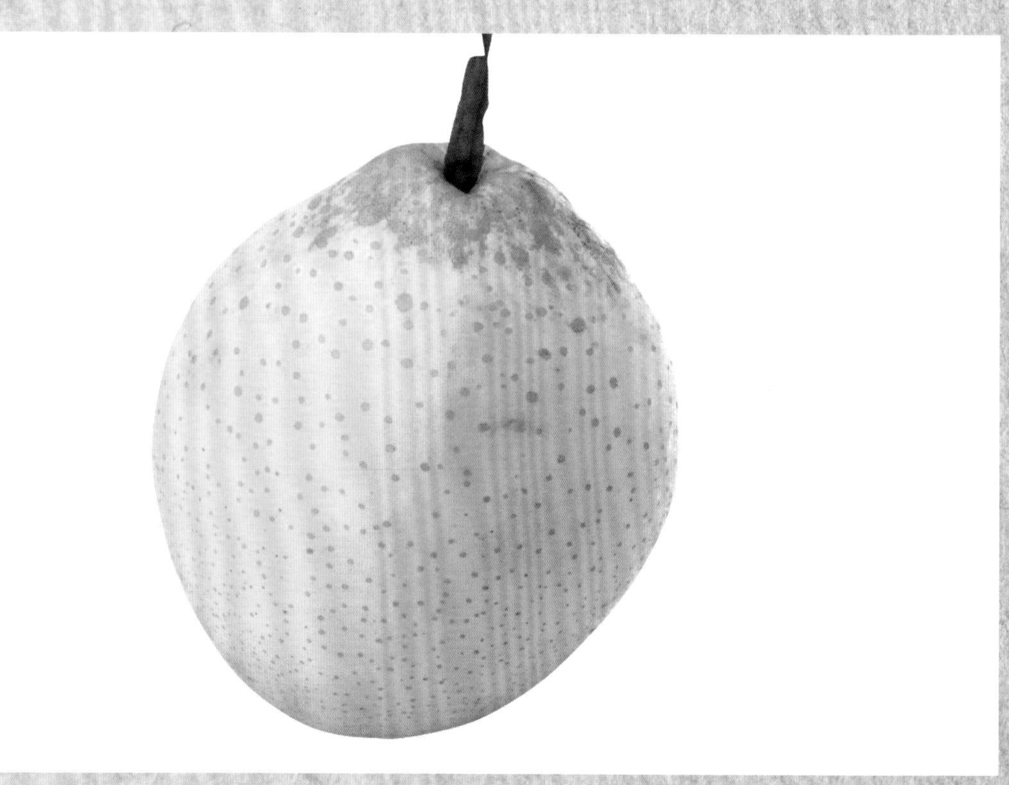

▷白梨

药皆是桂、附，故不知梨有治风热、润肺凉心、消痰降火、解毒之功也。今人痰病、火病，十居六七。梨之有益，盖不为少，但不宜过食尔。按类编云：一士人状若有疾，厌厌无聊，往谒杨吉老诊之。杨曰：君热证已极，气血消铄，此去三年，当以疽死。士人不乐而去。闻茅山有道士医术通神，而不欲自鸣。乃衣仆衣，诣山拜之，愿执薪水之役。道士留置弟子中。久之以实白道士。道士诊之，笑曰：汝便下山，但日日吃好梨一颗。如生梨已尽，则取干者泡汤，食滓饮汁，疾自当平。士人如其戒，经一岁复见吉老。见其颜貌腴泽，脉息和平，惊曰：君必遇异人，不然岂有痊理？士人备告吉老。吉老具衣冠望茅山设拜，自咎其学之未至。此与琐言之说仿佛。观夫二条，则梨之功岂小补哉？然惟乳梨、鹅梨、消梨可食，余梨则亦不能去病也。

‖ **附方** ‖

旧六，新三。**消渴饮水**用香水梨、或鹅梨、或江南雪梨皆可，取汁以蜜汤熬成瓶收。无时以热水或冷水调服，愈乃止。普济方。**卒得咳嗽**[颂曰] 崔元亮海上方用好梨去核，捣汁一碗，入椒四十粒，煎一沸去滓，纳黑饧一大两，消讫，细细含咽立定。[诜曰] 用梨一颗，刺五十孔，每孔纳椒一粒，面裹灰火煨熟，停冷去椒食之。又方：去核纳酥、蜜，面裹烧熟，冷食。又方：切片，酥煎食之。又方：捣汁一升，入酥、蜜各一两，地黄汁一升，煎成含咽。凡治嗽须喘急定时冷食之。若热食反伤肺，令嗽更剧，不可救也。若反，可作羊肉汤饼饱食之，即佳。**痰喘气急**梨剜空，纳小黑豆令满，留盖合住系定，糠火煨熟，捣作饼。每日食之，至效。摘玄。**暗风失音**生梨捣汁一盏饮之，日再服。食疗本草。**小儿风热**昏懵躁闷，不能食。用消梨三枚切破，以水二升，煮取汁一升，入粳米一合，煮粥食之。圣惠方。**赤目弩肉**日夜痛者。取好梨一颗捣绞汁，以绵裹黄连片一钱浸汁，仰卧点之。图经。**赤眼肿痛**鹅梨一枚捣汁，黄连末半两，

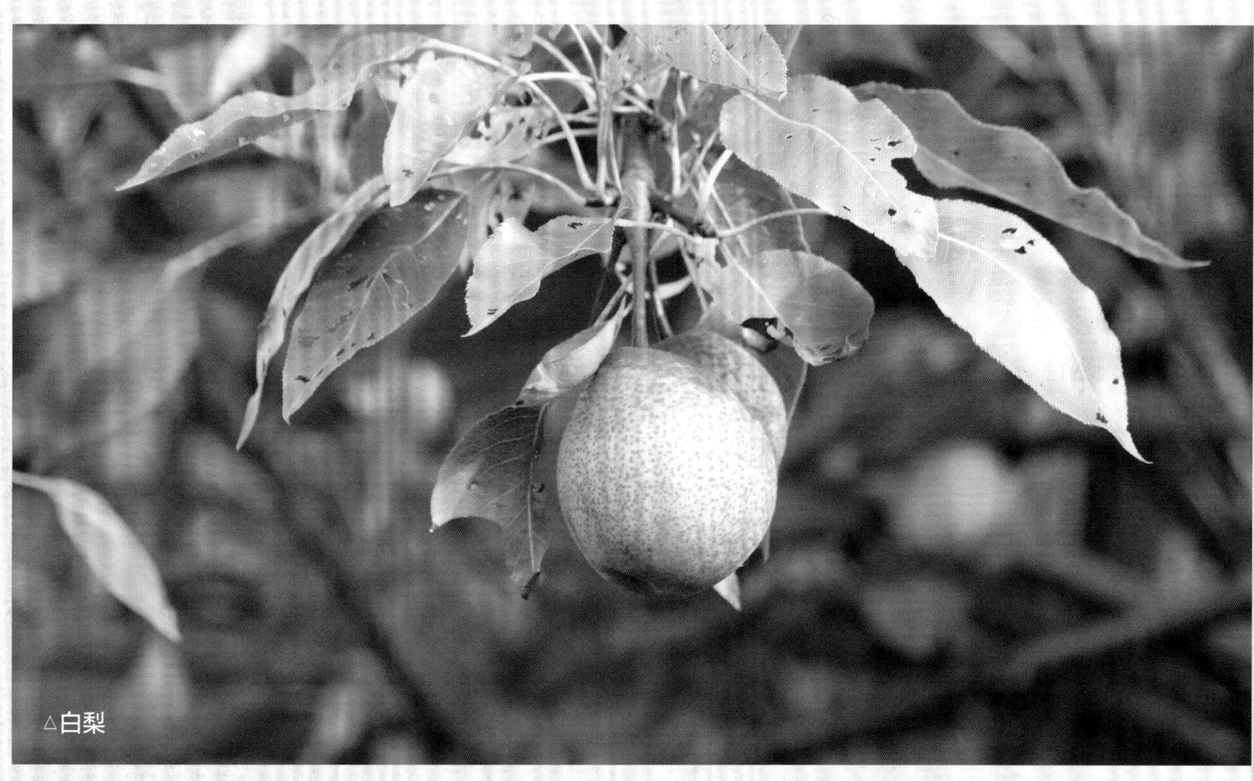

△白梨

腻粉一字，和匀绵裹浸梨汁中，日日点之。圣惠。**反胃转食**药物不下。用大雪梨一个，以丁香十五粒刺入梨内，湿纸包四五重，煨熟食之。总录。

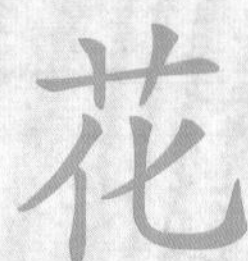

‖**主治**‖

去面黑粉滓。时珍。方见李花下。

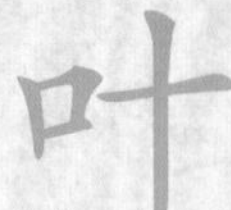

‖**主治**‖

霍乱吐利不止，煮汁服。作煎，治风。苏恭。**治小儿寒疝。**苏颂。**捣汁服，解中菌毒。**吴瑞。

‖**附方**‖

旧三，新一。**小儿寒疝**腹痛大汗出。用梨叶浓煎七合，分作数服，饮之大良。此徐王经验方也。图经本草。**中水毒病**初起头痛恶寒，拘急心烦。用梨叶一把捣烂，以酒一盏搅饮。箧中方。**蠼螋尿疮**出黄水。用梨叶汁涂之。干即易。箧中方。**食梨过伤**梨叶煎汁解之。黄记。

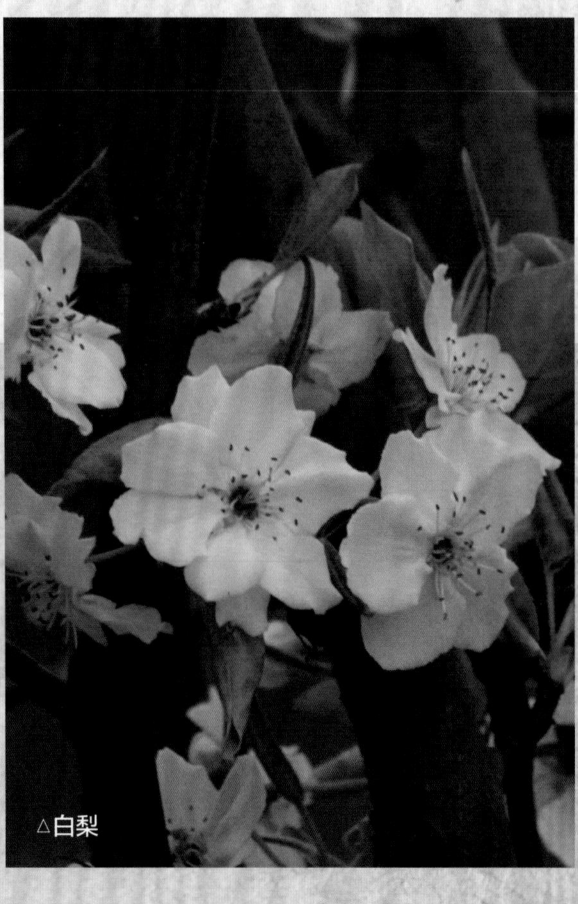

△白梨

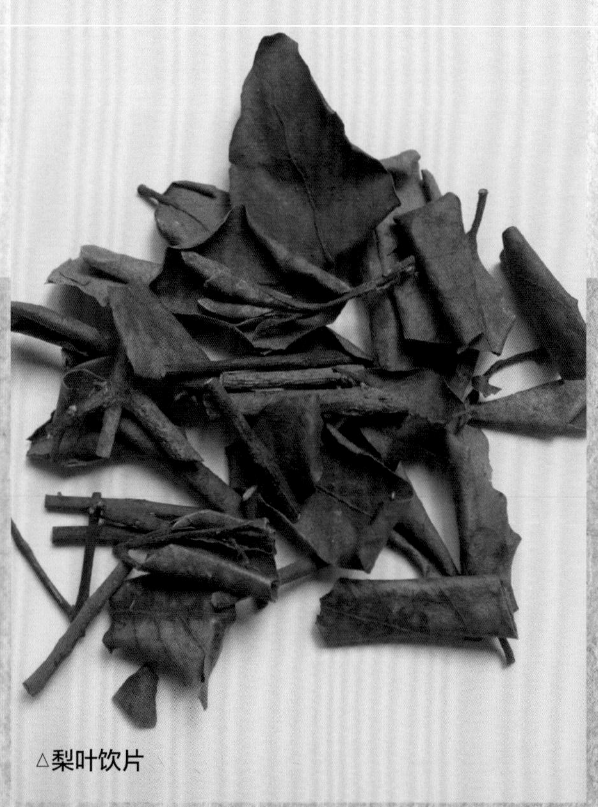

△梨叶饮片

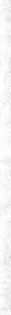

木皮

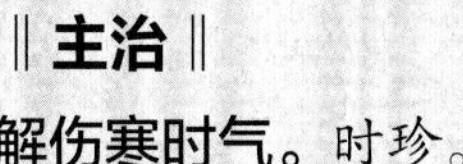

‖ **主治** ‖

解伤寒时气。时珍。

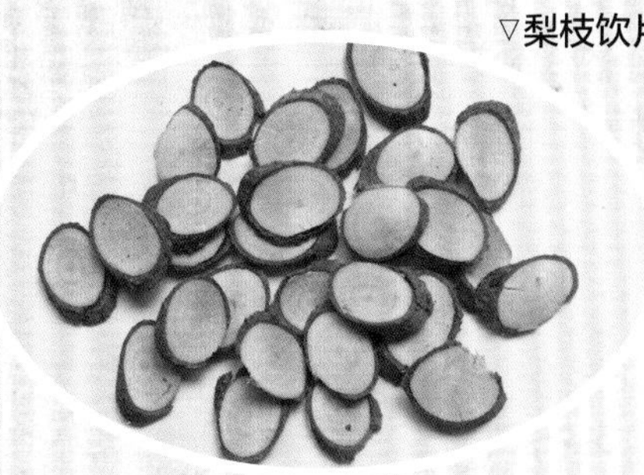

▽梨枝饮片

‖ **附方** ‖

新四。**伤寒温疫**已发未发。用梨木皮、大甘草各一两，黄秫谷一合，为末，锅底煤一钱。每服三钱，白汤下，日二服，取愈。此蔡医博方也。黎居士简易方。**霍乱吐利**梨枝煮汁饮。圣惠。**气积郁冒**人有气从脐左右起上冲，胸满气促，郁冒厥者。用梨木灰、伏出鸡卵壳中白皮、紫苑、麻黄去节，等分为末，糊丸梧子大，每服十丸，酒下。亦可为末服方寸匕，或煮汤服。总录。**结气咳逆**三十年者服之亦瘥。方同上。

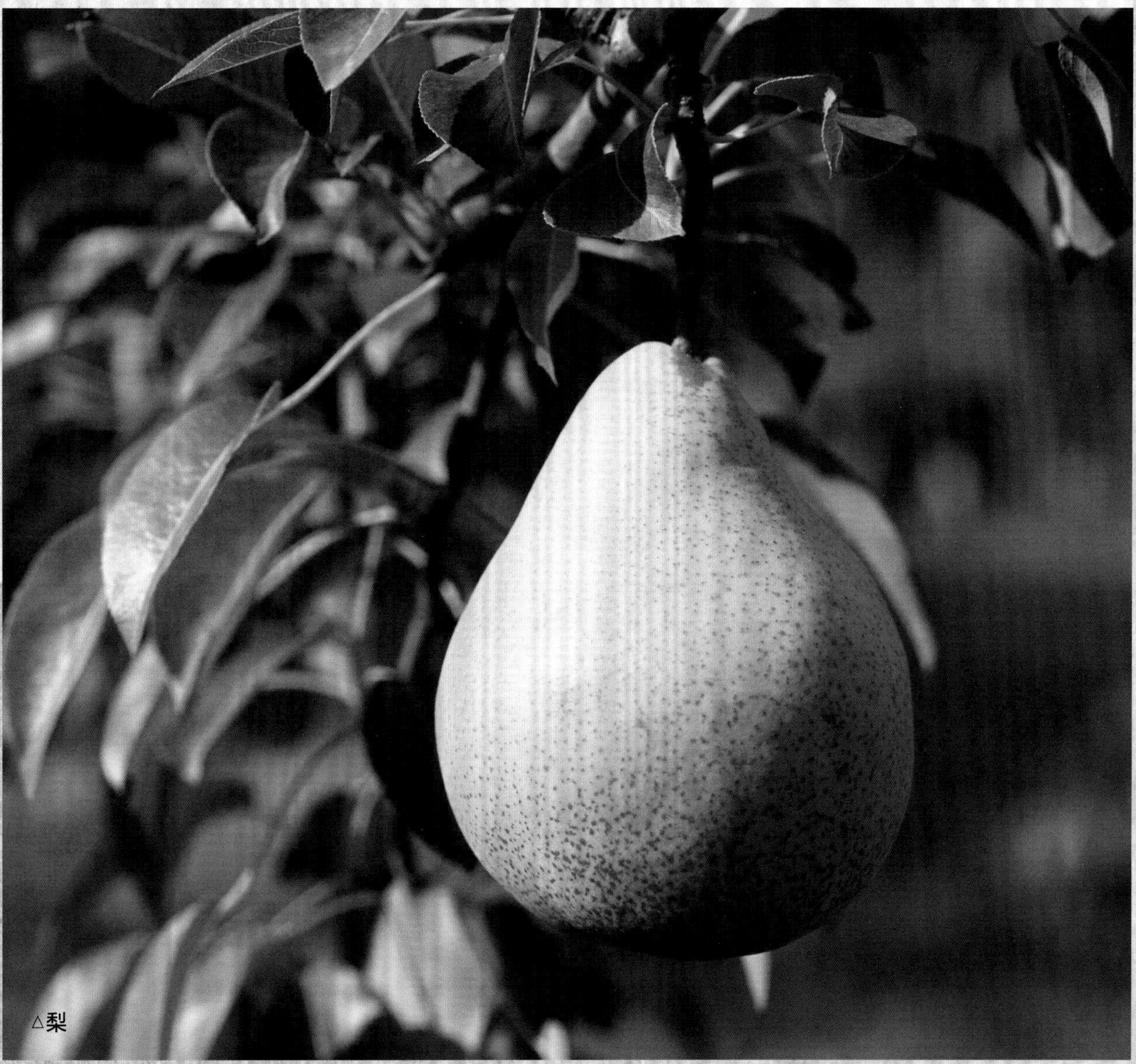

△梨

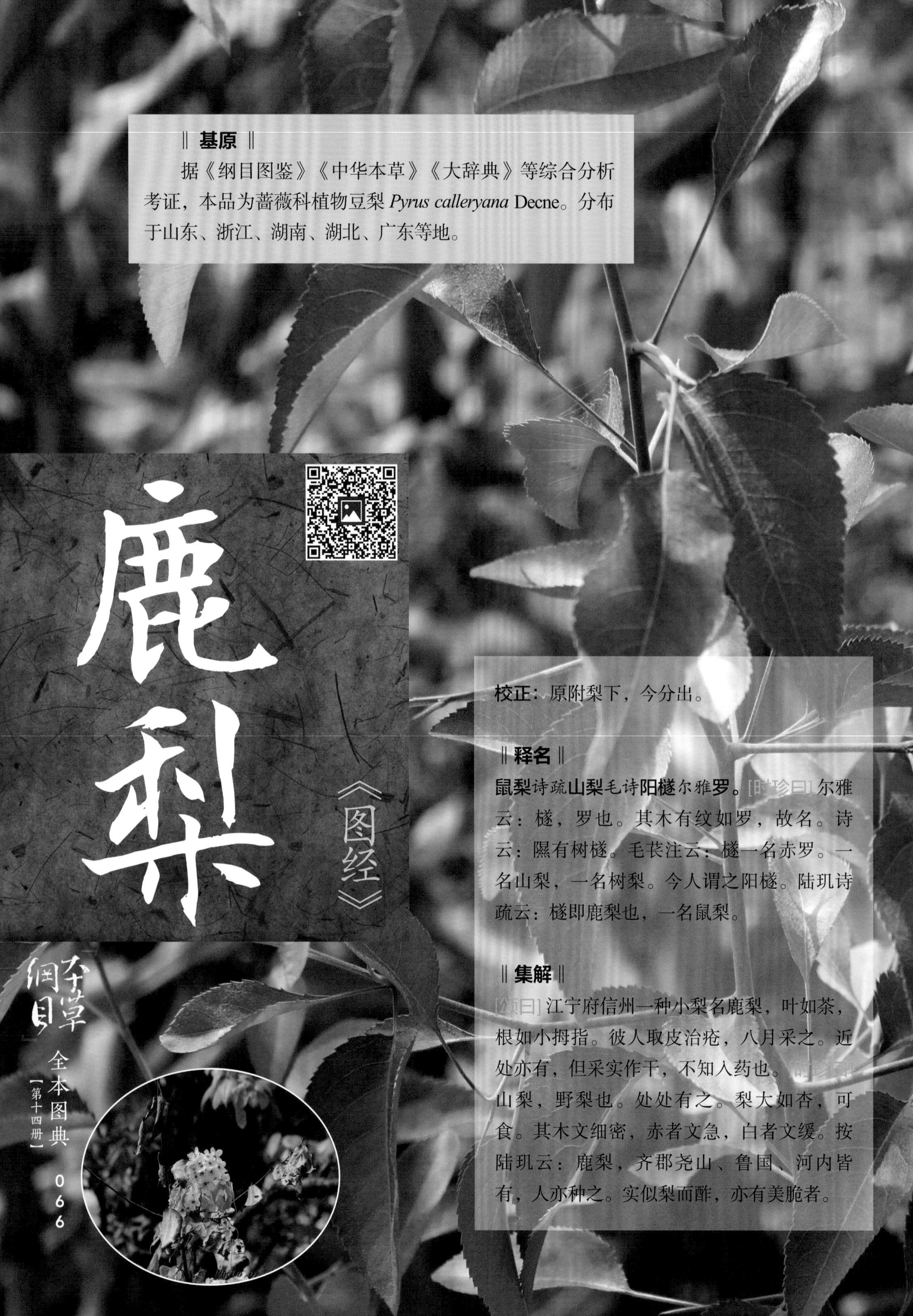

‖ **基原** ‖

据《纲目图鉴》《中华本草》《大辞典》等综合分析考证，本品为蔷薇科植物豆梨 *Pyrus calleryana* Decne。分布于山东、浙江、湖南、湖北、广东等地。

鹿梨

《图经》

校正：原附梨下，今分出。

‖ **释名** ‖

鼠梨诗疏**山梨**毛诗**阳檖**尔雅**罗。**[时珍曰] 尔雅云：檖，罗也。其木有纹如罗，故名。诗云：隰有树檖。毛苌注云：檖一名赤罗。一名山梨，一名树梨。今人谓之阳檖。陆玑诗疏云：檖即鹿梨也，一名鼠梨。

‖ **集解** ‖

[颂曰] 江宁府信州一种小梨名鹿梨，叶如茶，根如小拇指。彼人取皮治疮，八月采之。近处亦有，但采实作干，不知入药也。[时珍曰] 山梨，野梨也。处处有之。梨大如杏，可食。其木文细密，赤者文急，白者文缓。按陆玑云：鹿梨，齐郡尧山、鲁国、河内皆有，人亦种之。实似梨而酢，亦有美脆者。

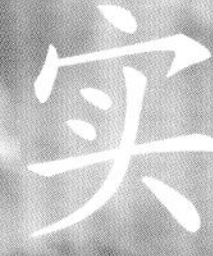

实

‖ **气味** ‖

酸，涩，寒，无毒。

‖ **主治** ‖

煨食治痢。苏颂。

根皮

‖ **气味** ‖

同实。

‖ **主治** ‖

疮疥，煎汁洗之。苏颂。

‖ **附方** ‖

新二。**一切疮**鹿梨散：用鹿梨根、蛇床子各半斤，真剪草四两，硫黄三钱，轻粉一钱，为末，麻油调傅之。小儿，涂于绢衣上着之，七日不解，自愈。仁存方。**一切癣**鹿梨根刮皮捣烂，醋和麻布包擦之。干者为末，以水和捣。唐瑶经验方。

△豆梨（*Pyrus calleryana*）

棠梨《纲目》

‖ **基原** ‖

据《纲目图鉴》《中华本草》《大辞典》等综合分析考证，本品为蔷薇科植物杜梨 *Pyrus betulaefolia* Bunge。分布于山东、河南、江苏、浙江、江西、湖南、湖北等地。

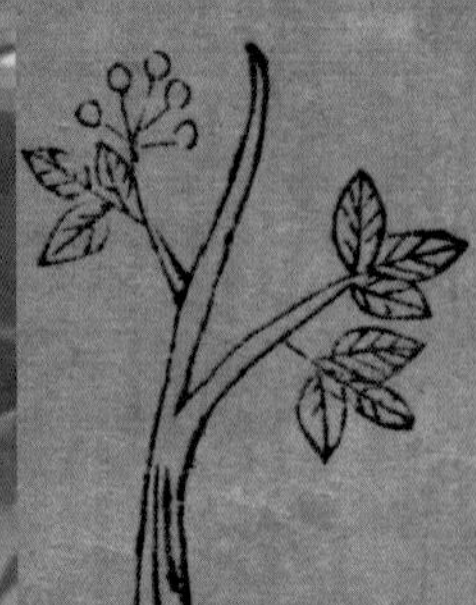

△杜梨（*Pyrus betulaefolia*）

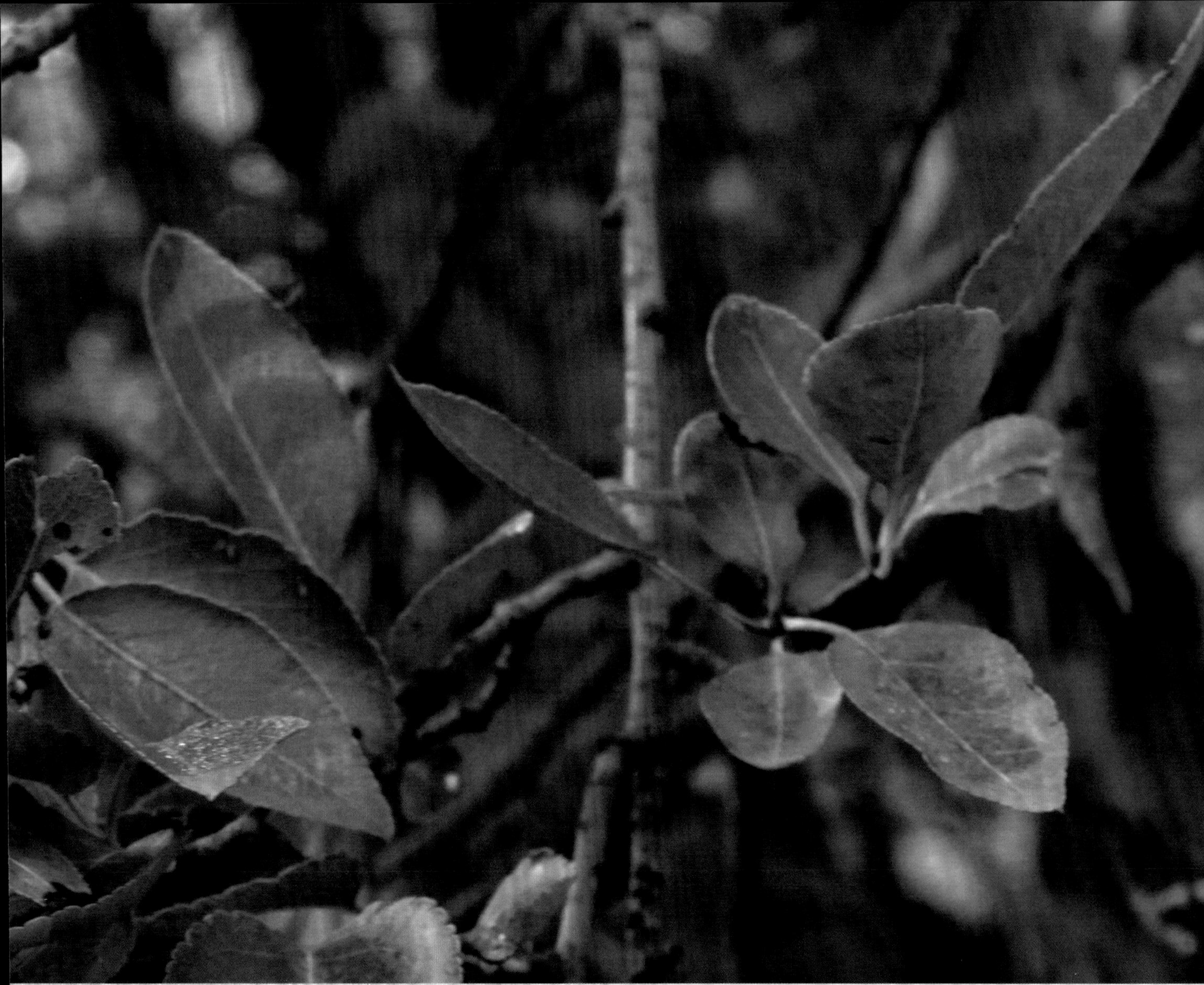

‖ **释名** ‖

甘棠。[时珍曰] 尔雅云：杜，甘棠也。赤者杜，白者棠。或云：牝曰杜，牡曰棠。或云：涩者杜，甘者棠。杜者涩也，棠者糖也。三说俱通，末说近是。

‖ **集解** ‖

[时珍曰] 棠梨，野梨也。处处山林有之。树似梨而小。叶似苍术叶，亦有团者，三叉者，叶边皆有锯齿，色颇黪白。二月开白花，结实如小楝子大，霜后可食。其树接梨甚嘉。有甘、酢，赤、白二种。按陆玑诗疏云：白棠，甘棠也，子多酸美而滑。赤棠子涩而酢，木理亦赤，可作弓材。救荒本草云：其叶味微苦，嫩时炸熟，水浸淘净，油、盐调食，或蒸晒代茶。其花亦可炸食，或晒干磨面作烧饼食以济饥。又杨慎丹铅录言：尹伯奇采楟花以济饥。注者言楟即山梨，乃今棠梨也。未知是否。

实

‖**气味**‖

酸、甘，涩，寒，无毒。

‖**主治**‖

烧食，止滑痢。时珍。

枝叶

‖**气味**‖

同实。

‖**主治**‖

霍乱吐泻不止，转筋腹痛，取一握，同木瓜二两煎汁，细呷之。时珍。圣惠方。

‖**附方**‖

新一。**反胃吐食**棠梨叶油炒去刺，为末，每旦酒服一钱。山居四要。

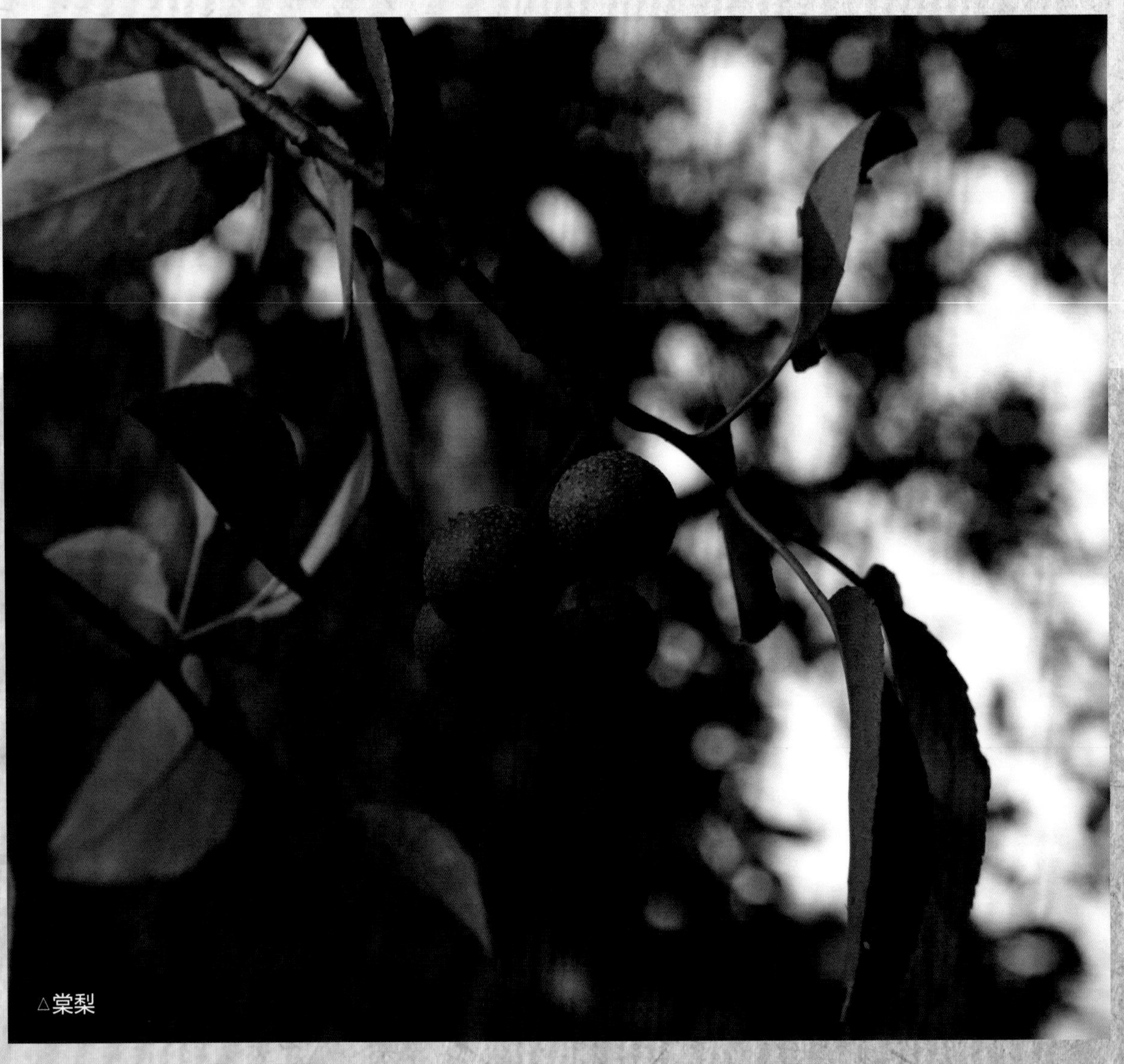

△棠梨

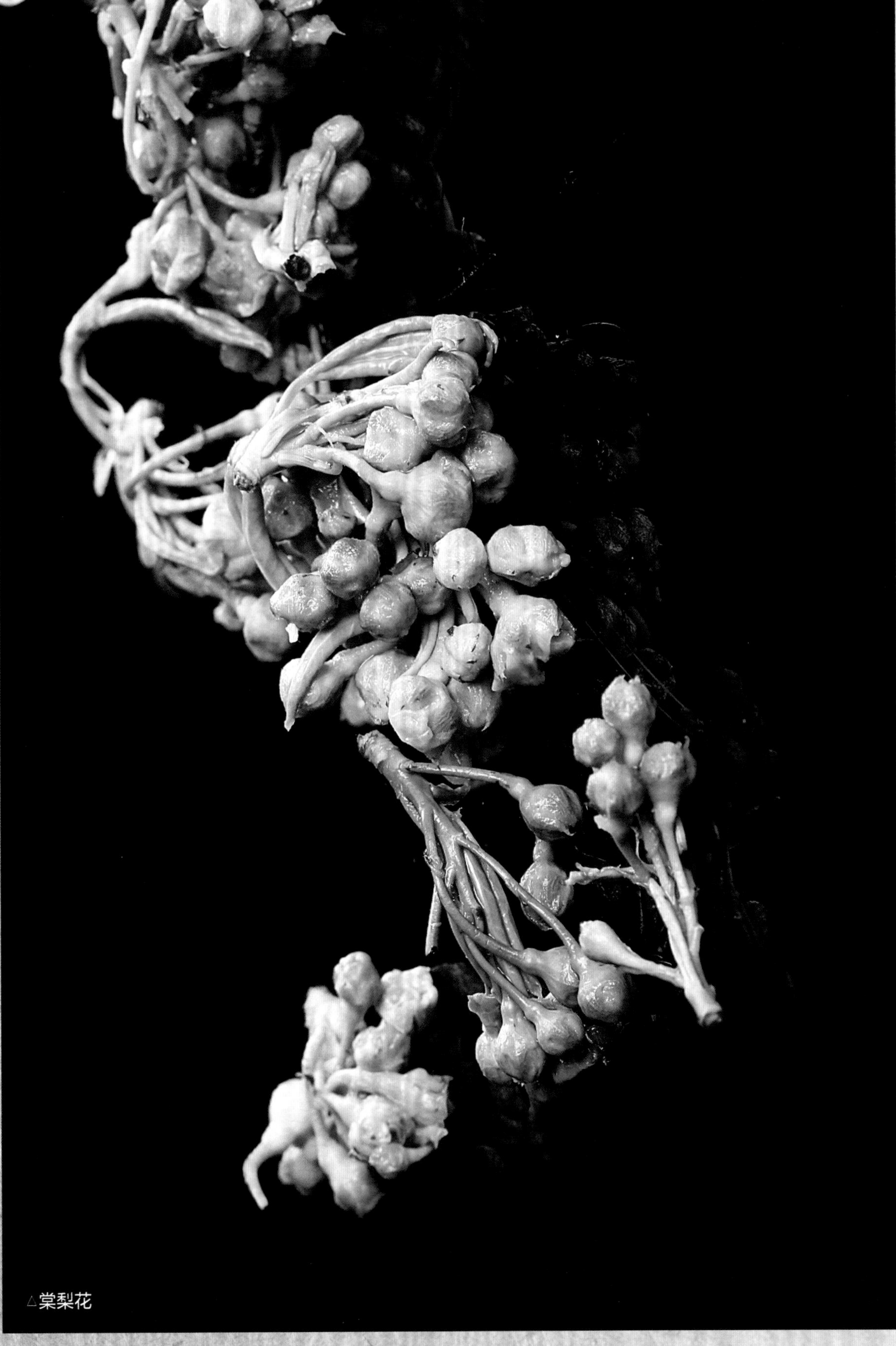

△棠梨花

‖ **基原** ‖

据《纲目图鉴》《中华本草》《大辞典》等综合分析考证，本品为蔷薇科植物西府海棠 *Malus micromalus* Makino。分布于辽宁、河北、山西、甘肃、云南等地。

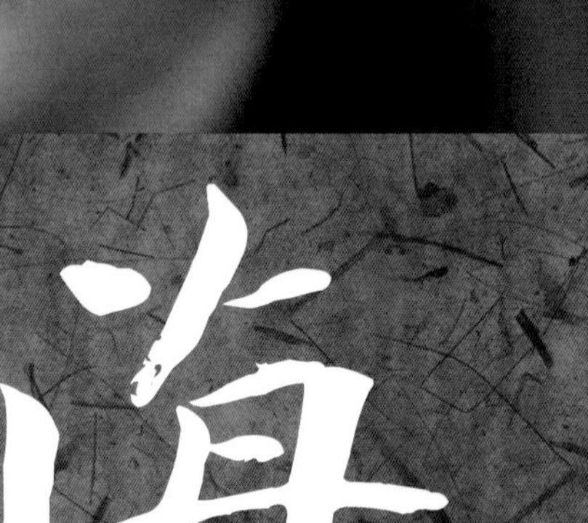

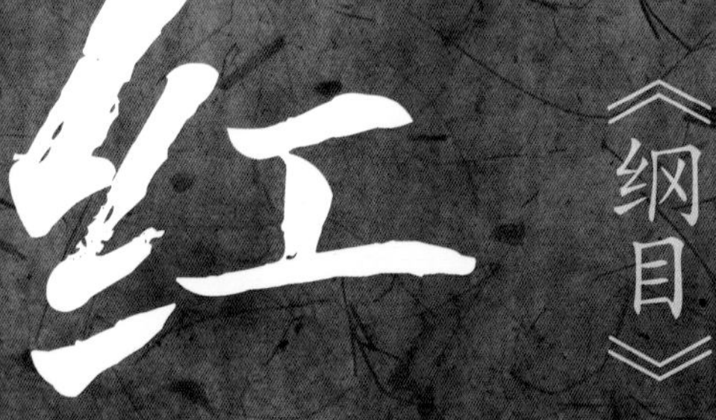

海红《纲目》

△西府海棠（*Malus micromalus*）

‖ **释名** ‖

海棠梨。[时珍曰] 按李德裕花木记云：凡花木名海者，皆从海外来，如海棠之类是也。又李白诗注云：海红乃花名，出新罗国甚多。则海棠之自海外有据矣。

‖ **集解** ‖

[时珍曰] 饮膳正要果类有海红，不知出处，此即海棠梨之实也。状如木瓜而小，二月开红花，实至八月乃熟。郑樵通志云：海棠子名海红，即尔雅赤棠也。沈立海棠谱云：棠有甘棠、沙棠、棠梨，皆非海棠也。海棠盛于蜀中。其出江南者名南海棠，大抵相类，而花差小。棠性多类梨。其核生者长慢，数十年乃花。以枝接梨及木瓜者易茂。其根色黄而盘劲，且木坚而多节，外白中赤。其枝叶密而条畅。其叶类杜，大者缥绿色，小者浅紫色。二月开花五出，初如胭脂点点然，开则渐成缬晕，落则有若宿妆淡粉。其蒂长寸余，淡紫色，或三萼、五萼成丛。其蕊如金粟，中有紫须。其实状如梨，大如樱桃，至秋可食，味甘酸。大抵海棠花以紫绵色者为正，余皆棠梨耳。海棠花不香，惟蜀之嘉州者有香而木大。有黄海棠，花黄。贴干海棠，花小而鲜。垂丝海棠，花粉红向下。皆无子，非真海棠也。

子

‖ **气味** ‖

酸、甘，平，无毒。

‖ **主治** ‖

泄痢。时珍。出正要。

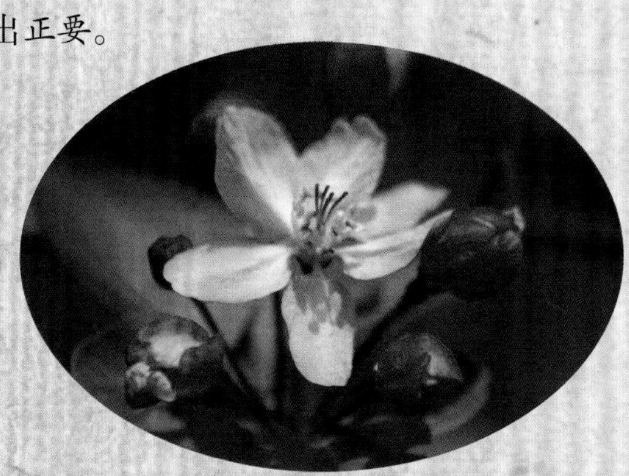

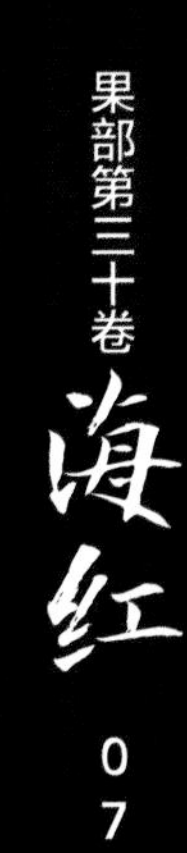

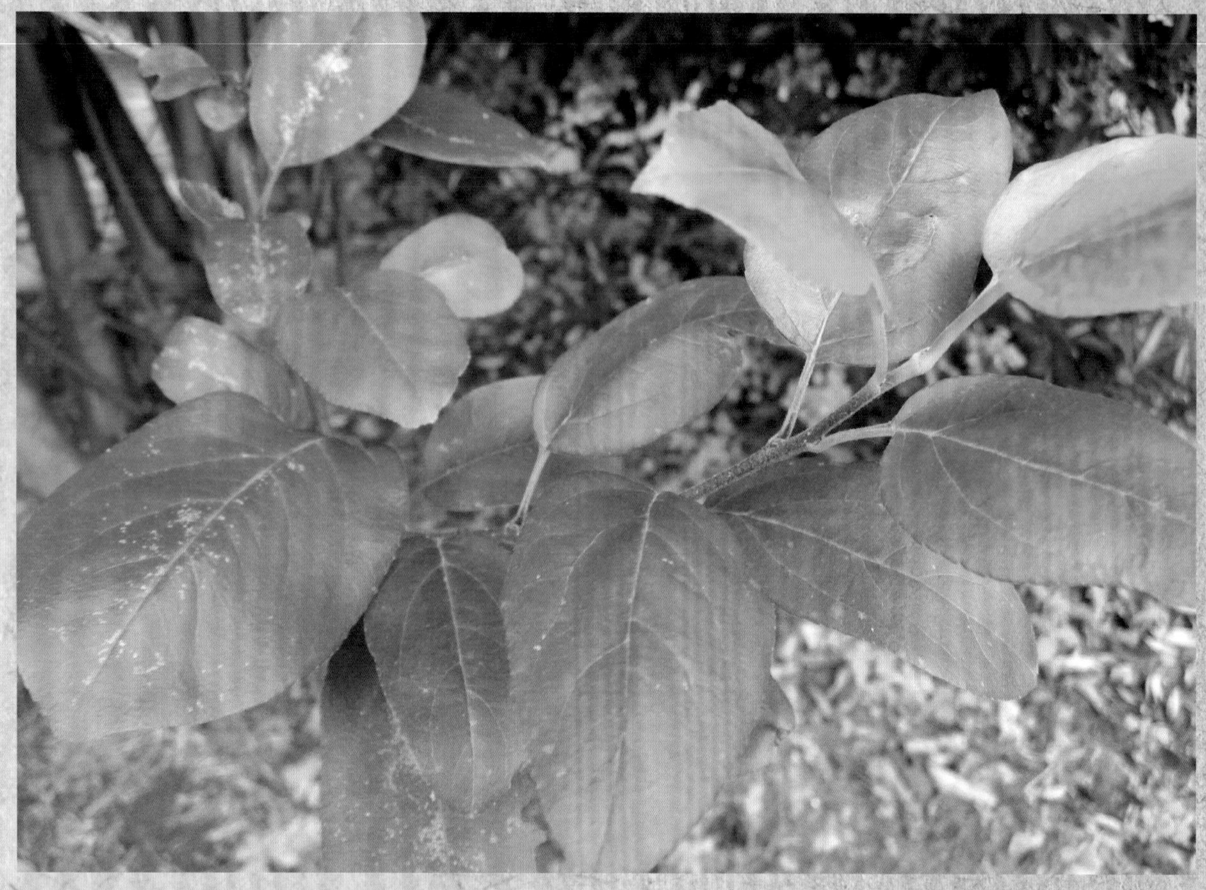

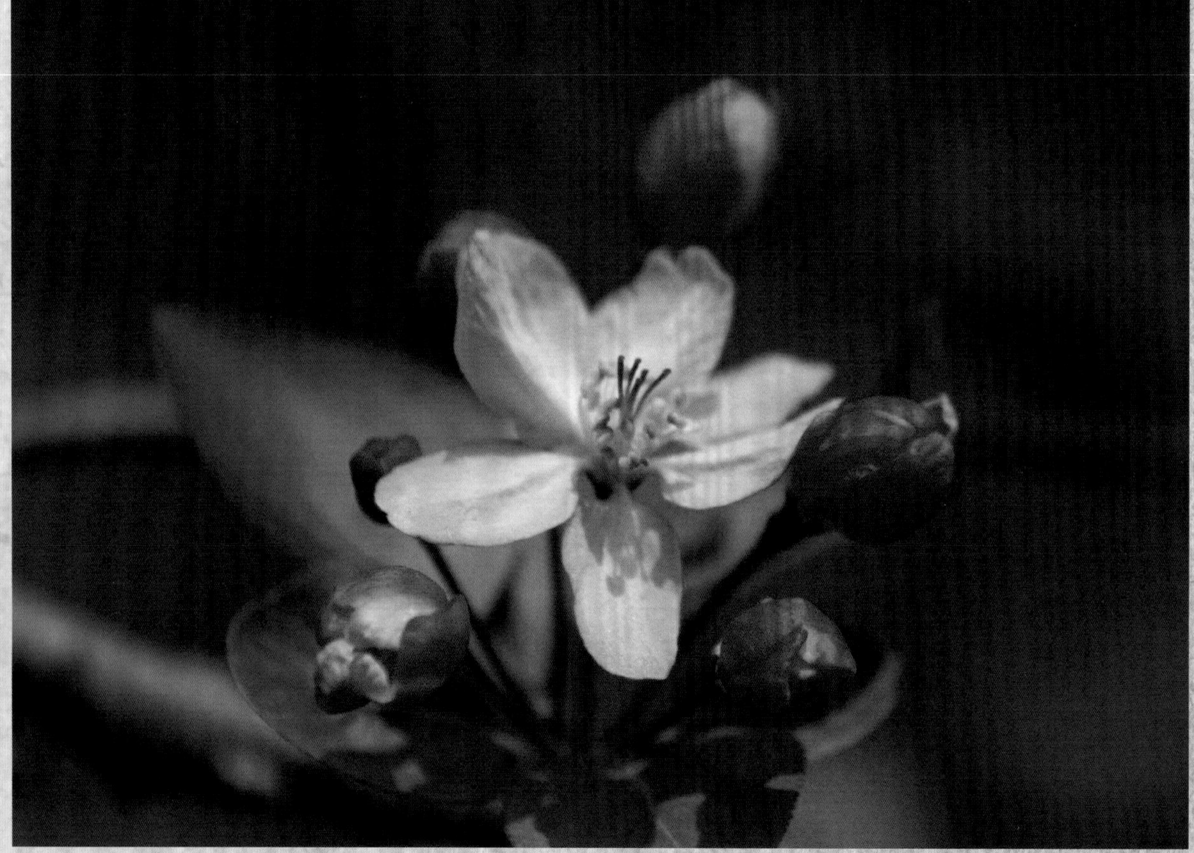

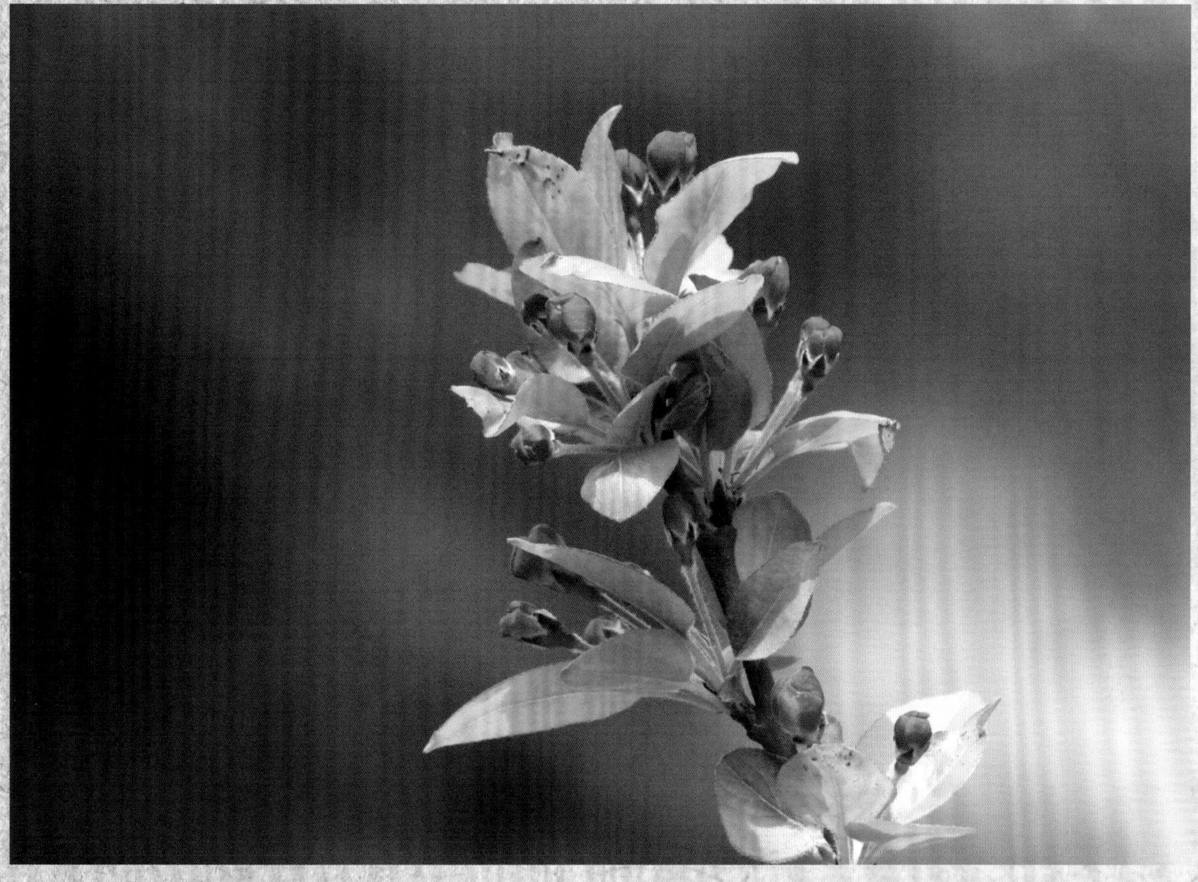

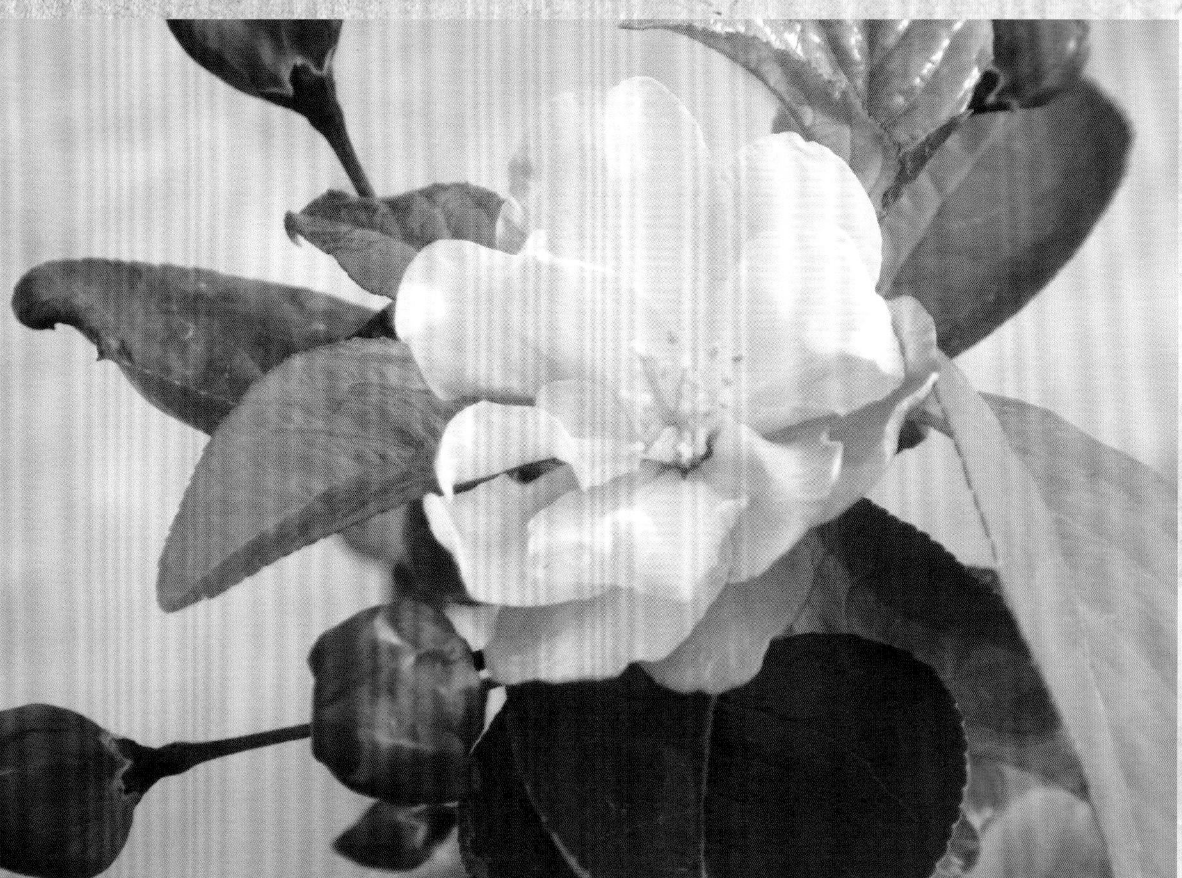

木瓜

《别录》中品

‖ **基原** ‖

据《纲目图鉴》《药典图鉴》《纲目彩图》等综合分析考证，本品为蔷薇科植物贴梗海棠（皱皮木瓜）*Chaenomeles speciosa* (Sweet) Nakai。分布于陕西、广东、四川、云南等地。《中华本草》认为《本草图经》所载木瓜还包括同属植物光皮木瓜 *C. sinensis* (Thouin) Koehne，参见本卷“榠楂”项下。《药典》收载木瓜药材为蔷薇科植物贴梗海棠的干燥近成熟果实；夏、秋二季果实绿黄时采收，置沸水中烫至外皮灰白色，对半纵剖，晒干。

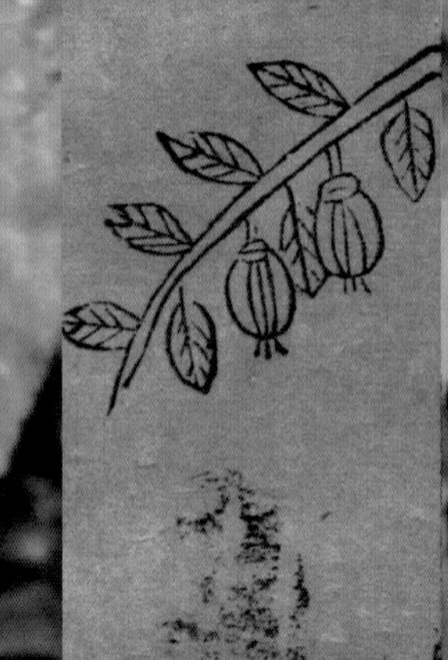

△贴梗海棠（*Chaenomeles speciosa*）

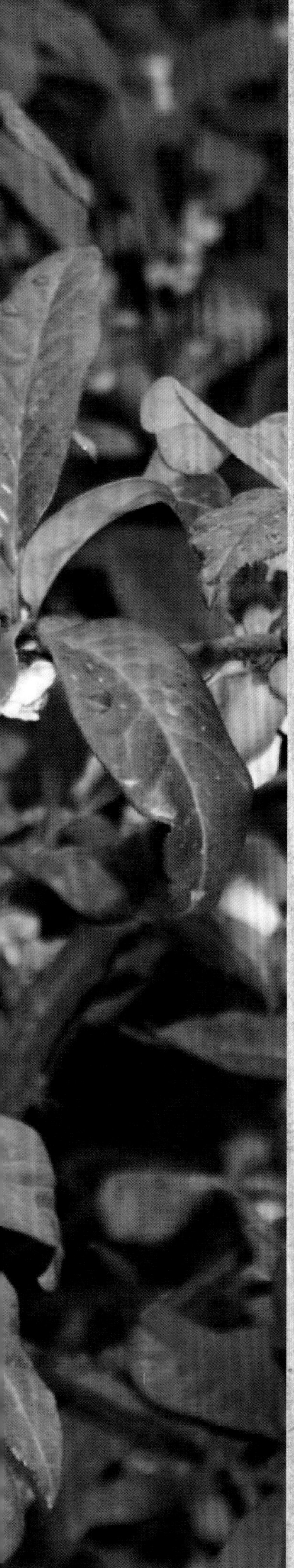

‖ **释名** ‖

楙音茂。[时珍曰] 按尔雅云：楙，木瓜。郭璞注云：木实如小瓜，酢而可食。则木瓜之名，取此义也。或云：木瓜味酸，得木之正气故名。亦通。楙从林、矛，谐声也。

‖ **集解** ‖

[弘景曰] 木瓜，山阴兰亭尤多，彼人以为良果。又有榠楂，大而黄。有楂子，小而涩。礼云：楂、梨钻之。古亦以楂为果，今则不也。[保升曰] 其树枝状如柰，花作房生子，形似栝楼，火干甚香。楂子似梨而酢，江外常为果食。[颂曰] 木瓜处处有之，而宣城者为佳。木状如柰。春末开花，深红色。其实大者如瓜，小者如拳，上黄似着粉。宣人种莳尤谨，遍满山谷。始实成则镞纸花粘于上，夜露日烘，渐变红，花色其文如生。本州以充土贡，故有宣城花木瓜之称。榠楂酷类木瓜，但看蒂间别有重蒂如乳者为木瓜，无者为榠楂也。[敩曰] 真木瓜皮薄，色赤黄，香而甘酸不涩，其向里子头尖，一面方，食之益人。有和圆子，色微黄，蒂粗，其子小圆，味涩微酸，能伤人气。有蔓子，颗小，味绝涩，不堪用。有土伏子，味绝苦涩不堪，子如大样油麻，饵之令人目涩、多赤筋痛也。[宗奭曰] 西洛大木瓜，其味和美，至熟止青白色，入药绝有功，胜宣州者，味淡。[时珍曰] 木瓜可种可接，可以枝压。其叶光而厚，其实如小瓜而有鼻。津润味不木者为木瓜。圆小于木瓜，味木而酢涩者为木桃。似木瓜而无鼻，大于木桃，味涩者为木李，亦曰木梨，即榠楂及和圆子也。鼻乃花脱处，非脐蒂也。木瓜性脆，可蜜渍之为果。去子蒸烂，捣泥入蜜与姜作煎，冬月饮尤佳。木桃、木李性坚，可蜜煎及作糕食之。木瓜烧灰散池中，可以毒鱼，说出淮南万毕术。又广志云：木瓜枝，一尺有百二十节，可为数号。

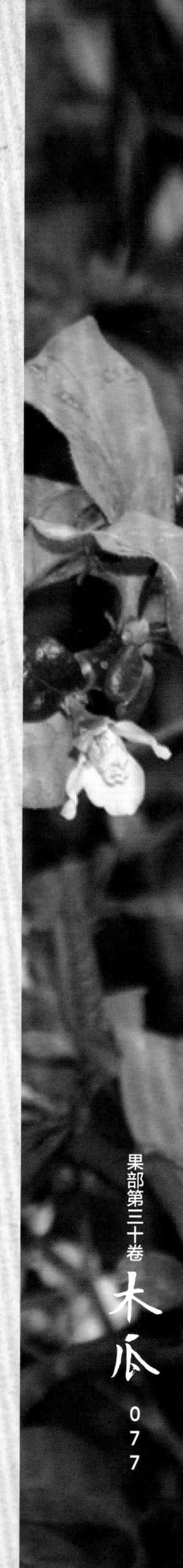

实

‖ **修治** ‖

[敩曰] 凡使木瓜，勿犯铁器，以铜刀削去硬皮并子，切片晒干，以黄牛乳汁拌蒸，从巳至未，待如膏煎，乃晒用也。[时珍曰] 今人但切片晒干入药尔。按大明会典：宣州岁贡乌烂虫蛀木瓜入御药局。亦取其陈久无木气，如栗子去木气之义尔。

‖ **气味** ‖

酸，温，无毒。[思邈曰] 酸、咸，温，涩。[诜曰] 不可多食，损齿及骨。

‖ **主治** ‖

湿痹脚气，霍乱大吐下，转筋不止。别录。**治脚气冲心，取嫩者一颗，去子煎服佳。强筋骨，下冷气，止呕逆，心膈痰唾，消食，止水利后渴不止，作饮服之。**藏器。**止吐泻奔豚，及水肿冷热痢，心腹痛。**大明。**调营卫，助谷气。**雷敩。**去湿和胃，滋脾益肺，治腹胀善噫，心下烦痞。**好古。

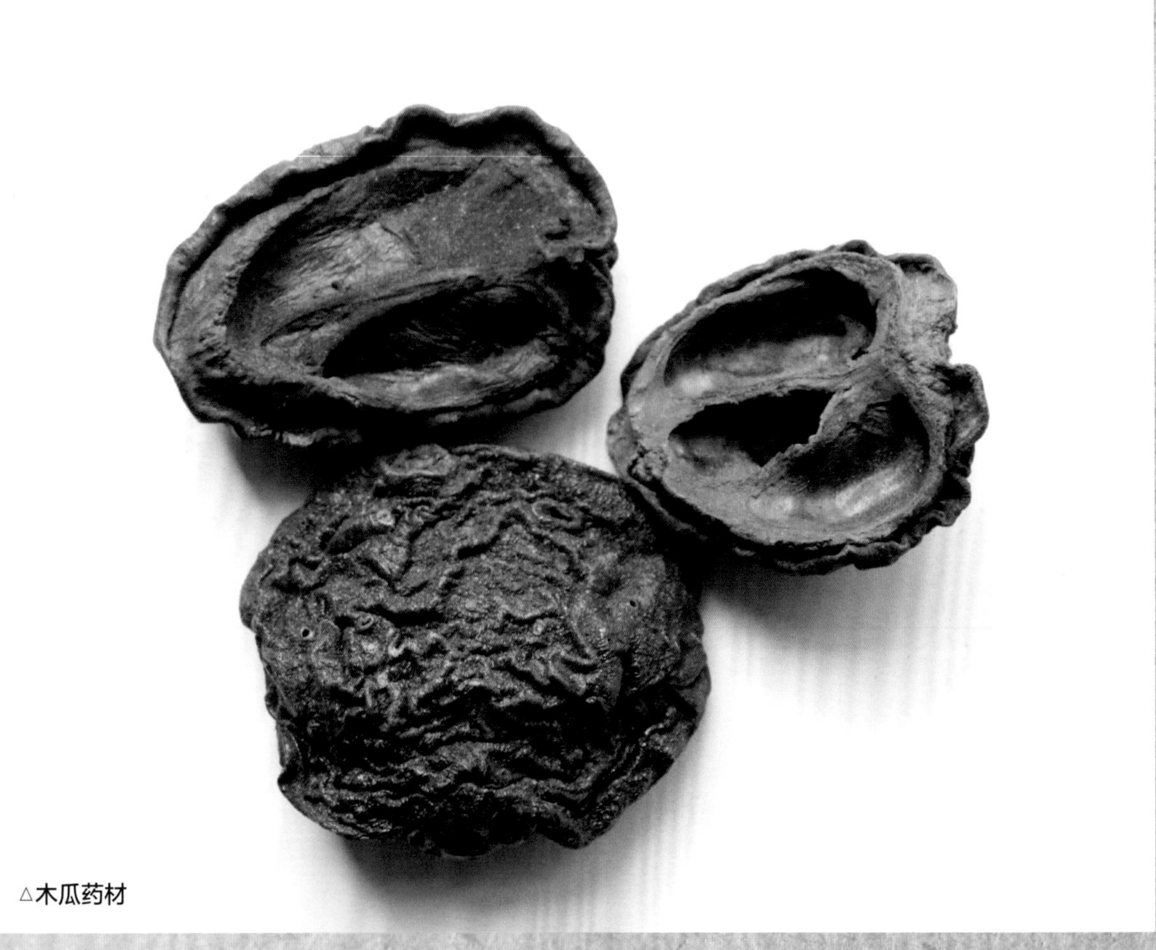

△木瓜药材

‖**发明**‖

[杲曰] 木瓜入手、足太阴血分，气脱能收，气滞能和。[弘景曰] 木瓜最疗转筋。如转筋时，但呼其名及书上作木瓜字皆愈，此理亦不可解。俗人拄木瓜杖，云利筋脉也。[宗奭曰] 木瓜得木之正，酸能入肝，故益筋与血。病腰肾脚膝无力，皆不可缺也。人以铅霜或胡粉涂之，则失酢味，且无渣，盖受金之制也。[时珍曰] 木瓜所主霍乱吐利转筋脚气，皆脾胃病，非肝病也。肝虽主筋，而转筋则由湿热、寒湿之邪袭伤脾胃所致，故筋转必起于足腓。腓及宗筋皆属阳明。木瓜治转筋，非益筋也，理脾而伐肝也。土病则金衰而木盛，故用酸温以收脾肺之耗散，而借其走筋以平肝邪，乃土中泻木以助金也。木平则土得令而金受荫矣。素问云：酸走筋，筋病无多食酸。孟诜云：多食木瓜，损齿及骨。皆伐肝之明验，而木瓜入手、足太阴为脾、肺药，非肝药，益可征矣。又针经云：多食酸，令人癃。酸入于胃，其气涩以收，两焦之气不能出入，流入胃中，下去膀胱，胞薄以软，得酸则缩卷，约而不通，故水道不利而癃涩也。罗天益宝鉴云：太保刘仲海日食蜜煎木瓜三五枚，同伴数人皆病淋疾，以问天益。天益曰：此食酸所致也，但夺食则已。阴之所生，本在五味。阴之所营，伤在五味。五味太过，皆能伤人，不独酸也。又陆佃埤雅云：俗言梨百损一益，楙百益一损。故诗云：投我以木瓜，取其有益也。

‖**附方**‖

旧二，新十。**项强筋急**不可转侧，肝、肾二脏受风也。用宣州木瓜二个取盖去瓤，没药二两，乳香二钱半，二味入木瓜内缚定，饭上蒸三四次，烂研成膏。每用三钱，入生地黄汁半盏，无灰酒二盏，暖化温服。许叔微云：有人患此，自午后发，黄昏时定。予谓此必先从足起。少阴之筋自足至项。筋者肝之合。今日中至黄昏，阳中之阴，肺也。自离至兑，阴旺阳弱之时。故灵宝毕法云：离至乾，肾气绝而肝气弱。肝、肾二脏受邪，故发于此时。予授此及都梁丸服之而愈。本事方。**脚气肿急**用木瓜切片，囊盛踏之。广德顾安中，患脚气筋急腿肿。因附舟以足阁一袋上，渐觉不痛。乃问舟子：袋中何物？曰：宣州木瓜也。及归，制木瓜袋用之，顿愈。名医录。**脚筋挛痛**用木瓜数枚，以酒、水各半，煮烂捣膏，乘热贴于痛处，以帛裹之。冷即换，日三五度。食疗本草。**脐下绞痛**木瓜三片，桑叶七片，大枣三枚，水三升，煮半升，顿服即愈。食疗。**小儿洞痢**木瓜捣汁服之。千金方。**霍乱转筋**木瓜一两，酒一升，煎服。不饮酒者，煎汤服。仍煎汤浸青布裹其足。圣惠。**霍乱腹痛**木瓜五钱，桑叶三片，枣肉一枚，水煎服。圣惠方。**四蒸木瓜圆**治肝、肾、脾三经气虚，为风寒暑湿相搏，流注经络。凡遇六化更变，七情不和，必至发动，或肿满，或顽痹，憎寒壮热，呕吐自汗，霍乱吐利。用宣州大木瓜四个，切盖剜空听用。一个入黄芪、续断末各半两于内，一个入苍术、橘皮末各半两于内，一个入乌药、黄松节末各半两于内，黄松节即茯神中心木也，一个入威灵仙、苦葶苈末各半两于内。以原盖簪定，用酒浸透，入甑内蒸熟晒，三浸、三蒸、三晒，捣末，以榆皮末、水和糊，丸如梧子大。每服五十丸，温酒、盐汤任下。御药院方。**肾脏虚冷**气攻腹胁，胀满疼痛。用大木瓜三十枚，去皮、核，剜空，以甘菊花末、青盐末各一斤填满，置笼内蒸熟，捣成膏，入新艾茸二斤搜和，丸如梧子大。每米饮下三十丸，日二。圣济总录。**发槁不泽**木瓜浸油梳头。圣惠方。**反花痔疮**木瓜为末，以鳝鱼身上涎调，贴之，以纸护住。医林集要。**辟除壁虱**以木瓜切片，铺于席下。臞仙神隐。

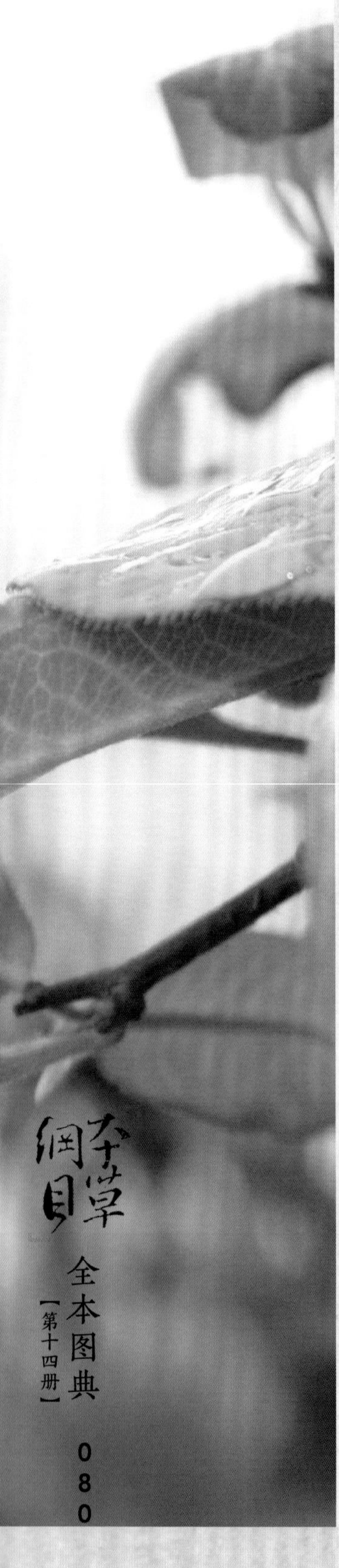

木瓜核

‖**主治**‖

霍乱烦躁气急，每嚼七粒，温水咽之。时珍。出圣惠。

枝叶皮根

‖**气味**‖

并酸，涩，温，无毒。

‖**主治**‖

煮汁饮，并止霍乱吐下转筋，疗脚气。别录。**枝作杖，利筋脉。根、叶煮汤淋足，可以已蹶。木材作桶濯足，甚益人。**苏颂。**枝、叶煮汁饮，治热痢。**时珍。出千金。

花

‖**主治**‖

面黑粉滓。方见李花。

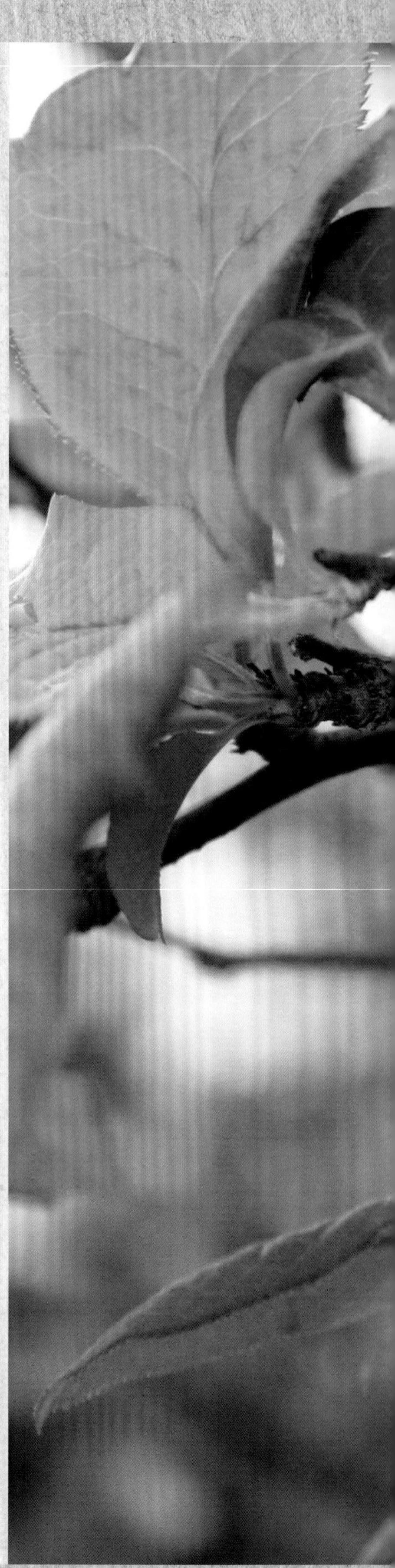

贴梗海棠 *Chaenomeles speciosa* ITS2 条形码主导单倍型序列：

1 CACGCCGTTG CCCCCCCCAA GCACCTCCCT CGGGAGGGTC GGAAGGGGCG GACTATGGCC TCCCGTGCGC CACCCCGCGC
81 GGTTGGCACA AATGCCGGGT CCTCGGCGAC GAACGCCACG ACAATCGGTG GTCGTCGTAC CTCGGTTGCC TGTTGTGCGC
161 TTTCGTCGCG CCACGAGCGG CCCGCGACGC ACCACGCTTC GCTTCGGCGG AGCTTTCAAC G

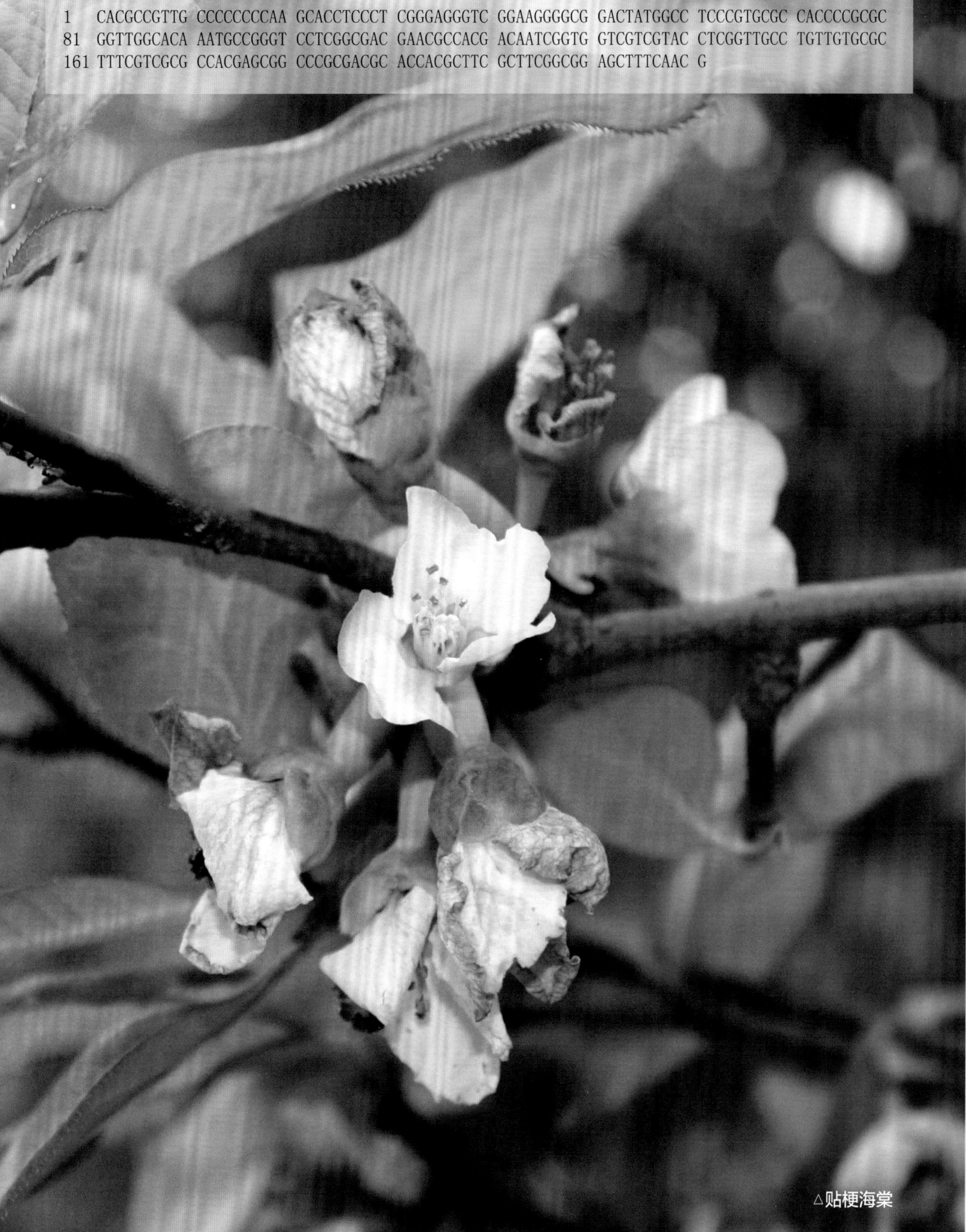

△贴梗海棠

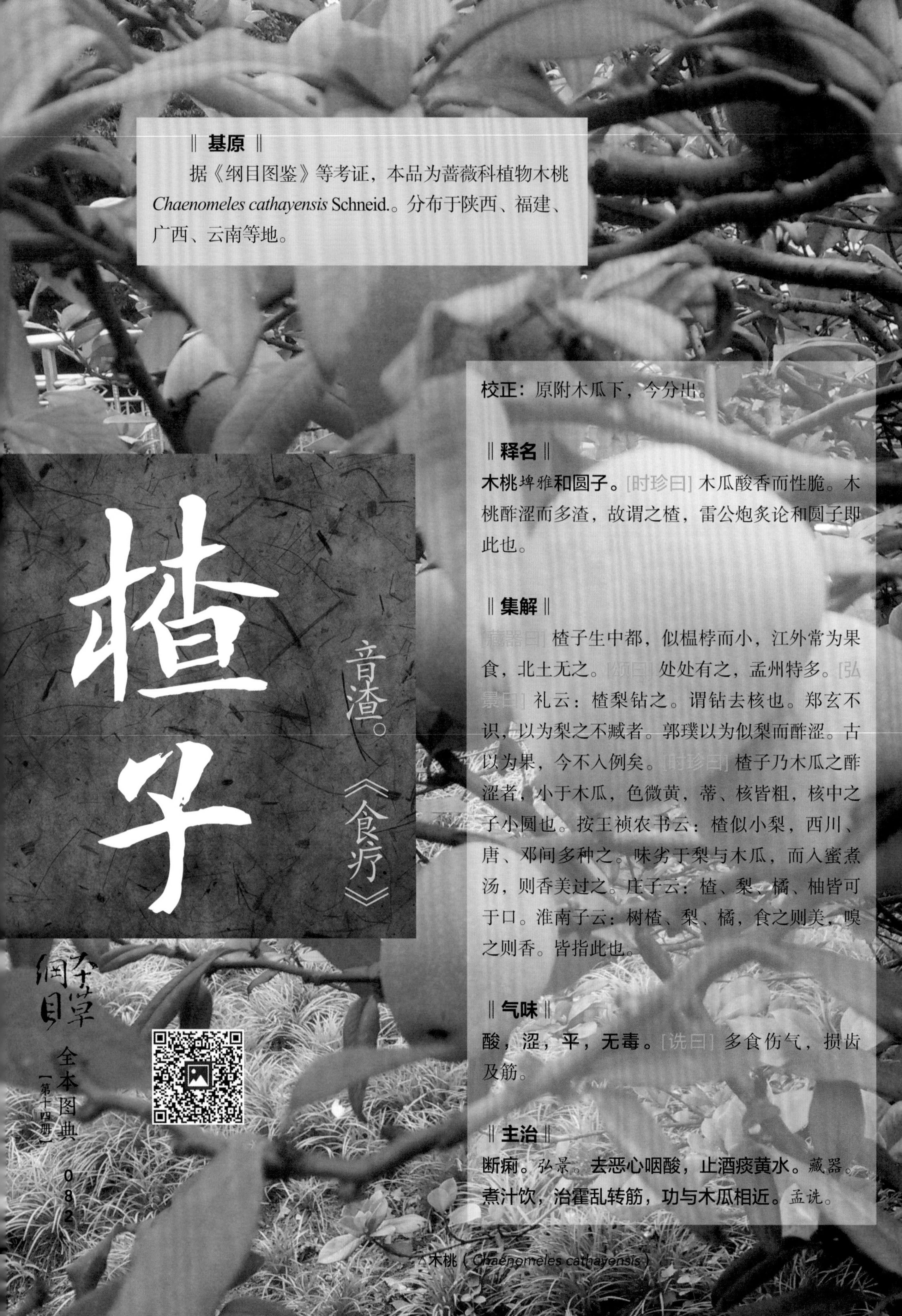

‖ **基原** ‖

据《纲目图鉴》等考证，本品为蔷薇科植物木桃 *Chaenomeles cathayensis* Schneid.。分布于陕西、福建、广西、云南等地。

楂子

音渣。《食疗》

校正：原附木瓜下，今分出。

‖ **释名** ‖

木桃埤雅**和圆子。**[时珍曰] 木瓜酸香而性脆。木桃酢涩而多渣，故谓之楂，雷公炮炙论和圆子即此也。

‖ **集解** ‖

[藏器曰] 楂子生中都，似榅桲而小，江外常为果食，北土无之。[颂曰] 处处有之，孟州特多。[弘景曰] 礼云：楂梨钻之。谓钻去核也。郑玄不识，以为梨之不臧者。郭璞以为似梨而酢涩。古以为果，今不入例矣。[时珍曰] 楂子乃木瓜之酢涩者，小于木瓜，色微黄，蒂、核皆粗，核中之子小圆也。按王祯农书云：楂似小梨，西川、唐、邓间多种之。味劣于梨与木瓜，而入蜜煮汤，则香美过之。庄子云：楂、梨、橘、柚皆可于口。淮南子云：树楂、梨、橘，食之则美，嗅之则香。皆指此也。

‖ **气味** ‖

酸，涩，平，无毒。[诜曰] 多食伤气，损齿及筋。

‖ **主治** ‖

断痢。弘景。**去恶心咽酸，止酒痰黄水。**藏器。**煮汁饮，治霍乱转筋，功与木瓜相近。**孟诜。

△木桃（*Chaenomeles cathayensis*）

榠樝　樝

樝子同

‖ **基原** ‖

据《纲目图鉴》《中华本草》等综合分析考证，本品为蔷薇科植物光皮木瓜 *Chaenomeles sinensis* (Thouin) Koehne。分布于陕西、江苏、山东、浙江、河南、广西等地。

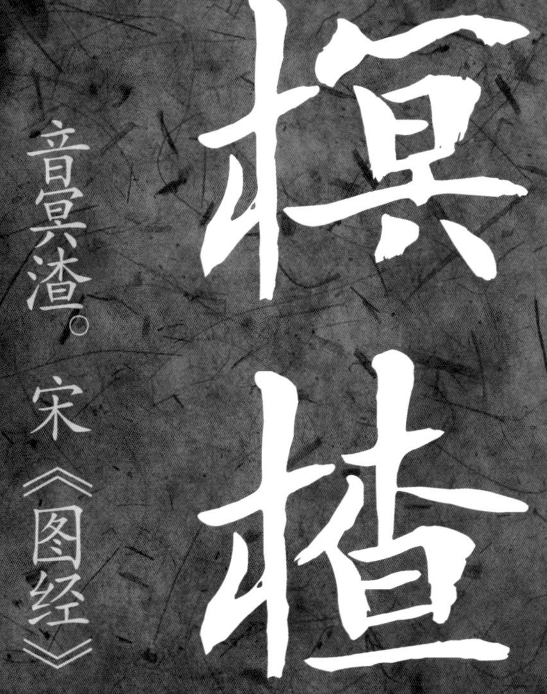

校正： 原附木瓜下，今分出。

‖ **释名** ‖

蛮樝通志**瘙樝**拾遗**木李**诗经**木梨**埤雅。[时珍曰] 木李生于吴越，故郑樵通志之蛮樝。云俗呼为木梨，则榠樝盖蛮樝之讹也。

‖ **集解** ‖

[颂曰] 榠樝木、叶、花、实酷类木瓜，但比

△光皮木瓜（*Chaenomeles sinensis*）

木瓜大而黄色。辨之惟看蒂间别有重蒂如乳者为木瓜，无此则榠楂也。可以进酒去痰。道家生压取汁，和甘松、玄参末作湿香，云甚爽神也。[诜曰] 榠楂气辛香，致衣箱中杀蠹虫。[时珍曰] 榠楂乃木瓜之大而黄色无重蒂者也。楂子乃木瓜之短小而味酢涩者也。榅桲则楂类之生于北土者也。三物与木瓜皆是一类各种，故其形状功用不甚相远，但木瓜得木之正气为可贵耳。

‖ **气味** ‖

酸，平，无毒。

‖ **主治** ‖

解酒去痰。弘景。**食之去恶心，止心中酸水。**藏器。**煨食，止痢。浸油梳头，治发白、发赤。**大明。**煮汁服，治霍乱转筋。**吴瑞。

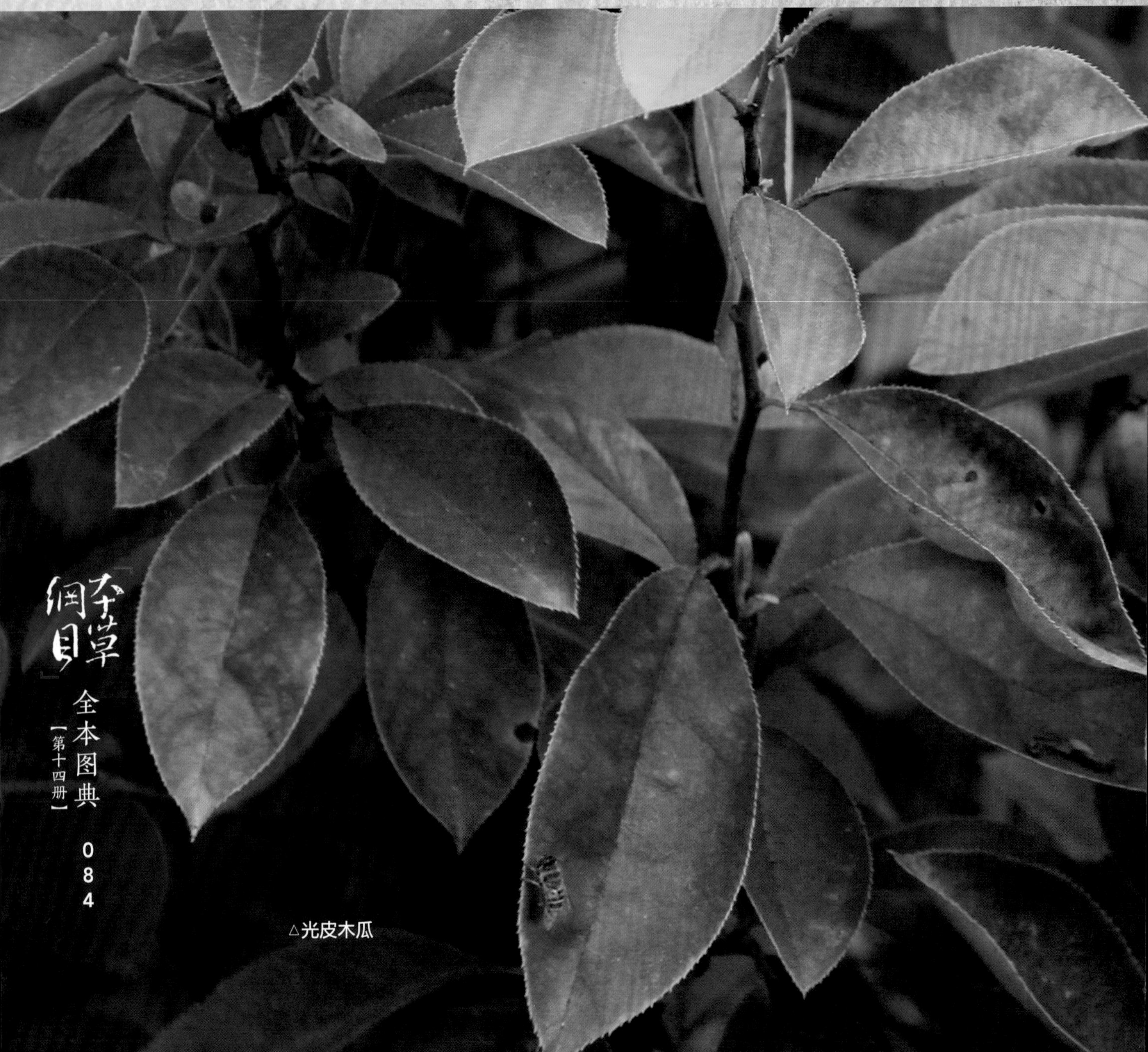

△光皮木瓜

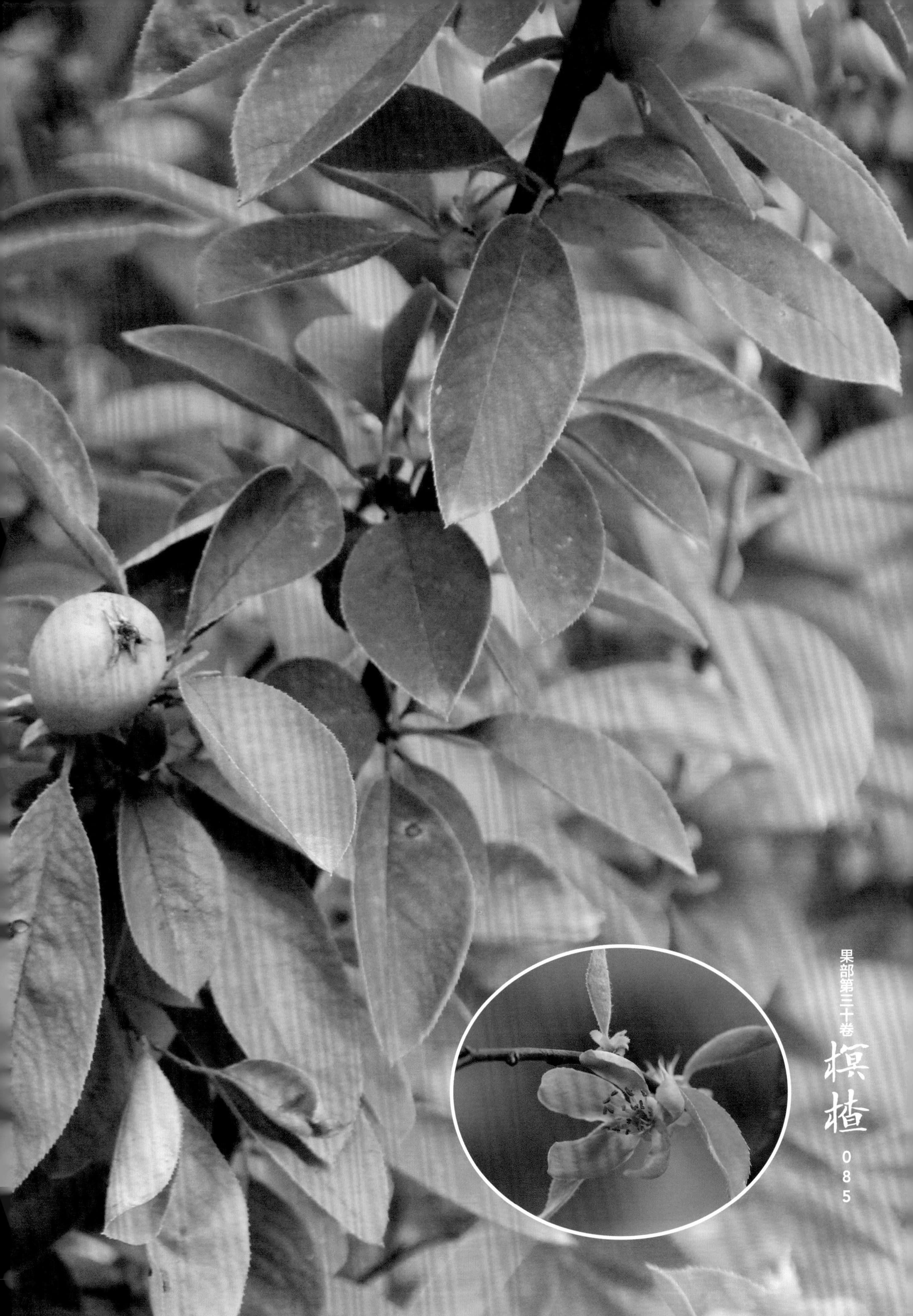

果部第三十卷

榠楂

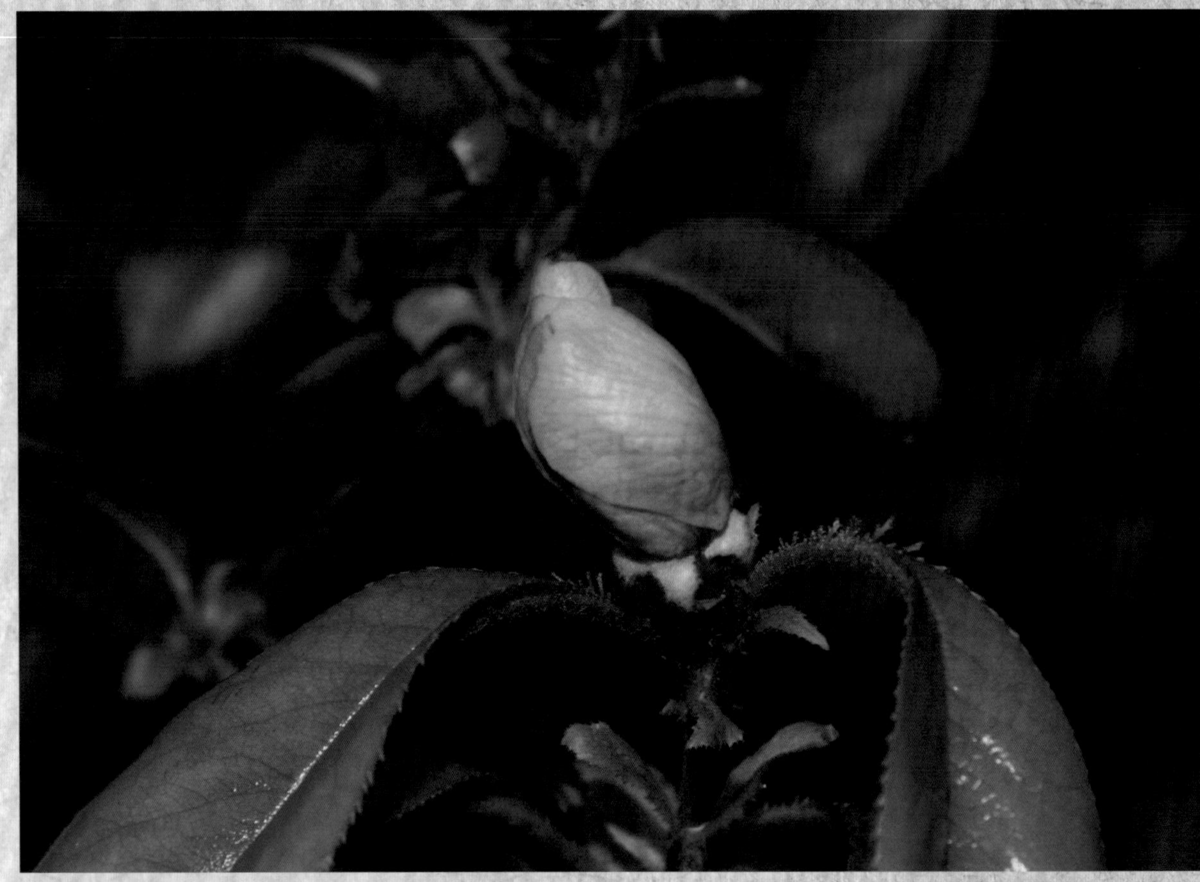

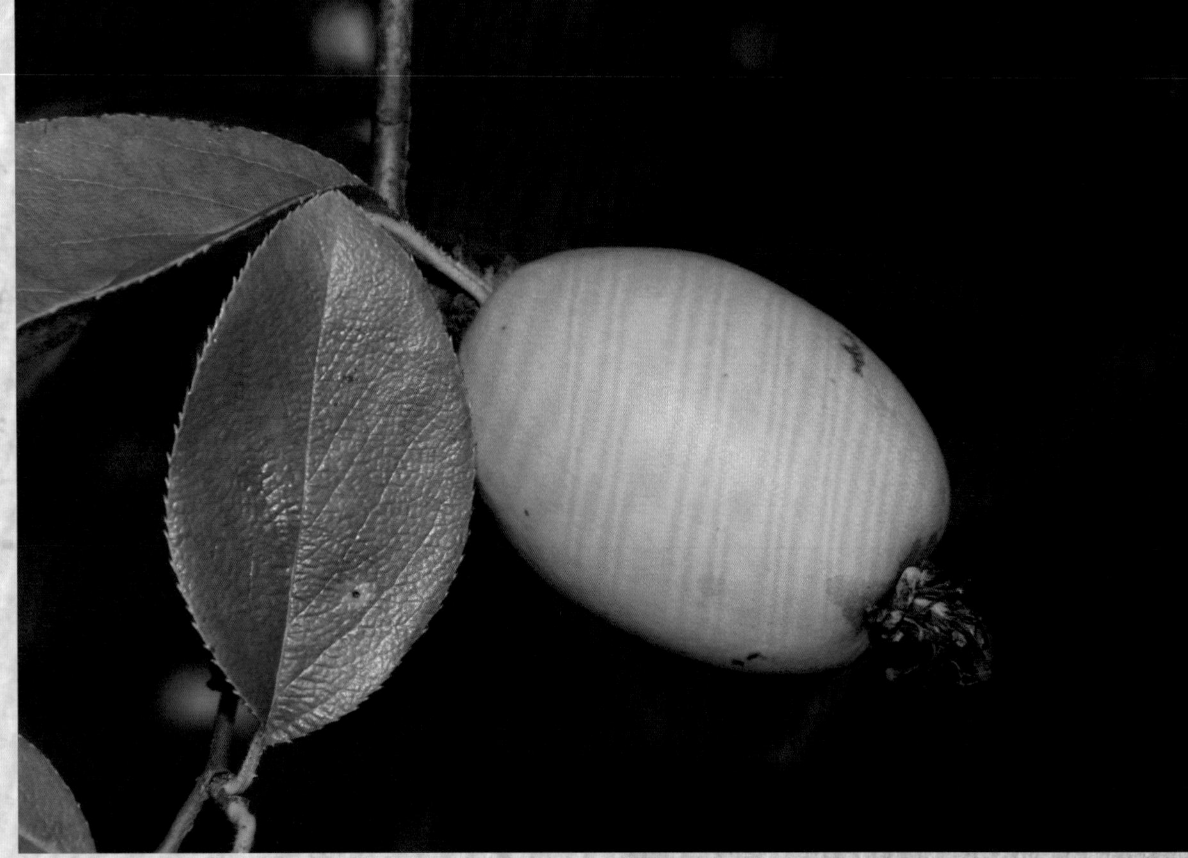

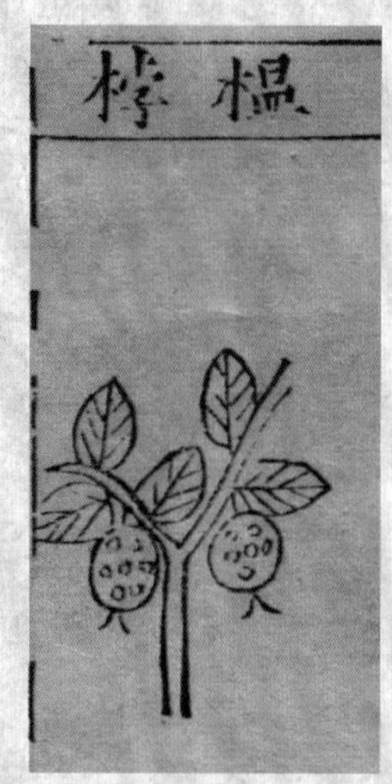

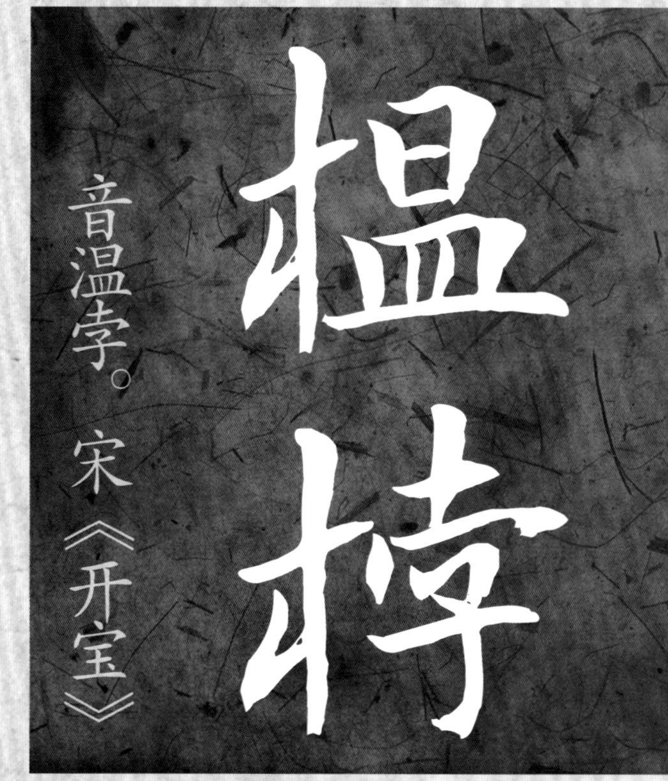

‖**释名**‖

[时珍曰] 榅桲性温而气馞，故名。馞音孛，香气也。

‖**集解**‖

[志曰] 榅桲生北土，似楂子而小。[颂曰] 今关陕有之，沙苑出者更佳。其实大抵类楂，但肤慢而多毛，味尤甘。其气芬馥，置衣笥中亦香。[藏器曰] 树如林檎，花白绿色。[宗奭曰] 食之须净去浮毛，不尔损人肺。花白色，亦香。最多生虫，少有不蛀者。[时珍曰] 榅桲盖榠楂之类生于北土者，故其形状功用皆相仿佛。李珣南海药录言：关中谓林檎为榅桲。按述征记云：林檎佳美。榅桲微大而状丑有毛，其味香，关辅乃有，江南甚希。观此则林檎、榅桲，盖相似而二物也。李氏误矣。

‖**气味**‖

酸、甘，微温，无毒。[士良曰] 发毒热，秘大小肠，聚胸中痰，壅涩血脉，不宜多食。[瑞曰] 同车螯食，发疝气。

‖**主治**‖

温中，下气消食，除心间酸水，去臭，辟衣鱼。开宝。**去胸膈积食，止渴除烦。将卧时，啖一、两枚，生、熟皆宜。**苏颂。[宗奭曰] 卧时啖此太多，亦痞塞胃脘也。**主水泻肠虚烦热，散酒气，并宜生食。**李珣。

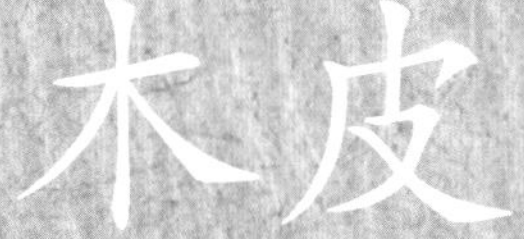

‖**主治**‖

捣末，傅疮。苏颂。

山楂

音渣。《唐本草》

‖ **基原** ‖

据《纲目图鉴》《纲目彩图》《药典图鉴》等综合分析考证，本品为蔷薇科植物山里红 *Crataegus pinnatifida* Bge. var. *major* N. E. Br.、山楂 *C. pinnatifida* Bge.。山里红分布于华北及山东、江苏、安徽、河南等地，山楂分布于东北、河北及陕西、河南、江苏、山东等地。《纲目彩图》认为还包括同属植物野山楂 *C. cuneata* Sieb. et Zucc.，分布于湖北、江西、浙江、云南、贵州、广西等地。《药典》收载山楂药材为蔷薇科植物山里红或山楂的干燥成熟果实；秋季果实成熟时采收，切片，干燥。收载山楂叶药材为蔷薇科植物山里红或山楂的干燥叶；夏、秋二季采收，晾干。《药典》四部收载山楂核精药材为蔷薇科植物山里红的核经干馏和精馏分离而得，收载南山楂药材为蔷薇科植物野山楂的干燥成熟果实。

△山里红（*Crataegus Pinnatifida Var. major*）

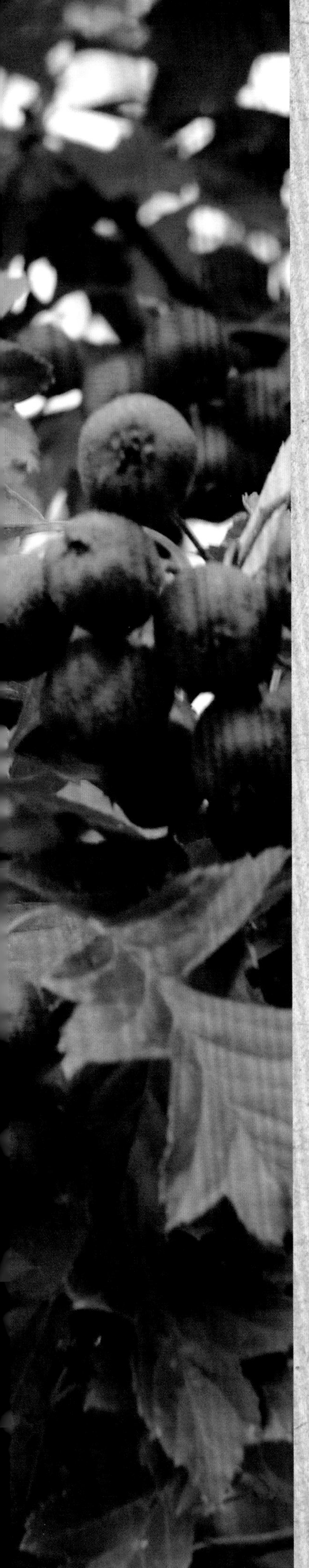

校正：唐本草木部赤爪木，宋图经外类棠梂子，丹溪补遗山查，皆一物也。今并于一，但以山楂标题。

‖ **释名** ‖

赤爪子侧巧切。唐本**鼠楂**唐本**猴楂**危氏**茅楂**日用**杭子**音求**槼梅**音计。并尔雅。**羊梂**唐本**棠梂子**图经**山里果**食鉴。[时珍曰] 山楂味似楂子，故亦名楂。世俗皆作查字，误矣。查，音槎，乃水中浮木，与楂何关？郭璞注尔雅云：杭，音求，树如梅。其子大如指头，赤色似小柰，可食。此即山楂也，世俗作梂字亦误矣。梂乃栎实，于杭何关。楂、杭之名，见于尔雅。自晋、宋以来，不知其原，但用查、梂耳。此物生于山原茅林中，猴、鼠喜食之，故又有诸名也。唐本草赤爪木当作赤枣，盖枣、爪音讹也，楂状似赤枣故尔。范成大虞衡志有赤枣子。王璆百一选方云：山里红果，俗名酸枣，又名鼻涕团。正合此义矣。

‖ **集解** ‖

[恭曰] 赤爪木，赤楂也。出山南、申、安、随诸州。小树高五六尺，叶似香葇。子似虎掌，大如小林檎，赤色。[藏器曰] 赤爪草，即鼠楂梂也。生高原。梂似小楂而赤，人食之。[颂曰] 棠梂子生滁州。二月开白花，随便结实，采无时。彼人用治下痢及腰疼有效。他处亦有，不入药用。[时珍曰] 赤爪、棠梂、山楂，一物也。古方罕用，故唐本虽有赤爪，后人不知即此也。自丹溪朱氏始著山楂之功，而后遂为要药。其类有二种，皆生山中。一种小者，山人呼为棠杭子、茅楂、猴楂，可入药用。树高数尺，叶有五尖，桠间有刺。三月开五出小白花。实有赤、黄二色，肥者如小林檎，小者如指头，九月乃熟，小儿采而卖之。闽人取熟者去皮核，捣和糖、蜜，作为楂糕，以充果物。其核状如牵牛子，黑色甚坚。一种大者，山人呼为羊杭子。树高丈余，花叶皆同，但实稍大而色黄绿，皮涩肉虚为异尔。初甚酸涩，经霜乃可食。功应相同，而采药者不收。

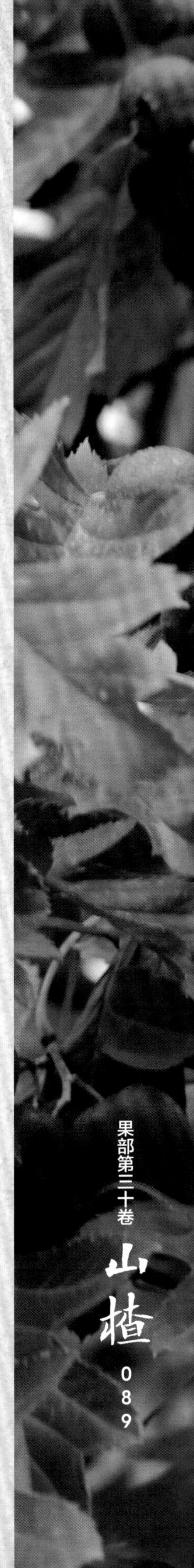

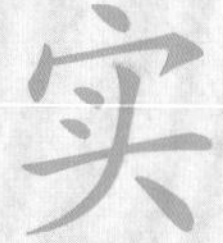

‖ **修治** ‖

[时珍曰] 九月霜后取带熟者，去核曝干，或蒸熟去皮核，捣作饼子，日干用。

‖ **气味** ‖

酸，冷，无毒。[时珍曰] 酸、甘，微温。生食多令人嘈烦易饥，损齿，齿龋人尤不宜也。

‖ **主治** ‖

煮汁服，止水痢。沐头洗身，治疮痒。唐本。**煮汁洗漆疮，多瘥。**弘景。**治腰痛有效。**苏颂。**消食积，补脾，治小肠疝气，发小儿疮疹。**吴瑞。**健胃，行结气。治妇人产后儿枕痛，恶露不尽，煎汁入沙糖服之，立效。**震亨。**化饮食，消肉积癥瘕，痰饮痞满吞酸，滞血痛胀。**时珍。**化血块气块，活血。**宁原。

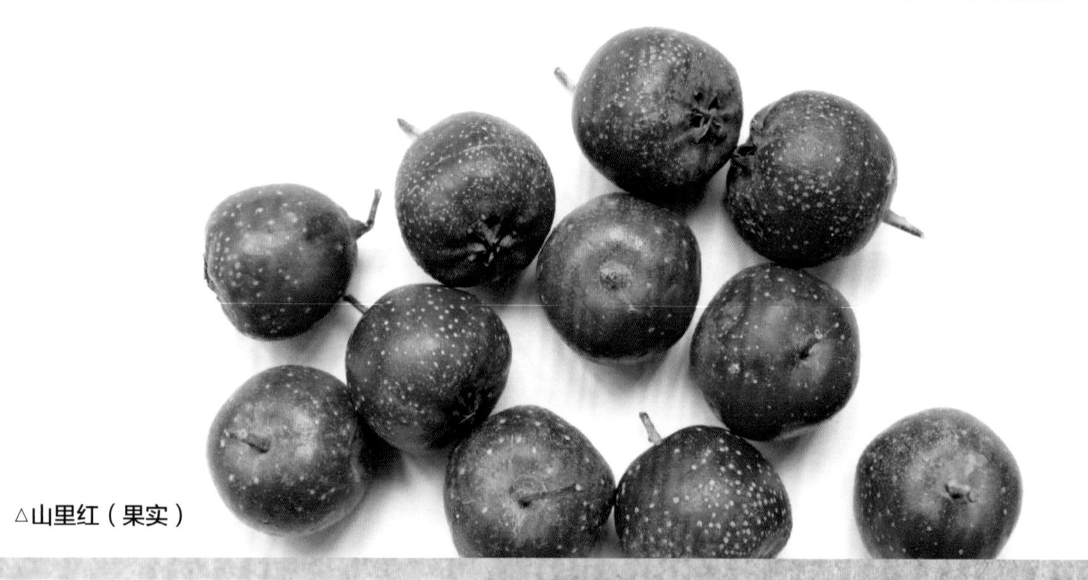

△山里红（果实）

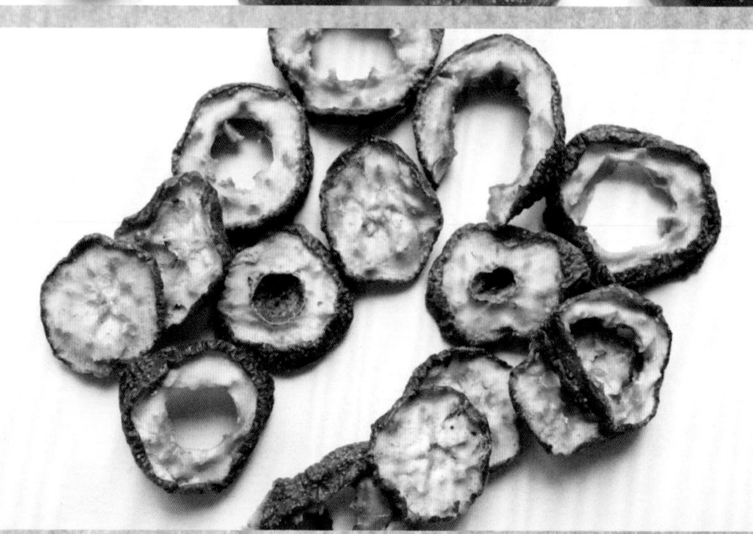

△净山楂饮片

‖ **发明** ‖

[震亨曰] 山楂大能克化饮食。若胃中无食积，脾虚不能运化，不思食者，多服之，则反克伐脾胃生发之气也。[时珍曰] 凡脾弱食物不克化，胸腹酸刺胀闷者，于每食后嚼二三枚，绝佳。但不可多用，恐反克伐也。按物类相感志言：煮老鸡、硬肉，入山楂数颗即易烂。则其消肉积之功，益可推矣。珍邻家一小儿，因食积黄肿，腹胀如鼓。偶往羊杋树下，取食之至饱。归而大吐痰水，其病遂愈。羊杋乃山楂同类，医家不用而有此效，则其功应相同矣。

‖ **附方** ‖

新六。**偏坠疝气**山棠梂肉、茴香炒各一两为末，糊丸梧子大。每服一百丸，空心白汤下。卫生易简方。**老人腰痛**及腿痛。用棠梂子、鹿茸炙等分为末，蜜丸梧子大。每服百丸，日二服。**肠风下血**用寒药、热药及脾弱药具不效者。独用山里果，俗名酸枣，又名鼻涕团，干者为末，艾汤调下，应手即愈。百一选方。**痘疹不快**干山楂为末，汤点服之，立出红活。又法：猴楂五

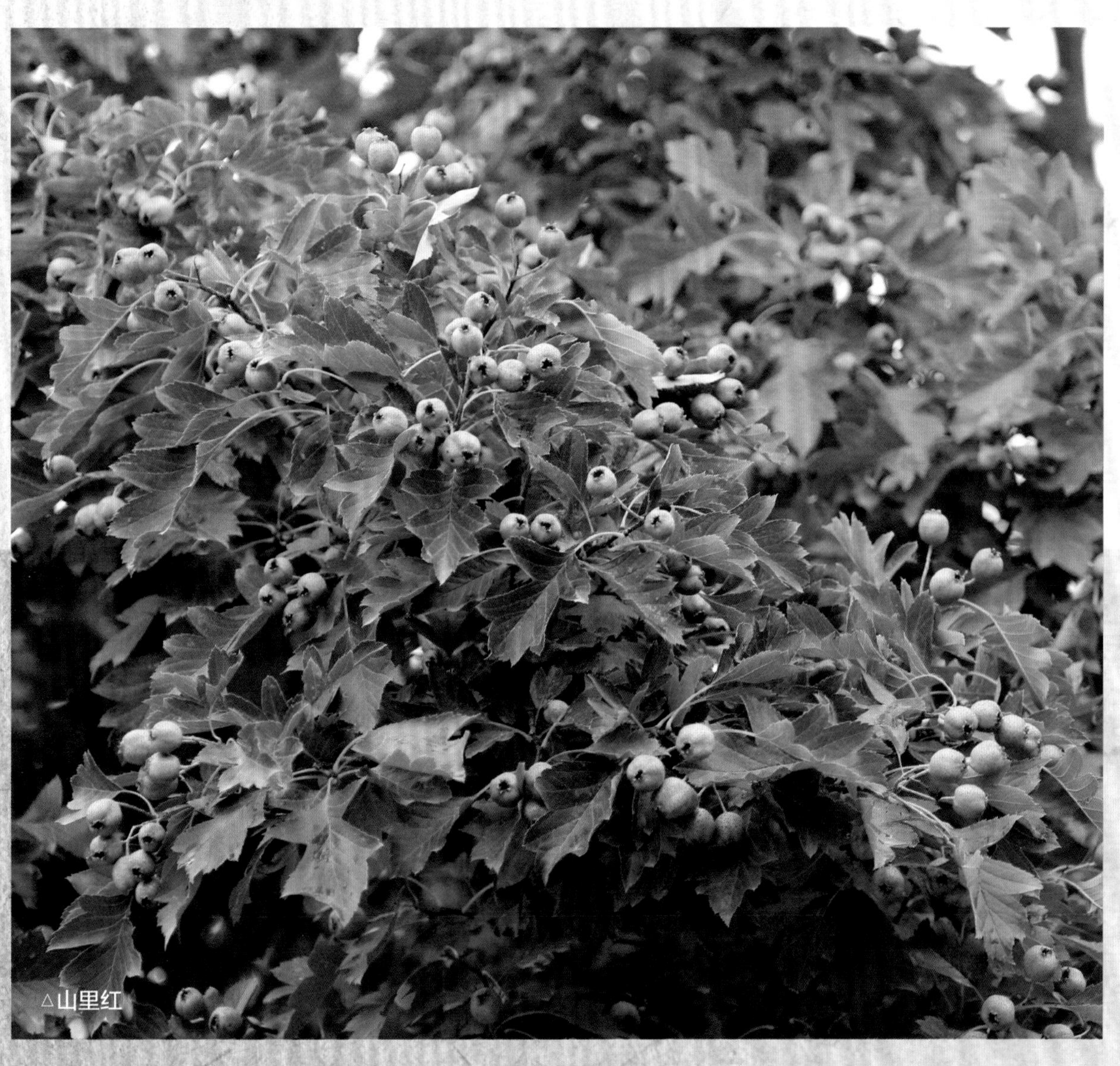

△山里红

个，酒煎入水，温服即出。危氏得效方。**痘疮干黑**危困者。用棠梂子为末，紫草煎酒调服一钱。全幼心鉴。**食肉不消**山楂肉四两，水煮食之，并饮其汁。简便方。

核

‖**主治**‖

吞之，化食磨积，治㿗疝。时珍。

‖**附方**‖

新二。**难产**山楂核七七粒，百草霜为衣，酒吞下。海上方。**阴肾㿗肿**方见橄榄。

赤爪木

‖**气味**‖

苦，寒，无毒。

‖**主治**‖

水痢，头风身痒。唐本。

根

‖**主治**‖

消积，治反胃。时珍。

茎叶

‖**主治**‖

煮汁，洗漆疮。时珍。出肘后。

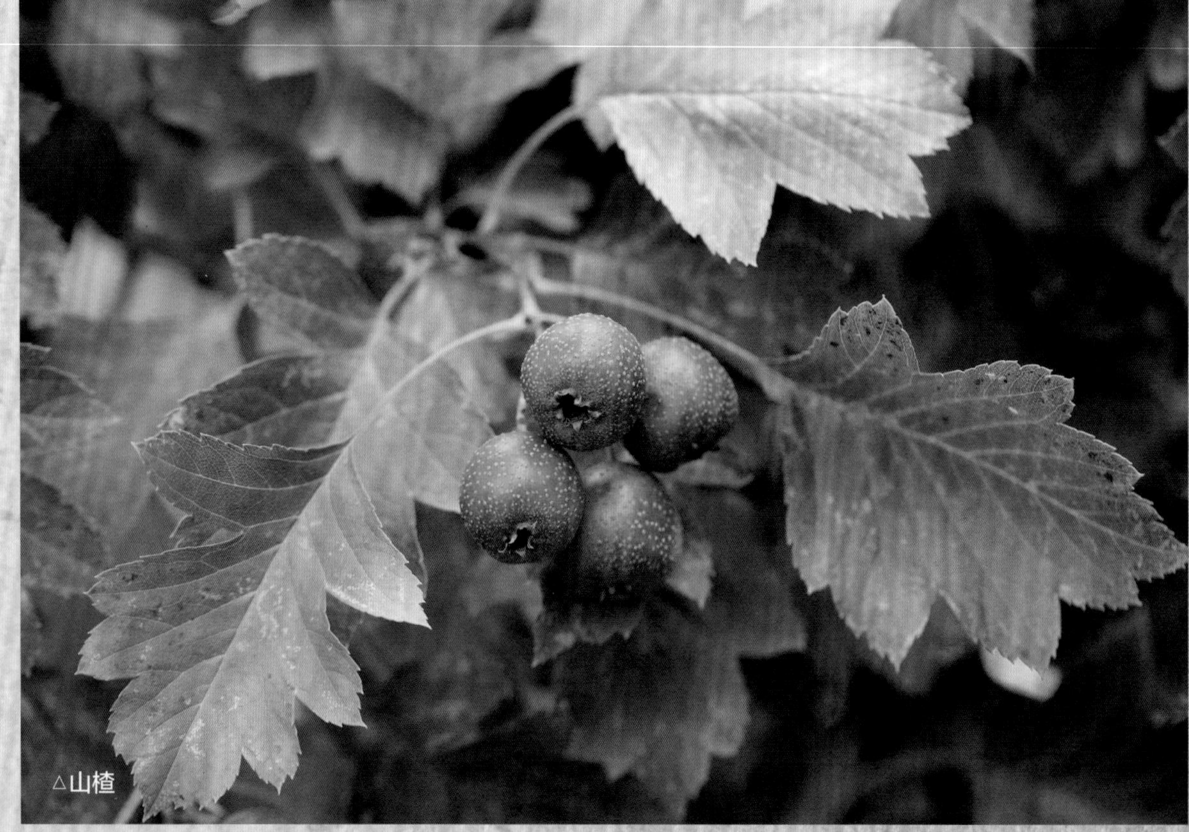
△山楂

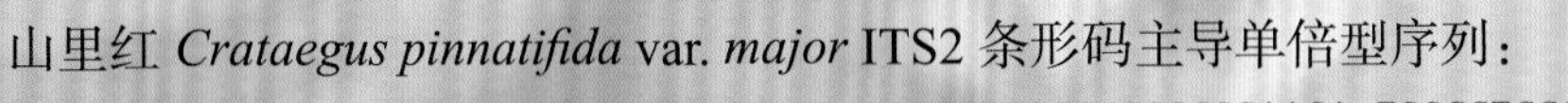

山里红 *Crataegus pinnatifida* var. *major* ITS2 条形码主导单倍型序列：

```
1   CGCGCCGTTG CCCCCCCTCG CCTCCCTCGG GAGCGTCGGC GGGCGGAAGA TGGCCTCCCG TGCGCCACCC CGCGCGGTTG
81  GCACAAATGC CGAGTCCCCG GCGGCGAACG CCACGACAAT CGGTGGTTGA CAAACCTCGG TTGCCTGTTG TGCGCTTTCG
161 CCGCGCTGCG GGCGGCTCGC GACCCTCGTT TGCTCTGCTT CGGCGGAGTT CTTCAACG
```

山楂 *Crataegus pinnatifida* ITS2 条形码主导单倍型序列：

```
1   CGCGCCGTTG CCCCCCCTCG CCTCCCTCGG GAGCGTCGGC GGGCGGAAGA TGGCCTCCCG TGCGCCACCC CGCGCGGTTG
81  GCACAAATGC CGAGTCCCCG GCGGCGAACG CCACGACAAT CGGTGGTTGA CAAACCTCGG TTGCCTGTTG TGCGCTTTCG
161 CCGCGCTGCG GGCGGCTCGC GACCCTCGTT TGCTCTGCTT CGGCGGAGTT CTTCAACG
```

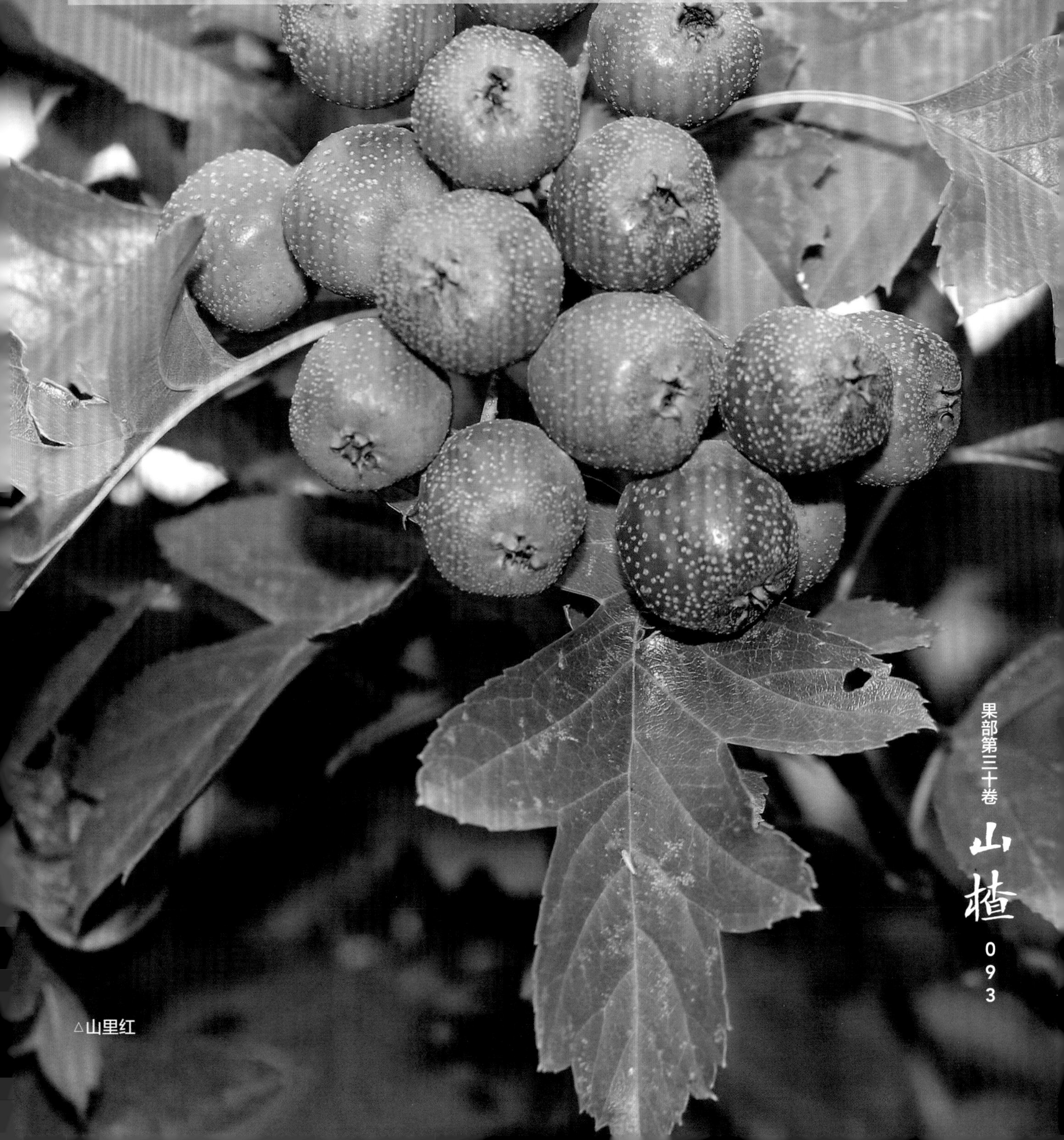

△山里红

庵罗果

宋《开宝》

‖ **基原** ‖

据《纲目图鉴》《纲目彩图》《大辞典》等综合分析考证，本品为漆树科植物杧果 *Mangifera indica* L.。分布于云南、广东、广西、福建和台湾。

△杧果（*Mangifera indica*）

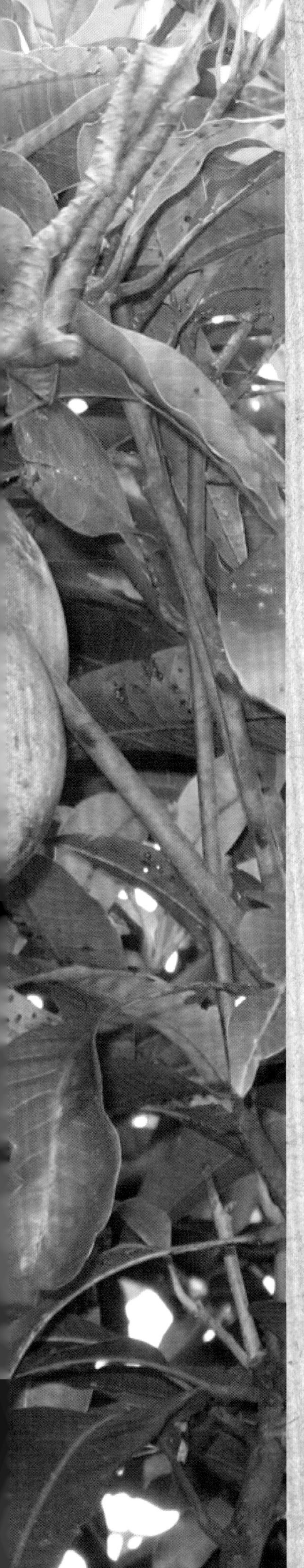

‖ **释名** ‖

阉摩罗迦果出佛书　**香盖。**[时珍曰] 庵罗，梵音二合者也。庵摩罗，梵音三合者也。华言清净是也。

‖ **集解** ‖

[志曰] 庵罗果树生，若林檎而极大。[宗奭曰] 西洛甚多，梨之类也。其状亦梨，先诸梨熟，七夕前后已堪啖。色黄如鹅梨，才熟便松软，入药亦希。[时珍曰] 按一统志云：庵罗果俗名香盖，乃果中极品。种出西域，亦柰类也。叶似茶叶。实似北梨，五六月熟，多食亦无害。今安南诸地亦有之。

‖ **气味** ‖

甘，温，无毒。[士良曰] 酸，微寒。[志曰] 动风疾。凡天行病及食饱后，俱不可食。同大蒜、辛物食，令人患黄病。

‖ **主治** ‖

食之止渴。开宝。**主妇人经脉不通，丈夫营卫中血脉不行。久食，令人不饥。**士良。

叶

‖ **主治** ‖

渴疾，煎汤饮。士良。

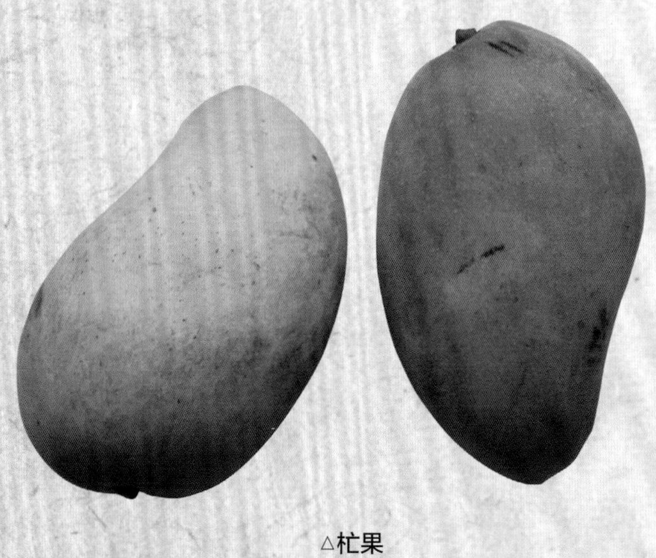

△杧果

柰

《别录》下品

‖ **基原** ‖

据《纲目图鉴》《中华本草》《大辞典》等综合分析考证，本品为蔷薇科植物苹果 *Malus pumila* Mill.。分布于辽宁、河北、陕西、甘肃、四川、云南等地。

△苹果（*Malus pumila*）

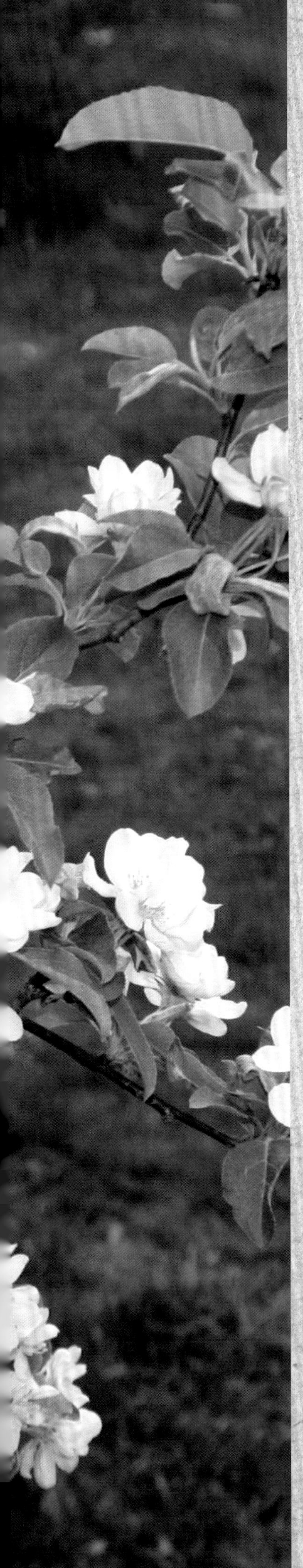

‖ **释名** ‖

频婆音波。[时珍曰] 篆文柰字，象子缀于木之形。梵言谓之频婆，今北人亦呼之，犹云端好也。

‖ **集解** ‖

[弘景曰] 柰，江南虽有，而北国最丰。作脯食之，不宜人。林檎相似而小，俱不益人。[士良曰] 此有三种：大而长者为柰，圆者为林檎，皆夏熟；小者味涩为梣，秋熟，一名楸子。[时珍曰] 柰与林檎，一类二种也。树、实皆似林檎而大，西土最多，可栽可压。有白、赤、青三色。白者为素柰，赤者为丹柰，亦曰朱柰，青者为绿柰，皆夏熟。凉州有冬柰，冬熟，子带碧色。孔氏六帖言：凉州白柰，大如兔头。西京杂记言：上林苑紫柰，大如升，核紫花青。其汁如漆，著衣不可浣，名脂衣柰。此皆异种也。郭义恭广志云：西方例多柰，家家收切，暴干为脯，数十百斛，以为蓄积，谓之频婆粮。亦取柰汁为豉用。其法：取熟柰纳瓮中，勿令蝇入。六七日待烂，以酒腌，痛拌令如粥状，下水更拌，滤去皮子。良久去清汁，倾布上，以灰在下引汁尽，划开日干为末，调物甘酸得所也。刘熙释名载：柰油，以柰捣汁涂缯上，暴燥取干，色如油也。今关西人以赤柰、楸子取汁涂器中，暴干名果单是矣。味甘酸，可以馈远。杜恕笃论云：日给之花以柰，柰实而日给零落，虚伪与真实相似也。则日给乃柰之不实者。而王羲之帖云：来禽、日给，皆囊盛为佳果。则又似指柰为日给矣。木堇花亦名日及，或同名耳。

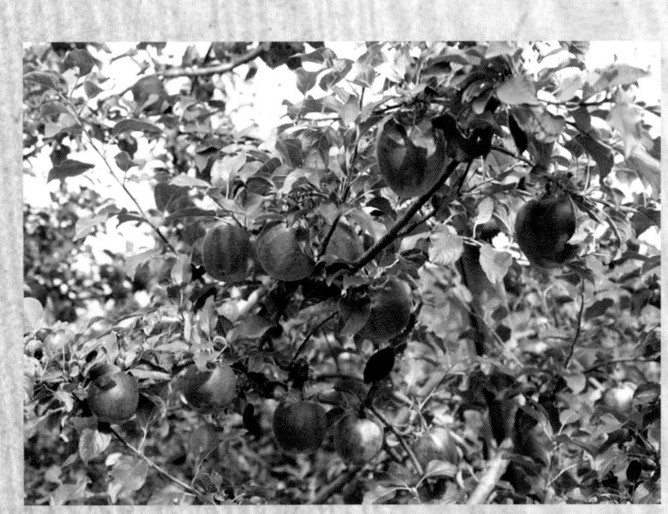

实

‖**气味**‖

苦，寒，有小毒。多食令人肺壅胪胀，有病人尤甚。别录。[思邈曰] 酸、苦，寒，涩，无毒。[时珍曰] 案正要云：频婆：甘，无毒。

‖**主治**‖

补中焦诸不足气，和脾。治卒食饱气壅不通者，捣汁服。孟诜。**益心气，耐饥。**千金。**生津止渴。**正要。

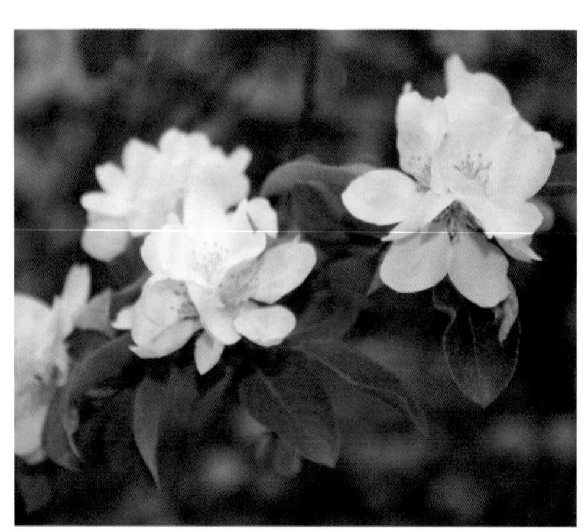

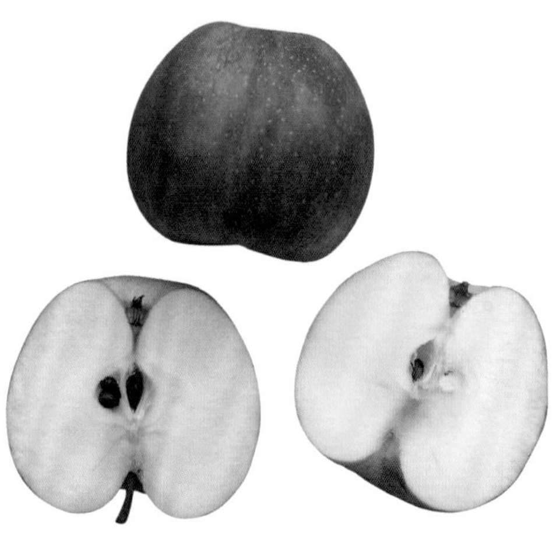

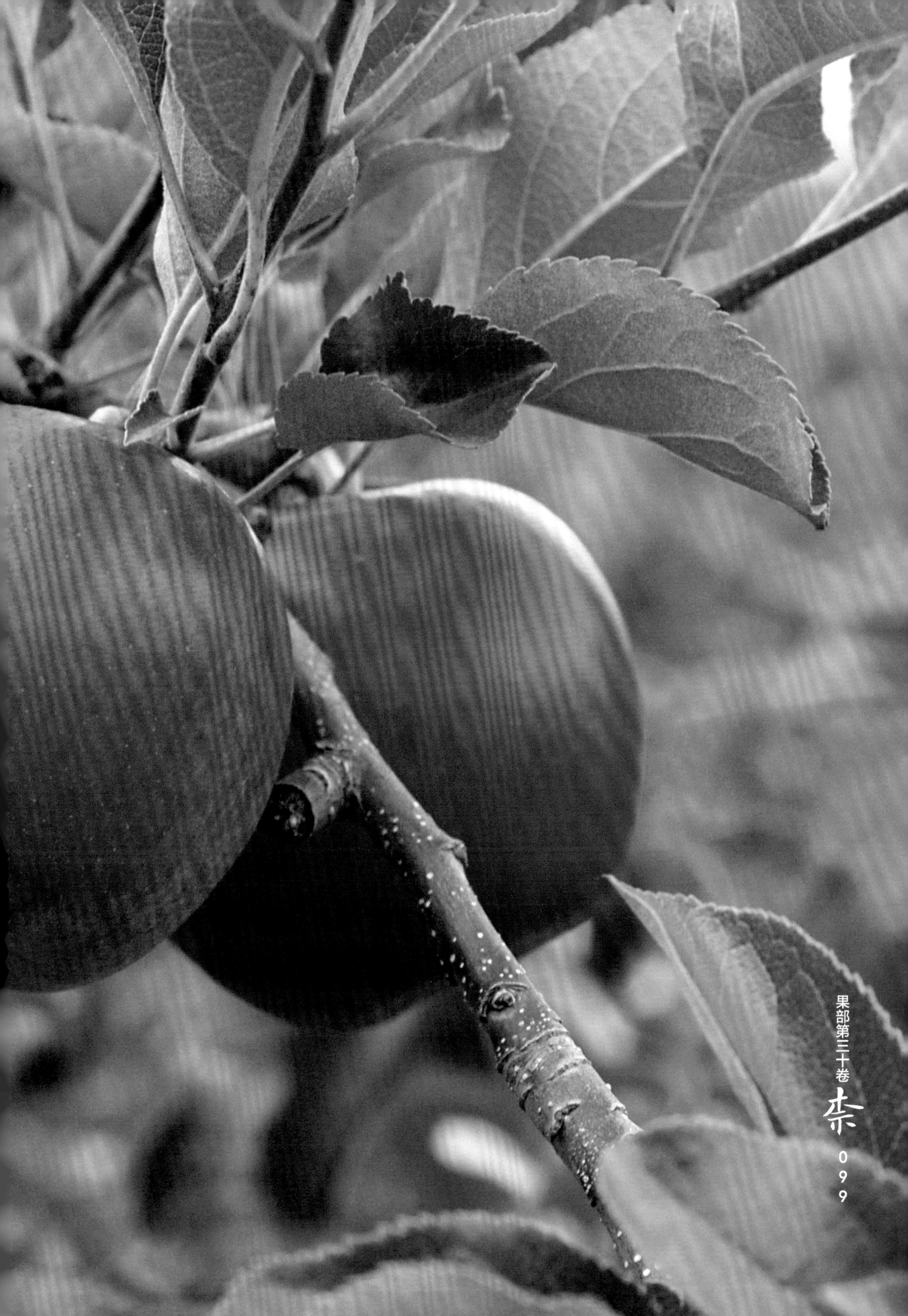

林檎

宋《开宝》

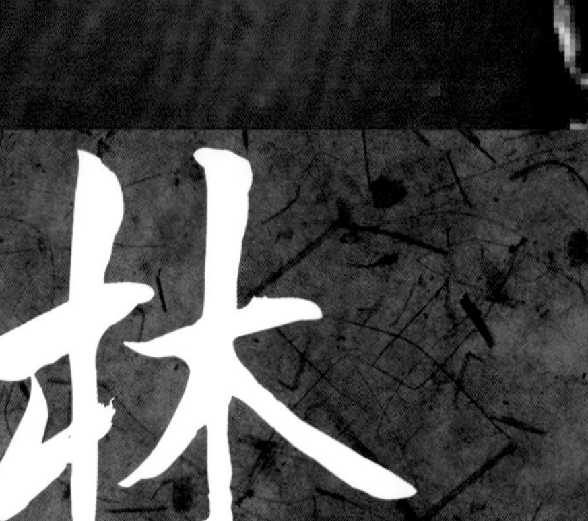

‖ **基原** ‖

据《纲目图鉴》《中华本草》等综合分析考证，本品为蔷薇科植物花红 *Malus asiatica* Nakai。分布于华北、西南及辽宁、陕西、甘肃、新疆等地。

李林禽

林禽圆小

△花红（*Malus asiatica*）

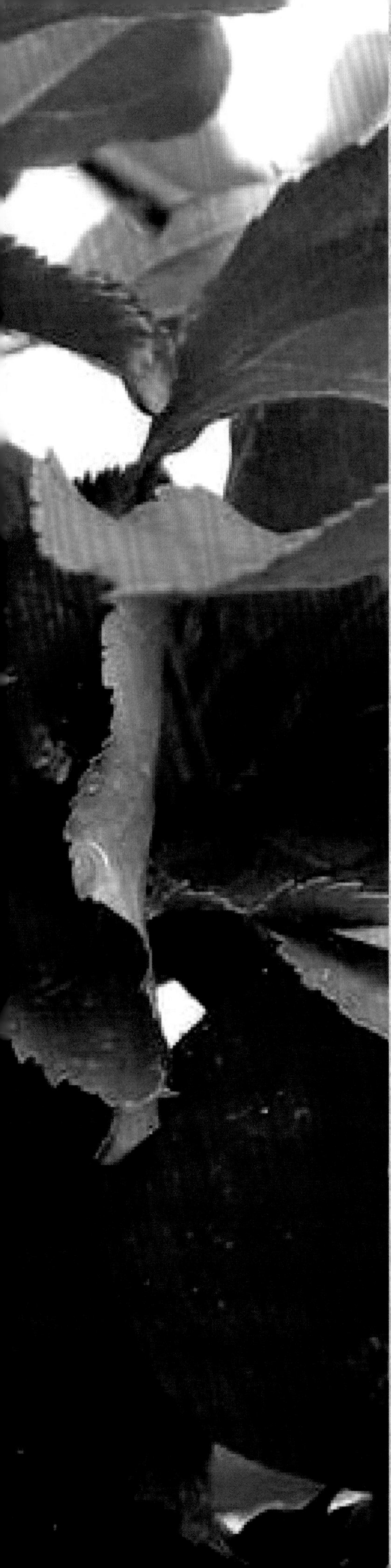

校正：并入拾遗文林郎果。

‖ **释名** ‖

来禽法帖**文林郎果。**[藏器曰] 文林郎生渤海间。云其树从河中浮来，有文林郎拾得种之，因以为名。[珣曰] 文林郎，南人呼为榅桲是矣。[时珍曰] 案洪玉父云：此果味甘，能来众禽于林，故有林禽、来禽之名。又唐高宗时，纪王李谨得五色林檎似朱柰以贡。帝大悦，赐谨为文林郎。人因呼林檎为文林郎果。又述征记云：林檎实佳美。其榅桲微大而状丑，有毛而香，关辅乃有，江南甚希。据此，则林檎是文林郎，非榅桲矣。

‖ **集解** ‖

[志曰] 林檎在处有之。树似柰，皆二月开粉红花。子亦如柰而差圆，六月、七月熟。[颂曰] 亦有甘、酢二种：甘者早熟而味脆美；酢者差晚，须烂熟乃堪啖。今医家干之，入治伤寒药，谓之林檎散。[时珍曰] 林檎即柰之小而圆者。其味酢者，即楸子也。其类有金林檎、红林檎、水林檎、蜜林檎、黑林檎，皆以色味立名。黑者色似紫柰。有冬月再实者。林檎熟时，晒干研末点汤服甚美，谓之林檎麸。僧赞宁物类相感志云：林檎树生毛虫，埋蚕蛾于下，或以洗鱼水浇之即止。皆物性之妙也。

‖ **气味** ‖

酸、甘，温，无毒。[思邈曰] 酸、苦，平，涩，无毒。多食令人百脉弱。[志曰] 多食发热及冷痰涩气，令人好唾，或生疮疖，闭百脉。其子食之，令人烦心。

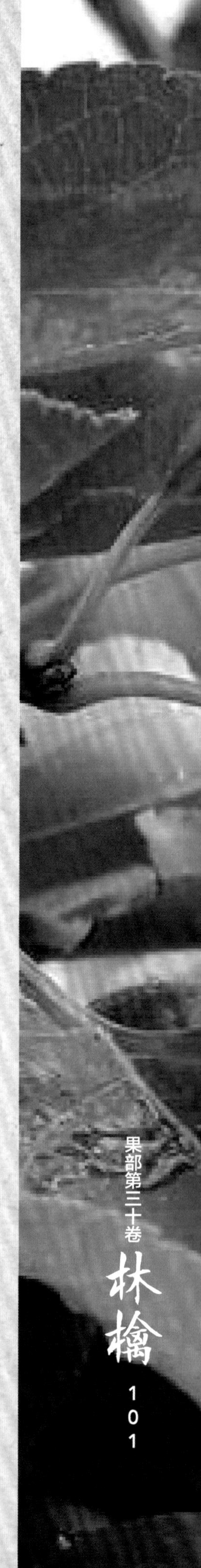

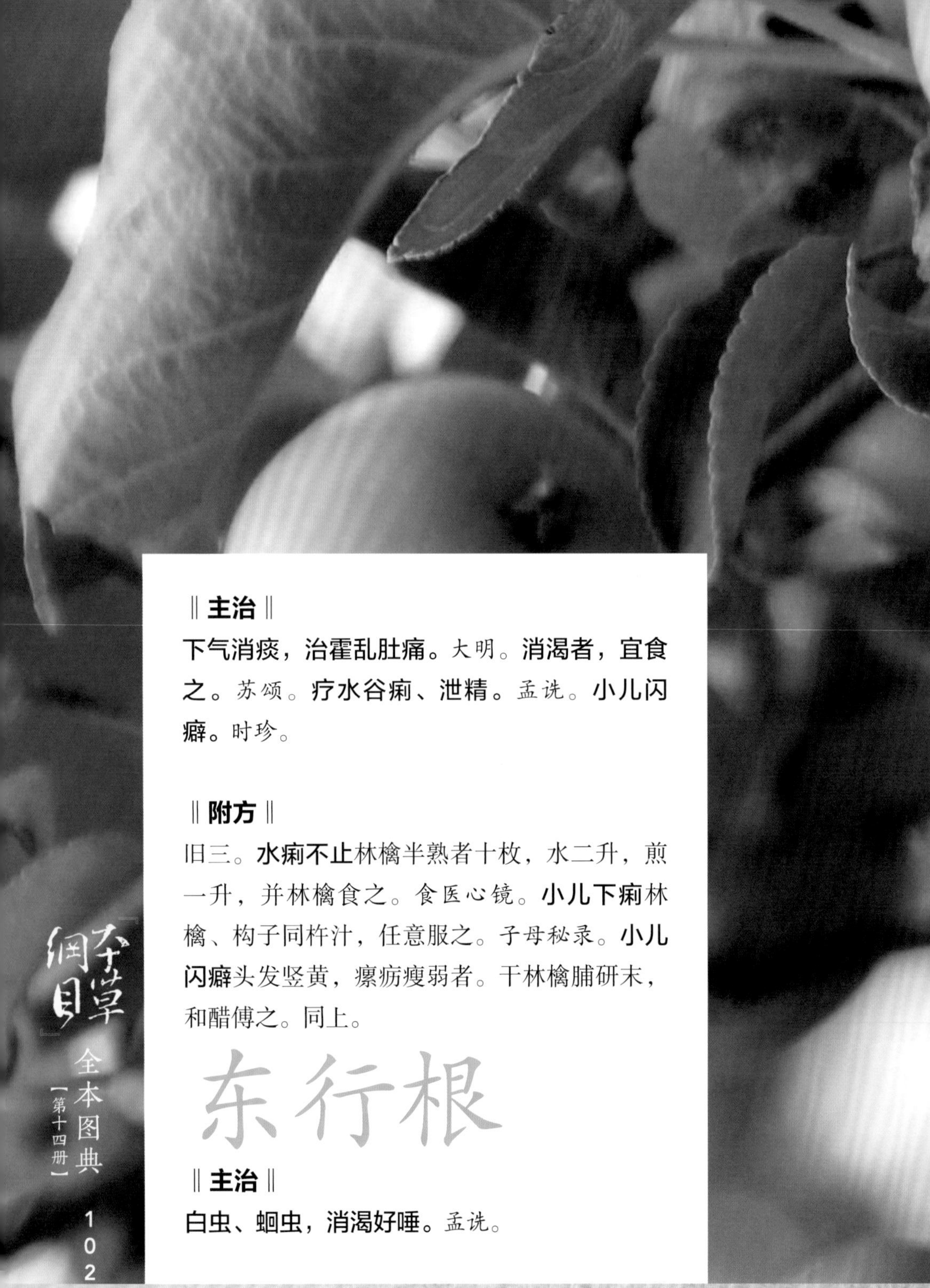

‖ **主治** ‖

下气消痰，治霍乱肚痛。大明。**消渴者，宜食之。**苏颂。**疗水谷痢、泄精。**孟诜。**小儿闪癖。**时珍。

‖ **附方** ‖

旧三。**水痢不止**林檎半熟者十枚，水二升，煎一升，并林檎食之。食医心镜。**小儿下痢**林檎、构子同杵汁，任意服之。子母秘录。**小儿闪癖**头发竖黄，瘰疬瘦弱者。干林檎脯研末，和醋傅之。同上。

东行根

‖ **主治** ‖

白虫、蛔虫，消渴好唾。孟诜。

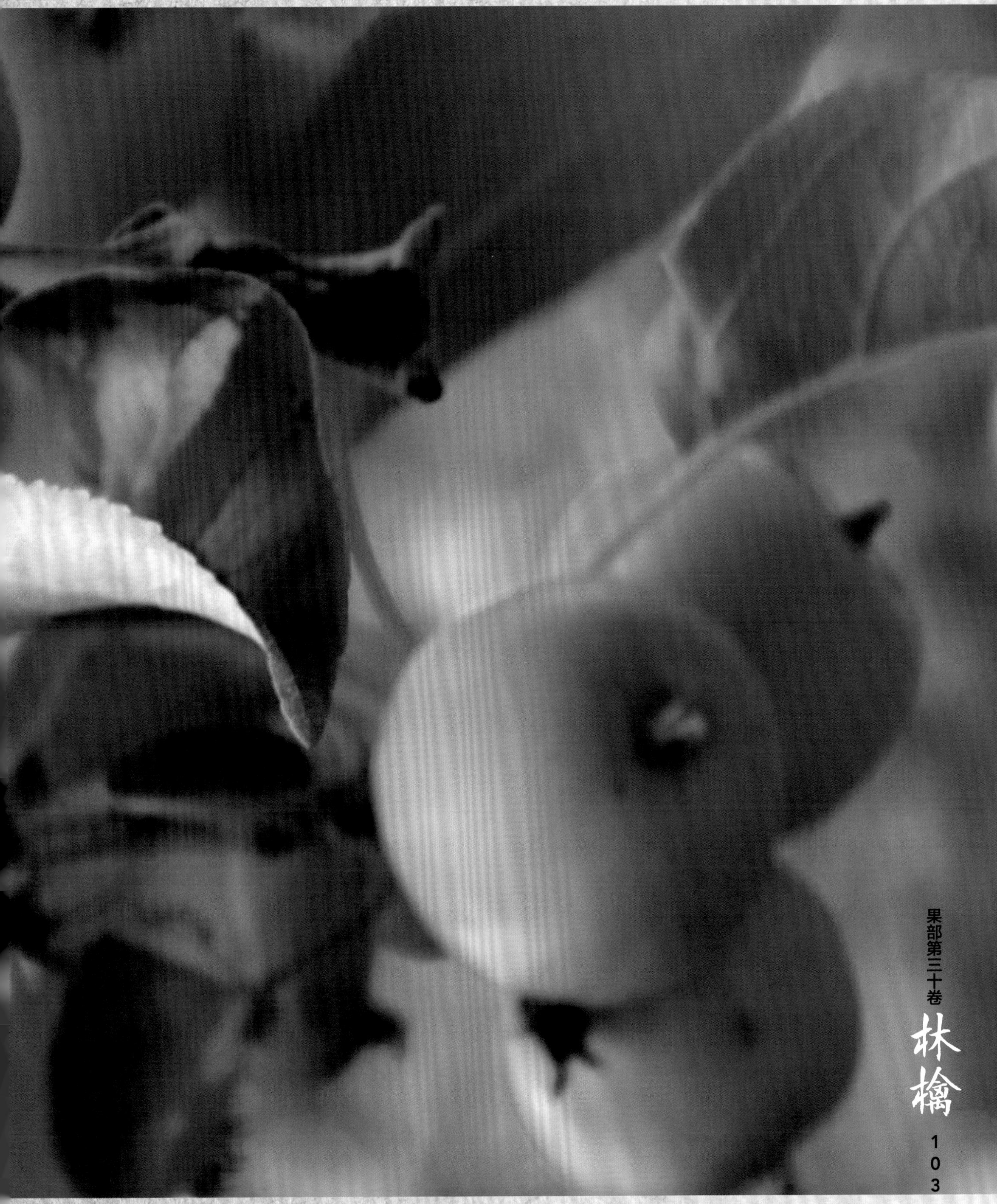

果部第三十卷

林檎

103

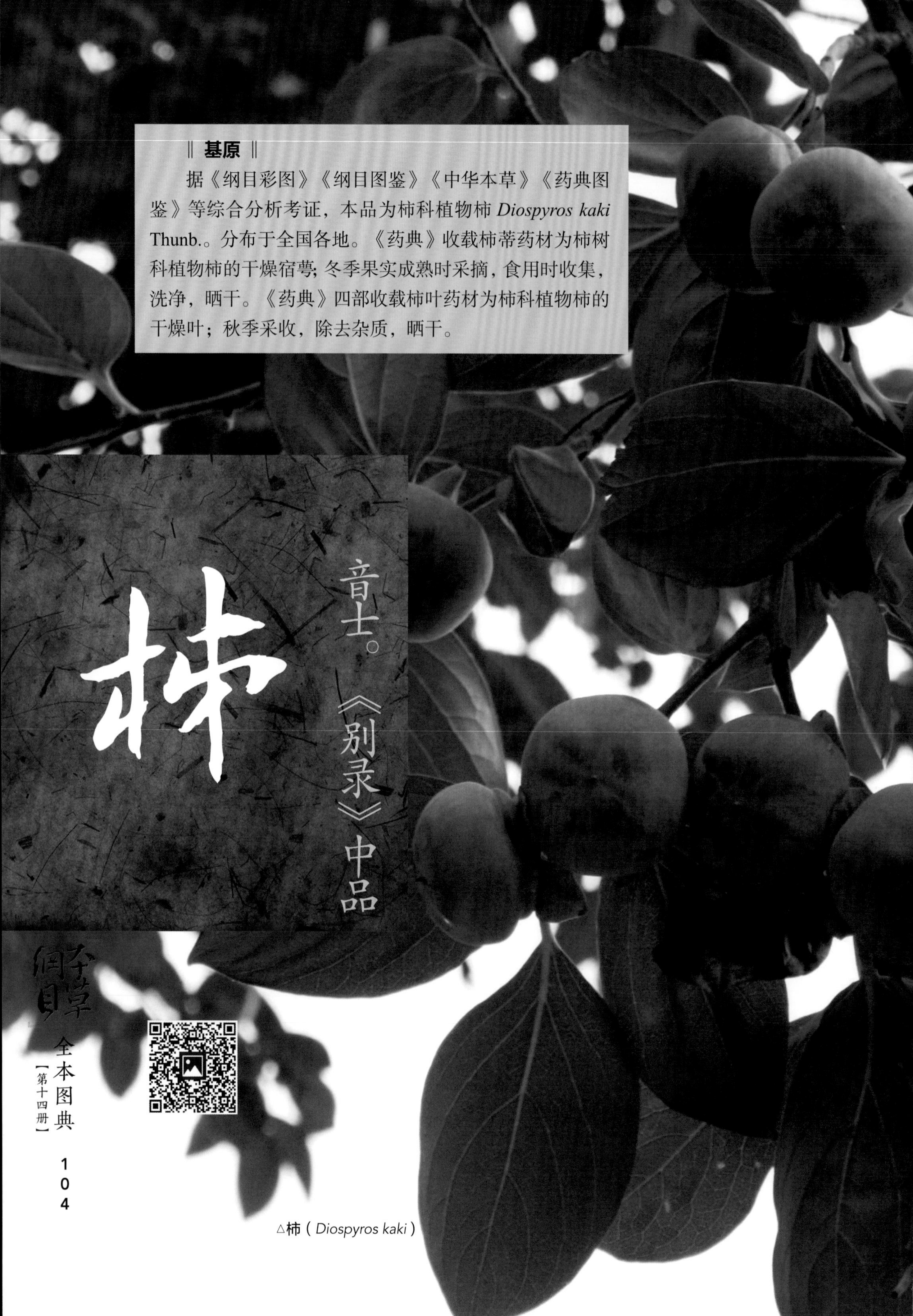

‖ **基原** ‖

据《纲目彩图》《纲目图鉴》《中华本草》《药典图鉴》等综合分析考证，本品为柿科植物柿 *Diospyros kaki* Thunb.。分布于全国各地。《药典》收载柿蒂药材为柿树科植物柿的干燥宿萼；冬季果实成熟时采摘，食用时收集，洗净，晒干。《药典》四部收载柿叶药材为柿科植物柿的干燥叶；秋季采收，除去杂质，晒干。

柿

音士。《别录》中品

△柿（*Diospyros kaki*）

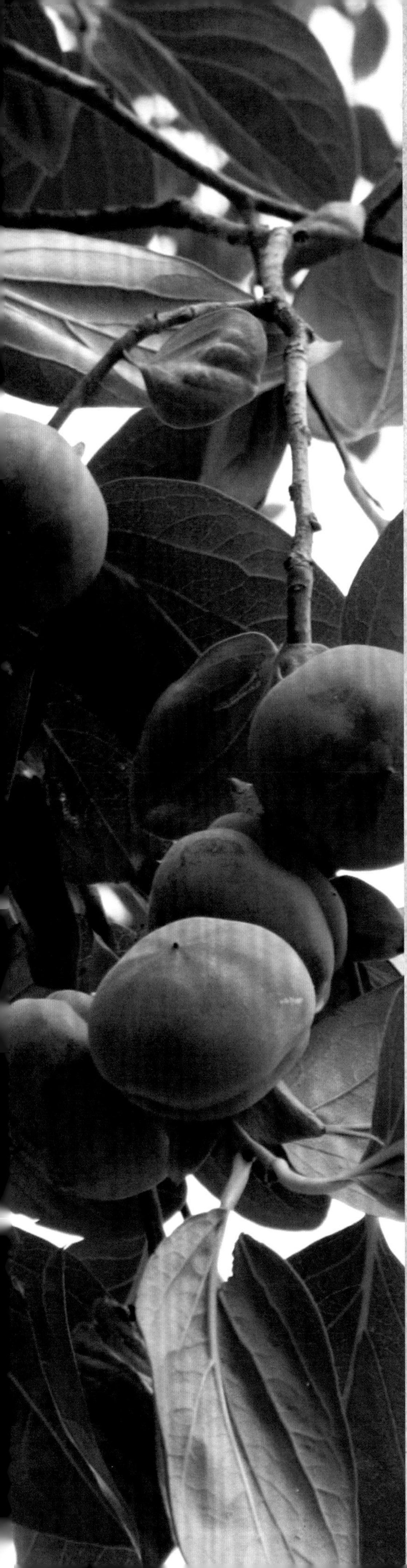

‖ **释名** ‖

[时珍曰] 柹从𣎴，音滓，谐声也。俗作柿非矣。杮，音肺，削木片也。胡名镇头迦。

‖ **集解** ‖

[颂曰] 柿南北皆有之，其种亦多。红柿所在皆有。黄柿生汴、洛诸州。朱柿出华山，似红柿而圆小，皮薄可爱，味更甘珍。椑柿色青，可生啖。诸柿食之皆美而益人。又有一种小柿，谓之软枣，俗呼为牛奶柿。世传柿有七绝：一多寿，二多阴，三无鸟巢，四无虫蠹，五霜叶可玩，六嘉宾，七落叶肥滑，可以临书也。[宗奭曰] 柿有数种：着盖柿，于蒂下别有一重。又有牛心柿，状如牛心。蒸饼柿，状如市卖蒸饼。华州朱柿，小而深红。塔柿，大于诸柿。去皮挂木上，风日干之佳。火干者味不甚佳。其生者可以温水养去涩味也。[时珍曰] 柿高树大叶，圆而光泽。四月开小花，黄白色。结实青绿色，八九月乃熟。生柿置器中自红者谓之烘柿，日干者谓之白柿，火干者谓之乌柿，水浸藏者谓之醂柿。其核形扁，状如木鳖子仁而硬坚。其根甚固，谓之柿盘。案事类合璧云：柿，朱果也。大者如碟，八棱稍扁；其次如拳；小或如鸡子、鸭子、牛心、鹿心之状。一种小而如拆二钱者，谓之猴枣。皆以核少者为佳。

烘柿

[时珍曰] 烘柿，非谓火烘也。即青绿之柿，收置器中，自然红熟如烘成，涩味尽去，其甘如蜜。欧阳修归田录言襄、邓人以榠楂或榅桲或橘叶于中则熟，亦不必。

‖ **气味** ‖

甘，寒，涩，无毒。[弘景曰] 生柿性冷，鹿心柿尤不可食，令人腹痛。[宗奭曰] 凡柿皆凉，不至

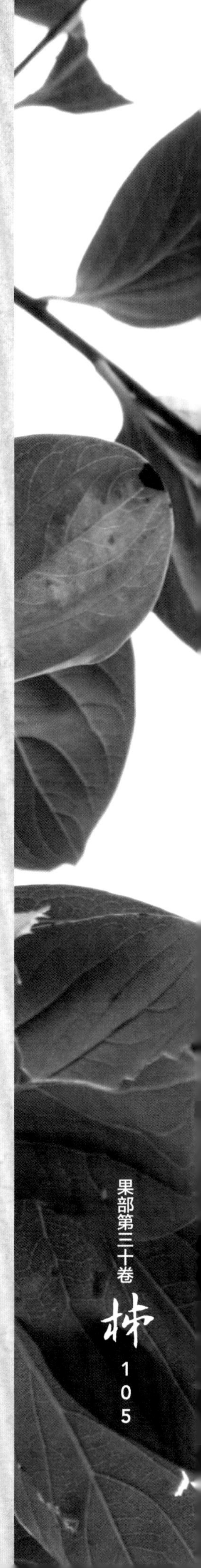

大寒。食之引痰，为其味甘也。日干者食多动风。凡柿同蟹食，令人腹痛作泻，二物俱寒也。[时珍曰] 按王璆百一选方云：一人食蟹，多食红柿，至夜大吐，继之以血，昏不省人。一道者云：惟木香可解。乃磨汁灌之，即渐苏醒而愈也。

‖ **主治** ‖

通耳鼻气，治肠澼不足。解酒毒，压胃间热，止口干。别录。**续经脉气。**诜。

‖ **发明** ‖

[藏器曰] 饮酒食红柿，令人易醉或心痛欲死。别录言解酒毒，失之矣。

白柿　柿霜

‖ **修治** ‖

[时珍曰] 白柿即干柿生霜者。其法用大柿去皮捻扁，日晒夜露至干，内瓮中，待生白霜乃取出。今人谓之柿饼，亦曰柿花。其霜谓之柿霜。

‖ **气味** ‖

甘，平，涩，无毒。[弘景曰] 日干者性冷，生柿弥冷。火熏者性热。

‖ **主治** ‖

补虚劳不足，消腹中宿血，涩中厚肠，健脾胃气。诜。**开胃涩肠，消痰止渴，治吐血，润心肺，疗肺痿心热咳嗽，润声喉，杀虫。**大明。**温补。多食，去面䵟。**藏器。**治反胃咯血，血淋肠澼，痔漏下血。**时珍。**霜：清上焦心肺热，生津止渴，化痰宁嗽，治咽喉口舌疮痛。**时珍。

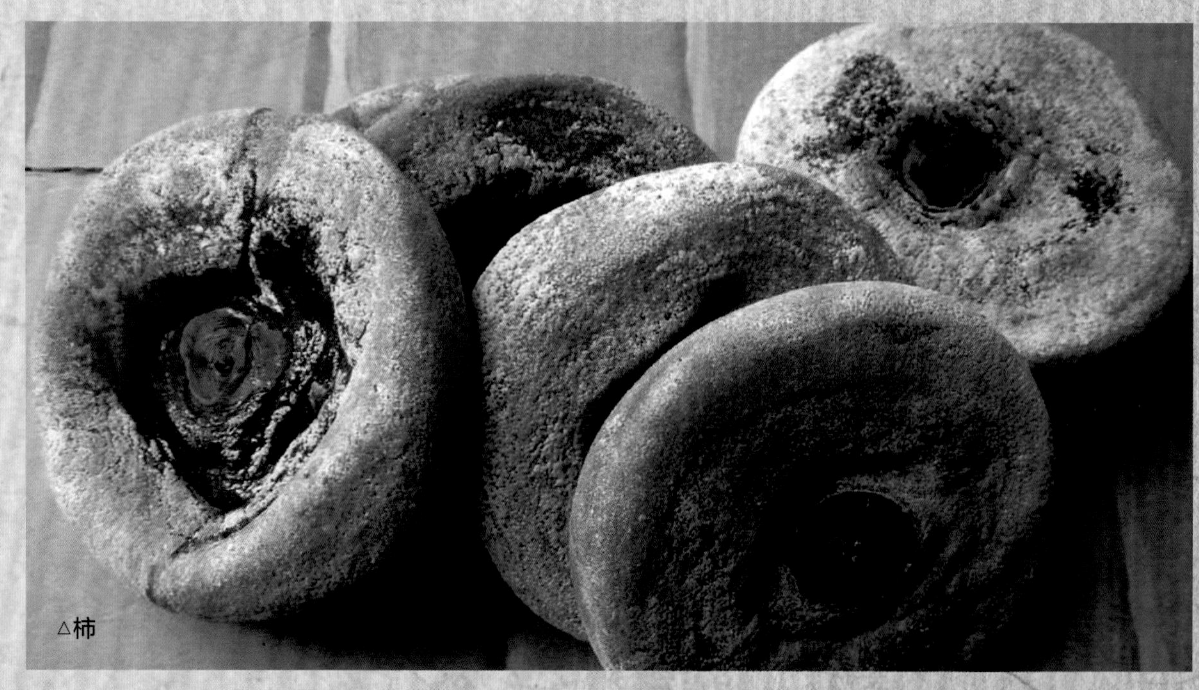

△柿

‖ **发明** ‖

[震亨曰] 干柿属金而有土，属阴而有收意。故止血治咳，亦可为助也。[时珍曰] 柿乃脾、肺血分之果也。其味甘而气平，性涩而能收，故有健脾涩肠、治嗽止血之功。盖大肠者，肺之合而胃之子也。真正柿霜，乃其精液，入肺病上焦药尤佳。按方勺泊宅编云：外兄刘掾云：病脏毒下血，凡半月，自分必死。得一方，只以干柿烧灰，饮服二钱，遂愈。又王璆百一方云：曾通判子病下血十年，亦用此方一服而愈。为散、为丸皆可，与本草治肠澼、消宿血、解热毒之义相合。则柿为太阴血分之药，益可征矣。又经验方云：有人三世死于反胃病，至孙得一方：用干柿饼同干饭日日食之，绝不用水饮。如法食之，其病遂愈。此又一征也。

‖ **附方** ‖

旧四，新十。**肠风脏毒**方说见上。**小便血淋**叶氏：用干柿三枚烧存性，研末，陈米饮服。经验方用白柿、乌豆、盐花煎汤，入墨汁服之。**热淋涩痛**干柿、灯心等分，水煎日饮。朱氏方。**小儿秋痢**以粳米煮粥，熟时入干柿末，再煮三两沸食之。奶母亦食之。食疗。**反胃吐食**干柿三枚，连蒂捣烂，酒服甚效。切勿以他药杂之。**腹薄食减**凡男女脾虚腹薄，食不消化，面上黑点者。用干柿三斤，酥一斤，蜜半斤，以酥、蜜煎匀，下柿煮十余沸，用不津器贮之。每日空腹食三五枚，甚良。孟诜食疗。**痰嗽带血**青州大柿饼，饭上蒸熟批开。每用一枚，掺真青黛一钱，卧时食之，薄荷汤下。丹溪纂要。**产后咳逆**气乱心烦。用干柿切碎，水煮汁呷。产宝。**妇人蒜发**干柿五枚，以茅香煮熟，枸杞子酒浸焙研，各等分，捣丸梧子大。每服五十丸，茅香汤下，日三。普济。**面生䵟黯**干柿日日食之。普济方。**鼻窒不通**干柿同粳米煮粥，日食。圣济。**耳聋鼻塞**干柿三枚细切，以粳米三合，豆豉少许煮粥，日日空心食之。圣惠。**痘疮入目**白柿日日食之良。**臁胫烂疮**用柿霜、柿蒂等分烧研，傅之甚效。笔峰杂兴。**解桐油毒**干柿饼食之。普济。

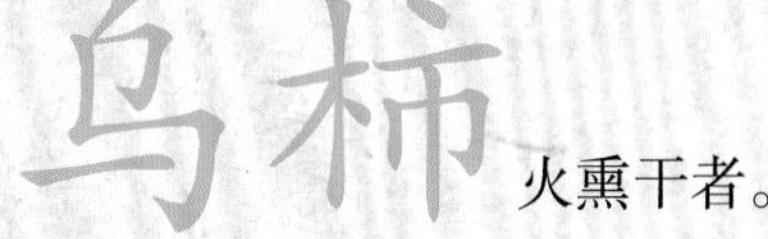

乌柿 火熏干者。

‖ **气味** ‖

甘，温，无毒。

‖ **主治** ‖

杀虫，疗金疮、火疮，生肉止痛。别录。**治狗啮疮，断下痢。**弘景。**服药口苦及呕逆者，食少许即止。**藏器。

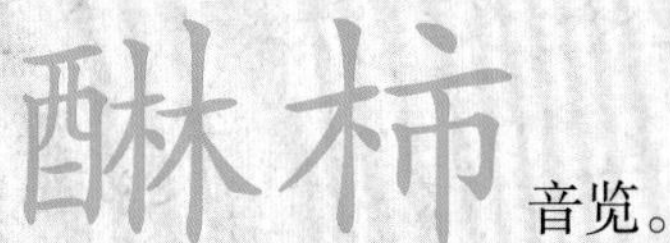

醂柿 音览。

‖ **修治** ‖

[瑞曰] 水藏者性冷，盐藏者有毒。[时珍曰] 醂，藏柿也。水收、盐浸之外，又有以熟柿用灰汁澡三四度，令汁尽着器中，经十余日即可食，治病非宜。

‖ **主治** ‖

涩下焦，健脾胃，消宿血。诜。

柿糕

‖ **修治** ‖

[时珍曰] 案李氏食经云：用糯米洗净一斗，大干柿五十个，同捣粉蒸食。如干，入煮枣泥和拌之。

‖ **主治** ‖

作饼及糕与小儿食，治秋痢。诜。**黄柿和米粉作糗蒸，与小儿食，止下痢、下血有效。**藏器。

柿蒂

‖ **气味** ‖

涩，平，无毒。

‖ **主治** ‖

咳逆哕气，煮汁服。诜。

‖ **发明** ‖

[震亨曰] 人之阴气，依胃为养。土伤则木挟相火，直冲清道而上作咳逆。古人以为胃寒，既用丁香、柿蒂，不知其孰为补虚，孰为降火？不能清气利痰，惟有助火而已。[时珍曰] 咳逆者，气自脐下冲脉直上至咽膈，作呃忒蹇逆之声也。朱肱南阳书以哕为咳逆，王履溯洄集以咳嗽为咳逆，皆误矣。哕者干呕有声也。咳逆有伤寒吐下后，及久病产后，老人虚人，阴气大亏，阳气暴逆，自下焦逆至上焦而不能出者。有伤寒失下，及平人痰气抑遏而然者。当视其虚实阴阳，或温或补，或泄热，或降气，或吐或下可也。古方单用柿蒂煮汁饮之，取其苦温能降逆气也。济生柿蒂散，加以丁香、生姜之辛热，以开痰散郁，盖从治之法，而昔人亦常用之收效矣。至易水张氏又益以人参，治病后虚人咳逆，亦有功绩。丹溪朱氏但执以寒治热之理，而不及从治之法，矫枉之过矣。若陈氏三因又加以良姜之类，是真以为胃寒而助其邪火者也。

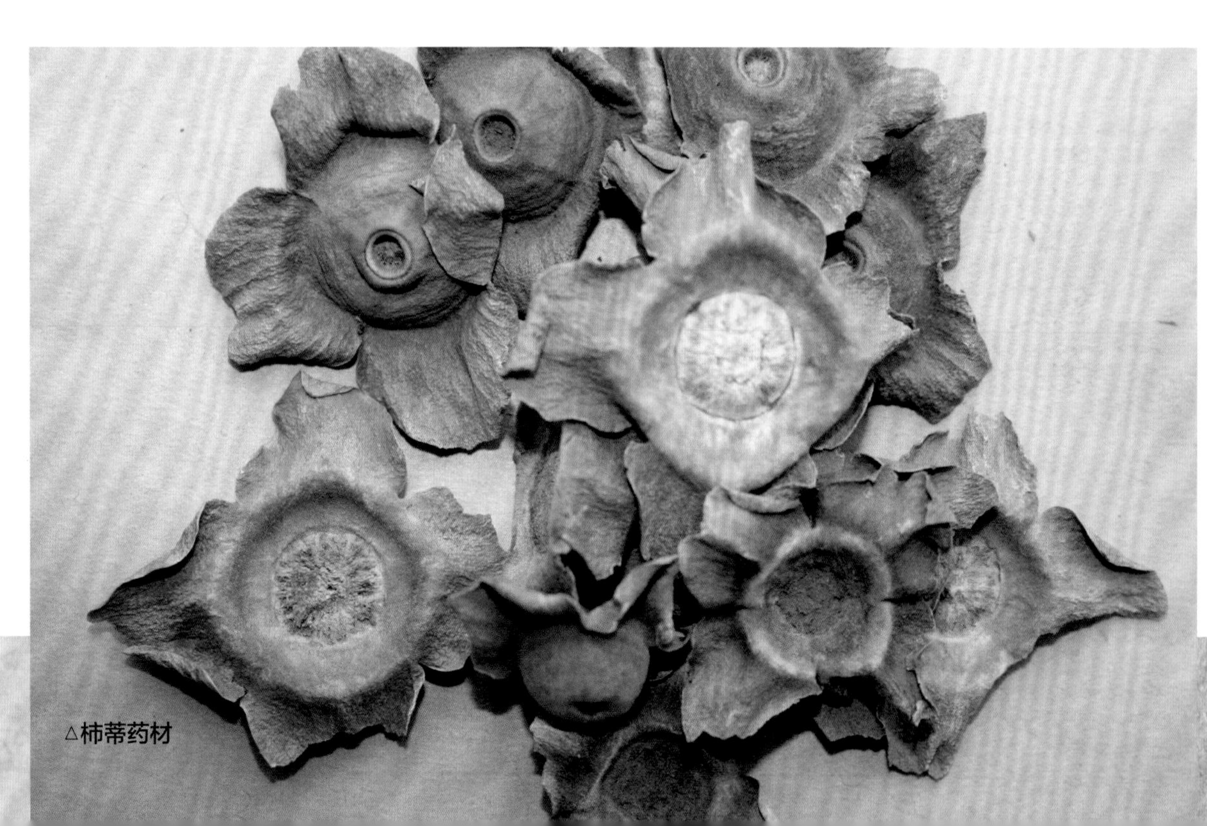

△柿蒂药材

‖ **附方** ‖

新一。**咳逆不止**济生柿蒂散：治咳逆胸满。用柿蒂、丁香各二钱，生姜五片，水煎服。或为末，白汤点服。洁古加人参一钱，治虚人咳逆。三因加良姜、甘草等分。卫生宝鉴加青皮、陈皮。王氏易简加半夏、生姜。

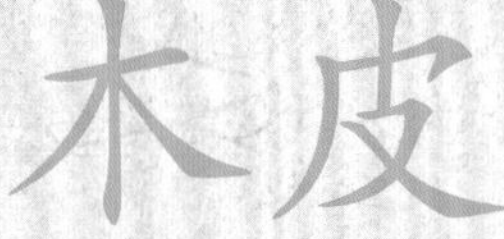

木皮

‖ **主治** ‖

下血。晒焙研末，米饮服二钱，两服可止。颂。**汤火疮，烧灰，油调傅。**时珍。

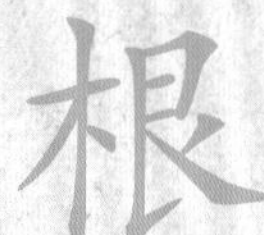

根

‖ **主治** ‖

血崩，血痢，下血。时珍。

柿 *Diospyros kaki* ITS2 条形码主导单倍型序列：

```
1   CGCACGCCGT CGCCCCTTTC CCGCCCTGCG CCTTCCCCCC AGGGGACGGG CGCGCGGGGG GTGGGGCGGA ACTTGGCCCC
81  CCGTGCCCGT GAGGGCGCGG CCGGCCCAAA AAGAGGGATC CCGGTGGCAG CGGTCACGGC CGGTGGTGGT TGTACCCAAA
161 GCACATTCGC GTCCCGGCGA GCGCCGCCTC ACCGTCAGGA ATGCCCCTCG CGACCCCCGA GCGACGCCCC AGGGCGCCGC
241 CCACGACG
```

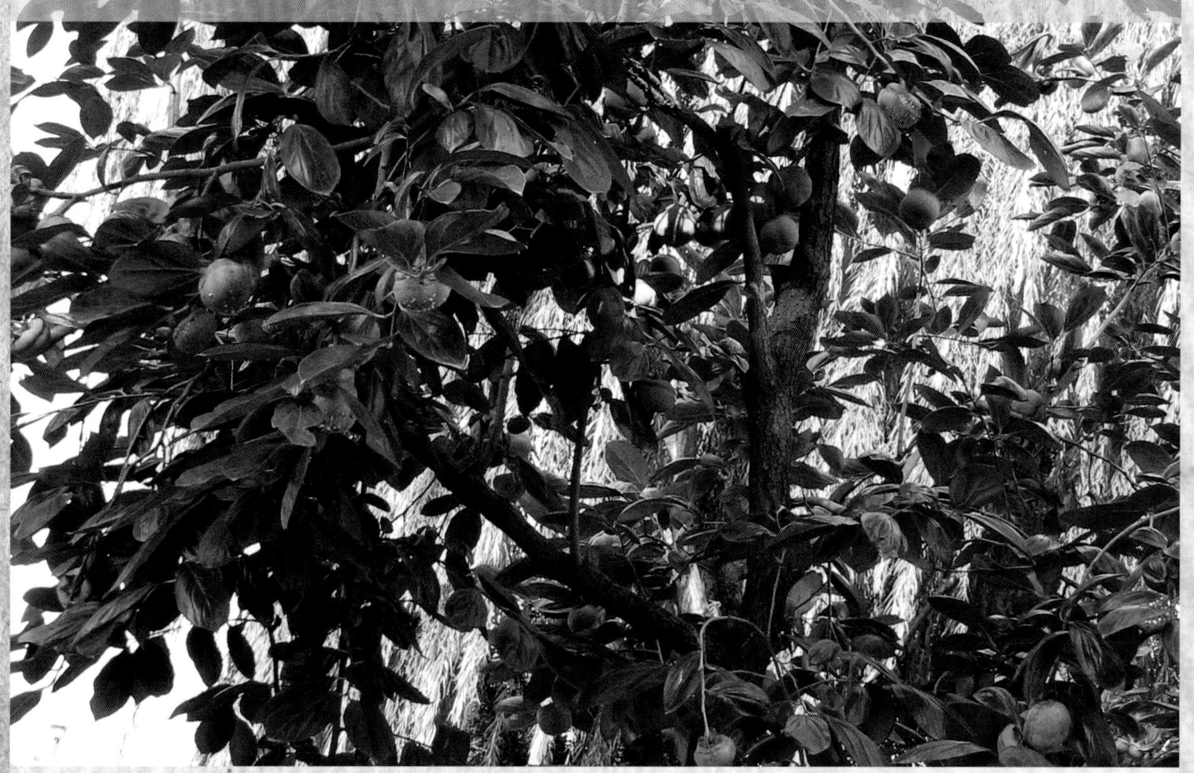

椑柿

音卑士。宋《开宝》

‖ **基原** ‖

据《纲目图鉴》等考证，本品为柿科植物油柿 *Diospyros oleifera* Cheng。分布于江苏、浙江、江西、安徽、福建等地。

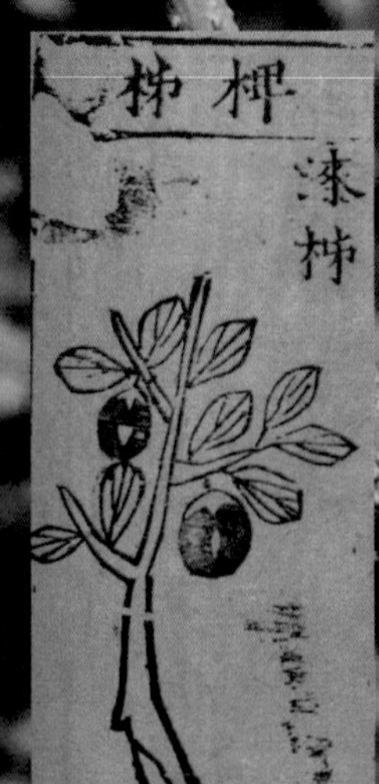

△油柿（*Diospyros oleifera*）

‖ **释名** ‖

漆柿日华**绿柿**日用**青椑**广志**乌椑**开宝**花椑**日用**赤棠椑。**[时珍曰] 椑乃柿之小而卑者，故谓之椑。他柿至熟则黄赤，惟此虽熟亦青黑色。捣碎浸汁谓之柿漆，可以染罾、扇诸物，故有漆柿之名。

‖ **集解** ‖

[志曰] 椑柿生江淮以南，似柿而青黄。潘岳闲居赋所谓“梁侯乌椑之柿”是也。[颂曰] 椑柿出宣歙、荆襄、闽广诸州。柿大如杏，惟堪生啖，不可为干也。

‖ **气味** ‖

甘，寒，涩，无毒。[弘景曰] 椑生啖性冷，服石家宜之，不入药用。不可与蟹同食。

‖ **主治** ‖

压丹石药发热，利水，解酒毒，去胃中热。久食，令人寒中。开宝。**止烦渴，润心肺，除腹脏冷热。**日华。

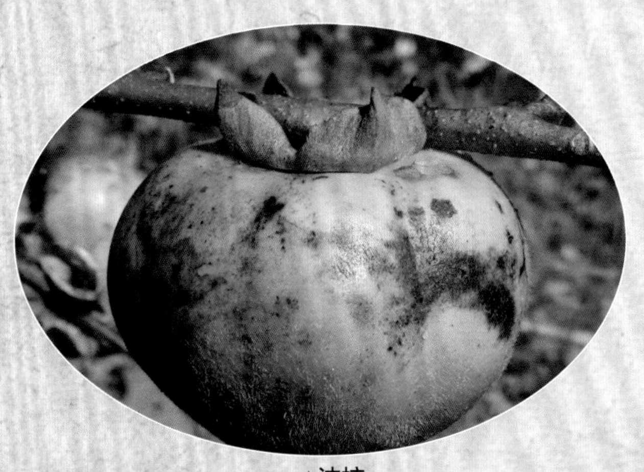

△油柿

椑柿

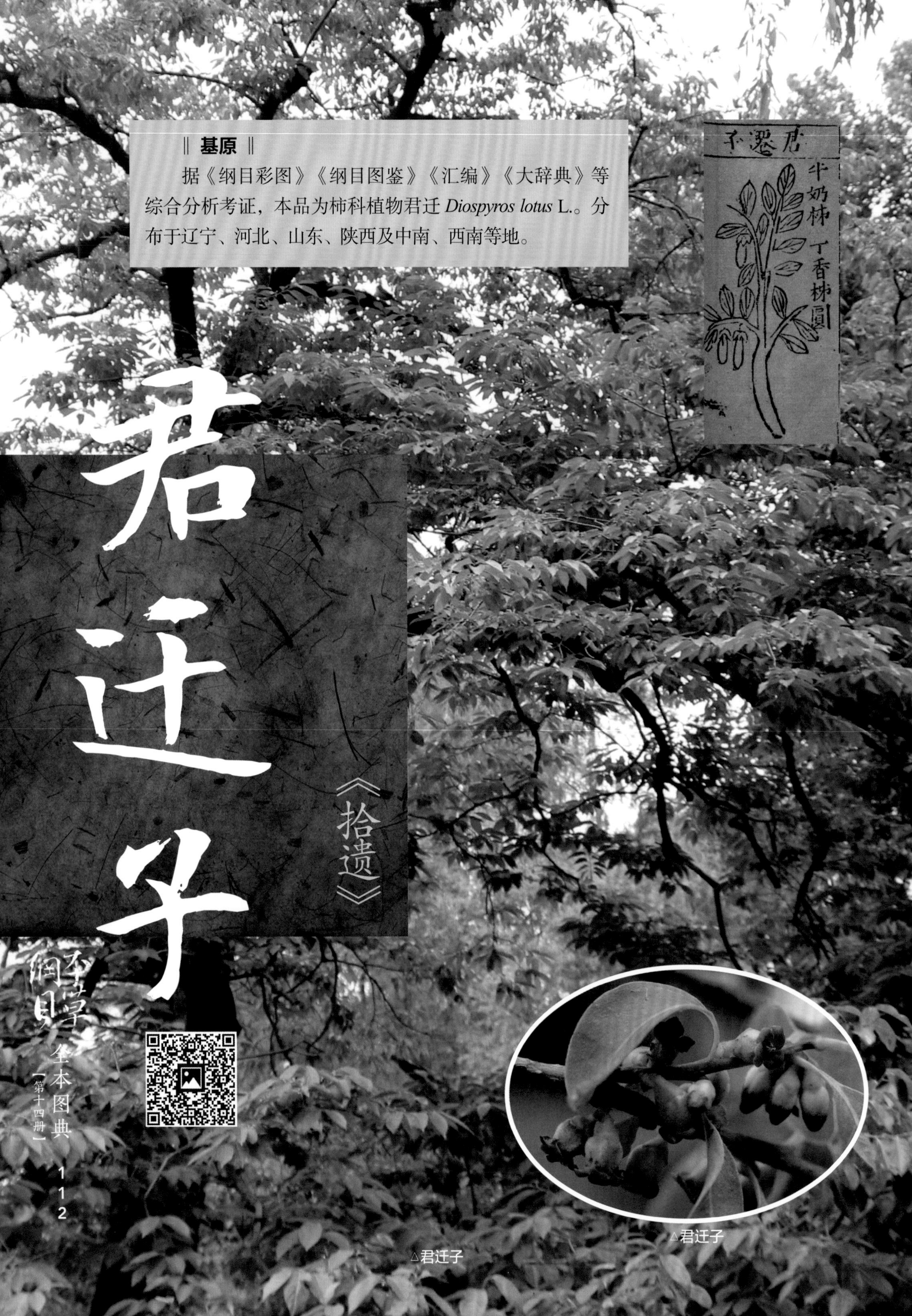

‖ **基原** ‖

据《纲目彩图》《纲目图鉴》《汇编》《大辞典》等综合分析考证，本品为柿科植物君迁 *Diospyros lotus* L.。分布于辽宁、河北、山东、陕西及中南、西南等地。

△君迁子

△君迁子

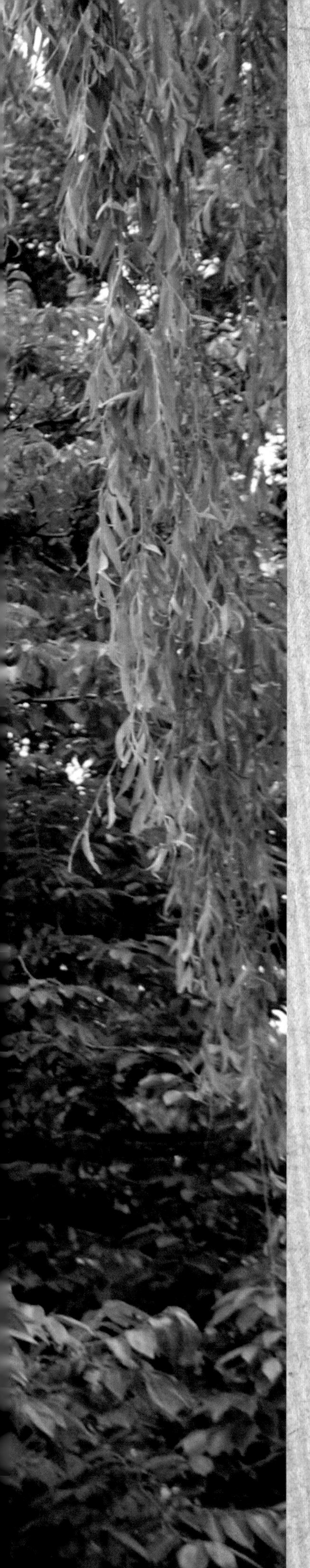

‖ **释名** ‖

椑枣千金作软枣。**梬枣**广志音逞**牛奶柿**名苑**丁香柿**日用**红蓝枣**齐民要术。[时珍曰] 君迁之名，始见于左思吴都赋，而著其状于刘欣期交州记，名义莫详。椑枣，其形似枣而软也。司马光名苑云：君迁子似马奶，即今牛奶柿也，以形得名。崔豹古今注云：牛奶柿即椑枣，叶如柿，子亦如柿而小。唐宋诸家，不知君迁、椑枣、牛奶柿皆一物，故详证之。

‖ **集解** ‖

[藏器曰] 君迁子生海南。树高丈余。子中有汁，如乳汁甜美。吴都赋"平仲君迁"是也。[时珍曰] 君迁即椑枣，其木类柿而叶长。但结实小而长，状如牛奶，干熟则紫黑色。一种小圆如指顶大者，名丁香柿，味尤美。救荒本草以为羊矢枣，误矣。其树接大柿最佳。广志云：椑枣，小柿也。肌细而厚，少核，可以供御。即此。

‖ **气味** ‖

甘，涩，平，无毒。

‖ **主治** ‖

止消渴，去烦热，令人润泽。藏器。**镇心。久服，悦人颜色，令人轻健。**珣。

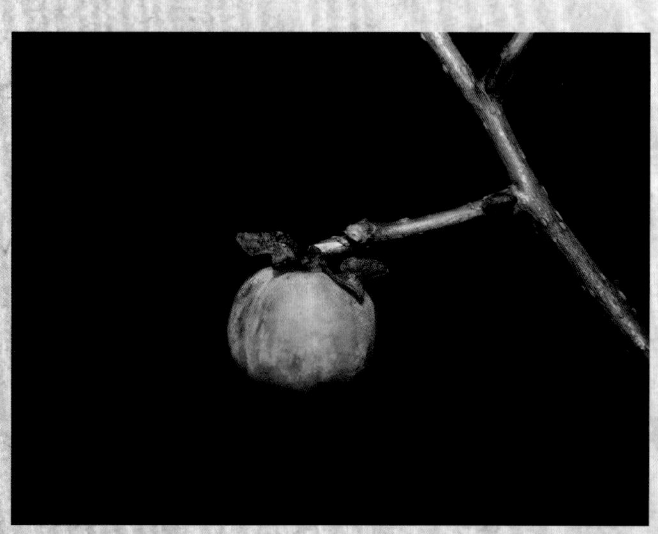

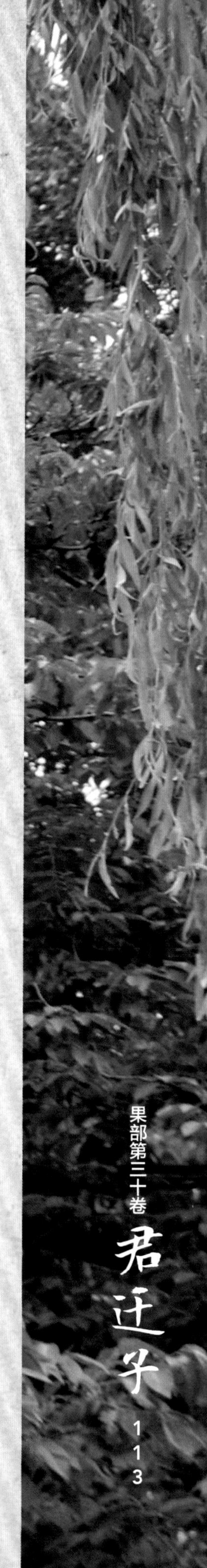

安石榴

《别录》下品

‖ **基原** ‖

据《纲目彩图》《纲目图鉴》等综合分析考证，本品为石榴科植物石榴 *Punica granatum* L.。我国南北各地均有分布。《药典》收载石榴皮药材为石榴科植物石榴的干燥果皮；秋季果实成熟后收集果皮，晒干。《药典》四部收载石榴子药材为石榴的干燥果实、种子。

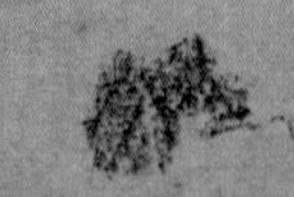

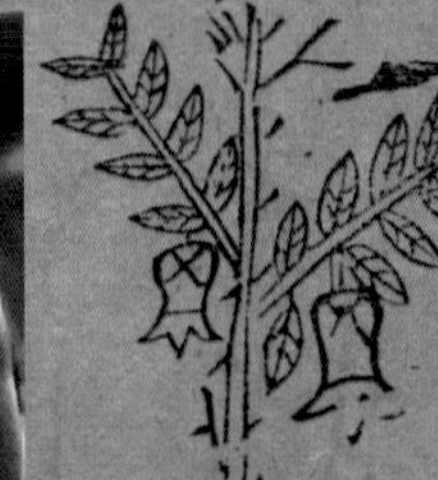

△石榴（*Punica granatum*）

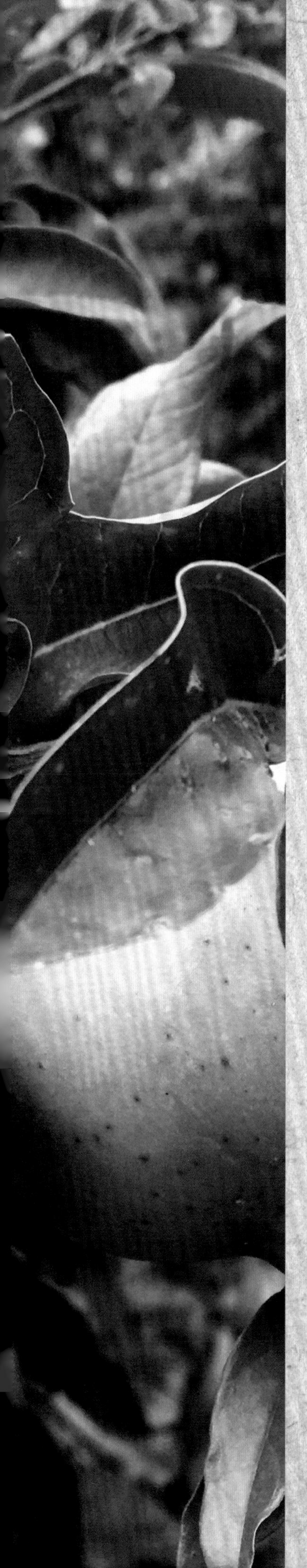

‖ 释名 ‖

若榴广雅**丹若**古今注**金罂**。[时珍曰] 榴者瘤也，丹实垂垂如赘瘤也。博物志云：汉张骞出使西域，得涂林安石国榴种以归，故名安石榴。又按齐民要术云：凡植榴者须安僵石枯骨于根下，即花实繁茂。则安石之名义或取此也。若木乃扶桑之名，榴花丹赪似之，故亦有丹若之称。傅玄榴赋所谓“灼若旭日栖扶桑”者是矣。笔衡云：五代吴越王钱镠改榴为金罂。酉阳杂俎言榴甜者名天浆。道家书谓榴为三尸酒，言三尸虫得此果则醉也。故范成大诗云：玉池咽清肥，三彭迹如扫。

‖ 集解 ‖

[弘景曰] 石榴花赤可爱，故人多植之，尤为外国所重。有甜、酢二种，医家惟用酢者之根、壳。榴子乃服食者所忌。[颂曰] 安石榴本生西域，今处处有之。木不甚高大，枝柯附干，自地便生作丛。种极易息，折其条盘土中便生也。花有黄、赤二色。实有甘、酢二种，甘者可食，酢者入药。又一种山石榴，形颇相类而绝小，不作房生，青齐间甚多，不入药，但蜜渍以当果甚美。[宗奭曰] 石榴有酸、淡二种。旋开单叶花，旋结实，实中红，孙枝甚多，秋后经霜，则自坼裂。一种子白，莹澈如水晶者，味亦甘，谓之水晶石榴。惟酸石榴入药，须老木所结，收留陈久者乃佳。[时珍曰] 榴五月开花，有红、黄、白三色。单叶者结实，千叶者不结实，或结亦无子也。实有甜、酸、苦三种。抱朴子言苦者出积石山，或云即山石榴也。酉阳杂俎言南诏石榴皮薄如纸。琐碎录言河阴石榴名三十八者，其中只有三十八子也。又南中有四季榴，四时开花，秋月结实，实方绽，随复开花。有火石榴赤色如火。海石榴高一二尺即结实。皆异种也。案事类合璧云：榴大如杯，赤色有黑斑点，皮中如蜂窠，有黄膜隔之，子形如人齿，淡红色，亦有洁白如雪者。潘岳赋云：榴者，天下之奇树，九州之名果。千房同膜，千子如一。御饥疗渴，解醒止醉。

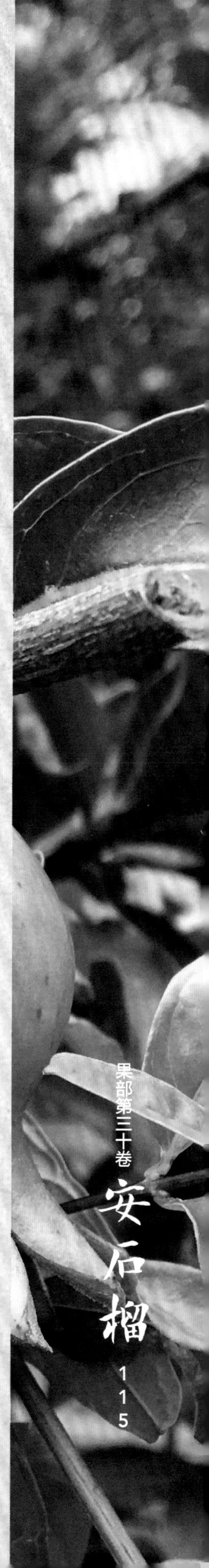

甘石榴

‖ **气味** ‖

甘、酸，温，涩，无毒。多食损人肺。别录。[诜曰] 多食损齿令黑。凡服食药物人忌食之。[震亨曰] 榴者留也。其汁酸性滞，恋膈成痰。

‖ **主治** ‖

咽喉燥渴。别录。**能理乳石毒。**孟诜。**制三尸虫。**时珍。

酸石榴

‖ **气味** ‖

酸，温，涩，无毒。

‖ **主治** ‖

赤白痢腹痛，连子捣汁，顿服一枚。孟诜。**止泻痢崩中带下。**时珍。

‖ **发明** ‖

[时珍曰] 榴受少阳之气，而荣于四月，盛于五月，实于盛夏，熟于深秋。丹花赤实，其味甘酸，其气温涩，具木火之象。故多食损肺、齿而生痰涎。酸者则兼收敛之气，故入断下、崩中之药。或云白榴皮治白痢，红榴皮治红痢，亦通。

‖ **附方** ‖

新五。**肠滑久痢**黑神散：用酸石榴一个煅烟尽，出火毒一夜，研末，仍以酸榴一块煎汤服，神效无比。**久泻不止**方同上。并普济方。**痢血五色**或脓或水，冷热不调。酸石榴五枚，连子捣汁二升。每服五合，神妙。圣济。**小便不禁**酸石榴烧存性，无则用枝烧灰代之，每服二钱，用柏白皮切焙四钱，煎汤一盏，入榴灰再煎至八分，空心温服，晚再服。圣惠。**捻须令黑**酸石榴结成时，就东南枝上拣大者一个，顶上开一孔，内水银半两于中，原皮封之，麻扎定，牛屎封护，待经霜摘下，倾出壳内水，以鱼鳔笼指蘸水捻须，久久自黑也。普济方。

酸榴皮

‖**修治**‖

[敩曰] 凡使榴皮、叶、根勿犯铁，并不计干湿，皆以浆水浸一夜，取出用，其水如墨汁也。

‖**气味**‖

同实。

‖**主治**‖

止下痢漏精。别录。**治筋骨风，腰脚不遂，行步挛急疼痛，涩肠。取汁点目，止泪下。**权。**煎服，下蛔虫。**藏器。**止泻痢，下血脱肛，崩中带下。**时珍。

‖**附方**‖

旧六，新四。**赤白痢下**腹痛，食不消化者。食疗本草用醋榴皮炙黄为末，枣肉或粟米饭和，丸梧子大。每空腹米饮服三十丸，日三服，以知为度。如寒滑，加附子、赤石脂各一倍。肘后方用皮烧存性，为末。每米饮服方寸匕，日三服，效乃止。**粪前有血**令人面黄。用酢石榴皮炙，研末。每服二钱，用茄子枝煎汤服。孙真人方。**肠滑久痢**神妙无比方也。用石榴一个劈破，炭火簇烧存性，出火毒，为末。每服一钱，别以酸石榴一瓣，水一盏，煎汤调服。经验方。**久痢久泻**陈石榴皮酢者，焙研细末。每服二钱，米饮下。患二三年或二三月，百方不效者，服之便止，不可轻忽之也。普济方。**小儿风痫**大生石榴一枚，割去顶，剜空，入全蝎五枚，黄泥固济，煅存性为末。每服半钱，乳汁调下。或防风汤下亦可。圣济录。**卒病耳聋**八九月间，取石榴一个，上作孔如球子大，内米醋令满，以原皮盖之，水和面裹煨熟，取起去盖，入少黑李

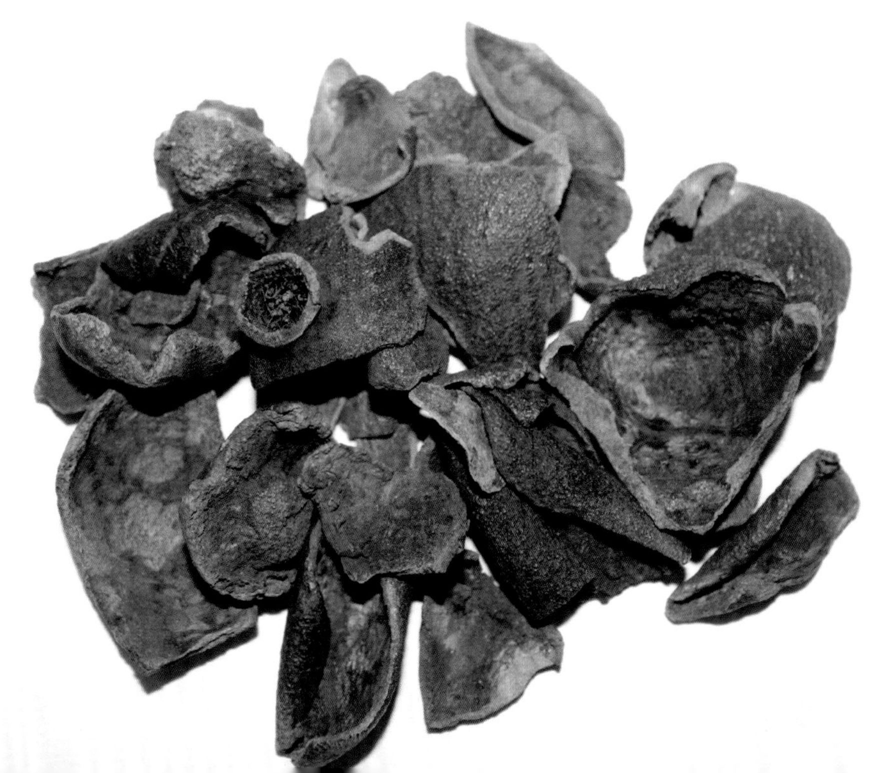

△石榴皮药材

子、仙沼子末，取水滴耳中勿动。脑中若痛，勿惊。如此三夜。再作必通。案唐慎微本草收采此方，云出孙真人，而黑李子不知为何物也。其仙沼子即预知子。**食榴损齿**石榴黑皮炙黄研末，枣肉和，丸梧子大。每日空腹三丸，白汤下，日二服。普济。**丁肿恶毒**以针刺四畔，用榴皮着疮上，以面围四畔灸之，以痛为度。仍内榴末傅上急裹，经宿连根出也。肘后百一方。**脚肚生疮**初起如粟，搔之渐开，黄水浸淫，痒痛溃烂，遂致绕胫而成痼疾。用酸榴皮煎汤冷定，日日扫之，取愈乃止。医学正宗。

酸榴东行根

‖气味‖

同皮。

‖主治‖

蛔虫、寸白。别录。**青者，入染须用。**权。**治口齿病。**颂。**止涩泻痢、带下，功与皮同。**时珍。

‖附方‖

旧三，新二。**金蚕蛊毒**吮白矾味甘，嚼黑豆不腥者，即是中蛊也。石榴根皮煎浓汁服，即吐出活蛊，无不愈者。丹溪摘玄方。**寸白蛔虫**酢石榴东引根一握洗剉，用水三升，煎取半碗，五更温服尽，至明取下虫一大团，永绝根本，食粥补之。崔元亮海上方用榴皮煎水，煮米作粥食之，亦良。**女子经闭**不通。用酢榴根东生者一握炙干，水二大盏，浓煎一盏，空心服之。未通再服。斗门。**赤白下痢**方同上。

榴花

‖主治‖

阴干为末，和铁丹服，一年变白发如漆。藏器。铁丹，飞铁为丹也，亦铁粉之属。**千叶者，治心热吐血。又研末吹鼻，止衄血立效。亦傅金疮出血。**苏颂。

‖附方‖

旧一，新二。**金疮出血**榴花半斤，石灰一升，捣和阴干。每用少许傅之，立止。崔元亮方。**鼻出衄血**酢榴花二钱半，黄蜀葵花一钱，为末。每服一钱，水一盏，煎服，效乃止。圣济录。**九窍出血**石榴花揉，塞之取效。叶亦可。

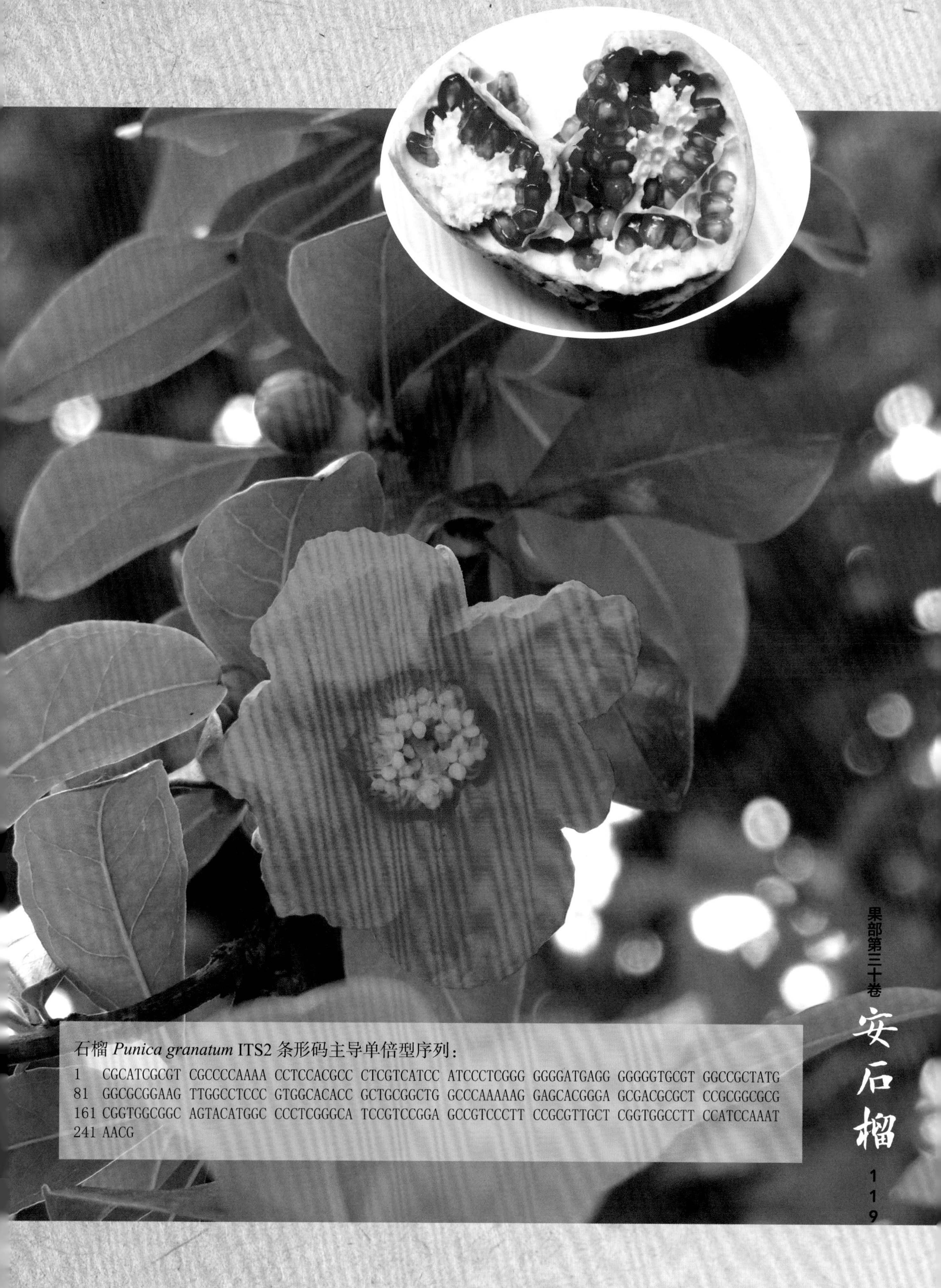

石榴 *Punica granatum* ITS2 条形码主导单倍型序列：

1 CGCATCGCGT CGCCCCAAAA CCTCCACGCC CTCGTCATCC ATCCCTCGGG GGGGATGAGG GGGGGTGCGT GGCCGCTATG
81 GGCGCGGAAG TTGGCCTCCC GTGGCACACC GCTGCGGCTG GCCCAAAAAG GAGCACGGGA GCGACGCGCT CCGCGGCGCG
161 CGGTGGCGGC AGTACATGGC CCCTCGGGCA TCCGTCCGGA GCCGTCCCTT CCGCGTTGCT CGGTGGCCTT CCATCCAAAT
241 AACG

‖ **基原** ‖

据《纲目彩图》《纲目图鉴》《中华本草》等综合分析考证，本品为芸香科植物橘 *Citrus reticulata* Blanco 及其栽培品种的成熟果实。我国长江以南各省区广泛栽培。《药典》收载陈皮药材为芸香科植物橘及其栽培变种的干燥成熟果皮，栽培变种主要有茶枝柑 *C. reticulata*‘Chachi’（广陈皮）、大红袍 *C. reticulata*‘Dahongpao’、温州蜜柑 *C. reticulata*‘Unshiu’、福橘 *C. reticulata*‘Tangerina’。药材分为“陈皮”和“广陈皮”；采摘成熟果实，剥取果皮，晒干或低温干燥。收载青皮药材为芸香科植物橘及其栽培变种的干燥幼果或未成熟果实的果皮。5 ~ 6 月收集自落的幼果，晒干，习称“个青皮”；7 ~ 8 月采收未成熟的果实，在果皮上纵剖成四瓣至基部，除尽瓤瓣，晒干，习称“四花青皮”。收载药材橘红、橘核分别为芸香科植物橘及其栽培变种的干燥外层果皮和成熟种子，栽培变种主要有大红袍和福橘。

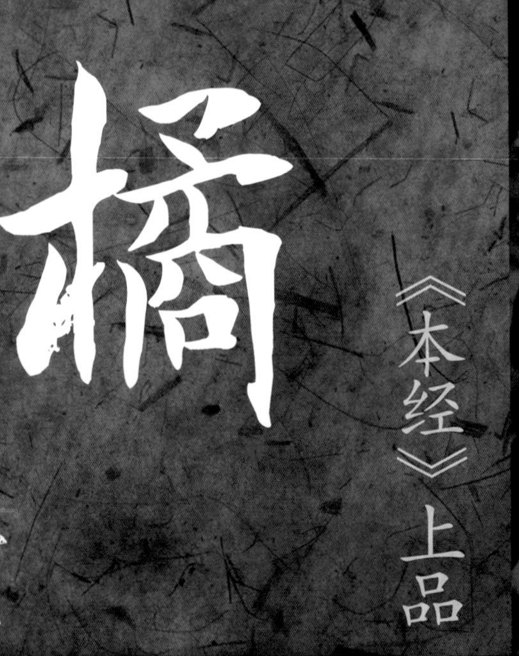

橘

《本经》上品

△橘（*Citrus reticulata*）

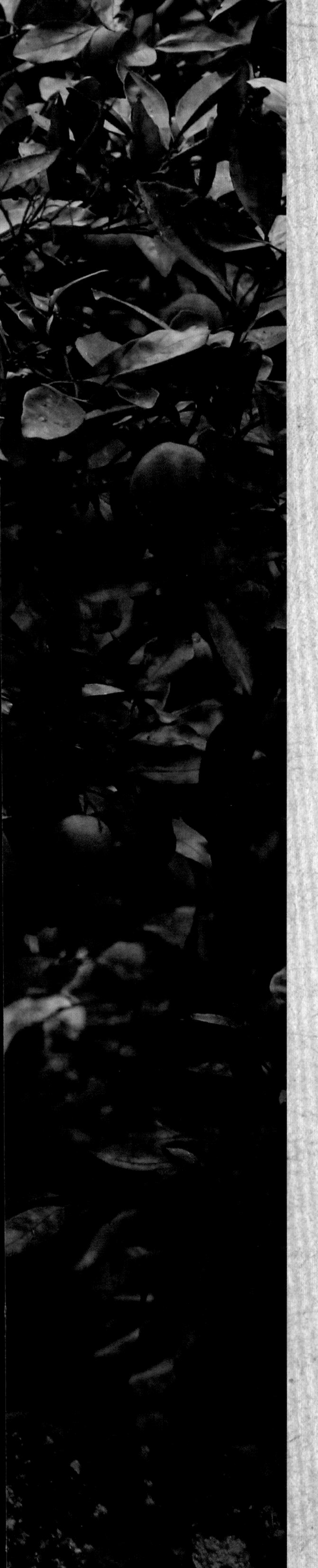

校正：[志曰]自木部移入此。

‖**释名**‖

[时珍曰]橘从矞，音鹬，谐声也。又云，五色为庆，二色为矞。矞云外赤内黄，非烟非雾，郁郁纷纷之象。橘实外赤内黄，剖之香雾纷郁，有似乎矞云。橘之从矞，又取此意也。

‖**集解**‖

[别录曰]橘柚生江南及山南山谷，十月采。[恭曰]柚之皮厚味甘，不似橘皮味辛苦。其肉亦如橘，有甘有酸。酸者名胡柑。今俗谓橙为柚，非矣。案郭璞云：柚似橙而实酢，大于橘。孔安国云：小曰橘，大曰柚，皆为柑也。[颂曰]橘柚今江浙、荆襄、湖岭皆有之。木高一二丈，叶与枳无辨，刺出茎间。夏初生白花，六七月成实，至冬黄熟。旧说小为橘，大为柚。今医家用乃用黄橘、青橘，不言柚。岂青橘是柚之类乎？[宗奭曰]橘、柚自是两种。本草云：一名橘皮。后人误加柚字，妄生分别。且青橘、黄橘治疗尚殊，况柚为别种乎？惟郭璞所言，乃真识橘、柚者。若不如此分别，误以柚皮为橘皮，是贻无穷之患矣。[时珍曰]橘、柚，苏恭所说甚是。苏颂不知青橘即橘之未黄者，乃以为柚，误矣。夫橘、柚、柑三者相类而不同。橘实小，其瓣味微酢，其皮薄而红，味辛而苦。柑大于橘，其瓣味甘，其皮稍厚而黄，味辛而甘。柚大小皆如橙，其瓣味酢，其皮最厚而黄，味甘而不甚辛。如此分之，即不误矣。按事类合璧云：橘树高丈许，枝多生刺。其叶两头尖，绿色光面，大寸余，长二寸许。四月着小白花，甚香。结实至冬黄熟，大者如杯，包中有瓣，瓣中有核也。宋·韩彦直著橘谱三卷甚详，其略云：柑橘出苏州、台州，西出荆州，南出闽、广、抚州，皆不如温州者为上也。柑品有八，橘品十有四，多是接成。惟种成者，气味尤胜。黄橘扁小而多香雾，乃橘之上品也。朱橘小而色赤如火。绿色绀碧可爱，不待霜后，色味已佳，

隆冬采之，生意如新。乳橘状似乳柑，皮坚瓤多，味绝酸芳。塌橘状大而扁，外绿心红，瓣巨多液，经春乃甘美。包橘外薄内盈，其脉瓣隔皮可数。绵橘微小，极软美可爱，而不多结。沙橘细小甘美。油橘皮似油饰，中坚外黑，乃橘之下品也。早黄橘秋半已丹。冻橘八月开花，冬结春采。穿心橘实大皮光，而心虚可穿。荔枝橘出横阳，肤理皱密如荔子也。俗传橘下埋鼠，则结实加倍。故物类相感志曰：橘见尸而实繁。涅槃经云：如橘见鼠，其果实多。周礼言橘逾淮而北变为枳，地气然也。余见柑下。

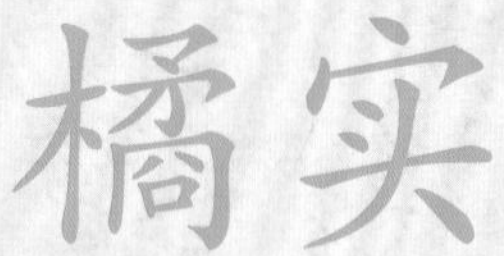

‖**气味**‖

甘、酸，温，无毒。[弘景曰] 食之多痰，恐非益也。[原曰] 多食恋膈生痰，滞肺气。[瑞曰] 同螃蟹食，令人患软痈。

‖**主治**‖

甘者润肺，酸者聚痰。藏器。**止消渴，开胃，除胸中膈气。**大明。

‖**发明**‖

[时珍曰] 橘皮下气消痰，其肉生痰聚饮，表里之异如此，凡物皆然。今人以蜜煎橘充果食甚佳，亦可酱菹也。

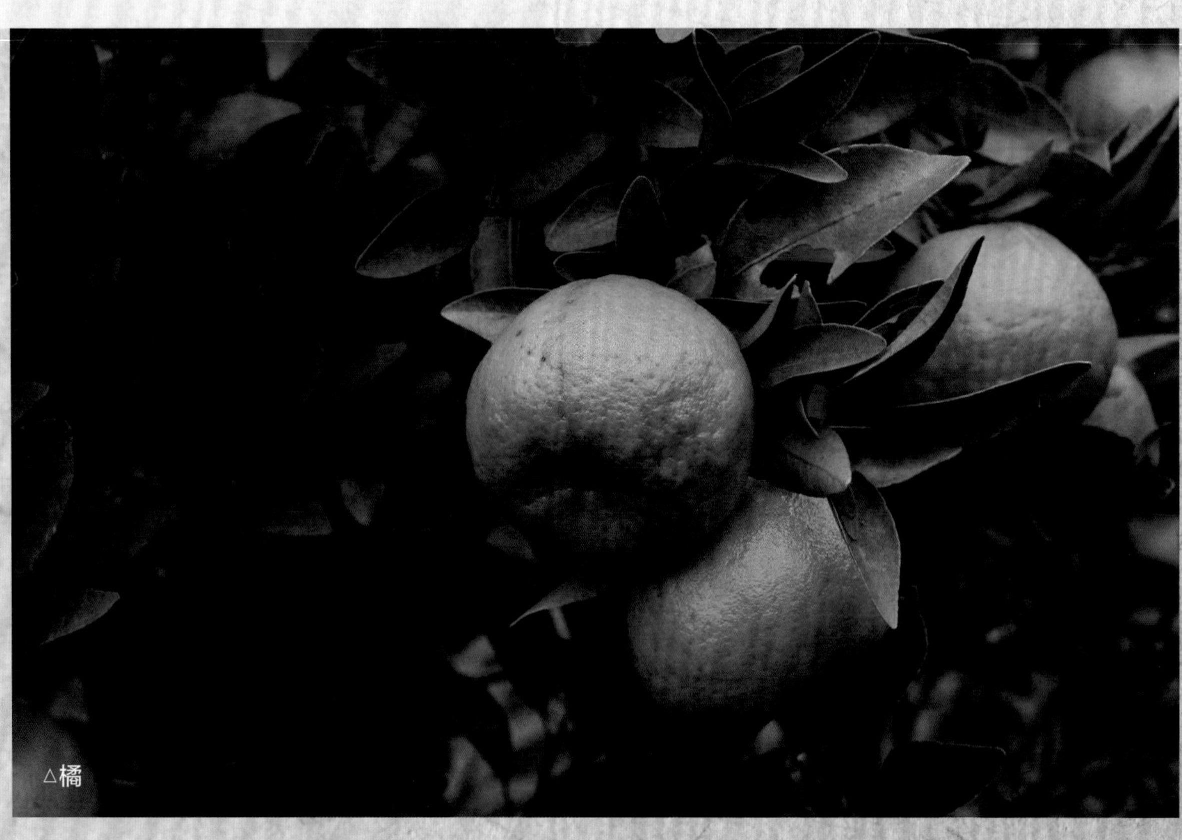
△橘

黄橘皮

‖**释名**‖

红皮汤液**陈皮**食疗。[弘景曰] 橘皮疗气大胜。以东橘为好，西江者不如。须陈久者为良。[好古曰] 橘皮以色红日久者为佳，故曰红皮、陈皮。去白者曰橘红也。

‖**修治**‖

[敩曰] 凡使勿用柚皮、皱子皮，二件用不得。凡修事，须去白膜一重，剉细，以鲤鱼皮裹一宿，至明取用。[宗奭曰] 本草橘柚作一条，盖传误也。后世不知，以柚皮为橘皮，是贻无穷之患矣。此乃六陈之一，天下日用所须。今人又多以乳柑皮乱之，不可不择也。柑皮不甚苦，橘皮极苦，至熟亦苦。或以皮之紧慢分别，又因方土不同，亦互有紧慢也。[时珍曰] 橘皮纹细色红而薄，内多筋脉，其味苦辛。柑皮纹粗色黄而厚，内多白膜，其味辛甘。柚皮最厚而虚，纹更粗，色黄，内多膜无筋，其味甘多辛少。但以此别之，即不差矣。橘皮性温，柑、柚皮性冷，不可不知。今天下多以广中来者为胜，江西者次之。然亦多以柑皮杂之。柑皮犹可用，柚皮则悬绝矣。凡橘皮入和中理胃药则留白，入下气消痰药则去白，其说出于圣济经。去白者，以白汤入盐洗润透，刮去筋膜，晒干用。亦有煮焙者，各随本方。

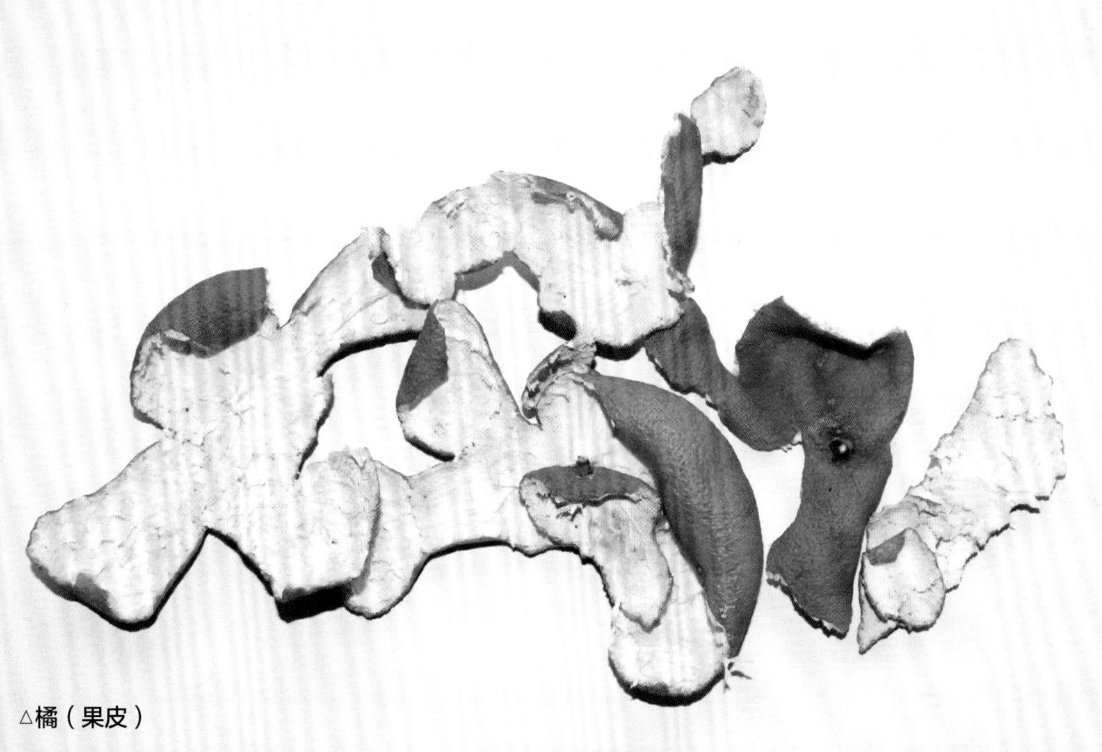

△橘（果皮）

‖ **气味** ‖

苦、辛，温，无毒。

‖ **主治** ‖

胸中瘕热逆气，利水谷。久服去臭，下气通神。本经。**下气，止呕咳，治气冲胸中，吐逆霍乱，疗脾不能消谷，止泄，除膀胱留热停水，五淋，利小便，去寸白虫。**别录。**清痰涎，治上气咳嗽，开胃，主气痢，破癥瘕痃癖。**甄权。**疗呕哕反胃嘈杂，时吐清水，痰痞痎疟，大肠闷塞，妇人乳痈。入食料，解鱼腥毒。**时珍。

‖ **发明** ‖

[杲曰] 橘皮气薄味厚，阳中之阴也。可升可降，为脾、肺二经气分药。留白则补脾胃，去白则理肺气。同白术则补脾胃，同甘草则补肺。独用则泻肺损脾。其体轻浮，一能导胸中寒邪，二破滞气，三益脾胃。加青皮减半用之去滞气，推陈致新。但多用久服，能损元气也。[原曰] 橘皮能散能泻，能温能补能和，化痰治嗽，顺气理中，调脾快膈，通五淋，疗酒病，其功当在诸药之上。[时珍曰] 橘皮，苦能泄能燥，辛能散，温能和。其治百病，总是取其理气燥湿之功。同补药则补，同泻药则泻，同升药则升，同降药则降。脾乃元气之母，肺乃摄气之籥，故橘皮为二经气分之药，但随所配而补泻升降也。洁古张氏云，陈皮、枳壳利其气而痰自下，盖此义也。同杏仁治大肠气闷，同桃仁治大肠血闷，皆取其通滞也。详见杏仁下。按方勺泊宅编云：橘皮宽膈降气，消痰饮，极有殊功。他药贵新，惟此贵陈。外舅莫强中令丰城时得疾，凡食已辄胸满不下，百方不效。偶家人合橘红汤，因取尝之，似相宜，连日饮之。一日忽觉胸中有物坠下，大惊目瞪，自汗如雨。须臾腹痛，下数块如铁弹子，臭不可闻。自此胸次廓然，其疾顿愈，盖脾之冷积也。其方：用橘皮去穰一斤，甘草、盐花各四两，水五碗，慢火煮干，焙研为末，白汤点服。名二贤散，治一切痰气特验。世医徒知半夏、南星之属，何足以语此哉？珍按：二贤散，丹溪变之为润下丸，用治痰气有效。惟气实人服之相宜，气不足者不宜用之也。

‖ **附方** ‖

旧七，新二十一。**润下丸**治湿痰，因火泛上，停滞胸膈，咳唾稠粘。陈橘皮半斤，入砂锅内，下盐五钱，化水淹过煮干，粉甘草二两，去皮蜜炙，各取净末，蒸饼和丸梧桐子大。每服百丸，白汤下。丹溪方。**宽中丸**治脾气不和，冷气客于中，壅遏不通，是为胀满。用橘皮四两，白术二两，为末，酒糊丸梧子大。每食前木香汤下三十丸，日三服。是斋指迷方。**橘皮汤**治男女伤寒并一切杂病呕哕，手足逆冷者。用橘皮四两，生姜一两，水二升，煎一升，徐徐呷之即止。仲景方。**嘈杂吐水**真橘皮去白为末，五更安五分于掌心舐之，即睡，三日必效。皮不真则不验。怪证奇方。**霍乱吐泻**不拘男女，但有一点胃气存者，服之再生。广陈皮去白五钱，真藿香五钱，水二盏，煎一盏，时时温服。出百一选方。圣惠用陈橘皮末二钱，汤点服。不省者灌之。仍烧砖沃醋，布裹砖，安心下熨之，便活。**反胃吐食**真橘皮，以日照西壁土炒香为末。每服二钱，生姜三片，枣肉一枚，水二钟，煎一钟，温服。直指方。**卒然食噎**橘皮一两，汤浸去

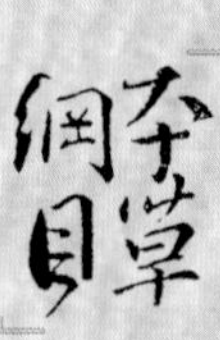

瓤，焙为末。以水一大盏，煎半盏，热服。食医心镜。**诸气呃噫**橘皮二两去瓤，水一升，煎五合，顿服。或加枳壳尤良。孙尚药方。**痰膈气胀**陈皮三钱，水煎热服。杨氏简便方。**卒然失声**橘皮半两，水煎徐呷。肘后方。**经年气嗽**橘皮、神曲、生姜焙干等分，为末，蒸饼和，丸梧子大。每服三五十丸，食后、夜卧各一服。有人患此服之，兼旧患膀胱气皆愈也。寇氏衍义。**化食消痰**胸中热气。用橘皮半两微熬，为末。水煎代茶，细呷。心镜。**下焦冷气**干陈橘皮一斤为末，蜜丸梧子大，每食前温酒下三十丸。食疗本草。**脚气冲心**或心下结硬，腹中虚冷。陈皮一斤和杏仁五两去皮尖熬，少加蜜捣和，丸如梧桐子大，每日食前米饮下三十丸。食疗。**老人气闷**方同上。济生。**大肠闷塞**陈皮连白，酒煮焙研末，每温酒服二钱。米饮下。普济。**途中心痛**橘皮去白，煎汤饮之，甚良。谈野翁方。**食鱼蟹毒**方同上。肘后。**风痰麻木**凡手及十指麻木，大风麻木，皆是湿痰死血。用橘红一斤，逆流水五碗，煮烂去渣，再煮至一碗，顿服取吐，乃吐痰圣药也。不吐，加瓜蒂末。摘玄方。**脾寒诸疟**不拘老少孕妇，只两服便止。真橘皮去白切，生姜自然汁浸过一指，银器内重汤煮，焙干研末。每服三钱，用隔年青州枣十个，水一盏，煎半盏，发前服，以枣下之。适用方。**小儿疳瘦**久服消食和气，长肌肉。用陈橘皮一两，黄连以米泔水浸一日，一两半，研末，入麝三分，用猪胆盛药，以浆水煮熟取出，用粟米饭和，丸绿豆大。每服一二十丸，米饮

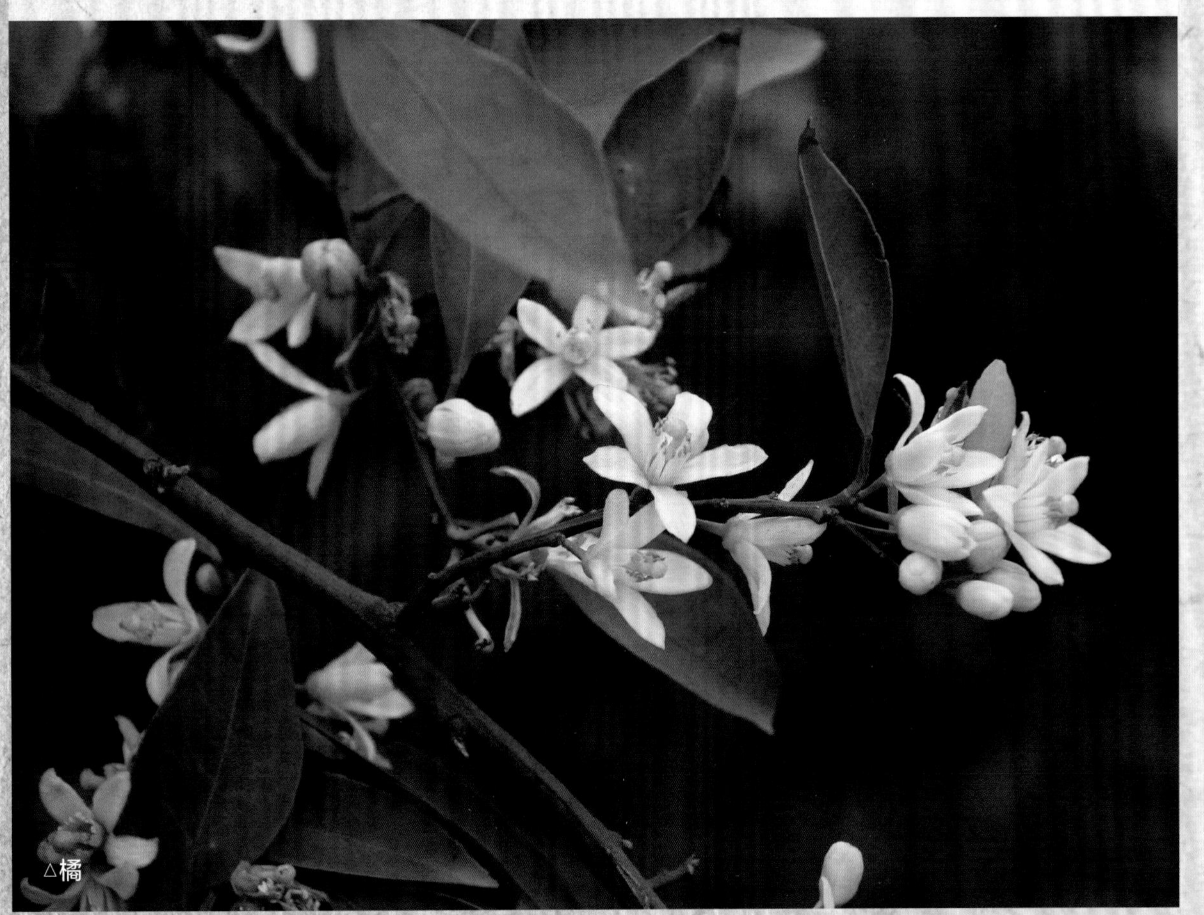
△橘

下。钱氏小儿方。**产后尿闷**不通者。陈皮一两去白为末，每空心温酒服二钱，一服即通。此张不愚方也。妇人良方。**产后吹奶**陈皮一两，甘草一钱，水煎服，即散。**妇人乳痛**未成者即散，已成者即溃，痛不可忍者即不疼，神验不可云喻也。用真陈橘皮汤浸去白晒，面炒微黄，为末。每服二钱，麝香调酒下。初发者一服见效。名橘香散。张氏方。**聤耳出汁**陈皮烧研一钱，麝香少许，为末日掺。名立效散。**鱼骨鲠咽**橘皮常含，咽汁即下。圣惠方。**嵌甲作痛**不能行履者。浓煎陈皮汤浸良久，甲肉自离，轻手剪去，以虎骨末傅之即安。医林集要。

青橘皮

‖修治‖

[时珍曰] 青橘皮乃橘之未黄而青色者，薄而光，其气芳烈。今人多以小柑、小橙伪为之，不可不慎辨之。入药以汤浸去瓤，切片醋拌，瓦炒过用。

‖气味‖

苦、辛，温，无毒。

‖主治‖

气滞，下食，破积结及膈气。颂。**破坚癖，散滞气，去下焦诸湿，治左胁肝经积气。**元素。**治胸膈气逆，胁痛，小腹疝痛，消乳肿，疏肝胆，泻肺气。**时珍。

‖发明‖

[元素曰] 青橘皮气味俱厚，沉而降，阴也。入厥阴、少阳经，治肝胆之病。[杲曰] 青皮乃足厥阴引经之药，能引食入太阴之仓。破滞削坚，皆治在下之病。有滞气则破滞气，无滞气则损真气。[好古曰] 陈皮治高，青皮治低，与枳壳治胸膈，枳实治心下同意。[震亨曰] 青皮乃肝胆二经气分药，故人多怒有滞气，胁下有郁积，或小腹疝疼，用之以疏通二经，行其气也。若二经实者，当先补而后用之。又云：疏肝气加青皮，炒黑则入血分也。[时珍曰] 青橘皮古无用者，至宋时医家始用之。其色青气烈，味苦而辛，治之以醋，所谓肝欲散，急食辛以散之，以酸泄之，以苦降之也。陈皮浮而升，入脾、肺气分。青皮沉而降，入肝、胆气分。一体二用，物理自然也。小儿消积多用青皮，最能发汗，有汗者不可用。说出杨仁斋直指方，人罕知之。[嘉谟曰] 久疟热甚，必结癖块，宜多服清脾汤。内有青皮疏利肝邪，则癖自不结也。

‖附方‖

旧二，新七。**快膈汤**治冷膈气及酒食后饱满。用青橘皮一斤作四分：四两用盐汤浸，四两用白沸汤浸，四两用醋浸，四两用酒浸。各三日取出，去白切丝，以盐一两炒微焦，研末。每用二钱，以茶末五分，水煎温服。亦可点服。**理脾快气**青橘皮一斤日干焙研末，甘草末一两，檀香末半两，和匀收之。每用一二钱，入盐少许，白汤点服。**法制青皮**常服安神调气，消食解酒益胃，不拘老人小儿。宋仁宗每食后咀数片，乃邢和璞真人所献，名万年草。刘跂改名延年草，仁宗以赐吕丞相。用青皮一斤浸去苦味，去瓤炼净，白盐花五两，炙甘草六两，舶茴香四两，甜水一斗煮之。不住搅，勿令著底。候水尽慢火焙干，勿令焦。去甘草、茴香，只取青皮密收用。王氏易简方。**疟疾寒热**青皮一两烧存性，研末。发前温酒服一钱，临时再服。圣惠方。**伤寒呃逆**声闻四邻。四花青皮全者，研末。每服二钱，白汤下。医林集要。**产后气逆**青橘皮为末，葱白、童子小便煎二钱服。经验后方。**妇人乳癌**因久积忧郁，乳房内有核如指头，不痛不痒，五七年成痈，名乳癌，不可治也。用青皮四钱，水一盏半，煎一盏，徐徐服之，日一服。或用酒服。丹溪方。**聤耳出汁**青皮烧研末，绵包塞之。**唇燥生疮**青皮烧研，猪脂调涂。

橘瓤上筋膜

‖**主治**‖

口渴、吐酒，炒熟煎汤饮，甚效。大明。

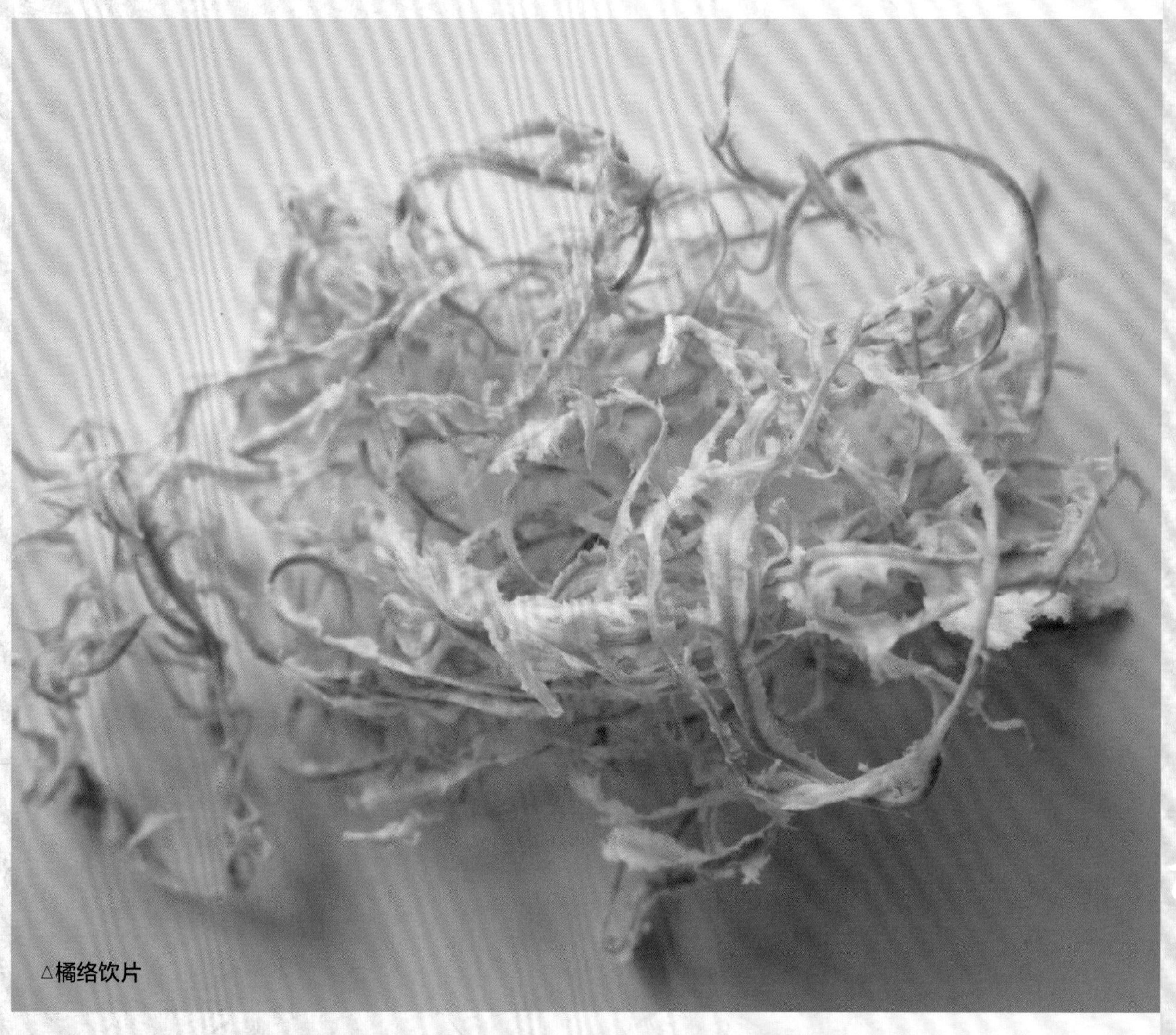

△橘络饮片

橘核

‖**修治**‖

[时珍曰] 凡用须以新瓦焙香，去壳取仁，研碎入药。

‖**气味**‖

苦，平，无毒。

‖**主治**‖

肾疰腰痛，膀胱气痛，肾冷。炒研，每温酒服一钱，或酒煎服之。大明。**治酒皶风鼻赤。炒研，每服一钱，胡桃肉一个，擂酒服，以知为度。**宗奭。**小肠疝气及阴核肿痛。炒研五钱，老酒煎服，或酒糊丸服，甚效。**时珍。

‖**发明**‖

[时珍曰] 橘核入足厥阴，与青皮同功，故治腰痛㿗疝在下之病，不独取象于核也。和剂局方治诸疝痛及内㿗，卵肿偏坠，或硬如石，或肿至溃，有橘核丸，用之有效。品味颇多，详见本方。

‖**附方**‖

新一。**腰痛**橘核、杜仲各二两炒，研末。每服二钱，盐酒下。简便方。

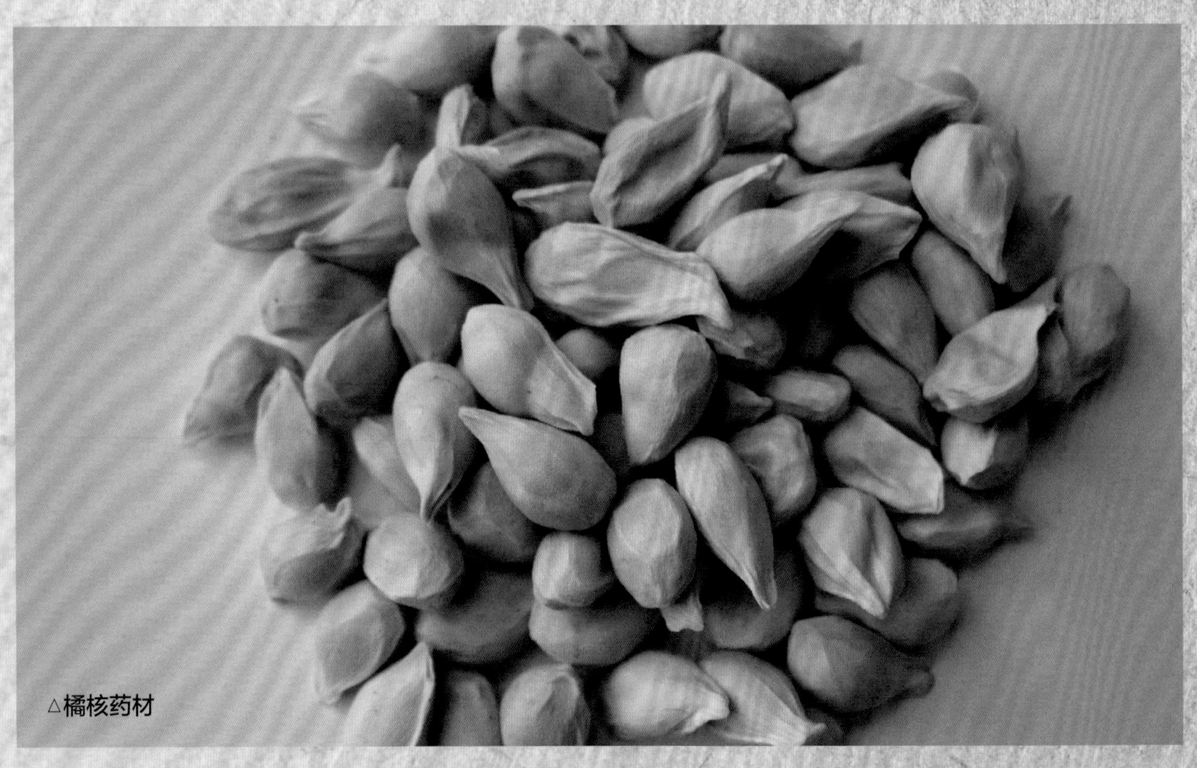

△橘核药材

叶

‖ **气味** ‖

苦，平，无毒。

‖ **主治** ‖

导胸膈逆气，入厥阴，行肝气，消肿散毒，乳痈胁痛，用之行经。震亨。

‖ **附方** ‖

新一。**肺痈绿橘**叶洗，捣绞汁一盏服之。吐出脓血即愈。经验良方。

橘 *Citrus reticulate* ITS2 条形码主导单倍型序列：

1 CGCATCGTTG GCCCACCCCA CCCCCCCAAA CCAAGGGGGG GGCCCCGGGG TGCGGGCGGA GATTGGCCTC CCGTGCGCTG
81 ACTGCTCGCG GTTGGCCCAA ATATGAGTCC TCGGCGACCG AAGCCGCGGC GATCGGTGGT GAAACAAAGC CTCTCGAGCT
161 CCCGCCGCGC GCCCGGTCTC CAAGTGTGGA CTCTGTGACC CTGAAGCTCC GCGCAAGCGG CGCTCGCATT G

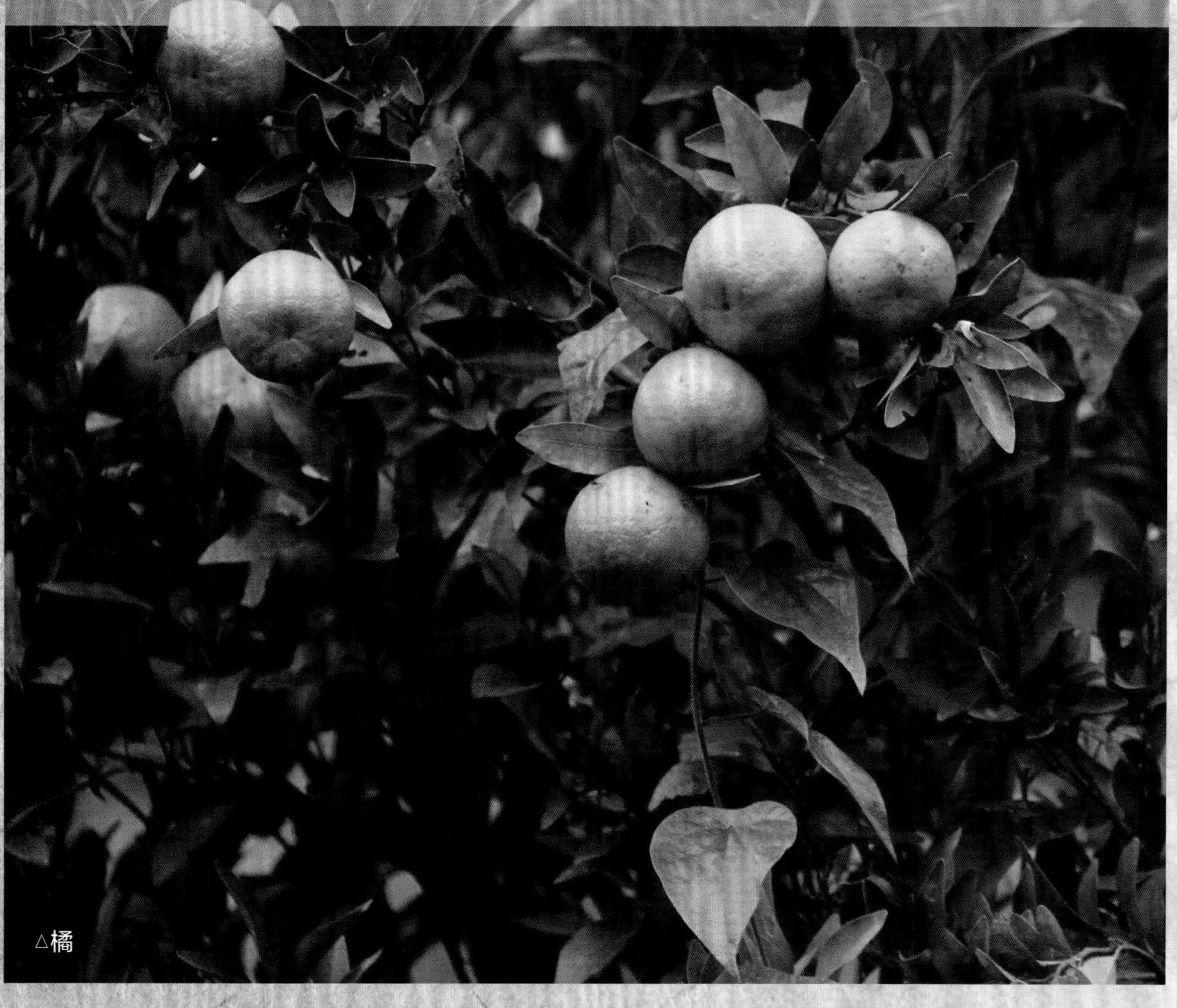

△橘

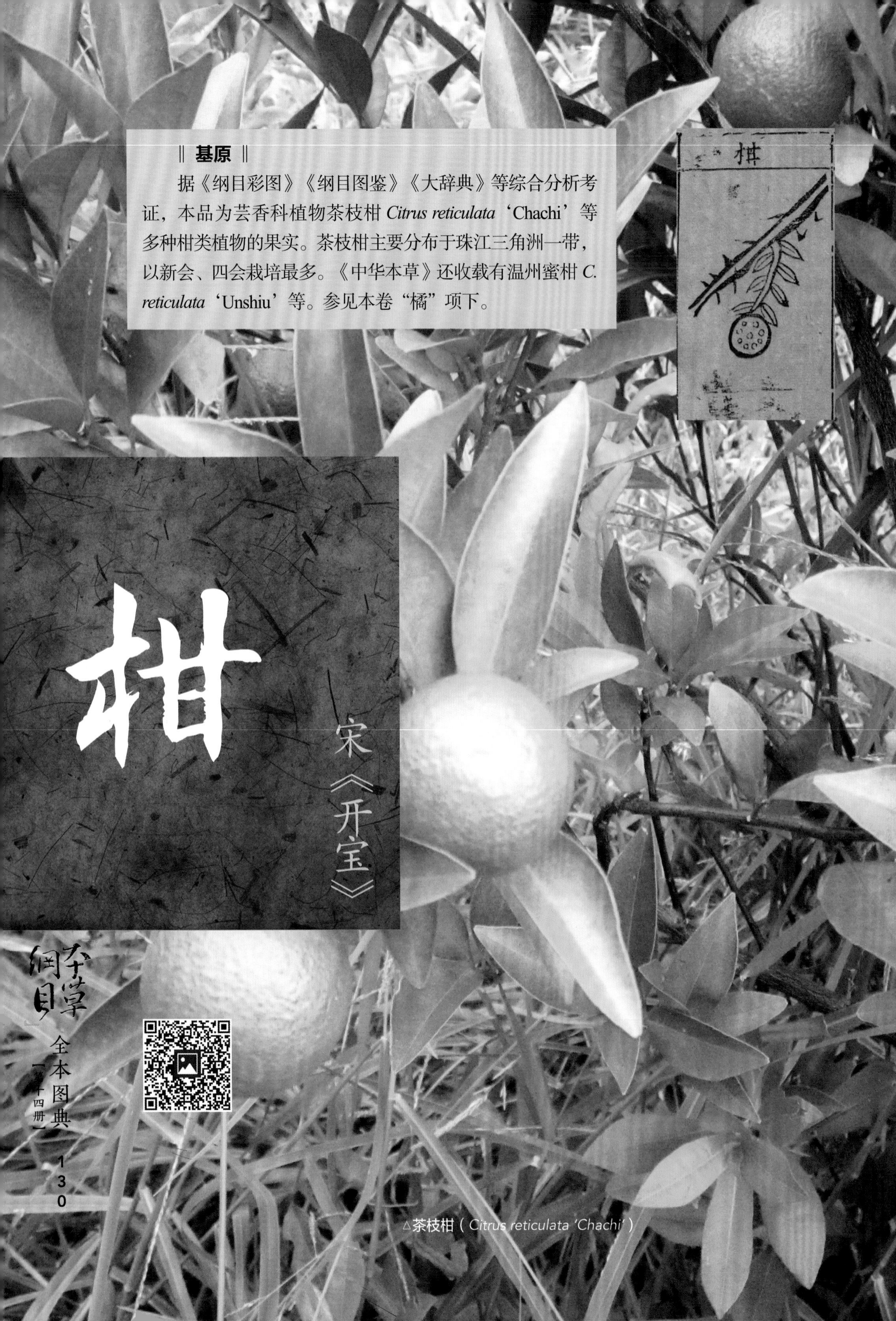

‖ **基原** ‖

据《纲目彩图》《纲目图鉴》《大辞典》等综合分析考证，本品为芸香科植物茶枝柑 *Citrus reticulata* ‘Chachi’ 等多种柑类植物的果实。茶枝柑主要分布于珠江三角洲一带，以新会、四会栽培最多。《中华本草》还收载有温州蜜柑 *C. reticulata* ‘Unshiu’ 等。参见本卷“橘”项下。

柑

宋《开宝》

△茶枝柑（*Citrus reticulata ‘Chachi’*）

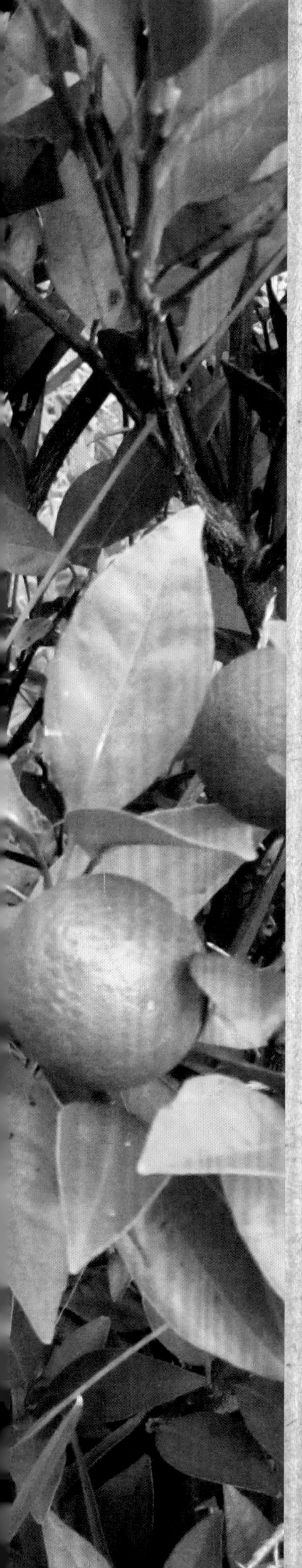

‖释名‖

木奴。[志曰] 柑未经霜时犹酸，霜后甚甜，故名柑子。[时珍曰] 汉李衡种柑于武陵洲上，号为木奴焉。

‖集解‖

[颂曰] 乳柑出西戎者佳。[志曰] 柑生岭南及江南。树似橘，实亦似橘而圆大，皮色生青熟黄。惟乳柑皮入药，山柑皮疗咽痛，余皆不堪用。又有沙柑、青柑，体性相类。[藏器曰] 柑有朱柑、黄柑、乳柑、石柑、沙柑。橘有朱橘、乳橘、塌橘、山橘、黄淡子。此辈皮皆去气调中，实俱堪食，就中以乳柑为上也。[时珍曰] 柑，南方果也，而闽、广、温、台、苏、抚、荆州为盛，川蜀虽有不及之。其树无异于橘，但刺少耳。柑皮比橘色黄而稍厚，理稍粗而味不苦。橘可久留，柑易腐败。柑树畏冰雪，橘树略可。此柑、橘之异也。柑、橘皮今人多混用，不可不辨，详见橘下。案韩彦直橘谱云：乳柑，出温州诸邑，惟泥山者为最，以其味似乳酪故名。彼人呼为真柑，似以它柑为假矣。其木婆娑，其叶纤长，其花香韵，其实圆正，肤理如泽蜡，其大六七寸，其皮薄而味珍，脉不粘瓣，食不留滓，一颗仅二三核，亦有全无者，擘之香雾噀人，为柑中绝品也。生枝柑，形不圆，色青肤粗，味带微酸，留之枝间，可耐久也，俟味变甘，乃带叶折，故名。海红柑，树小而颗极大，有围及尺者，皮厚色红，可久藏，今狮头柑亦是其类也。洞庭柑，种出洞庭山，皮细味美，其熟最早也。甜柑，类洞庭而大，每颗必八瓣，不待霜而黄也。木柑，类洞庭，肤粗顽，瓣大而少液，故谓之木也。朱柑，类洞庭而大，色绝嫣红，其味酸，人不重之。馒头柑，近蒂起如馒头尖，味香美也。

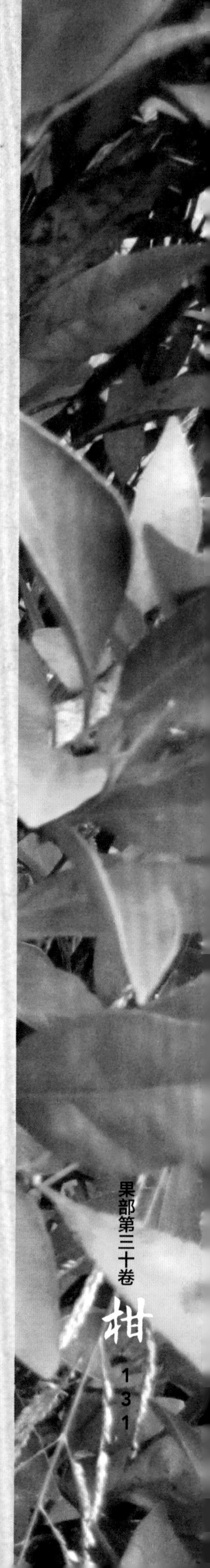

‖ **气味** ‖

甘，大寒，无毒。[颂曰] 冷。[志曰] 多食令人肺冷生痰，脾冷发痼癖，大肠泻利，发阴汗。

‖ **主治** ‖

利肠胃中热毒，解丹石，止暴渴，利小便。开宝。

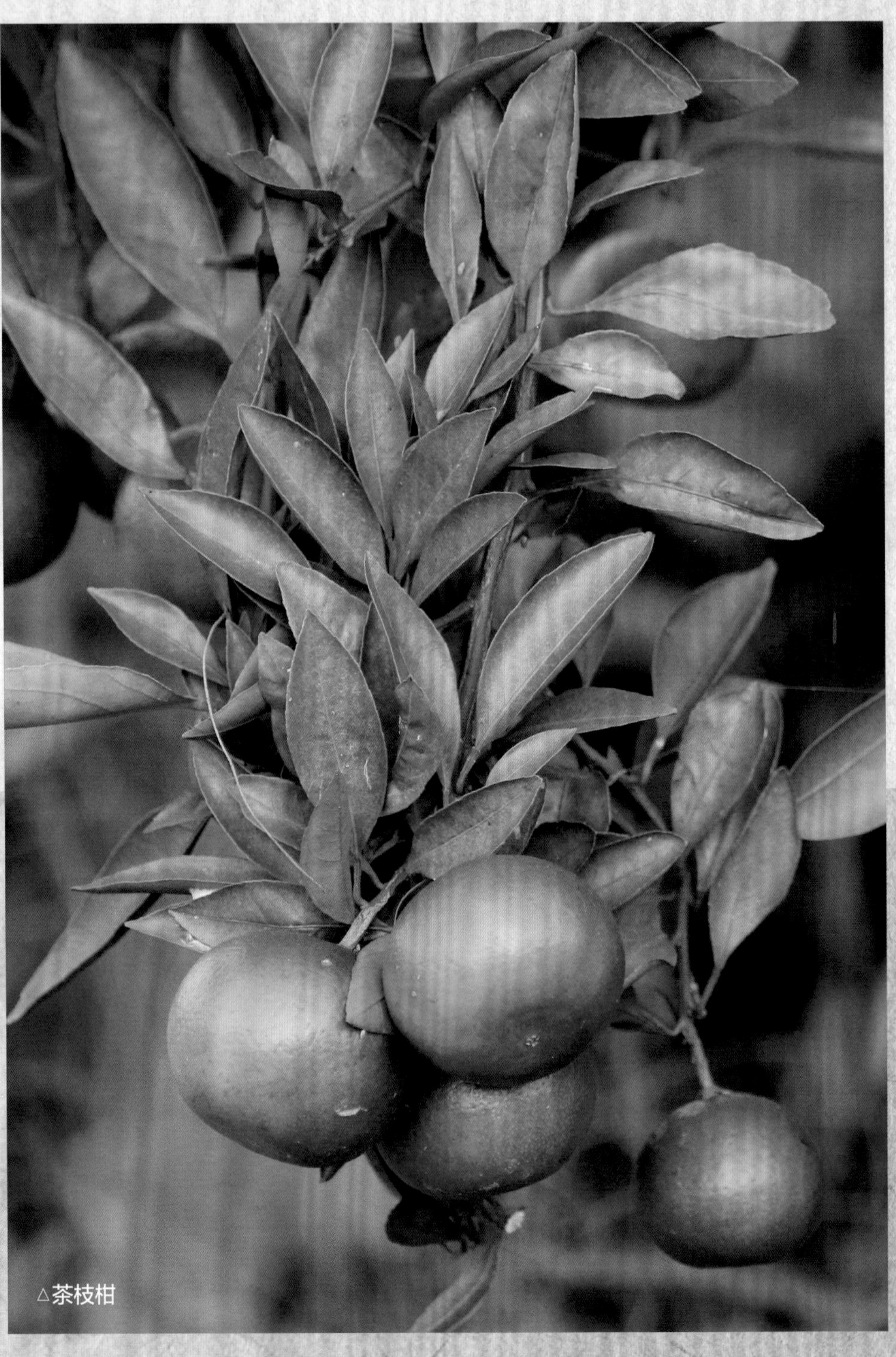

△茶枝柑

‖ **附方** ‖

新一。**难产**柑橘瓤阴干、烧存性，研末，温酒服二钱。集效。

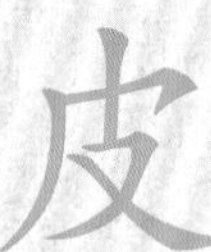

‖ **气味** ‖

辛，甘，寒，无毒。[时珍曰] 橘皮苦辛湿，柑皮辛甘寒。外形虽似，而气味不同。[诜曰] 多食令肺燥。

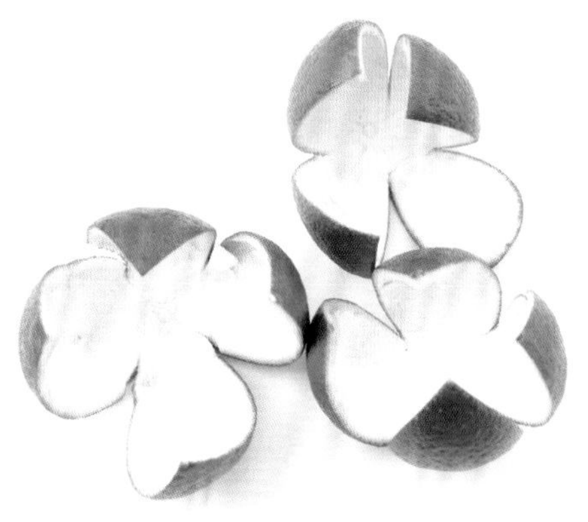

△茶枝柑（果皮）

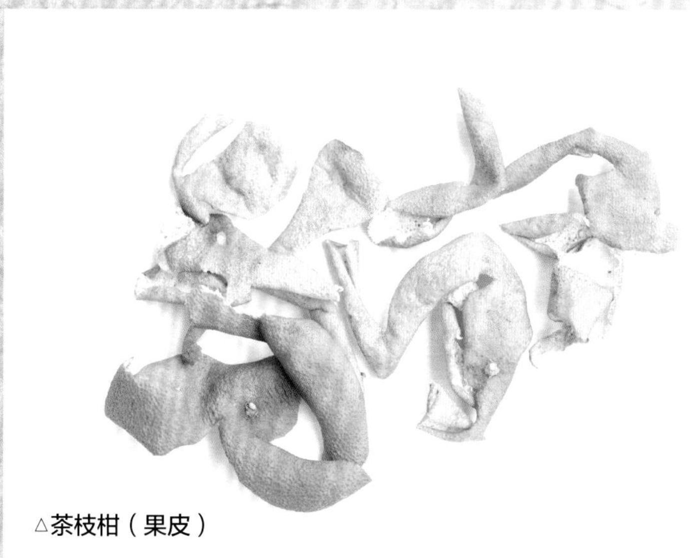

△茶枝柑（果皮）

‖ **主治** ‖

下气调中。藏器。解酒毒及酒渴，去白焙研末，点汤入盐饮之。大明。治产后肌浮，为末酒服。雷敩。伤寒饮食劳复者，浓煎汁服。时珍。山柑皮：治咽喉痛效。开宝。

核

‖ **主治** ‖

作涂面药。苏颂。

叶

‖ **主治** ‖

聤耳流水或脓血。取嫩头七个，入水数滴，杵取汁滴之，即愈。蔺氏。

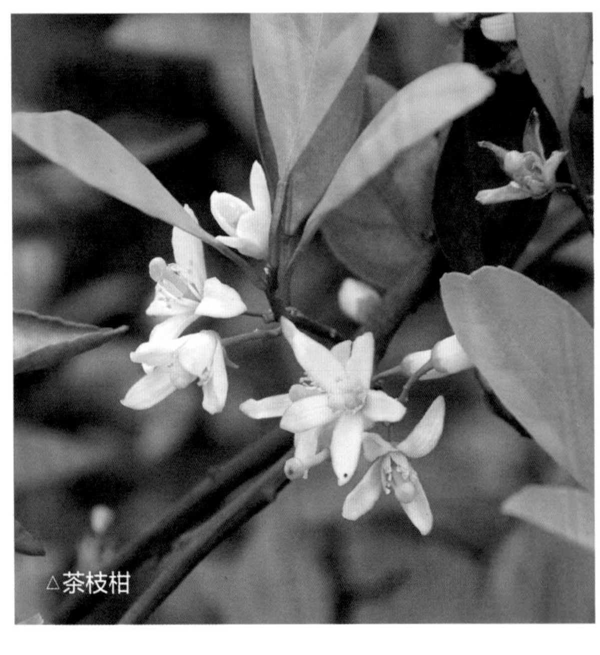

△茶枝柑

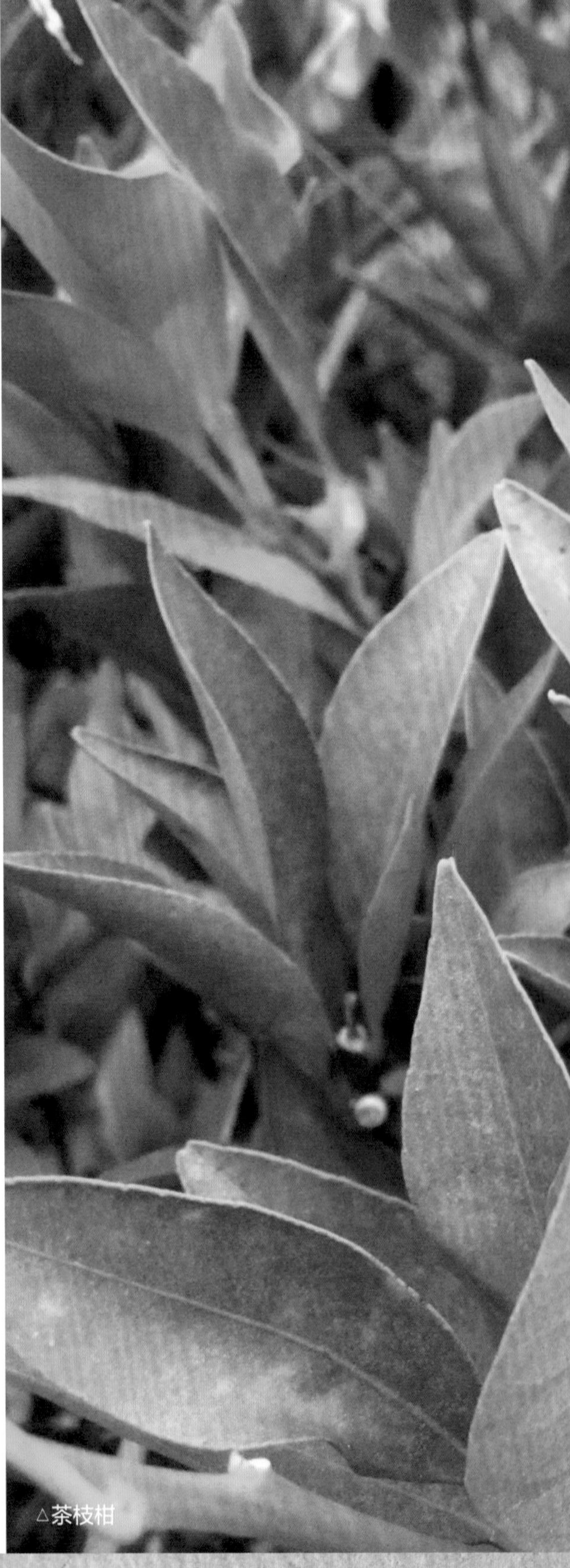

△茶枝柑

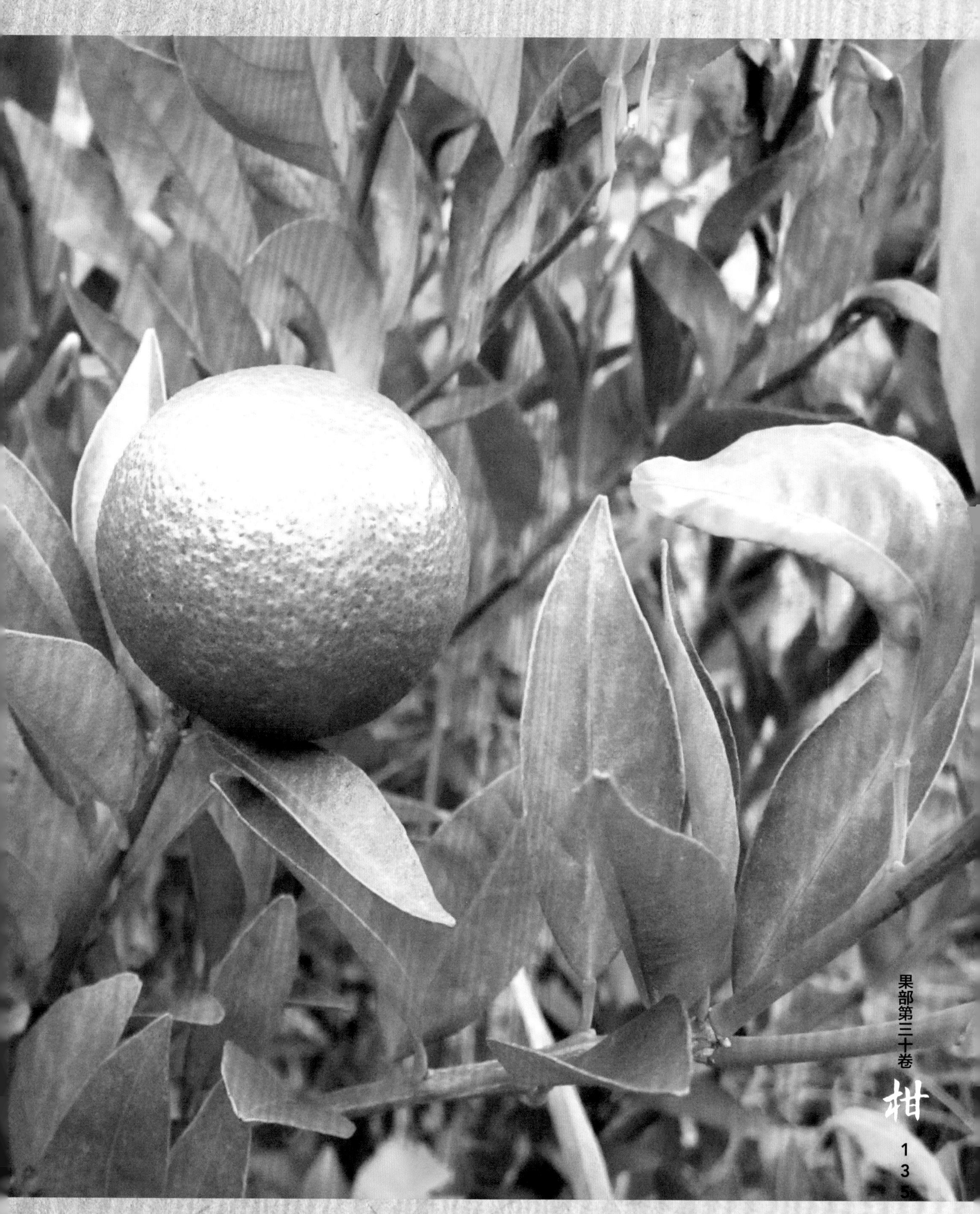

‖ **基原** ‖

据《纲目图鉴》《纲目彩图》等综合分析考证，本品为芸香科植物甜橙 *Citrus sinensis* (L.) Osbeck。分布于长江以南各省。《大辞典》《中华本草》认为本品为同属植物香橙 *C. junos* Tanaka。分布于陕西、江苏、浙江、安徽、江西、湖北等地。《药典》收载枳实药材为芸香科植物酸橙 *C. aurantium* L. 及其栽培变种或甜橙的干燥幼果；5 ~ 6 月收集自落的果实，除去杂质，自中部横切为两半，晒干或低温干燥，较小者直接晒干或低温干燥。

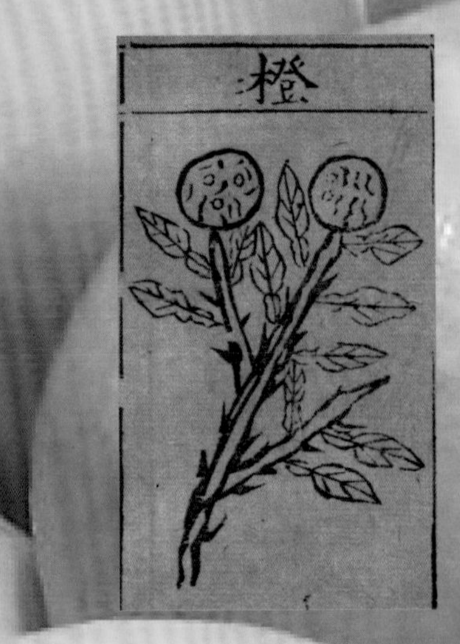

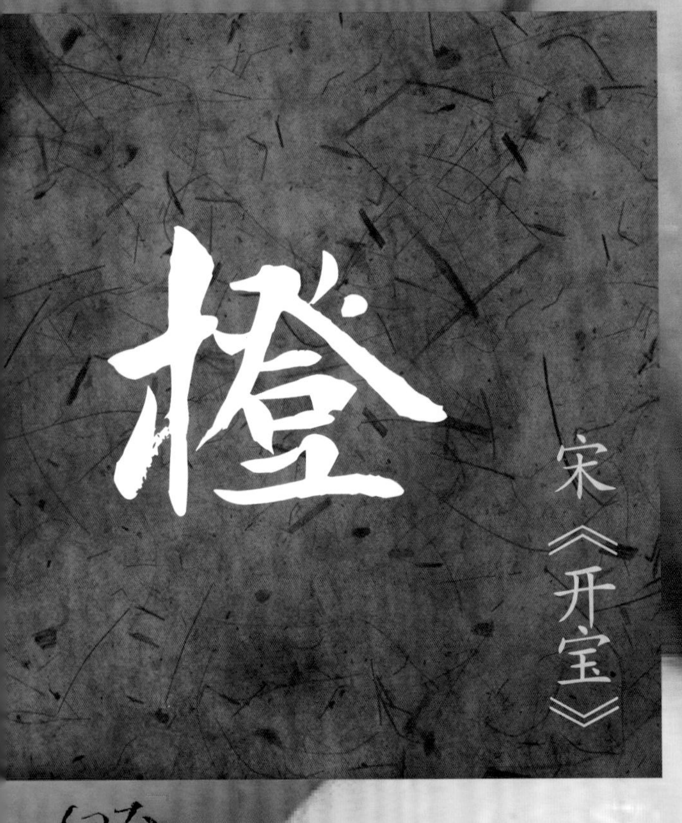

橙

宋《开宝》

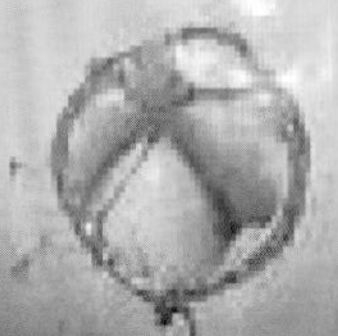

△甜橙（*Citrus sinensis*）

‖**释名**‖

金球　鹄壳。[时珍曰] 案陆佃埤雅云：橙，柚属也。可登而成之，故字从登。又谐声也。

‖**集解**‖

[志曰] 橙，树似橘而叶大，其形圆，大于橘而香，皮厚而皱，八月熟。[时珍曰] 橙产南土，其实似柚而香，叶有两刻缺如两段，亦有一种气臭者。柚乃柑属之大者，早黄难留；橙乃橘属之大者，晚熟耐久。皆有大小二种。案事类合璧云：橙树高枝，叶不甚类橘，亦有刺。其实大者如碗，颇似朱栾，经霜早熟，色黄皮厚，蹙衄如沸，香气馥郁。其皮可以熏衣，可以芼鲜，可以和菹醢，可以为酱齑，可以蜜煎，可以糖制为橙丁，可以蜜制为橙膏。嗅之则香，食之则美，诚佳果也。[宗奭曰] 橙皮今止以为果，或合汤待宾，未见入药。宿酒未解者，食之速醒。

‖**气味**‖

酸，寒，无毒。[士良曰] 暖。多食伤肝气，发虚热。与猿肉同食，发头旋恶心。[时珍曰] 猿乃水獭之属也。诸家本草皆作槟榔，误矣。

‖**主治**‖

洗去酸汁，切和盐、蜜，煎成贮食，止恶心，能去胃中浮风恶气。开宝。**行风气，疗瘿气，发瘰疬，杀鱼、蟹毒。**士良。

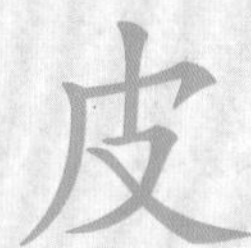

皮

‖ **气味** ‖

苦、辛，温，无毒。

‖ **主治** ‖

作酱、醋香美，散肠胃恶气，消食下气，去胃中浮风气。开宝。**和盐贮食，止恶心，解酒病。**孟诜。**糖作橙丁，甘美，消痰下气，利膈宽中，解酒。**时珍。

‖ **附方** ‖

新二。**香橙汤**宽中快气，消酒。用橙皮二斤切片，生姜五两切焙擂烂，入炙甘草末一两，檀香末半两，和作小饼。每嚼一饼，沸汤入盐送下。奇效良方。**痔疮肿痛**隔年风干橙子，桶内烧烟熏之，神效。医方摘要。

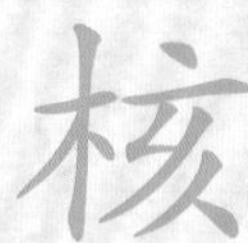

核

‖ **主治** ‖

面䵟粉刺，湿研，夜夜涂之。时珍。

‖ **附方** ‖

新一。**闪挫腰痛**橙子核炒研，酒服三钱即愈。摄生方。

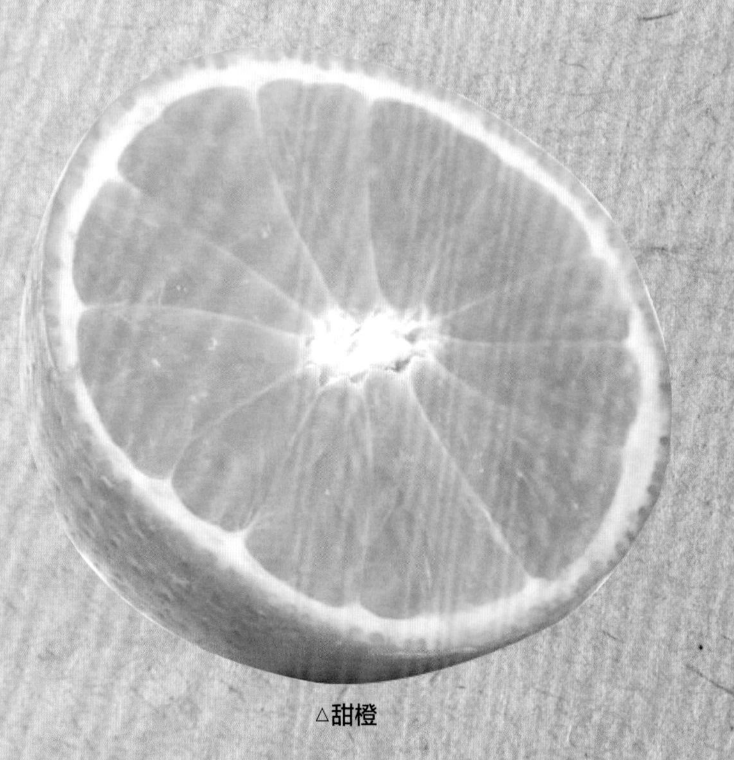

△甜橙

甜橙 *Citrus sinensis* ITS2 条形码主导单倍型序列：

1　CGCATCGTTG CCCCACCCCA CCCCCCCAAA CCAAGGCGGG GGCCCCGGGG TGCGGGCGGA GATTGGCCTC CCGTGCGCTG
81　ACCGCTCGCG GTTGGCCCAA ATCTGAGTCC TCGGCGACCG AAGCCGCGGC GATCGGTGGT GAAACAAAAG CCTCTCGAGC
161 TCCCGCCGCG CGCCCGGTCT CCGAGTGGGG ACTCTGCGGC CCTGAAGCTC CGCGCAAGCG GCGCTCGCAT TGG

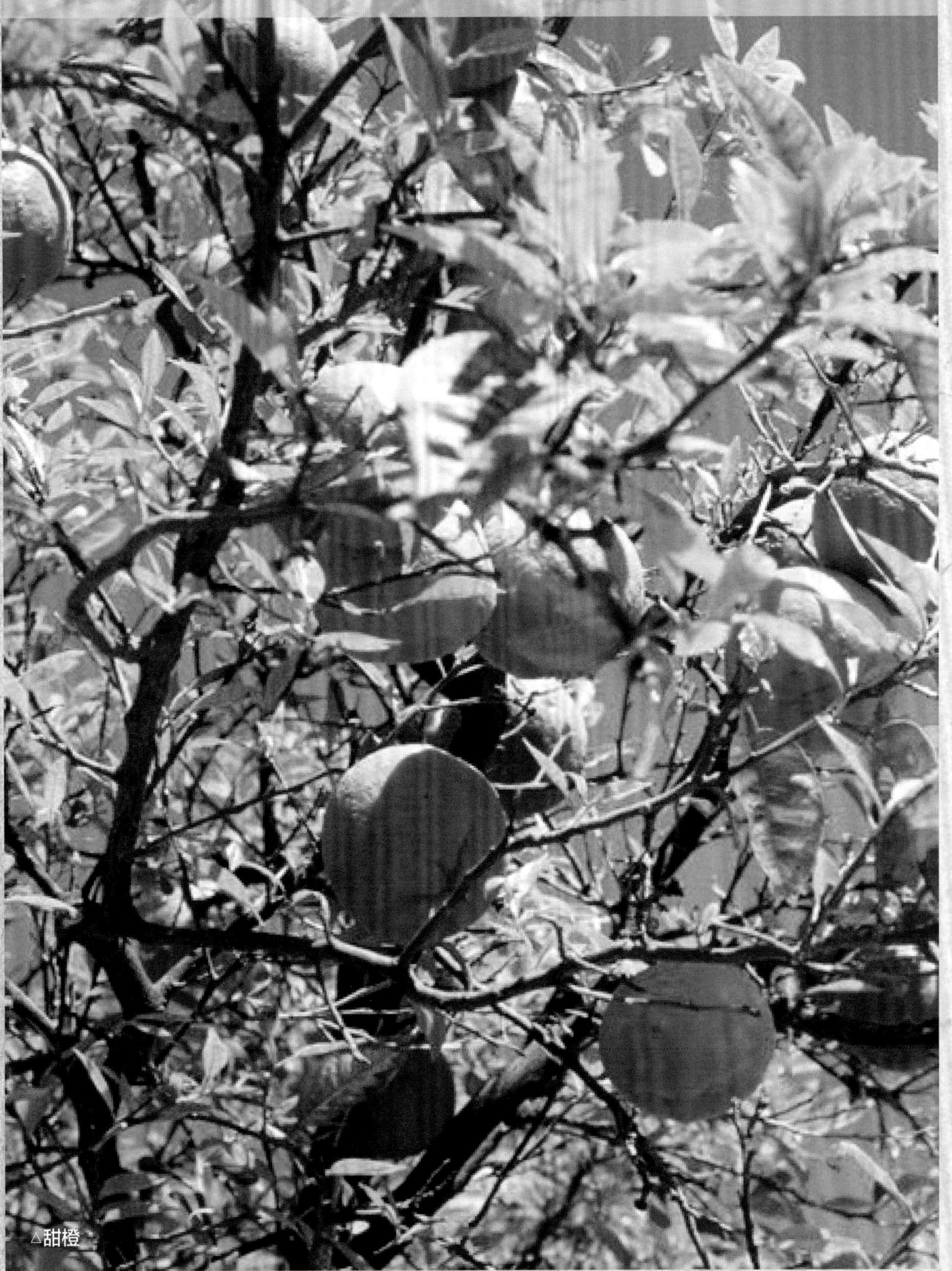

△甜橙

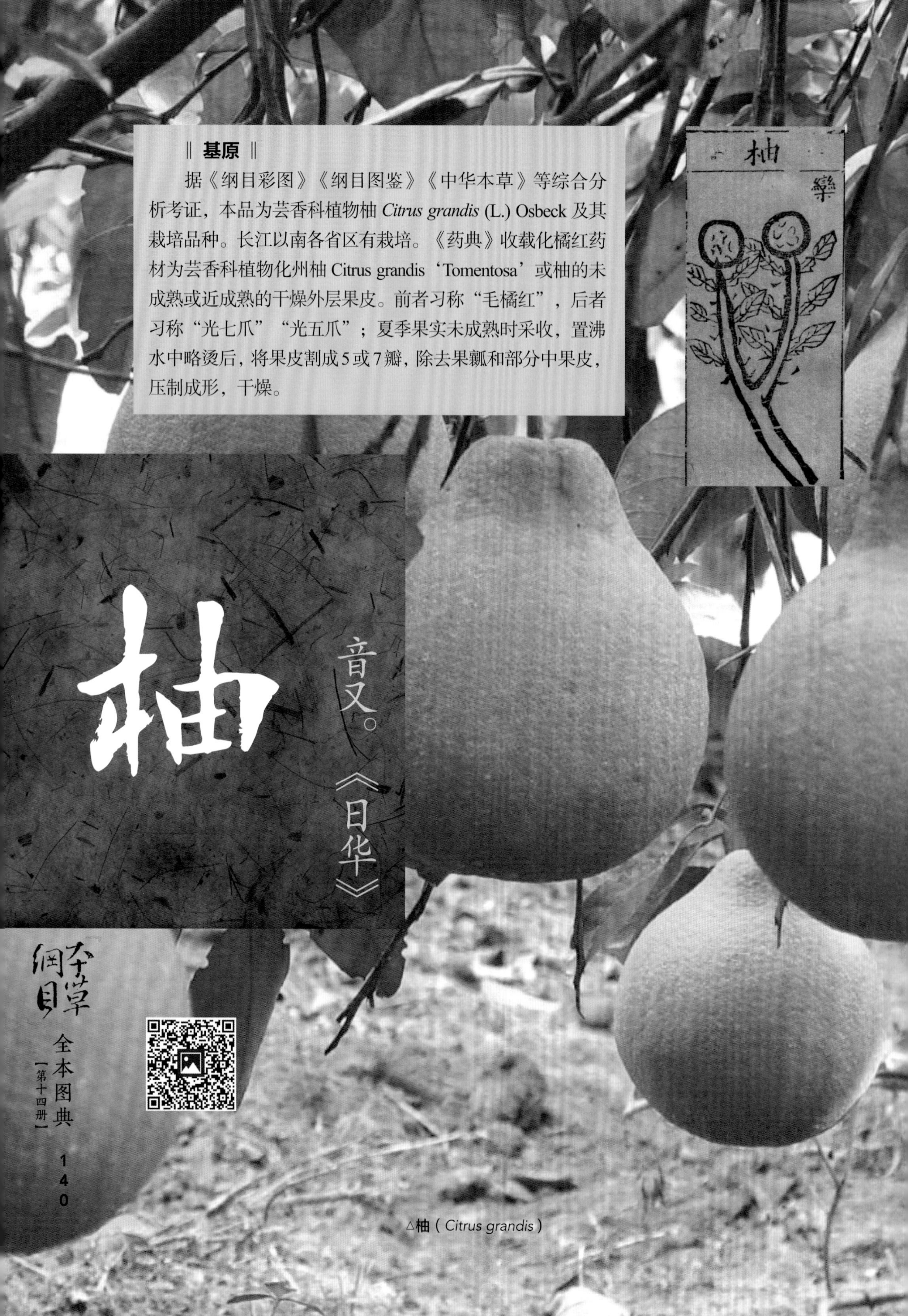

柚

音又。《日华》

‖ 基原 ‖

据《纲目彩图》《纲目图鉴》《中华本草》等综合分析考证，本品为芸香科植物柚 *Citrus grandis* (L.) Osbeck 及其栽培品种。长江以南各省区有栽培。《药典》收载化橘红药材为芸香科植物化州柚 Citrus grandis 'Tomentosa' 或柚的未成熟或近成熟的干燥外层果皮。前者习称"毛橘红"，后者习称"光七爪""光五爪"；夏季果实未成熟时采收，置沸水中略烫后，将果皮割成5或7瓣，除去果瓤和部分中果皮，压制成形，干燥。

△柚（*Citrus grandis*）

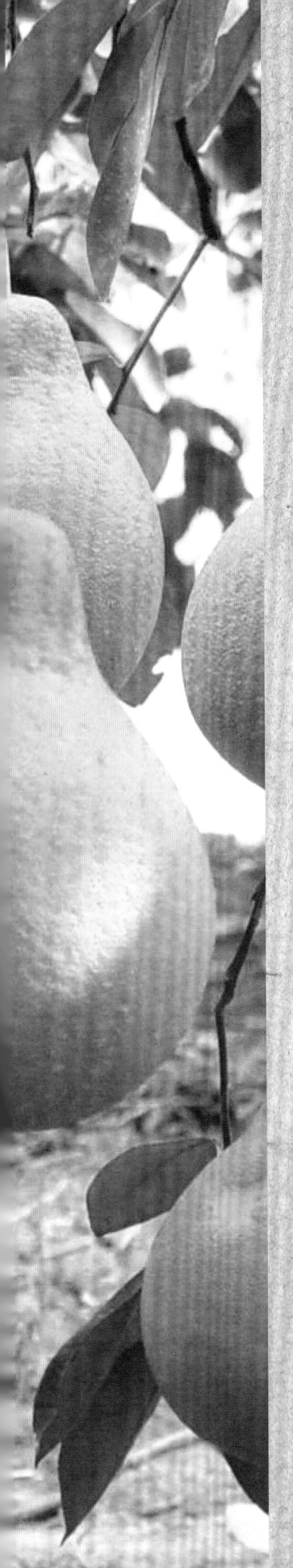

‖ **释名** ‖

櫾与柚同条尔雅**壶柑**唐本**臭橙**食性**朱栾。**[时珍曰] 柚色油然，其状如卣，故名。壶亦象形。今人呼其黄而小者为蜜筒，正此意也。其大者谓之朱栾，亦取团栾之象。最大者谓之香栾。尔雅谓之櫠，音废，又曰椵，音贾。广雅谓之镭柚，镭亦壶也。桂海志谓之臭柚，皆一物。但以大小古今方言称呼不同耳。

‖ **集解** ‖

[恭曰] 柚皮厚味甘，不似橘皮薄味辛而苦。其肉亦如橘，有甘有酸，酸者名壶柑。今俗人谓橙为柚，非矣。案吕氏春秋云：果之美者，江浦之橘，云梦之柚。郭璞云：柚出江南，似橙而实酢，大如橘。禹贡云：扬州厥包橘、柚。孔安国云：小曰橘，大曰柚，皆为柑也。[颂曰] 闽中、岭外、江南皆有柚，比橘黄白色而大。襄、唐间柚，色青黄而实小。其味皆酢，皮厚，不堪入药。[时珍曰] 柚，树、叶皆似橙。其实有大、小二种：小者如柑如橙；大者如瓜如升，有围及尺余者，亦橙之类也。今人呼为朱栾，形色圆正，都类柑、橙。但皮厚而粗，其味甘，其气臭，其瓣坚而酸恶不可食，其花甚香。南人种其核，长成以接柑、橘，云甚良也。盖橙乃橘属，故其皮皱厚而香，味苦而辛；柚乃柑属，故其皮粗厚而臭，味甘而辛。如此分柚与橙、橘自明矣。郭璞云：櫠，大柚也。实大如盏，皮厚二三寸，子似枳，食之少味。范成大云：广南臭柚大如瓜，可食，其皮甚厚，染墨打碑，可代毡刷，且不损纸也。列子云：吴越之间有木焉，其名为櫾。碧树而冬青，实丹而味酸。食其皮汁，已愤厥之疾。渡淮而北，化而为枳。此言地气之不同如此。

‖ **气味** ‖

酸，寒，无毒。

‖ **主治** ‖

消食，解酒毒，治饮酒人口气，去肠胃中恶气，疗妊妇不思食口淡。大明。

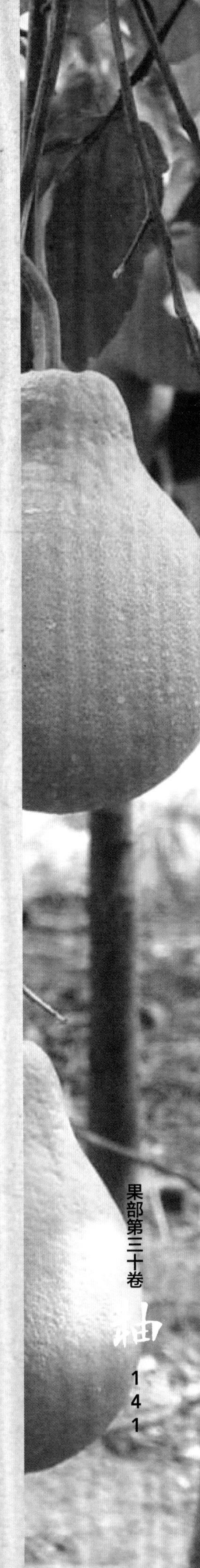

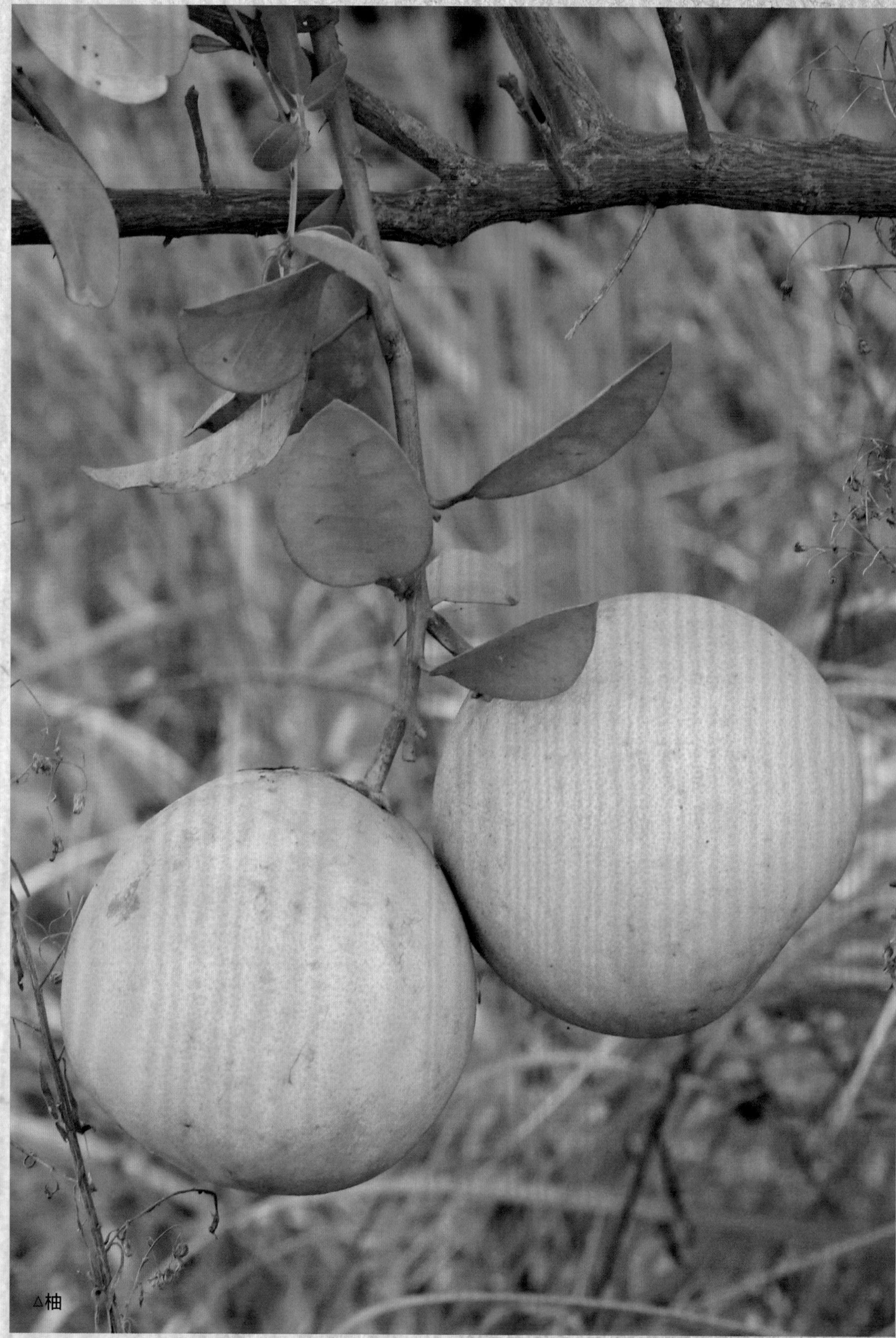

△柚

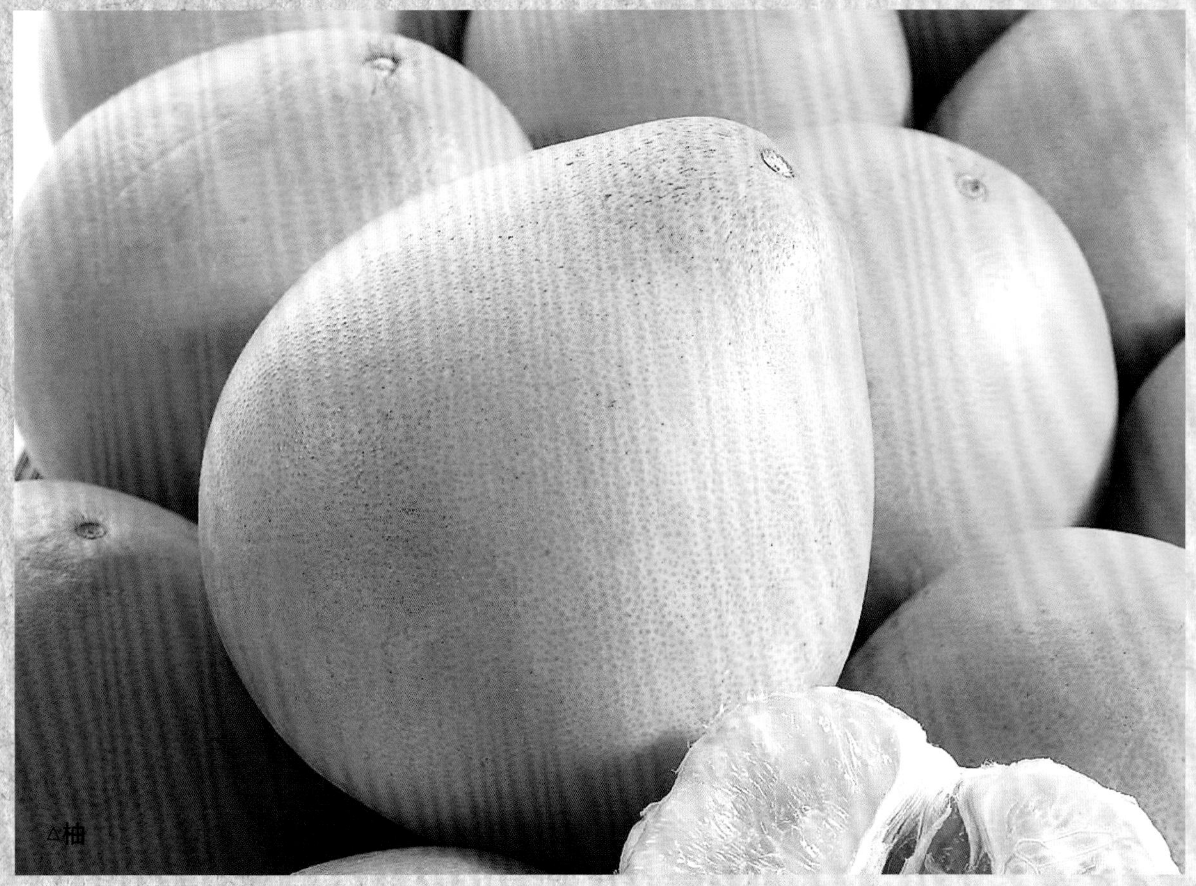
△柚

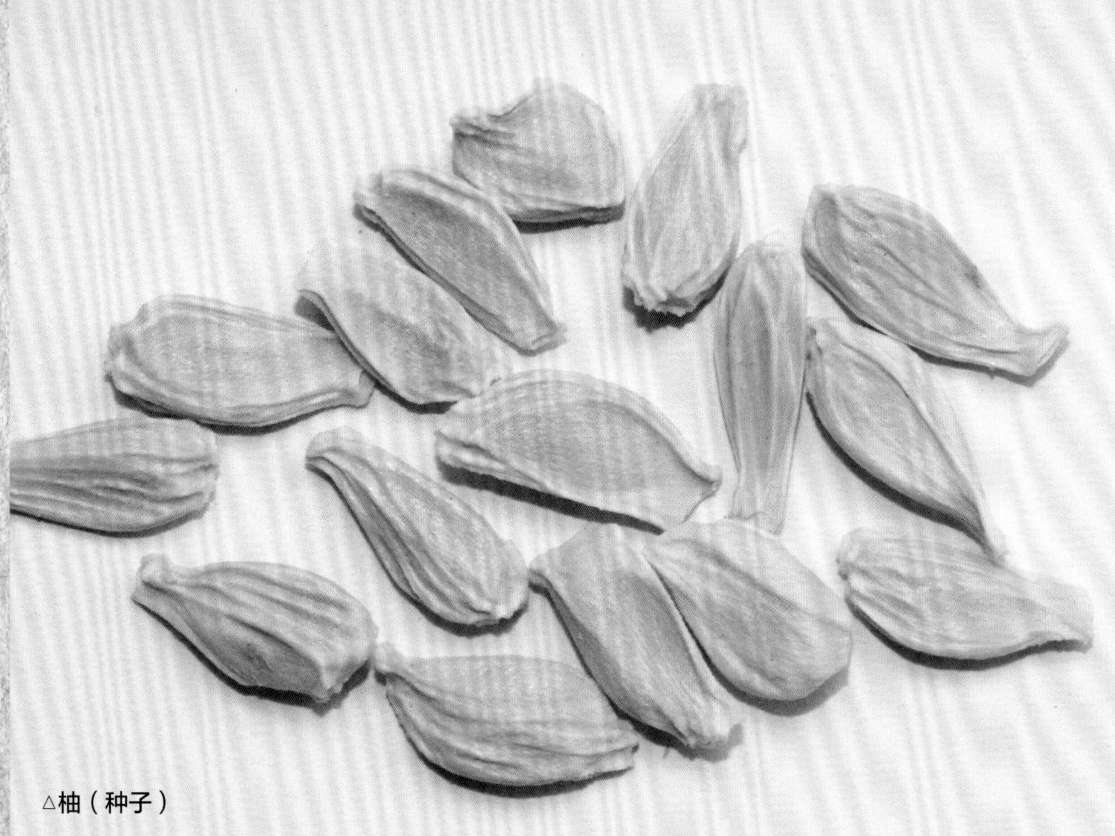
△柚（种子）

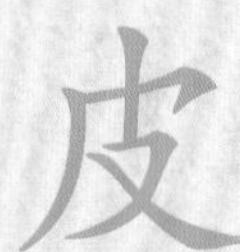

‖ **气味** ‖

甘、辛，平，无毒。

‖ **正误** ‖

[时珍曰] 案沈括笔谈云：本草言橘皮苦，柚皮甘，误矣。柚皮极苦，不可入口，甘者乃橙也。此说似与今柚不同，乃沈氏自误也，不可为据。

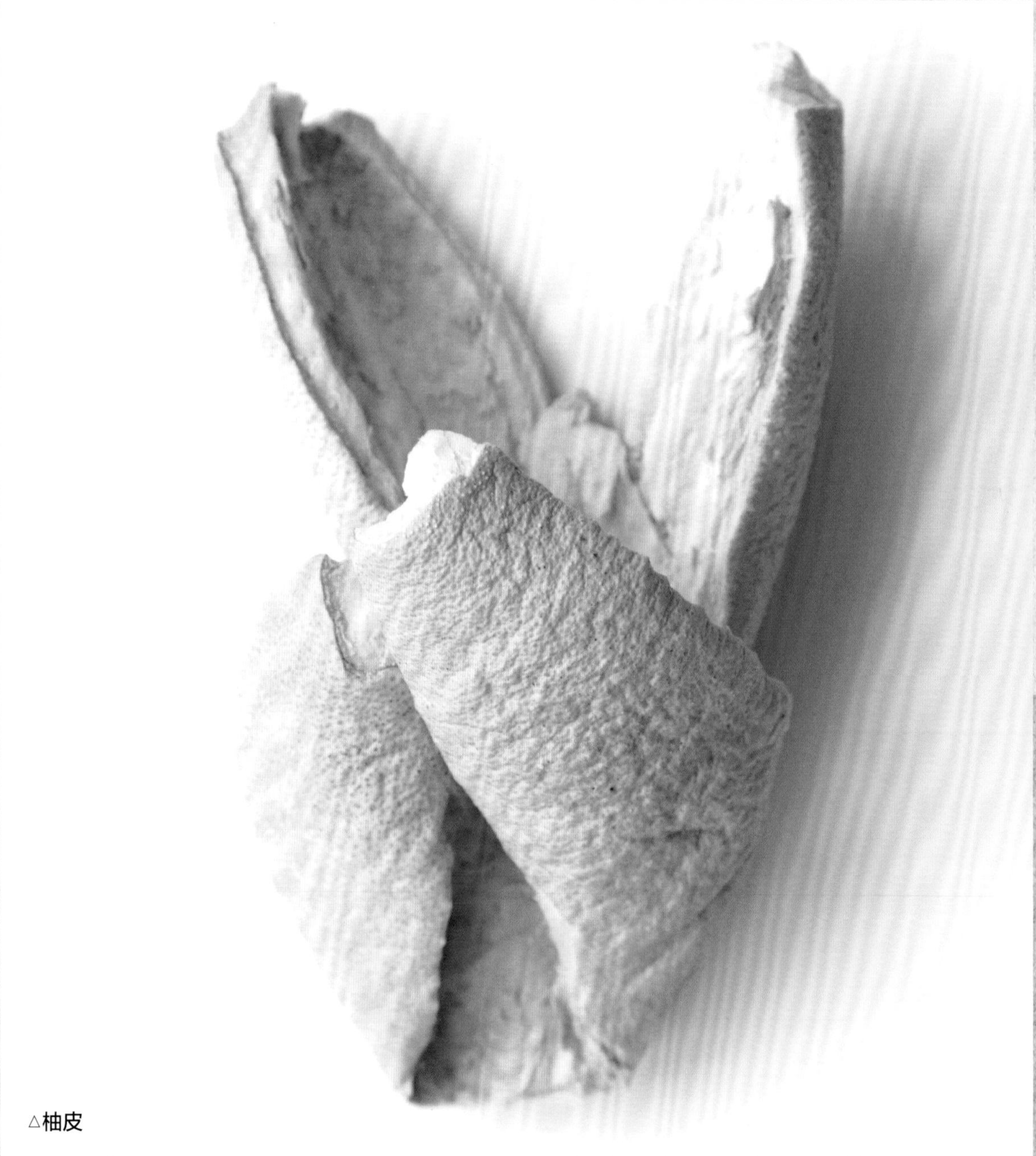

△柚皮

‖ **主治** ‖

下气。宜食，不入药。弘景。**消食快膈，散愤懑之气，化痰。**时珍。

‖ **附方** ‖

新一。**痰气咳嗽**用香栾去核切，砂瓶内浸酒，封固一夜，煮烂，蜜拌匀，时时含咽。

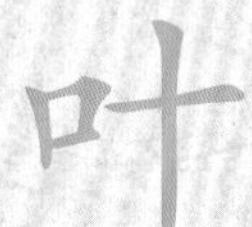

叶

‖ **主治** ‖

头风痛，同葱白捣，贴太阳穴。时珍。

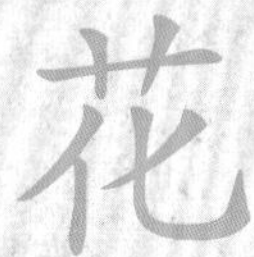

花

‖ **主治** ‖

蒸麻油作香泽面脂，长发润燥。时珍。

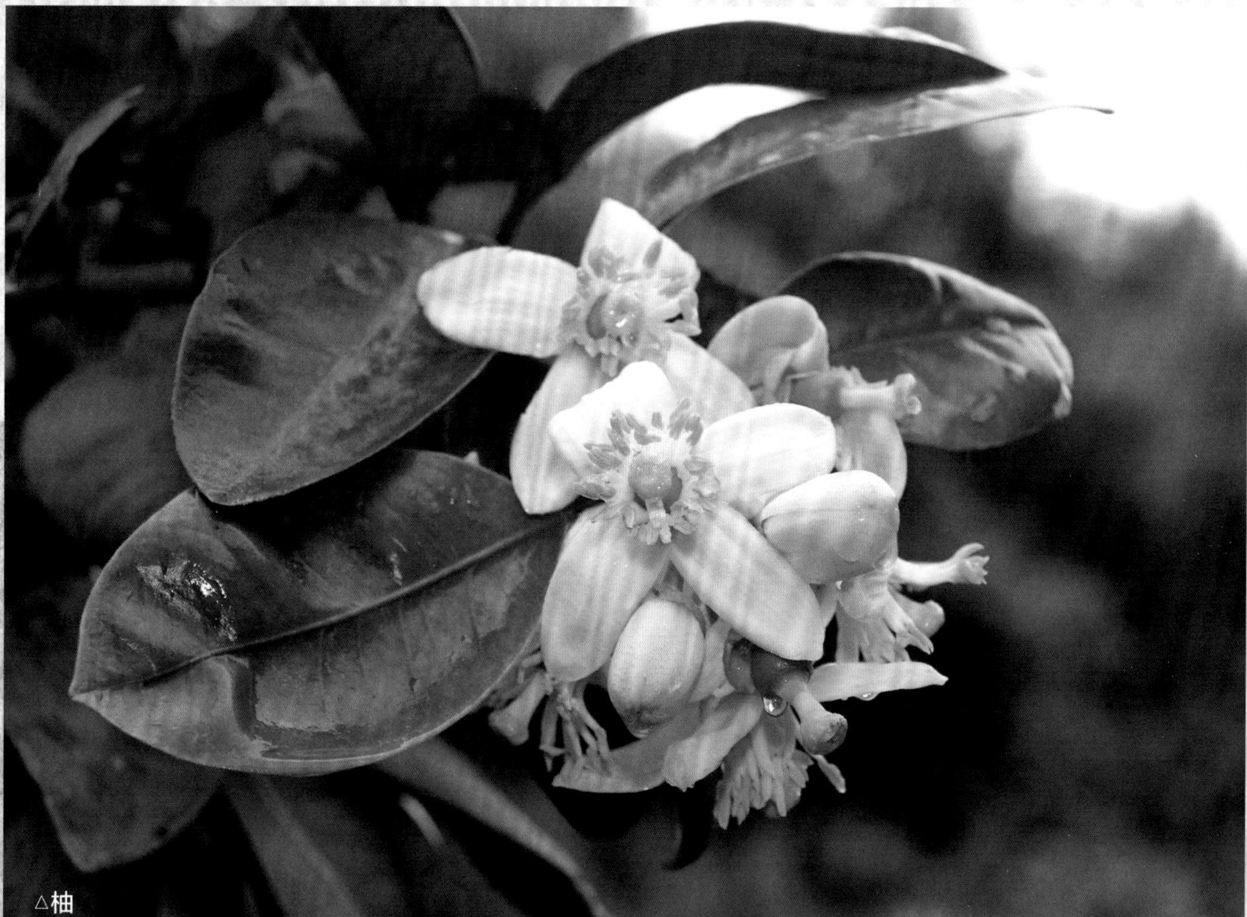

△柚

‖ **基原** ‖

据《纲目彩图》《纲目图鉴》《大辞典》等综合分析考证，本品为芸香科植物枸橼 *Citrus medica* L. 或佛手 *C. medica* L.var. *sarcodactylis* Swingle。长江以南各省有栽培。《药典》收载香橼药材为芸香科植物枸橼或香圆 *C. wilsonii* Tanaka 的干燥成熟果实；秋季果实成熟时采收，趁鲜切片，晒干或低温干燥，香圆亦可整个或对剖两半后，晒干或低温干燥。收载佛手药材为芸香科植物佛手的干燥果实；秋季果实尚未变黄或变黄时采收，纵切成薄片，晒干或低温干燥。

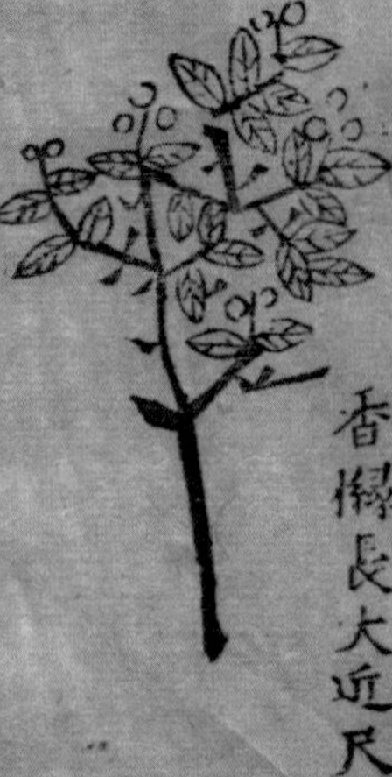

枸橼

音矩员。宋《图经》

△枸橼（*Citrus medica*）

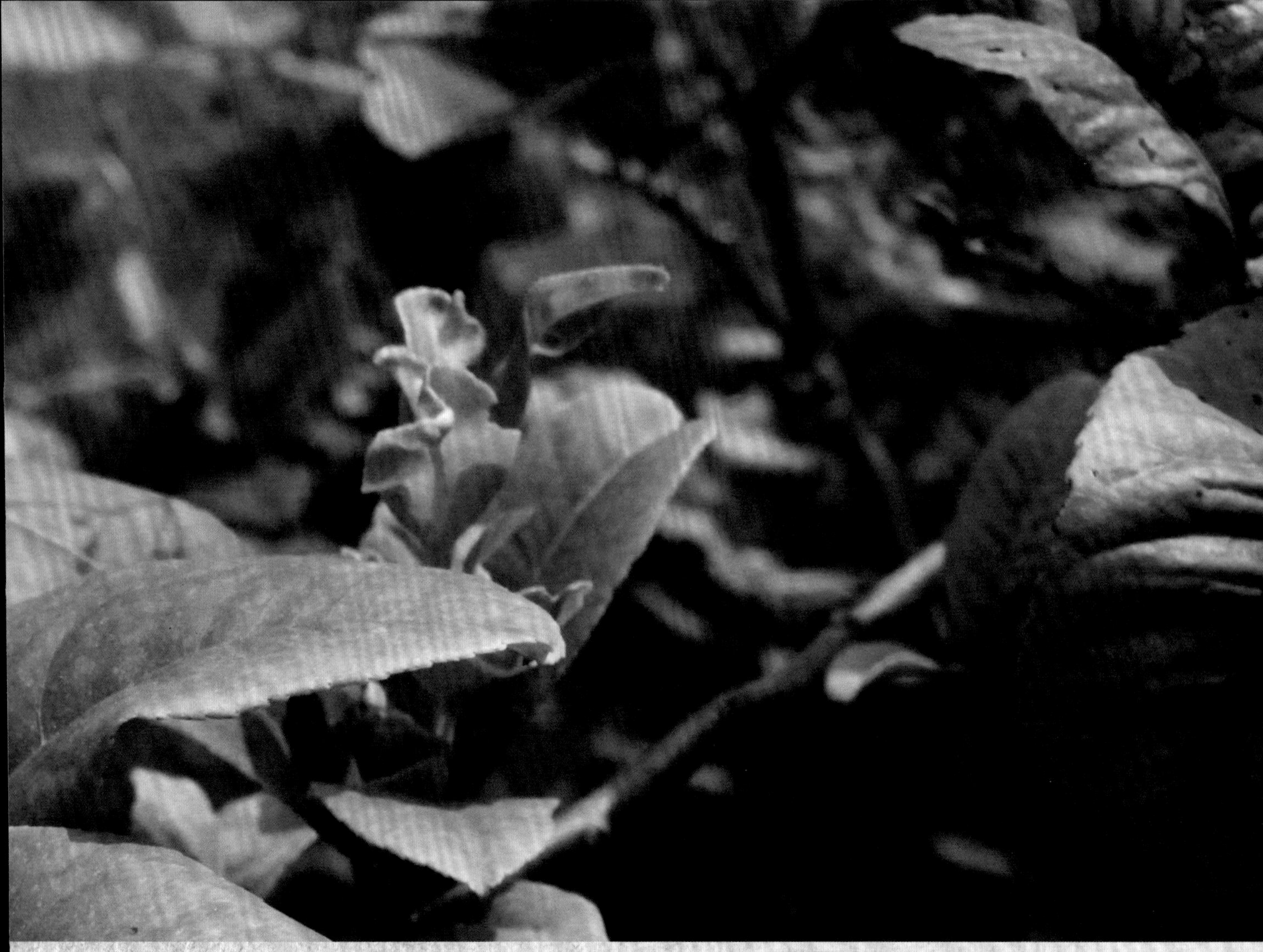

校正：原附豆蔻下，今分出。

‖ **释名** ‖

香橼俗作圆**佛手柑。**[时珍曰] 义未详。佛手，取象也。

‖ **集解** ‖

[藏器曰] 枸橼生岭南，柑、橘之属也。其叶大，其实大如盏，味辛酸。[颂曰] 今闽广、江西皆有之，彼人呼为香橼子。形长如小瓜状，其皮若橙而光泽可爱，肉甚厚，白如萝卜而松虚。虽味短而香芬大胜，置衣笥中，则数日香不歇。寄至北方，人甚贵重。古作五和糁用之。[时珍曰] 枸橼产闽广间。木似朱栾而叶尖长，枝间有刺。植之近水乃生。其实状如人手，有指，俗呼为佛手柑。有长一尺四五寸者。皮如橙柚而厚，皱而光泽。其色如瓜，生绿熟黄。其核细。其味不甚佳而清香袭人。南人雕镂花鸟，作蜜煎果食。置之几案，可供玩赏。若安芋片于蒂而以湿纸围护，经久不瘪。或捣蒜罨其蒂上，则香更充溢。异物志云：浸汁浣葛纻，胜似酸浆也。

皮瓤

‖ **气味** ‖

辛、酸，无毒。[弘景曰] 性温。[恭曰] 性冷。陶说误矣。[藏器曰] 性温不冷。

‖ **主治** ‖

下气，除心头痰水。藏器。**煮酒饮，治痰气咳嗽。煎汤，治心下气痛。**时珍。

根叶

‖ **主治** ‖

同皮。橘谱。

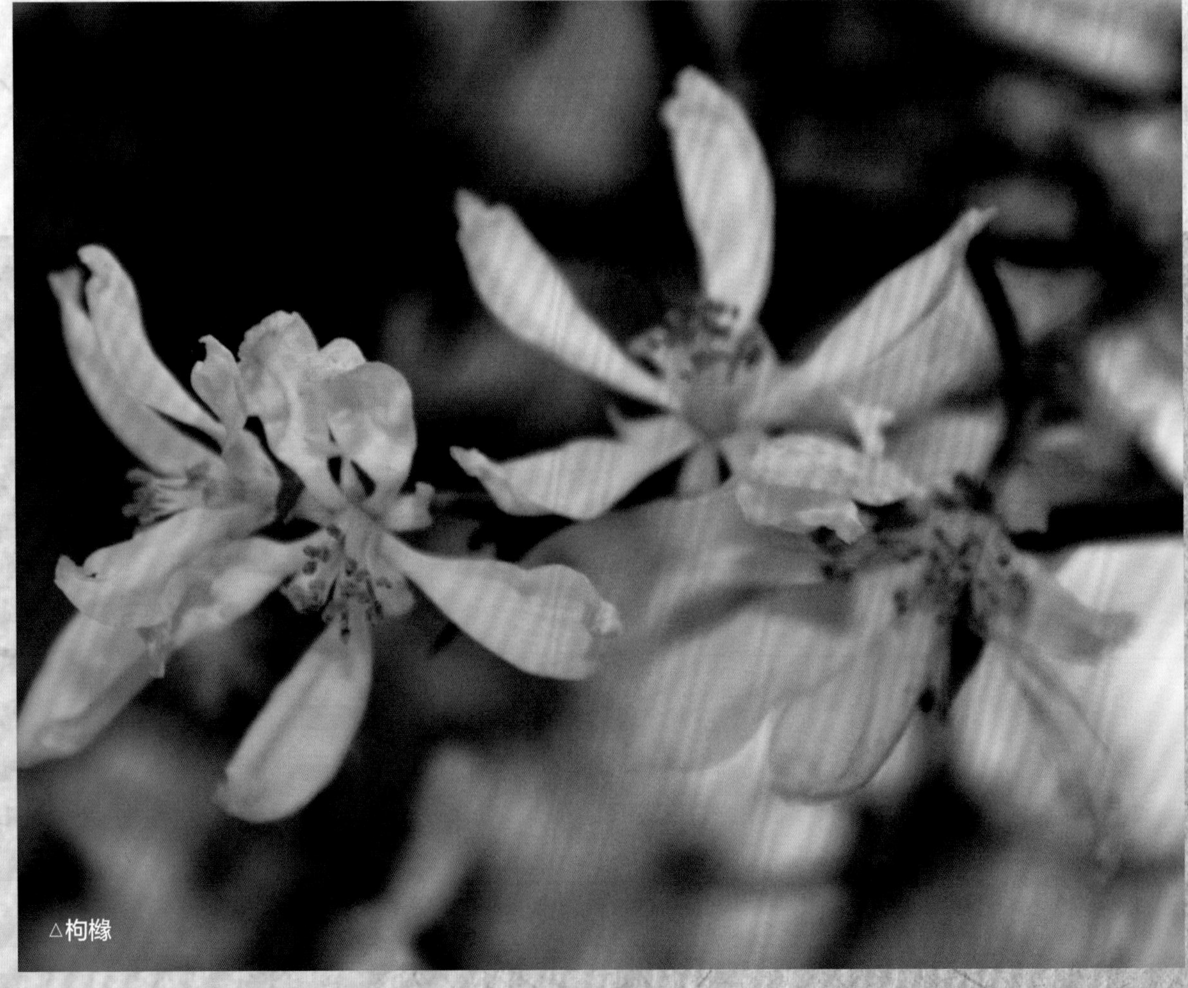

△枸橼

枸橼 *Citrus medica* ITS2 条形码主导单倍型序列：

```
1   CGCATCGTTG CCCCACCCCA CCCCCCCAAA CCAAGGCGGG GGCCCCGGGG TGCGGGCGGA GATTGGCCTC CCGTGCGCTG
81  ACCGCTCGCG GTTGGCCCAA ATATGAGTCC TCGGCGACCG AAGCCGCGGC GATCGGTGGT GAAACAAAGC CTCTCGAGCT
161 CCCGCCGCGC GCCCGGTCTC CAAGTGTGGA CTCTGCGACC CTGAAGCTCC GTTCCAACGG CGCTCGCATC G
```

香圆 *Citrus wilsonii* ITS2 条形码主导单倍型序列：

```
1   CGCATCGTTG CCCCACCCCA CCCCCCCAAA CCAAGGCGGG GGCCCTGGGG TGCGGGCGGA GATTGGCCTC CCGTGCGCTG
81  ACCGCTCGCG GTTGGCCCAA ATATGAGTCC TCGGCGACCG AAGCCGCGGC GATCGGTGGT GAAACAAAGC CTCTCGAGCT
161 CCCGCCGCGC GCCCGGTCTC CAAGTGTGGA CTCTGCGACC CTGAAGCTCC GCGCAAGCGG CGCTCGCATT G
```

佛手 *Citrus medica* var. *sarcodactylis* ITS2 条形码主导单倍型序列：

```
1   CGCATCGTTG CCCCACCCCA CCCCCCCAAA CCAAGGCGGG GGCCCCGGGG TGCGGGCGGA GATTGGCCTC CCGTGCGCTG
81  ACCGCTCGCG GTTGGCCCAA ATATGAGTCC TCGGCGACCG AAGCCGCGGC GATCGGTGGT GAAACAAAGC CTCTCGAGCT
161 CCCGCCGCGC GCCCGGTCTC CAAGTGTGGA CTCTGCGACC CTGAAGCTCC GTTCCAACGG CGCTCGCATC G
```

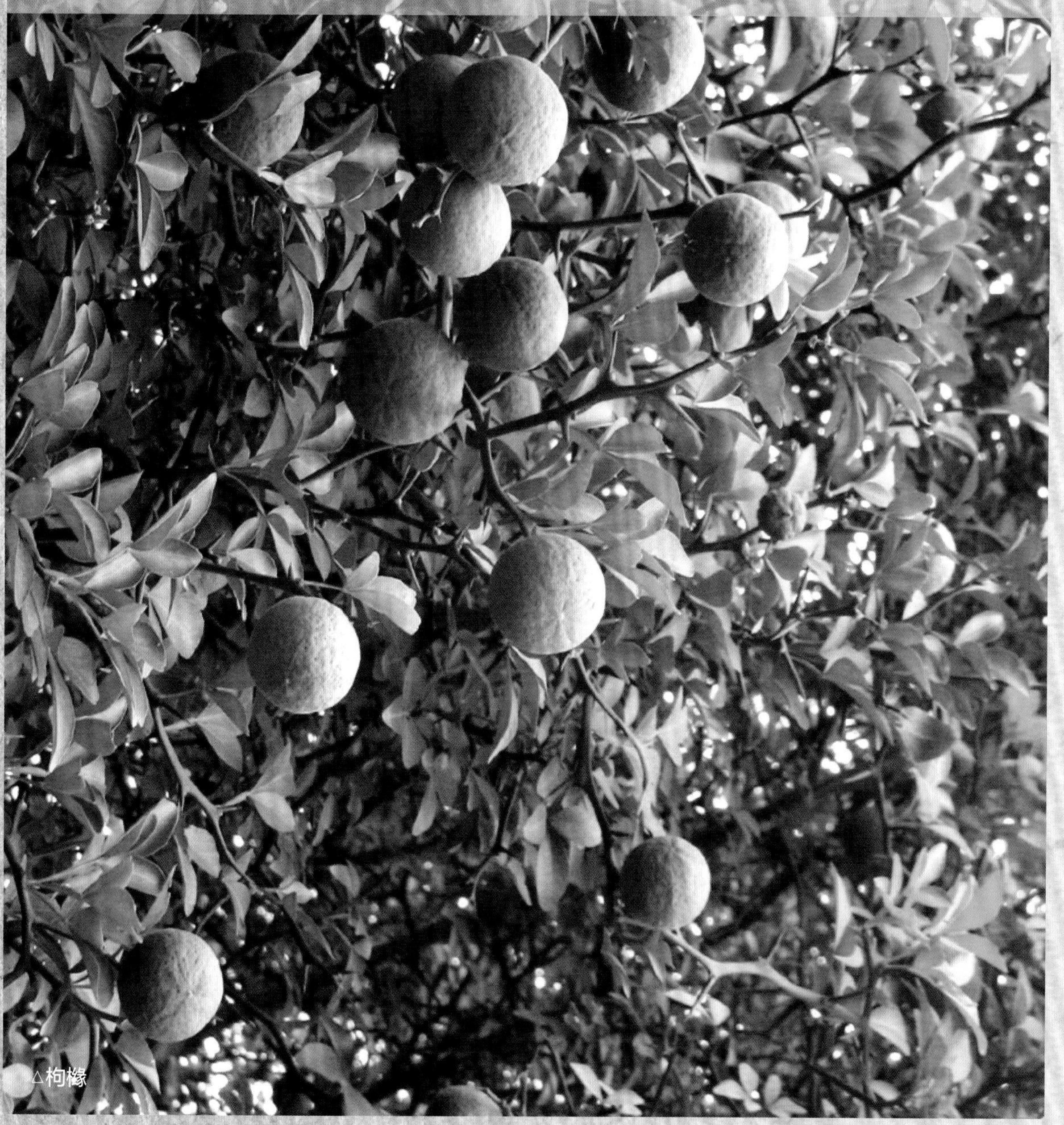

△枸橼

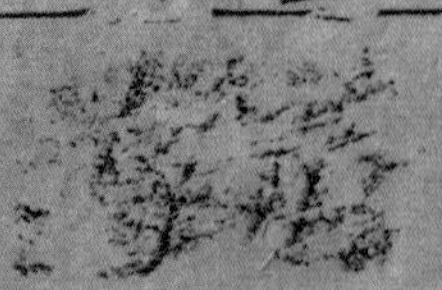

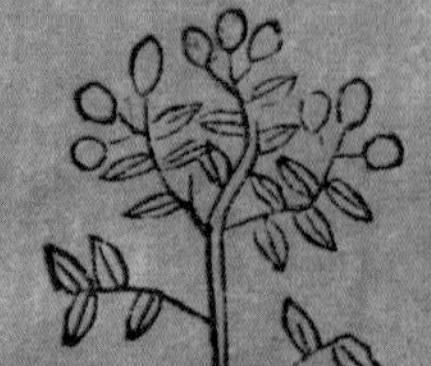

‖ **基原** ‖

据《纲目图鉴》《大辞典》《中华本草》《汇编》等综合分析考证，本品为芸香科植物金橘 *Fortunella margarita* (Lour.) Swingle。我国南方地区有栽培。《大辞典》《中华本草》认为还包括同属植物金弹 *F. crassifolia* Swingle、金柑 *F. japonica* (Thunb.) Swingle；金弹分布于广东等地，金柑分布于安徽、浙江、福建、台湾、广东等地。

金橘

《纲目》

△金橘（*Fortunella margarita*）

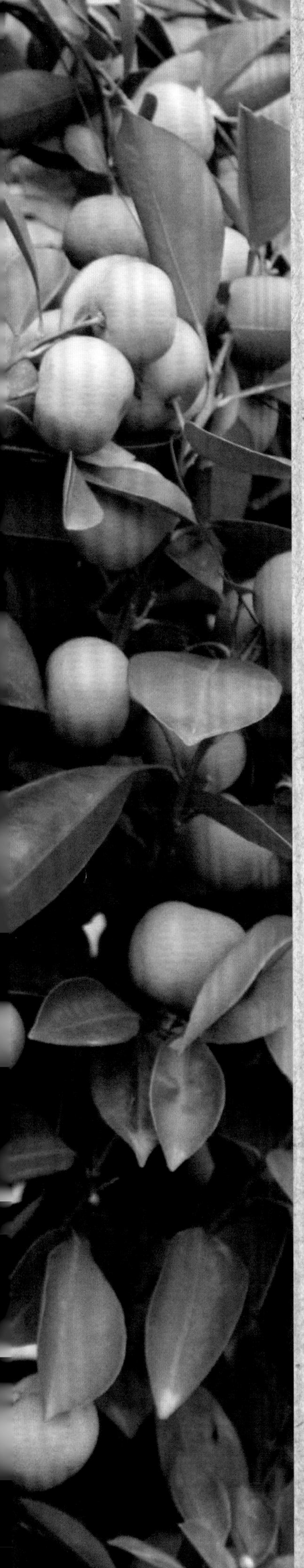

‖ **释名** ‖

金柑橘谱**卢橘**汉书**夏橘**广州志**山橘**北户录**给客橙**魏王花木志。[时珍曰] 此橘生时青卢色，黄熟则如金，故有金橘、卢橘之名。卢，黑色也。或云，卢，酒器之名，其形肖之故也。注文选者以枇杷为卢橘，误矣。按司马相如上林赋云：卢橘夏熟，枇杷橪柿。以二物并列，则非一物明矣。此橘夏冬相继，故云夏熟，而裴渊广州志谓之夏橘。给客橙者，其芳香如橙，可供给客也。

‖ **集解** ‖

[时珍曰] 金橘生吴粤、江浙、川广间。或言出营道者为冠，而江浙者皮甘肉酸，次之。其树似橘，不甚高大。五月开白花结实，秋冬黄熟，大者径寸，小者如指头，形长而皮坚，肌理细莹，生则深绿色，熟乃黄如金。其味酸甘，而芳香可爱，糖造、蜜煎皆佳。案魏王花木志云：蜀之成都、临邛、江源诸处，有给客橙，一名卢橘。似橘而非，若柚而香。夏冬花实常相继，或如弹丸，或如樱桃，通岁食之。又刘恂岭表录异云：山橘子大如土瓜，次如弹丸，小树绿叶，夏结冬熟，金色薄皮而味酸，偏能破气。容、广人连枝藏之，入脍醋尤加香美。韩彦直橘谱云：金柑出江西，北人不识。景祐中始至汴都，因温成皇后嗜之，价遂贵重。藏绿豆中可经时不变，盖橘性热、豆性凉也。又有山金柑，一名山金橘，俗名金豆。木高尺许，实如樱桃，内止一核。俱可蜜渍，香味清美。已上诸说，皆指今之金橘，但有一类数种之异耳。

‖ **气味** ‖

酸、甘，温，无毒。

‖ **主治** ‖

下气快膈，止渴解酲，辟臭。皮尤佳。时珍。

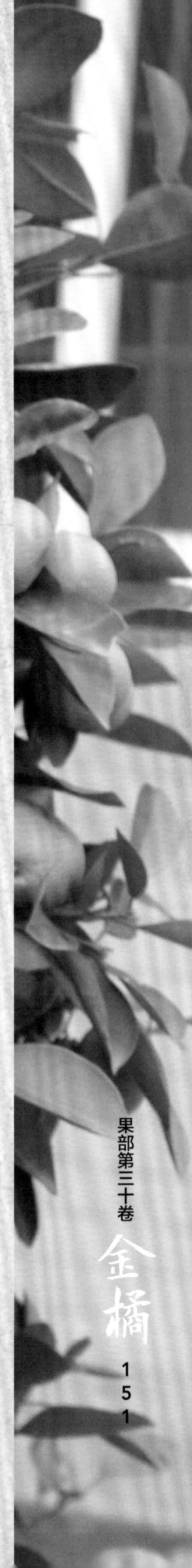

‖ 基原 ‖
据《纲目图鉴》《大辞典》《中华本草》等综合分析考证，本品为蔷薇科植物枇杷 *Eriobotrya japonica* (Thunb.) Lindl.。分布于中南及陕西、甘肃、江苏、安徽、浙江、四川等地。《药典》收载枇杷叶药材为蔷薇科植物枇杷的干燥叶；全年均可采收，晒至七八成干时，扎成小把，再晒干。
枇杷
枇杷
《别录》中品

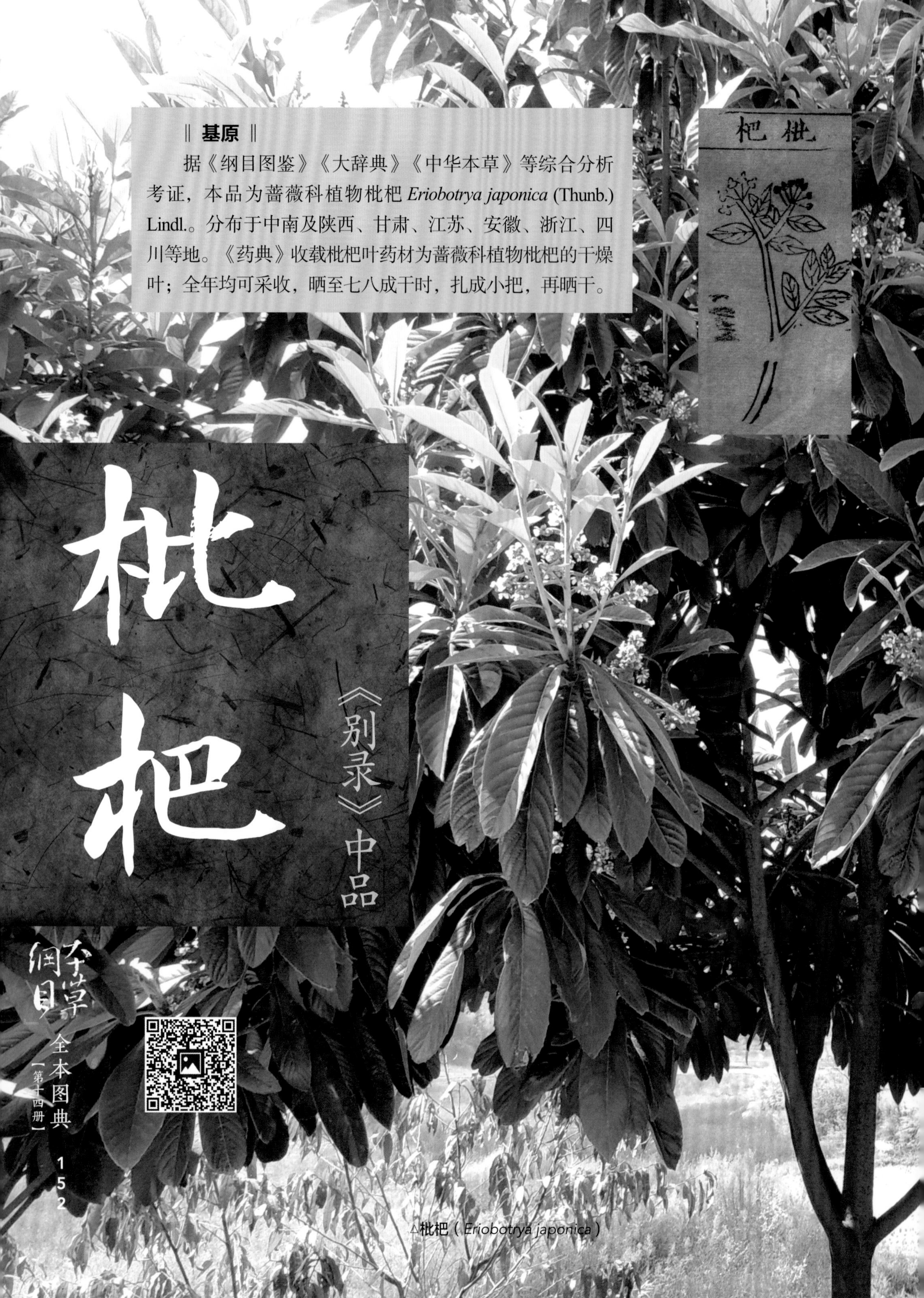

△枇杷（*Eriobotrya japonica*）

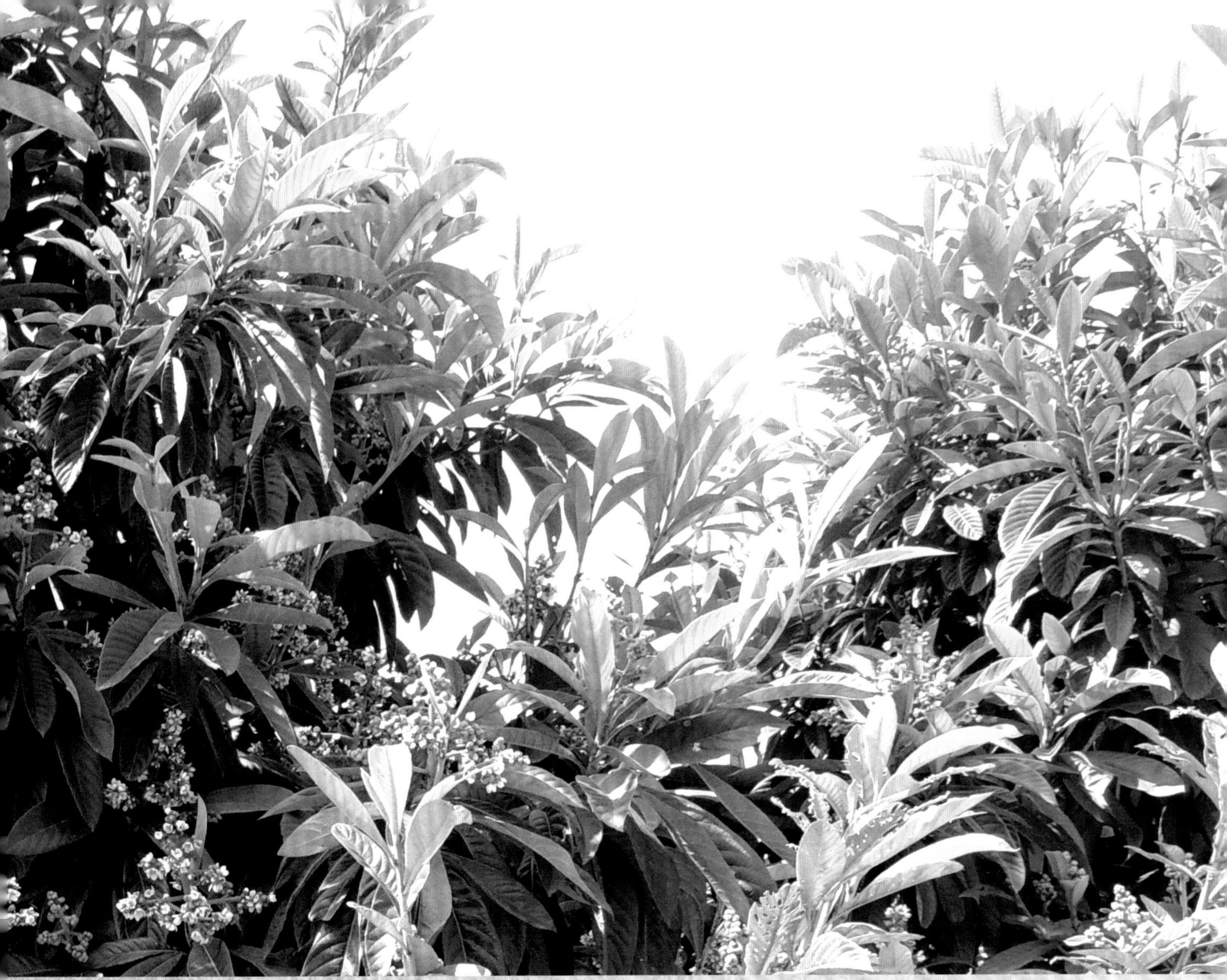

‖ **释名** ‖

[宗奭曰] 其叶形似琵琶，故名。

‖ **集解** ‖

[颂曰] 枇杷旧不著所出州土，今襄、汉、吴、蜀、闽、岭、江西南、湖南北皆有之。木高丈余，肥枝长叶，大如驴耳，背有黄毛，阴密婆娑可爱，四时不凋。盛冬开白花，至三四月成实作梂，生大如弹丸，熟时色如黄杏，微有毛，皮肉甚薄，核大如茅栗，黄褐色。四月采叶，暴干用。[时珍曰] 案郭义恭广志云：枇杷易种，叶微似栗，冬花春实。其子簇结有毛，四月熟，大者如鸡子，小者如龙眼，白者为上，黄者次之。无核者名焦子，出广州。又杨万里诗云：大叶耸长耳，一枝堪满盘。荔支分与核，金橘却无酸。颇尽其状。注文选者以枇杷为卢橘，误矣。详金橘。

实

‖ **气味** ‖

甘、酸，平，无毒。[志曰] 寒。[诜曰] 温。多食发痰热，伤脾。同炙肉及热面食，令人患热黄疾。

‖ **主治** ‖

止渴下气，利肺气，止吐逆，主上焦热，润五脏。大明。

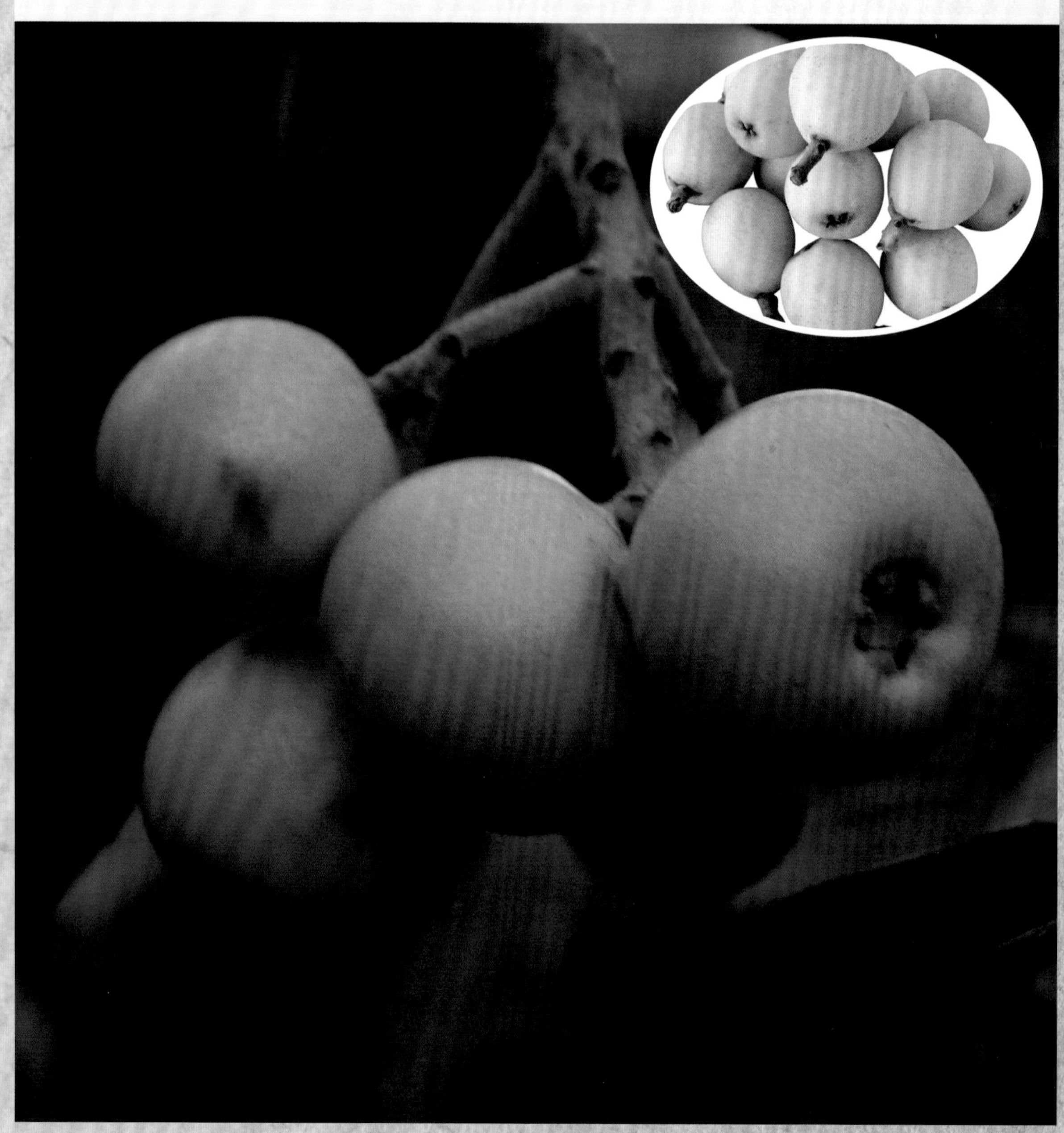

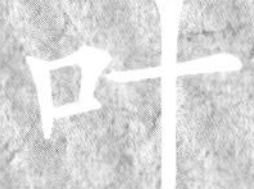

‖**修治**‖

[恭曰] 凡用须火炙，以布拭去毛。不尔射人肺，令咳不已。或以粟秆作刷刷之，尤易洁净。[敩曰] 凡采得，秤湿叶重一两，干者三叶重一两，乃为气足，堪用。粗布拭去毛，以甘草汤洗一遍，用绵再拭干。每一两以酥二钱半涂上，炙过用。[时珍曰] 治胃病以姜汁涂炙，治肺病以蜜水涂炙，乃良。

‖**气味**‖

苦，平，无毒。[权曰] 甘、微辛。[弘景曰] 煮汁饮之，则小冷。

‖**主治**‖

卒啘不止，下气，煮汁服。别录。[弘景曰] 若不暇煮，但嚼汁咽，亦瘥。**治呕哕不止，妇人产后口干。**大明。**煮汁饮，主渴疾，治肺气热嗽，及肺风疮，胸面上疮。**诜。**和胃降气，清热解暑毒，疗脚气。**时珍。

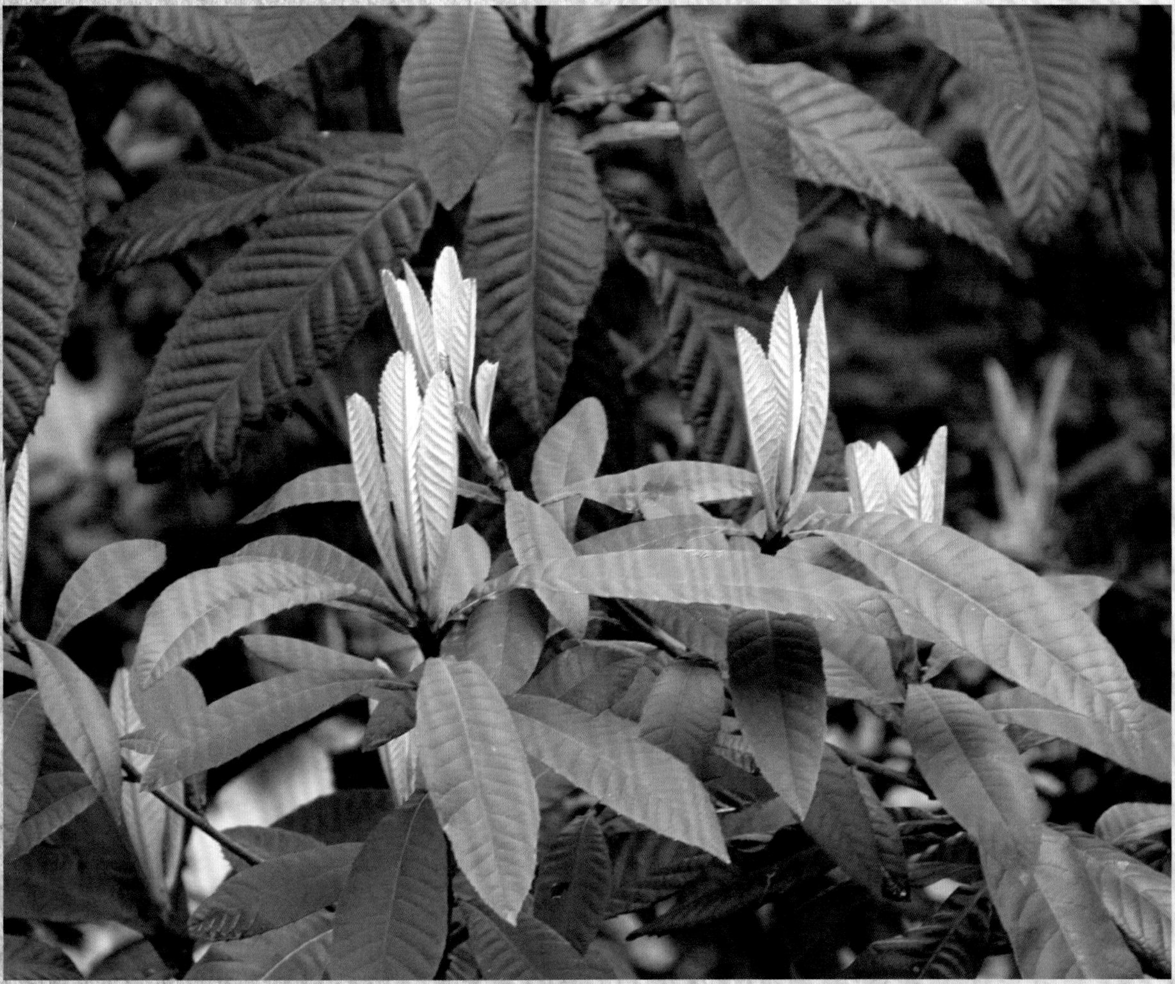

‖ **发明** ‖

[时珍曰] 枇杷叶气薄味厚，阳中之阴。治肺胃之病，大都取其下气之功耳。气下则火降痰顺，而逆者不逆，呕者不呕，渴者不渴，咳者不咳矣。[宗奭曰] 治肺热嗽甚有功。一妇人患肺热久嗽，身如火炙，肌瘦将成劳。以枇杷叶、木通、款冬花、紫菀、杏仁、桑白皮各等分，大黄减半，如常治讫，为末，蜜丸樱桃大。食后、夜卧各含化一丸，未终剂而愈矣。

‖ **附方** ‖

新七。**温病发哕**因饮水多者。枇杷叶去毛炙香、茅根各半斤，水四升，煎二升，稍稍饮之。庞安常方。**反胃呕哕**枇杷叶去毛炙、丁香各一两，人参二两，为末。每服三钱，水一盏，姜三片，煎服。圣惠。**衄血不止**枇杷叶去毛，焙研末。茶服一二钱，日二。同上。**酒齄赤鼻**枇杷叶、栀子仁等分，为末。每服二钱，温酒调下，日三服。本事。**面上风疮**方同上。**痔疮肿痛**枇杷叶蜜炙，乌梅汤肉焙，为末。先以乌梅汤洗，贴之。集要。**痘疮溃烂**枇杷叶煎汤洗之。摘玄。

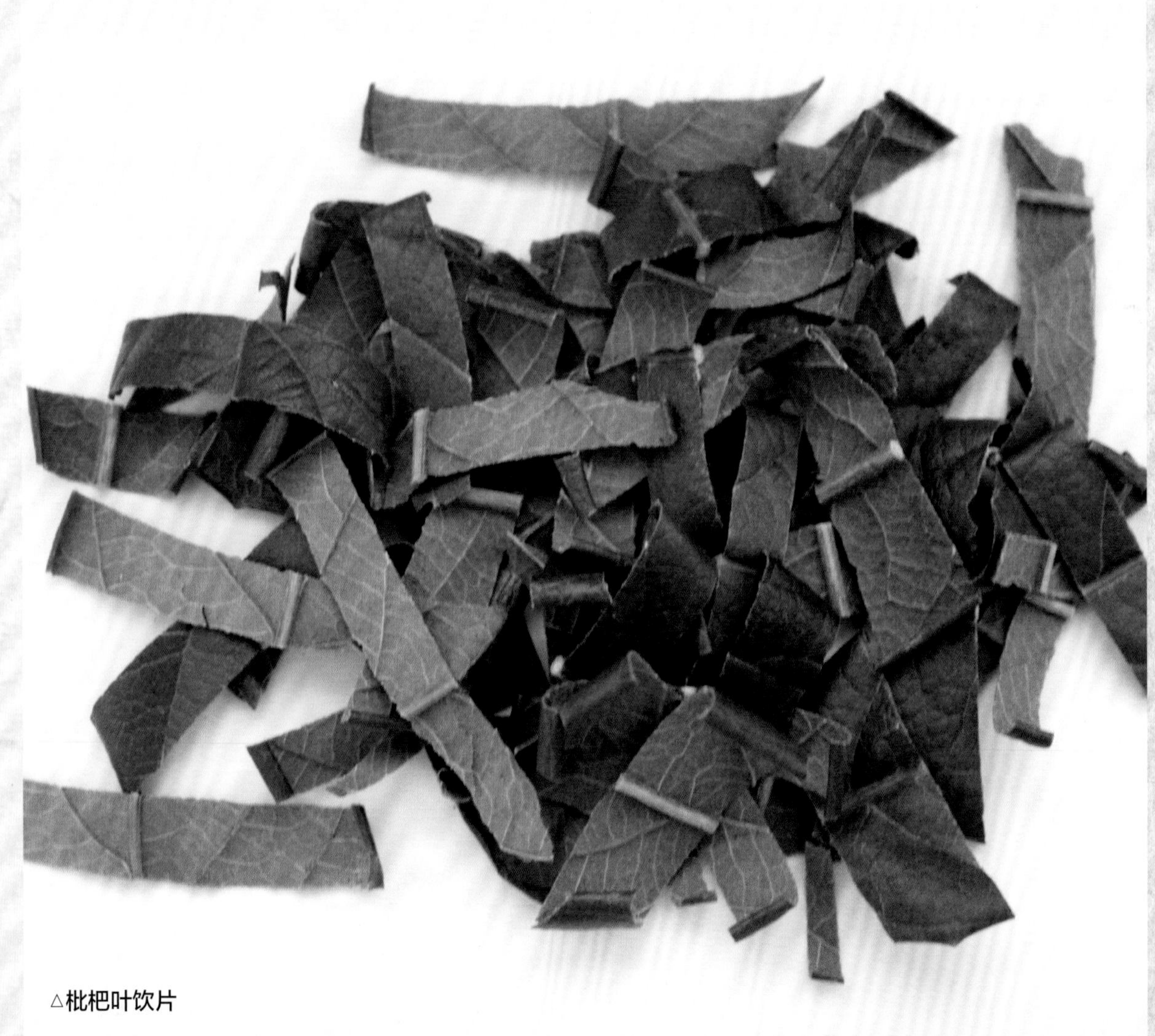

△枇杷叶饮片

枇杷 *Eriobotrya japonica* ITS2 条形码主导单倍型序列：

```
1   CACGCCGTCG CCATCCCCGC GCCTCCCTCG GGAGCGTCGG GGAGGGCGGA CGATGGCCTC CCGTGCCCCA TCCCGCGCGG
81  TTGGCCCAAA TGCCGAGTCC TCGGCGACGA ACGCCACGAC GGTCGGTGGT TGTCAAACCT CGGTTGCCTG TTGTGCGCAG
161 TCGTCGCGCT CCGAGCGTCT CGCGACGATC GCTGCTCTGC ATCGGCGGAG CTTTCAACG
```

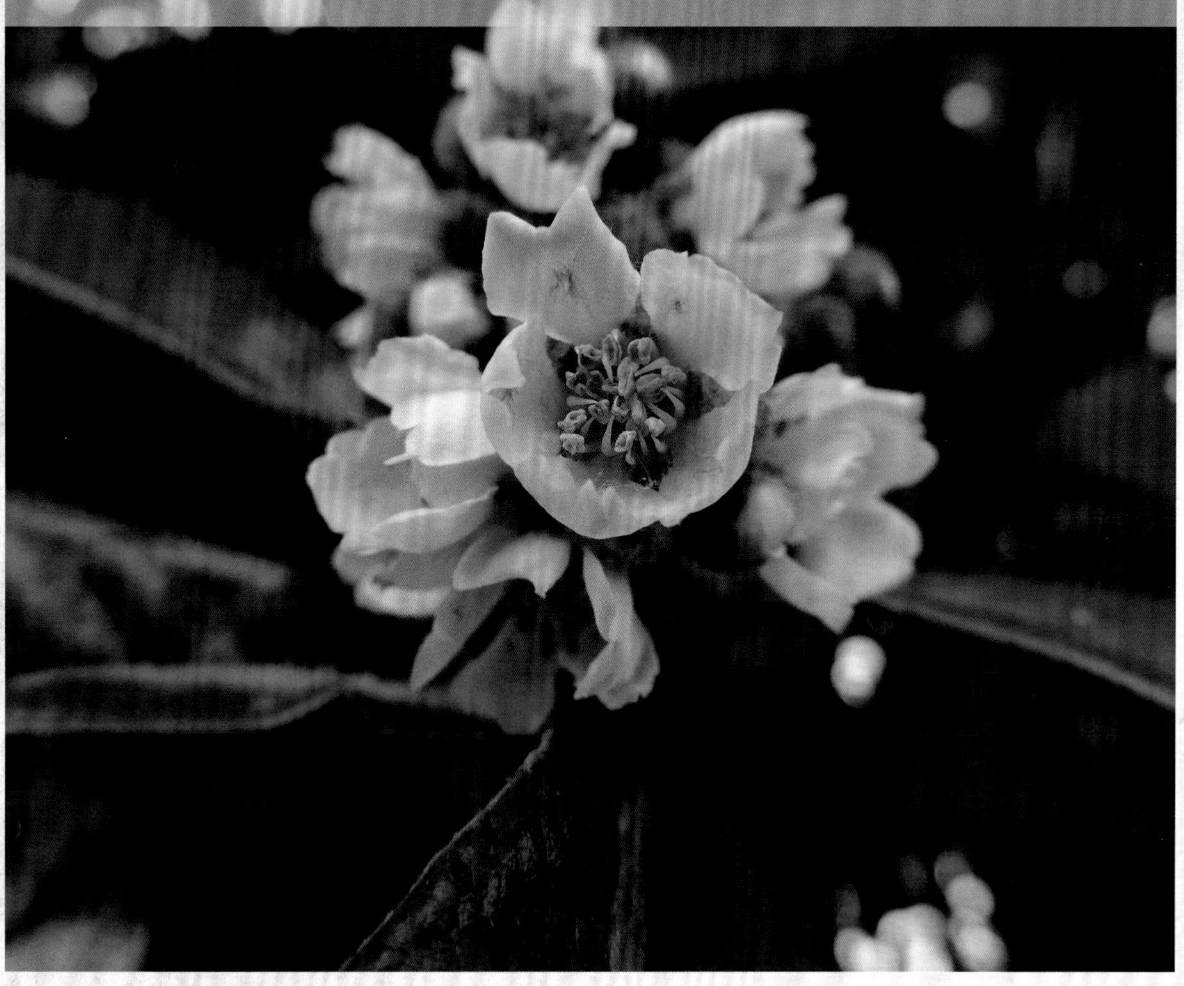

花

‖**主治**‖

头风，鼻流清涕。辛夷等分，研末，酒服二钱，日二服。时珍。

木白皮

‖**主治**‖

生嚼咽汁，止吐逆不下食，煮汁冷服尤佳。思邈。

杨梅

宋《开宝》

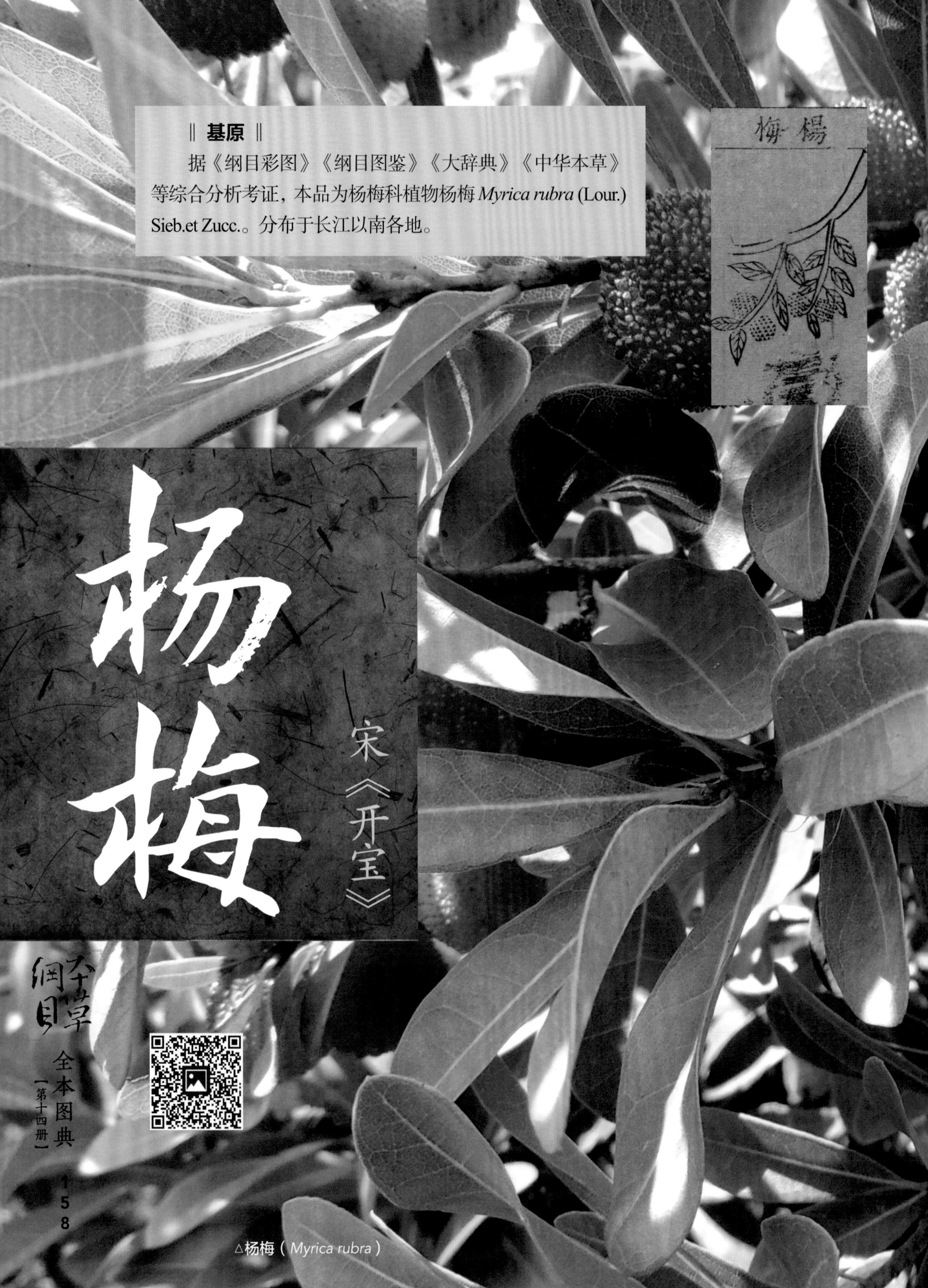

‖ **基原** ‖

据《纲目彩图》《纲目图鉴》《大辞典》《中华本草》等综合分析考证，本品为杨梅科植物杨梅 *Myrica rubra* (Lour.) Sieb.et Zucc.。分布于长江以南各地。

△杨梅（*Myrica rubra*）

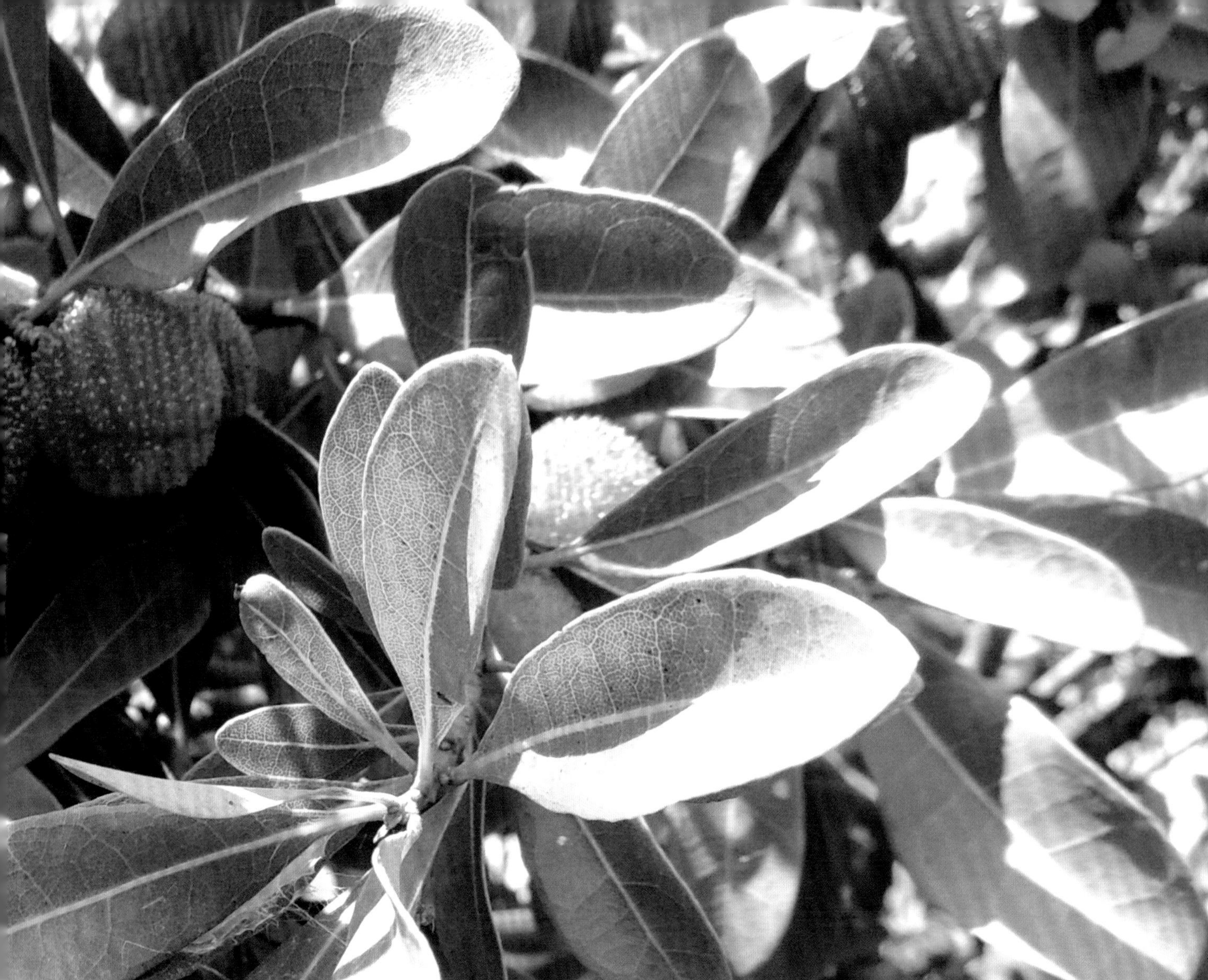

‖ **释名** ‖

杭子音求。[时珍曰] 其形如水杨子而味似梅，故名。段氏北户录名杭子。扬州人呼白杨梅为圣僧。

‖ **集解** ‖

[志曰] 杨梅生江南、岭南山谷。树若荔枝树，而叶细阴青。子形似水杨子，而生青熟红，肉在核上，无皮壳。四月、五月采之。南人腌藏为果，寄至北方。[时珍曰] 杨梅树叶如龙眼及紫瑞香，冬月不凋。二月开花结实，形如楮实子，五月熟，有红、白、紫三种，红胜于白，紫胜于红，颗大而核细，盐藏、蜜渍、糖收皆佳。东方朔林邑记云：邑有杨梅，其大如杯碗，青时极酸，熟则如蜜。用以酿酒，号为梅香酎，甚珍重之。赞宁物类相感志云：桑上接杨梅则不酸。杨梅树生癞，以甘草钉钉之则无。皆物理之妙也。[藏器曰] 张华博物志言地瘴处多生杨梅，验之信然。

实

‖ **气味** ‖

酸、甘，温，无毒。[诜曰] 热，微毒。久食令人发热，损齿及筋。忌生葱同食。[瑞曰] 发疮致痰。

‖ **主治** ‖

盐藏食，去痰止呕哕，消食下酒。干作屑，临饮酒时服方寸匕，止吐酒。开宝。**止渴，和五脏，能涤肠胃，除烦愦恶气。烧灰服，断下痢甚验。盐者常含一枚，咽汁，利五脏下气。**诜。

‖ **附方** ‖

旧一，新三。**下痢不止**杨梅烧研，每米饮服二钱，日二服。普济。**头痛不止**杨梅为末，以少许嗃鼻取嚏妙。**头风作痛**杨梅为末，每食后薄荷茶服二钱。或以消风散同煎服。或同捣末，以白梅肉和，丸弹子大，每食后葱茶嚼下一丸。朱氏集验。**一切损伤**止血生肌，令无瘢痕。用盐藏杨梅和核捣如泥，做成挺子，以竹筒收之。凡遇破伤，研末傅之，神圣绝妙。经验方。

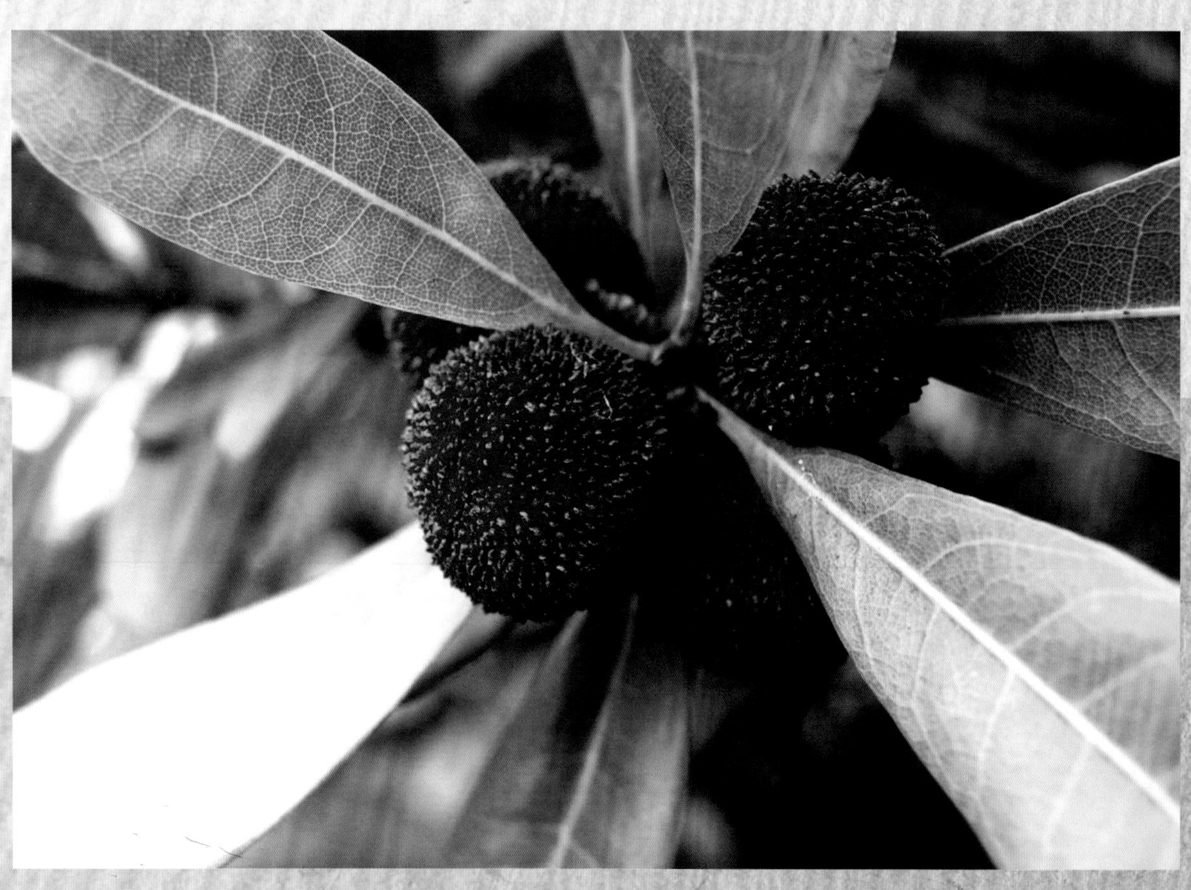

核仁

‖ **主治** ‖

脚气。[时珍曰] 案王性之挥麈录云：会稽杨梅为天下冠。童贯苦脚气，或云杨梅仁可治之。郡守王嶷馈五十石，贯用之而愈。取仁法：以柿漆拌核暴之，则自裂出也。

树皮及根

‖ **主治** ‖

煎汤，洗恶疮疥癣。大明。**煎水，漱牙痛。服之，解砒毒。烧灰油调，涂汤火伤。**时珍。

‖ **附方** ‖

新二。**中砒毒**心腹绞痛，欲吐不吐，面青肢冷。用杨梅树皮煎汤二三碗，服之即愈。王硕易简方。**风虫牙痛**普济方用杨梅根皮厚者焙一两，川芎䓖五钱，麝香少许，研末。每用半钱，鼻内嗃之，口中含水，涎出痛止。摘要方用杨梅根皮、韭菜根、厨案上油泥，等分捣匀，贴于两腮上，半时辰，其虫从眼角出也。屡用有效之方。

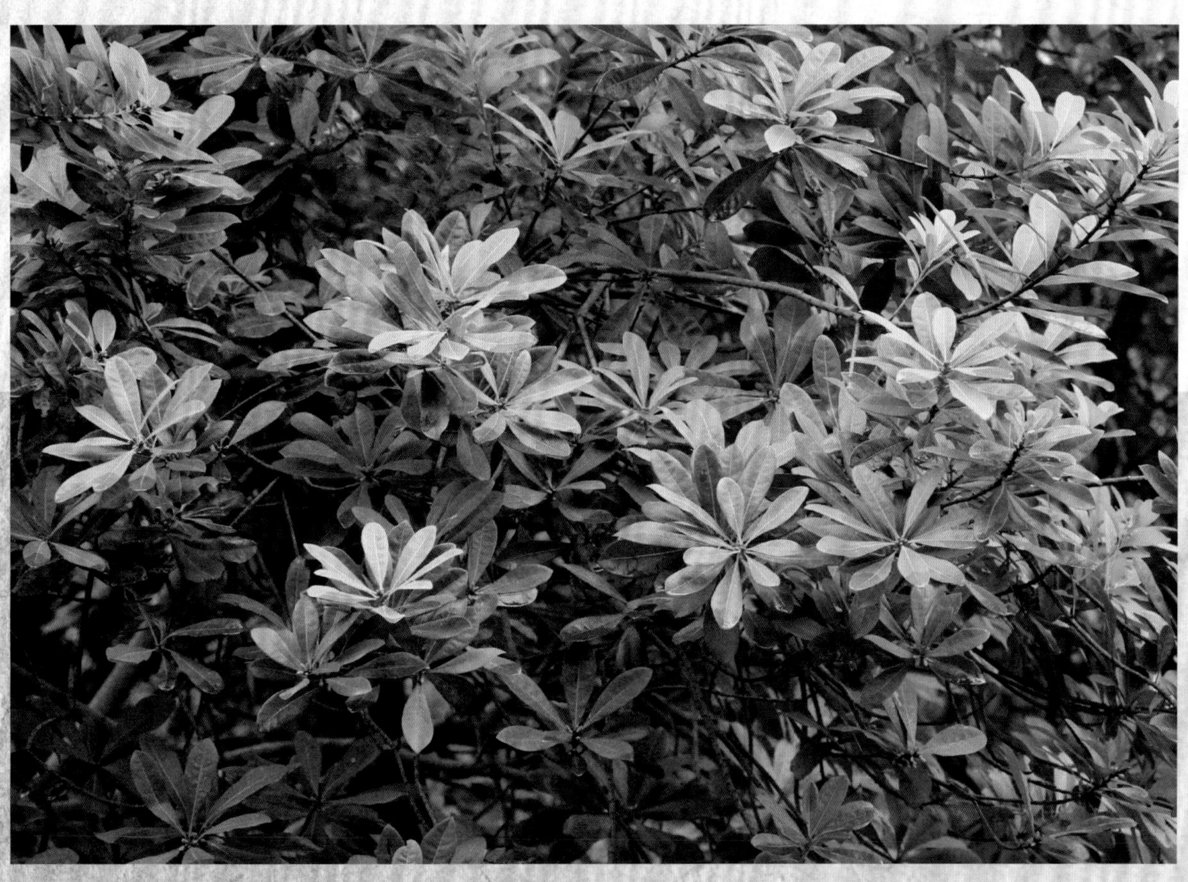

樱桃

《别录》上品

‖ **基原** ‖

据《纲目彩图》《纲目图鉴》《汇编》等综合分析考证，本品为蔷薇科植物樱桃 *Cerasus pseudocerasus* (Lindl.) G. Don。分布于河北、陕西、甘肃、山东、山西、江苏等地。

△樱桃（*Cerasus pseudocerasus*）

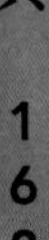

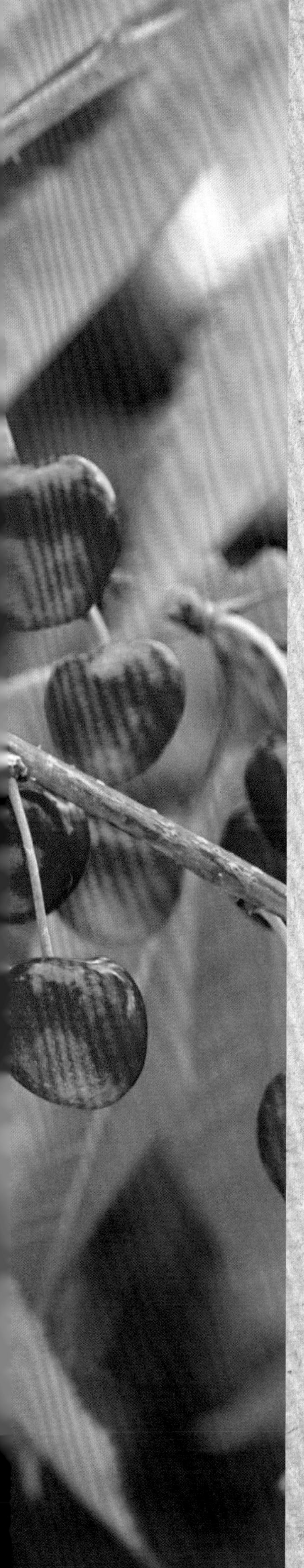

‖ **释名** ‖

莺桃礼注**含桃**月令**荆桃。**[宗奭曰] 孟诜本草言此乃樱，非桃也。虽非桃类，以其形肖桃，故曰樱桃，又何疑焉？如沐猴梨、胡桃之类，皆取其形相似耳。礼记仲春，天子以含桃荐宗庙即此。故王维诗云：才是寝园春荐后，非干御苑鸟衔残。药中不甚用。[时珍曰] 其颗如璎珠，故谓之樱。而许慎作莺桃，云莺所含食，故又曰含桃，亦通。案尔雅云：楔，音戛，荆桃也。孙炎注云：即今樱桃。最大而甘者，谓之崖蜜。

‖ **集解** ‖

[颂曰] 樱桃处处有之，而洛中者最胜。其木多阴，先百果熟，故古人多贵之。其实熟时深红色者，谓之朱樱。紫色，皮里有细黄点者，谓之紫樱，味最珍重。又有正黄明者，谓之蜡樱；小而红者，谓之樱珠，味皆不及。极大者，有若弹丸，核细而肉厚，尤难得。[时珍曰] 樱桃树不甚高。春初开白花，繁英如雪。叶团，有尖及细齿。结子一枝数十颗，三月熟时须守护，否则鸟食无遗也。盐藏、蜜煎皆可，或同蜜捣作糕食，唐人以酪荐食之。林洪山家清供云：樱桃经雨则虫自内生，人莫之见。用水浸良久，则虫皆出，乃可食也。试之果然。

‖ **气味** ‖

甘，热，涩，无毒。[大明曰] 平，微毒。多食令人吐。[诜曰] 食多无损，但发虚热耳。有暗风人不可食，食之立发。[李鹏飞曰] 伤筋骨，败血气。有寒热病人不可食。

‖ **主治** ‖

调中，益脾气，令人好颜色，美志。别录。**止泄精、水谷痢。**孟诜。

‖ **发明** ‖

[宗奭曰] 小儿食之过多，无不作热。此果三月末、四月初熟，得正阳之气，先诸果熟，故性热也。[震亨曰] 樱桃属火，性大热而发湿。旧有热病及喘嗽者，得之立病，且有死者也。[时珍曰] 案张子和儒门事亲云：舞水一富家有二子，好食紫樱，每日啖一二升。半月后，长者发肺痿，幼者发肺痈，相继而死。呜呼！百果之生，所以养人，非欲害人。富贵之家，纵其嗜欲，取死是何？天耶命耶？邵尧夫诗云：爽口物多终作疾，真格言哉。观此，则寇、朱二氏之言，益可证矣。王维诗云：饱食不须愁内热，大官还有蔗浆寒。盖谓寒物同食，犹可解其热也。

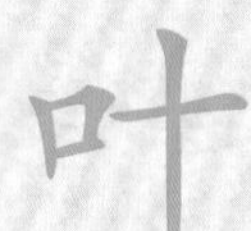

‖ **气味** ‖

甘，平，无毒。煮老鹅，易软熟。

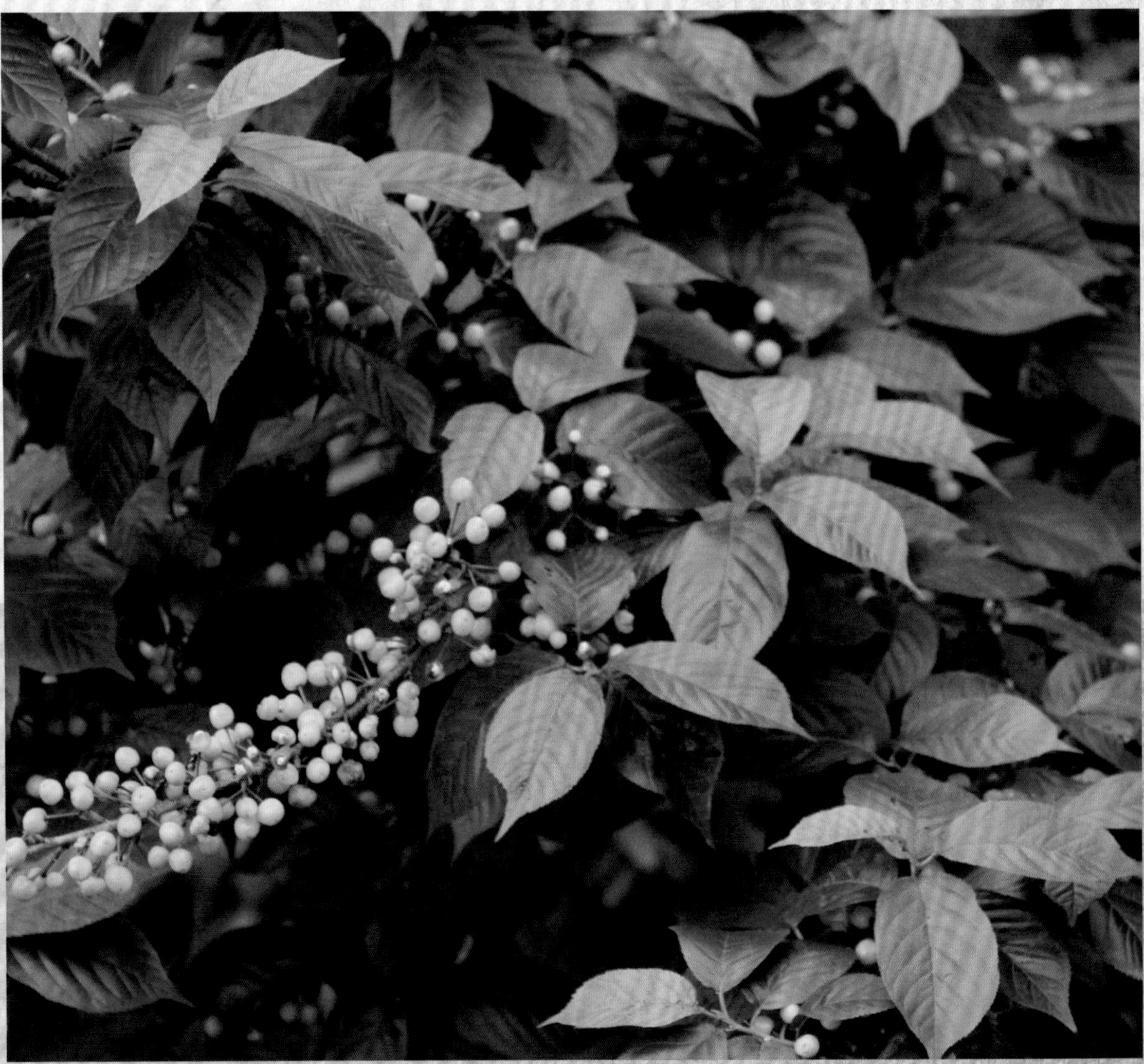

‖ **主治** ‖

蛇咬，捣汁饮，并傅之。颂。

东行根

‖ **主治** ‖

煮汁服，立下寸白蛔虫。大明。

枝

‖ **主治** ‖

雀卵斑䵟，同紫萍、牙皂、白梅肉研和，日用洗面。时珍。

花

‖ **主治** ‖

面黑粉滓。方见李花。

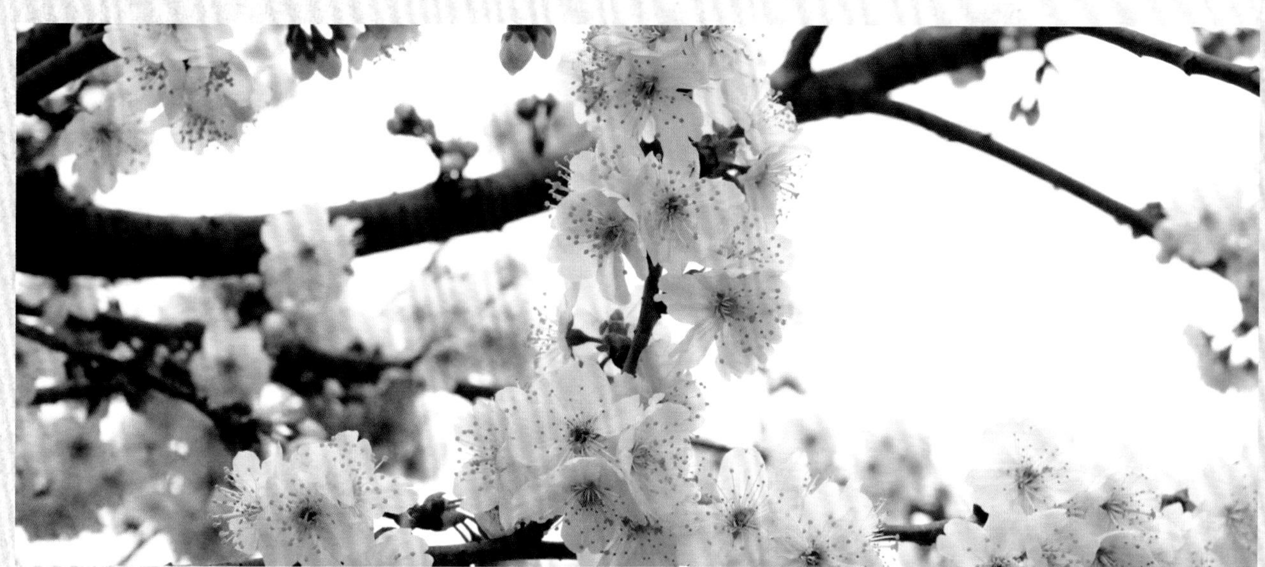

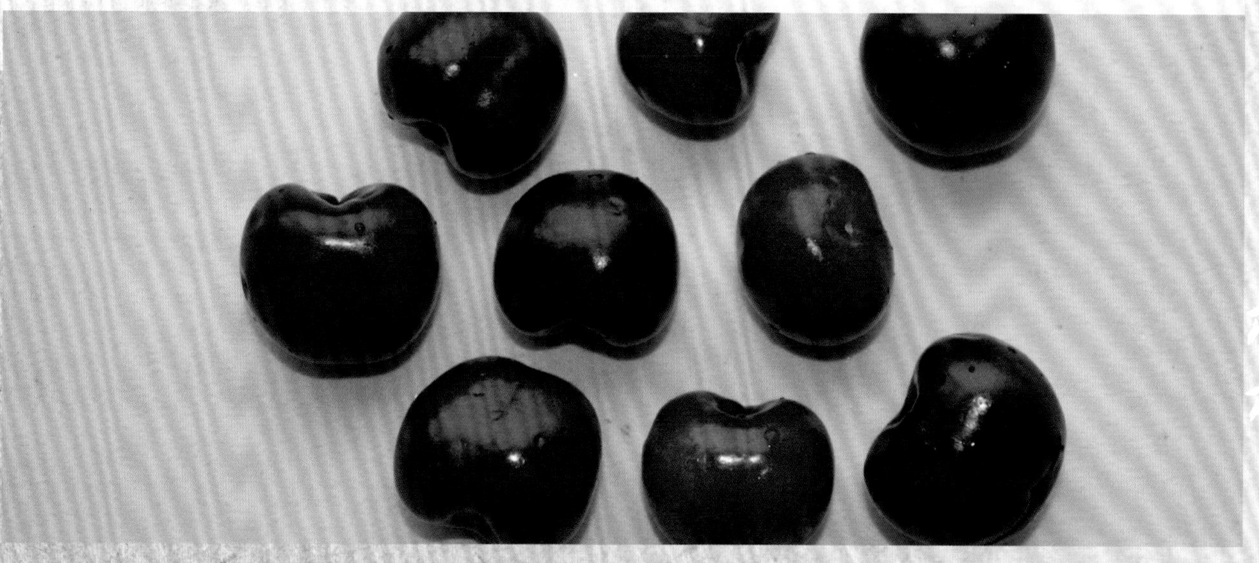

‖ **基原** ‖

据《纲目图鉴》《中华本草》《大辞典》等综合分析考证，本品为蔷薇科植物山樱桃 *Cerasus tomentosa* (Thunb.) Wall.。分布于山东、甘肃、江苏、湖北等地。

山婴桃

《别录》上品

△山樱桃（*Cerasus tomentosa*）

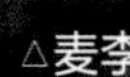

△麦李

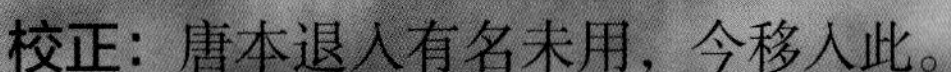

校正：唐本退入有名未用，今移入此。

‖ **释名** ‖

朱桃别录**麦樱**吴普**英豆**别录**李桃**。[恭曰] 此婴桃俗名李桃，又名柰桃。前樱桃名樱，非桃也。

‖ **集解** ‖

[别录曰] 婴桃实大如麦，多毛。四月采，阴干。[弘景曰] 樱桃即今朱樱，可煮食者。婴桃形相似而实乖异，山间时有之，方药不用。[时珍曰] 树如朱婴，但叶长尖不团。子小而尖，生青熟黄赤，亦不光泽，而味恶不堪食。

实

‖ **气味** ‖

辛，平，无毒。

‖ **主治** ‖

止泄、肠澼，除热，调中益脾气，令人好颜色，美志。别录。**止泄精。**孟诜。

银杏
《日用》
‖ 基原 ‖
据《纲目彩图》《纲目图鉴》《草药大典》等综合分析考证，本品为银杏科植物银杏 *Ginkgo biloba* L.。全国大部分地区有栽培。《药典》收载白果药材为银杏科植物银杏的干燥成熟种子；秋季种子成熟时采收，除去肉质外种皮，洗净，稍蒸或略煮后，烘干。收载银杏叶药材为银杏科植物银杏的干燥叶；秋季叶尚绿时采收，及时干燥。
银杏
白果
△银杏（*Ginkgo biloba*）

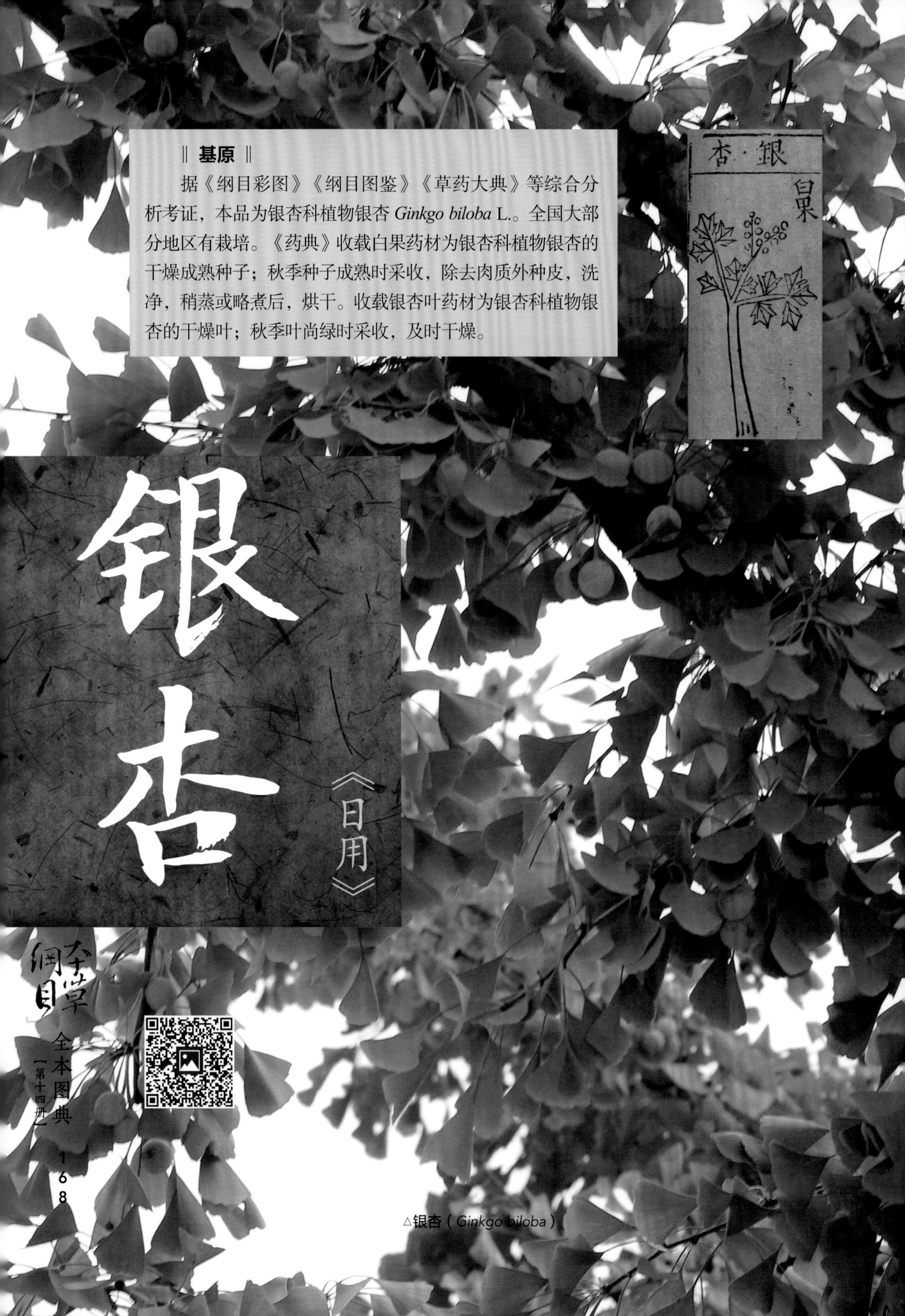

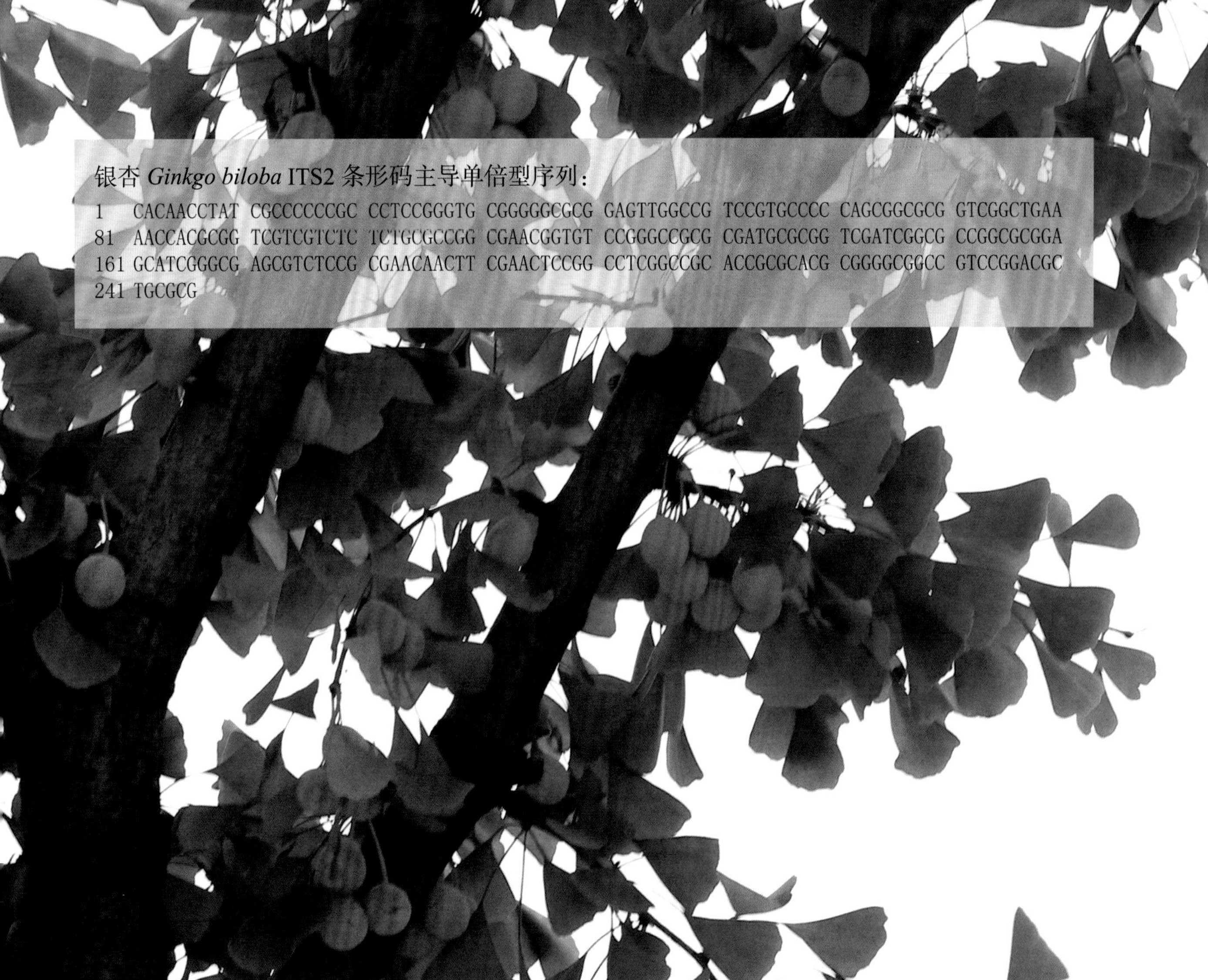

银杏 *Ginkgo biloba* ITS2 条形码主导单倍型序列：

```
1   CACAACCTAT CGCCCCCCGC CCTCCGGGTG CGGGGGCGCG GAGTTGGCCG TCCGTGCCCC CAGCGGCGCG GTCGGCTGAA
81  AACCACGCGG TCGTCGTCTC TCTGCGCCGG CGAACGGTGT CCGGGCCGCG CGATGCGCGG TCGATCGGCG CCGGCGCGGA
161 GCATCGGGCG AGCGTCTCCG CGAACAACTT CGAACTCCGG CCTCGGCCGC ACCGCGCACG CGGGGCGGCC GTCCGGACGC
241 TGCGCG
```

‖ 释名 ‖

白果日用**鸭脚子。**[时珍曰] 原生江南，叶似鸭掌，因名鸭脚。宋初始入贡，改呼银杏，因其形似小杏而核色白也。今名白果。梅尧臣诗：鸭脚类绿李，其名因叶高。欧阳修诗：绛囊初入贡，银杏贵中州。是矣。

‖ 集解 ‖

[时珍曰] 银杏生江南，以宣城者为胜。树高二三丈。叶薄纵理，俨如鸭掌形，有刻缺，面绿背淡。二月开花成簇，青白色，二更开花，随即卸落，人罕见之。一枝结子百十，状如楝子，经霜乃熟烂，去肉取核为果。其核两头尖，三棱为雄，二棱为雌。其仁嫩时绿色，久则黄。须雌雄同种，其树相望，乃结实；或雌树临水亦可；或凿一孔，内雄木一块泥之亦结。阴阳相感之妙如此。其树耐久，肌理白腻。术家取刻符印，云能召使也。文选・吴都赋注：平仲果，其实如银。未知即此果否？

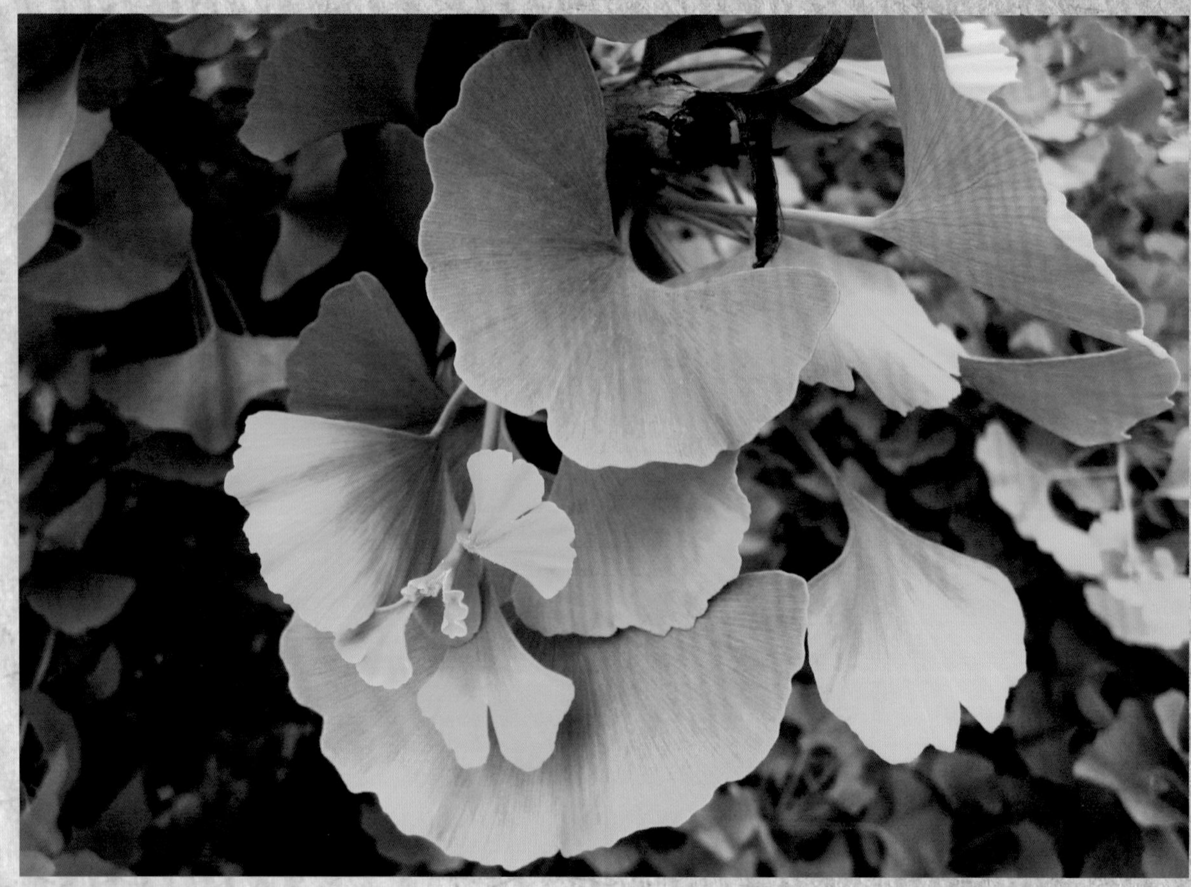

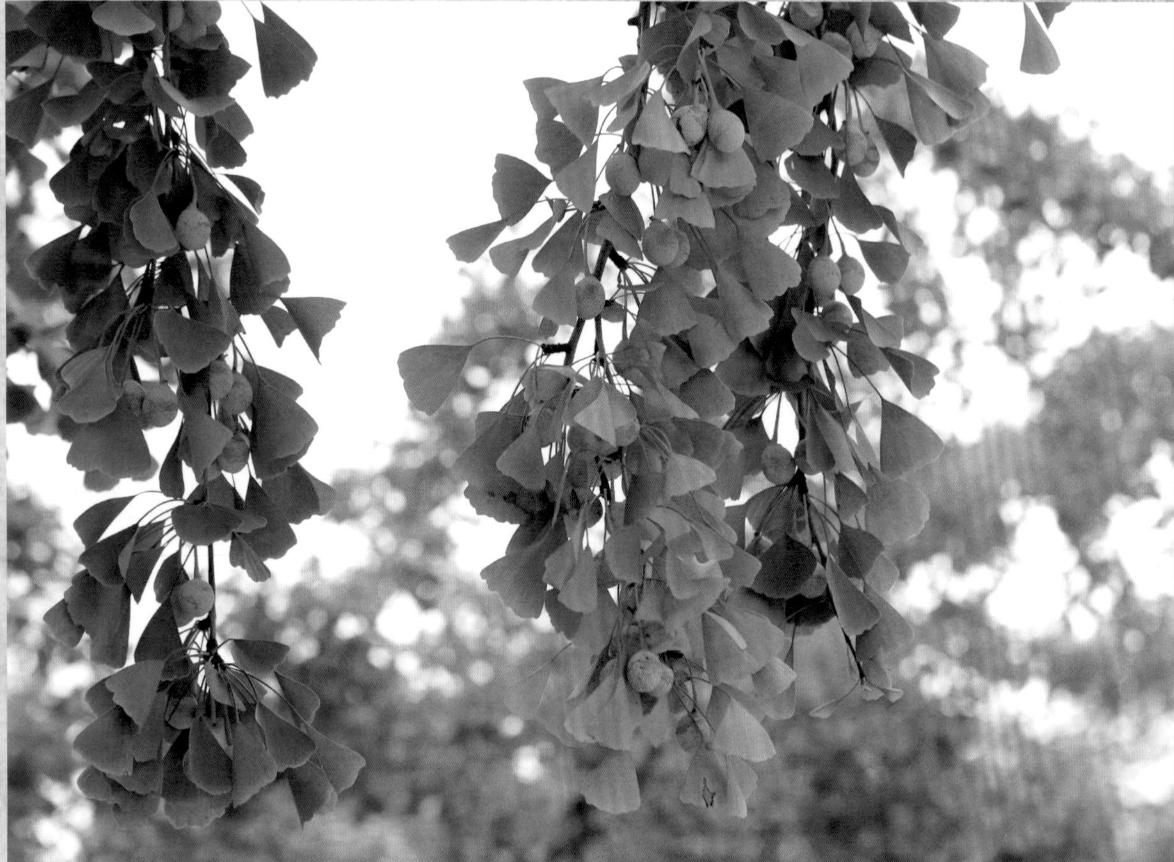

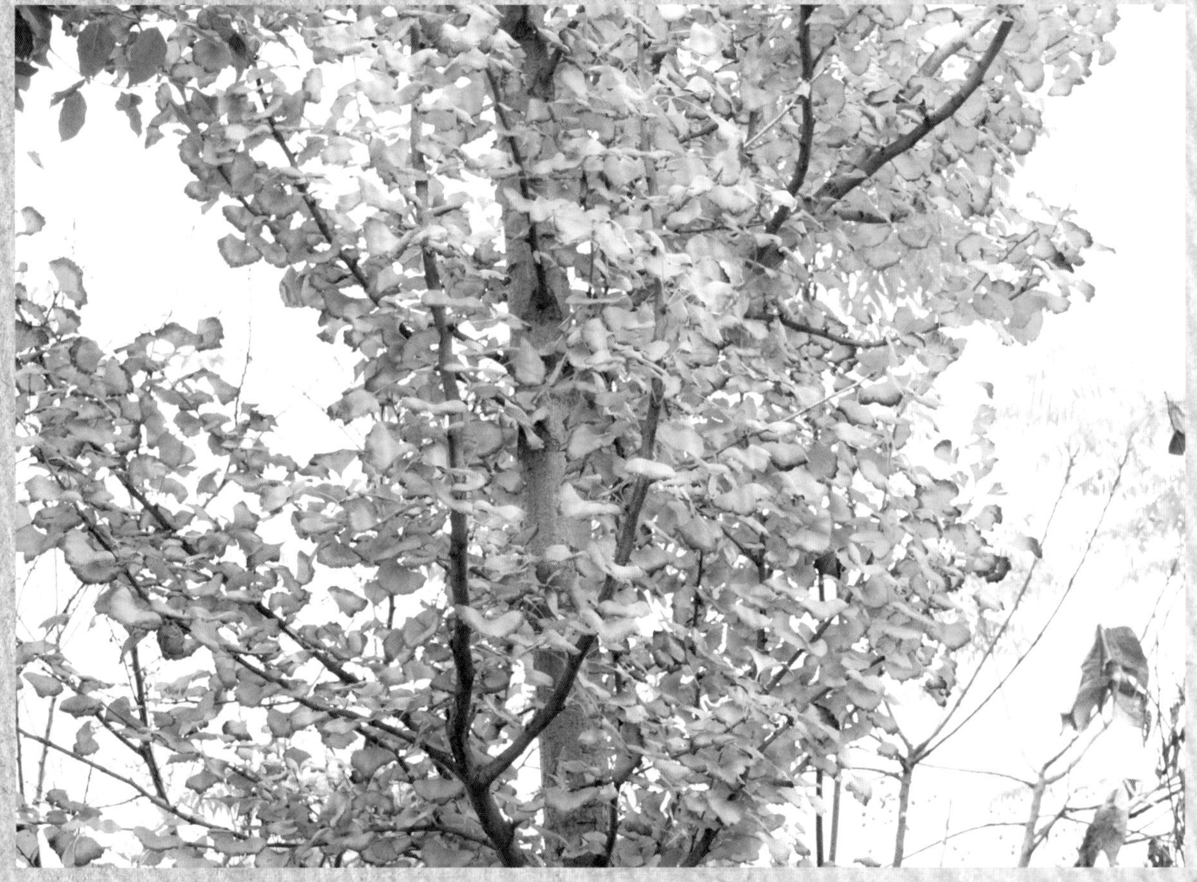

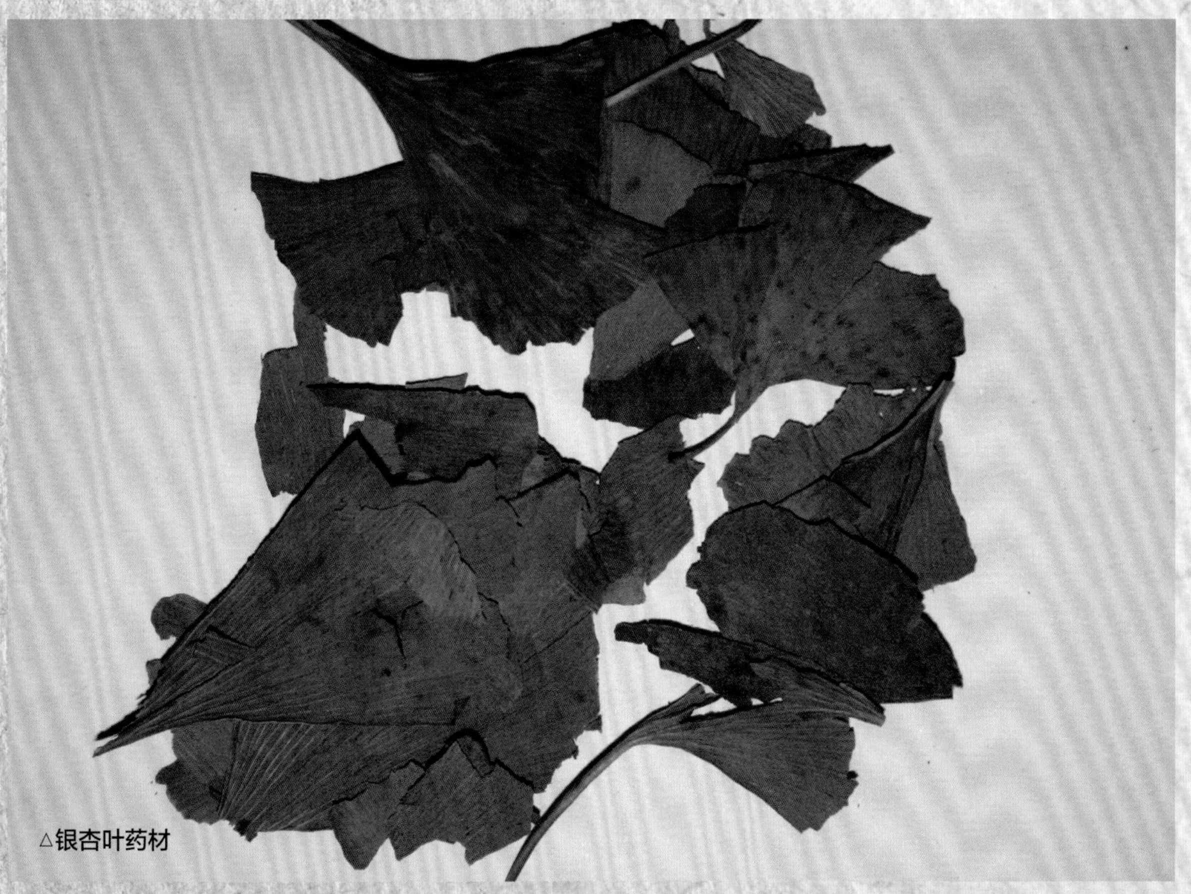

△银杏叶药材

核仁

‖ **气味** ‖

甘、苦，平，涩，无毒。[时珍曰] 熟食，小苦微甘，性温有小毒。多食令人胪胀。[瑞曰] 多食壅气动风。小儿食多昏霍，发惊引疳。同鳗鲡鱼食，患软风。

‖ **主治** ‖

生食引疳解酒，熟食益人。李廷飞。**熟食温肺益气，定喘嗽，缩小便，止白浊。生食降痰，消毒杀虫。嚼浆涂鼻面手足，去皶疱䵟黯皴皱，及疥癣疳䘌阴虱。**时珍。

‖ **发明** ‖

[时珍曰] 银杏宋初始著名，而修本草者不收。近时方药亦时用之。其气薄味厚，性涩而收，色白属金。故能入肺经，益肺气，定喘嗽，缩小便。生捣能浣油腻，则其去痰浊之功，可类推矣。其花夜开，人不得见，盖阴毒之物，故又能杀虫消毒。然食多则收令太过，令人气壅胪胀昏顿。故物类相感志言银杏能醉人，而三元延寿书言白果食满千个者死。又云：昔有饥者，同以白果代饭食饱，次日皆死也。

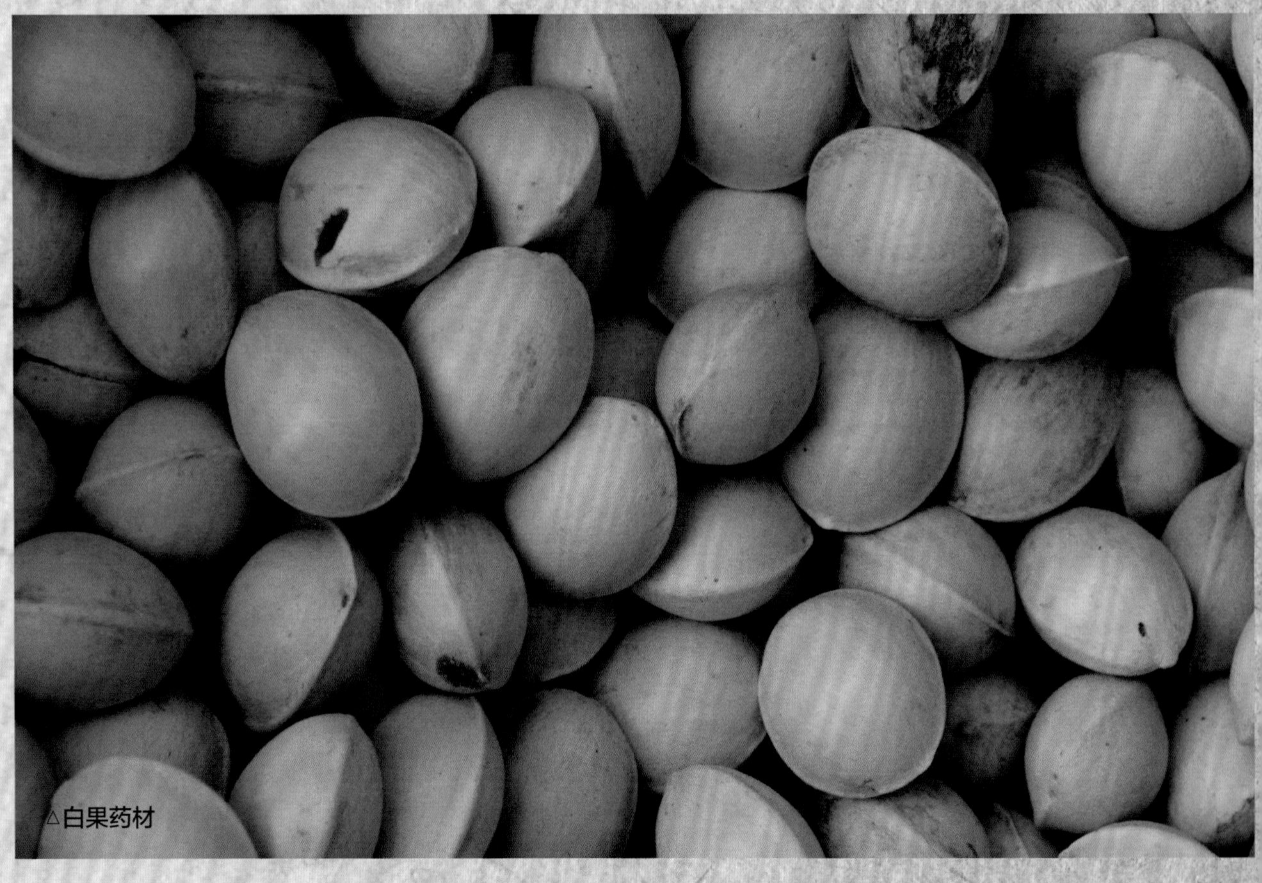

△白果药材

‖附方‖

新十七。**寒嗽痰喘**白果七个煨熟，以熟艾作七丸，每果入艾作一丸，纸包再煨香，去艾吃。秘韫方。**哮喘痰嗽**鸭掌散：用银杏五个，麻黄二钱半，甘草炙二钱，水一钟半，煎八分，卧时服。又金陵一铺治哮喘，白果定喘汤，服之无不效者，其人以此起家。其方：用白果二十一个炒黄，麻黄三钱，苏子二钱，款冬花、法制半夏、桑白皮蜜炙各二钱，杏仁去皮尖、黄芩微炒各一钱半，甘草一钱，水三钟，煎二钟，随时分作二服。不用姜。并摄生方。**咳嗽失声**白果仁四两，白茯苓、桑白皮二两，乌豆半升炒，蜜半斤，煮熟日干为末，以乳汁半碗拌湿，九蒸九晒，丸如绿豆大。每服三五十丸，白汤下，神效。余居士方。**小便频数**白果十四枚，七生七煨，食之，取效止。**小便白浊**生白果仁十枚，擂水饮，日一服。取效止。**赤白带下**下元虚惫。白果、莲肉、江米各五钱，胡椒一钱半，为末。用乌骨鸡一只，去肠盛药，瓦器煮烂，空心食之。集简方。**肠风下血**银杏煨熟，出火气，食之，米饮下。**肠风脏毒**银杏四十九枚，去壳生研，入百药煎末和，丸弹子大。每服二三丸，空心细嚼，米饮送下。戴原礼证治要诀。**牙齿虫䘌**生银杏，每食后嚼一二个，良。永类钤方。**手足皴裂**生白果嚼烂，夜夜涂之。**鼻面酒皶**银杏、酒浮糟同嚼烂，夜涂旦洗。医林集要。**头面癣疮**生白果仁切断，频擦取效。邵氏经验方。**下部疳疮**生白果杵，涂之。赵原阳。**阴虱作痒**阴毛际肉中生虫如虱，或红或白，痒不可忍者。白果仁嚼细，频擦之，取效。刘长春方。**狗咬成疮**白果仁嚼细涂之。**乳痈溃烂**银杏半斤，以四两研酒服之，以四两研傅之。救急易方。**水疔暗疔**水疔色黄，麻木不痛；暗疔疮凸色红，使人昏狂，并先刺四畔，后用银杏去壳浸油中年久者，捣盦之。普济方。

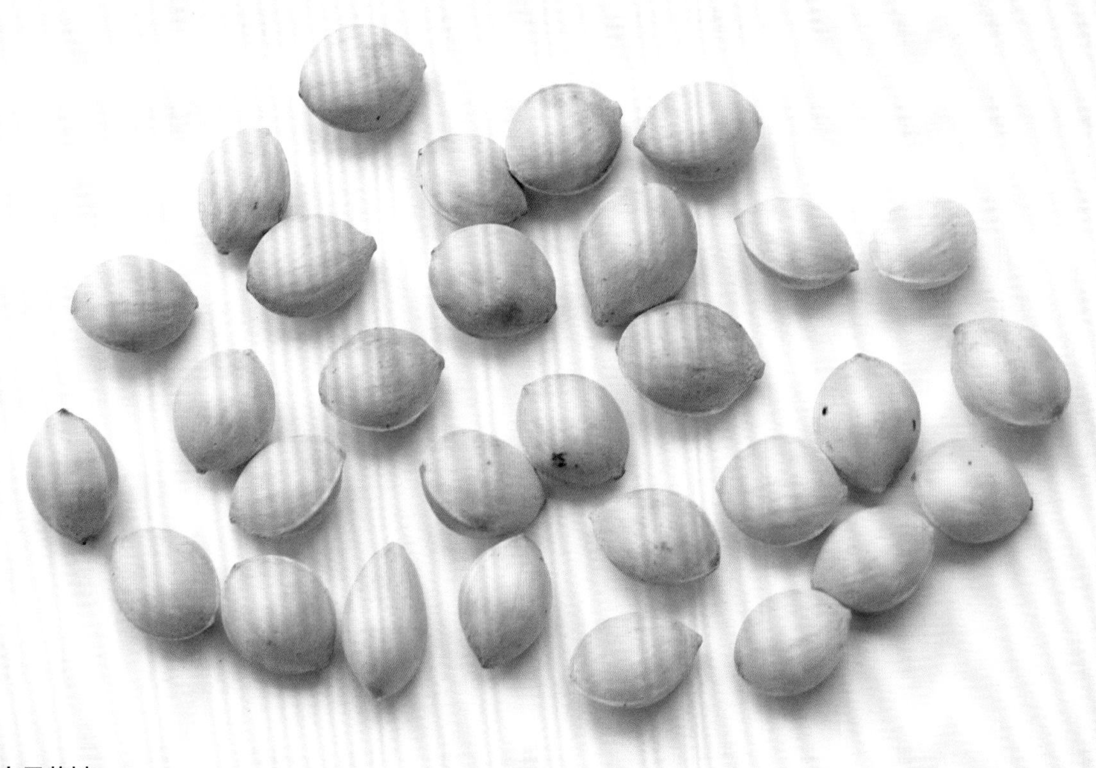

△白果药材

胡桃

宋《开宝》

‖ **基原** ‖

据《纲目彩图》《纲目图鉴》等综合分析考证，本品为胡桃科植物胡桃 *Juglans regia* L.。我国各地广泛栽培，尤以华北居多。《药典》收载核桃仁药材为胡桃科植物胡桃的干燥成熟种子；秋季果实成熟时采收，除去肉质果皮，晒干，再除去核壳和木质隔膜。

胡桃

△胡桃（*Juglans regia*）

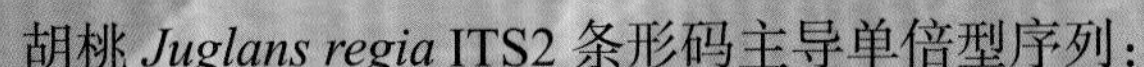
胡桃 *Juglans regia* ITS2 条形码主导单倍型序列：

```
1   CGCATCGTTG CCCCAACCCC AAACACTTCT TATGATGTGT GGGGTGCGGG GAAGACATTG GCCTCCCGTG TGCTTCTGCT
81  CGCGGTTAGC CTAAAAGTGA GTCCTAGGCG ACGAGCGCCA CGACAATCGG TGGTTGAGAA ACCCTCGTGA CCCGTCGTGT
161 GTTGCCCGTC GCTGTGAAGG TGCTCCTCGA CCCTATTGCG TCGTTCCTGC GACTCTACCA TCG
```

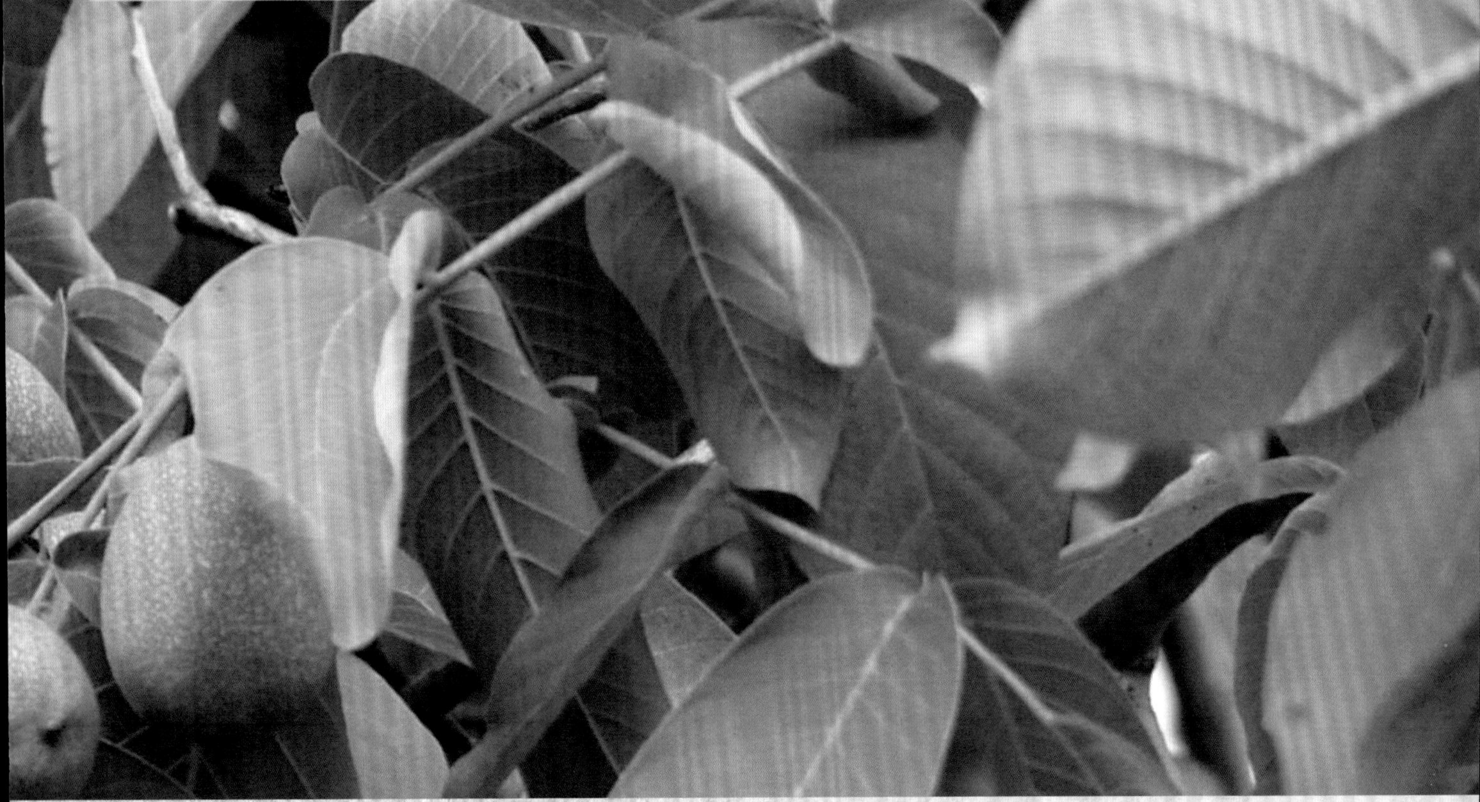

‖**释名**‖

羌桃名物志**核桃**。[颂曰] 此果本出羌胡，汉时张骞使西域始得种还，植之秦中，渐及东土，故名之。[时珍曰] 此果外有青皮肉包之，其形如桃，胡桃乃其核也。羌音呼核如胡，名或以此。或作核桃。梵书名播罗师。

‖**集解**‖

[颂曰] 胡桃生北土，今陕、洛间甚多。大株厚叶多阴。实亦有房，秋冬熟时采之。出陈仓者薄皮多肌。出阴平者大而皮脆，急捉则碎。汴州虽有而实不佳。江表亦时有之，南方则无。[时珍曰] 胡桃树高丈许。春初生叶，长四五寸，微似大青叶，两两相对，颇作恶气。三月开花如栗花，穗苍黄色。结实至秋如青桃状，熟时沤烂皮肉，取核为果。人多以榉柳接之。案刘恂岭表录云：南方有山胡桃，底平如槟榔，皮厚而大坚，多肉少穣。其壳甚厚，须椎之方破。然则南方亦有，但不佳耳。

核仁

‖ **气味** ‖

甘，平、温，无毒。[颂曰] 性热，不可多食。[思邈曰] 甘冷滑。多食动痰饮，令人恶心、吐水、吐食物。[志曰] 多食动风，脱人眉。同酒食，多令人咯血。[颖曰] 多食生痰，动肾火。

‖ **发明** ‖

[震亨曰] 胡桃属土而有火，性热。本草云甘平，是无热矣。然又云动风脱人眉，非热何以伤肺耶？[时珍曰] 胡桃仁味甘气热，皮涩肉润。孙真人言其冷滑，误矣。近世医方用治痰气喘嗽醋心及疠风诸病，而酒家往往醉后嗜之。则食多吐水吐食脱眉，及酒同食咯血之说，亦未必尽然也。但胡桃性热，能入肾肺，惟虚寒者宜之。而痰火积热者，不宜多食耳。

‖ **主治** ‖

食之令人肥健，润肌，黑须发。多食利小便，去五痔。捣和胡粉，拔白须发，内孔中，则生黑毛。烧存性，和松脂研，傅瘰疬疮。开宝。**食之令人能食，通润血脉，骨肉细腻。**诜。方见下。**治损伤、石淋。同破故纸蜜丸服，补下焦。**颂。**补气养血，润燥化痰，益命门，利三焦，温肺润肠，治虚寒喘嗽，腰脚重痛，心腹疝痛，血痢肠风，散肿毒，发痘疮，制铜毒。**时珍。

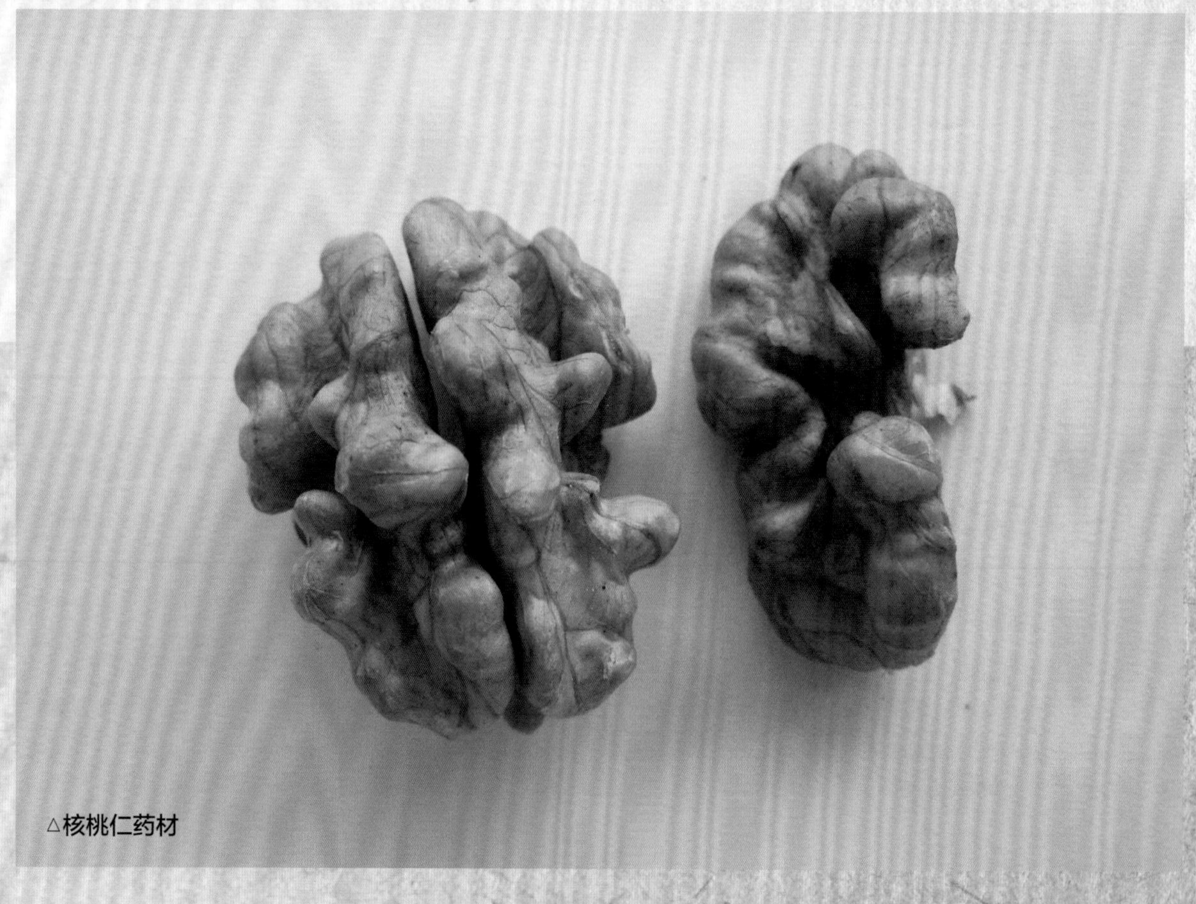

△核桃仁药材

油胡桃

‖ **气味** ‖

辛，热，有毒。

‖ **主治** ‖

杀虫攻毒，治痈肿、疠风、疥癣、杨梅、白秃诸疮，润须发。时珍。

‖ **发明** ‖

[韩懋曰] 破故纸属火，能使心包与命门之火相通。胡桃属水，主润血养血，血属阴，阴恶燥，故油以润之。佐破故纸，有木火相生之妙。故古有云：黄檗无知母，破故纸无胡桃，犹水母之无虾也。[时珍曰] 三焦者，元气之别使。命门者，三焦之本原。盖一原一委也。命门指所居之府而名，为藏精系胞之物。三焦指分治之部而名，为出纳腐熟之司。盖一以体名，一以用名。其体非脂非肉，白膜裹之，在七节之旁，两肾之间。二系著脊，下通二肾，上通心肺，贯属于脑。为生命之原，相火之主，精气之府。人物皆有之，生人生物，皆由此出。灵枢·本脏论已著其厚薄缓结之状。而扁鹊难经不知原委体用之分，以右肾为命门，谓三焦有名无状。而高阳生伪撰脉诀，承其谬说，以误后人。至朱肱南阳活人书、陈言三因方论、戴起宗脉诀刊误，始

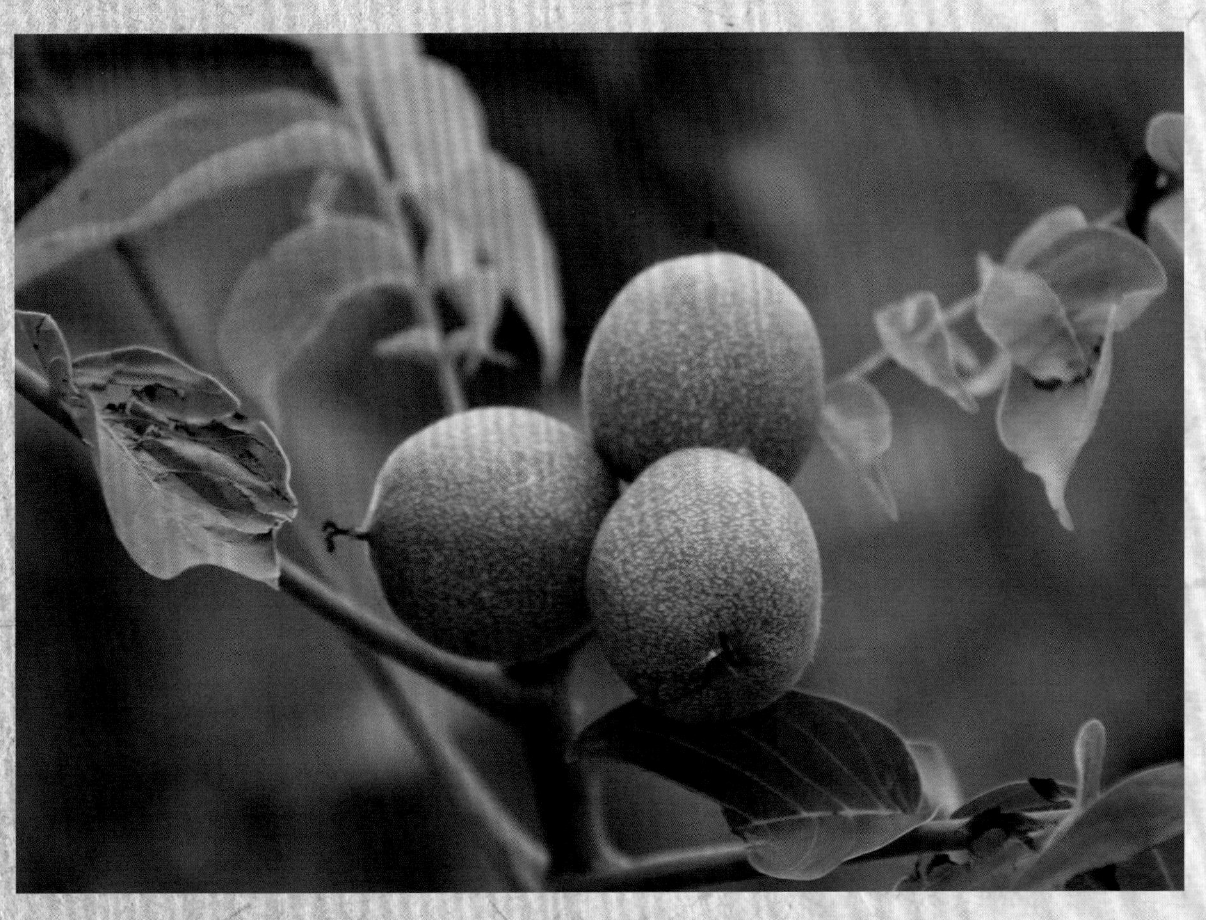

著说辟之，而知之者尚鲜。胡桃仁颇类其状，而外皮水汁皆青黑。故能入北方，通命门，利三焦，益气养血，与破故纸同为补下焦肾命之药。夫命门气与肾通，藏精血而恶燥。若肾、命不燥，精气内充，则饮食自健，肌肤光泽，肠腑润而血脉通。此胡桃佐补药，有令人肥健能食，润肌黑发固精，治燥调血之功也。命门既通则三焦利，故上通于肺而虚寒喘嗽者宜之，下通于肾而腰脚虚痛者宜之，内而心腹诸痛可止，外而疮肿之毒可散矣。洪氏夷坚志止言胡桃治痰嗽能敛肺，盖不知其为命门三焦之药也。油胡桃有毒，伤人咽肺，而疮科取之，用其毒也。胡桃制铜，此又物理之不可晓者。洪迈云：迈有痰疾，因晚对，上遣使谕令以胡桃肉三颗，生姜三片，卧时嚼服，即饮汤两三呷，又再嚼桃、姜如前数，即静卧，必愈。迈还玉堂，如旨服之，及旦而痰消嗽止。又溧阳洪辑幼子，病痰喘，凡五昼夜不乳食。医以危告。其妻夜梦观音授方，令服人参胡桃汤。辑急取新罗人参寸许，胡桃肉一枚，煎汤一蚬壳许，灌之，喘即定。明日以汤剥去胡桃皮用之，喘复作。仍连皮用，信宿而瘳。此方不载书册，盖人参定喘，胡桃连皮能敛肺故也。

‖ **附方** ‖

旧五，新二十八。**服胡桃法**[诜曰] 凡服胡桃不得并食，须渐渐食之。初日服一颗，每五日加一颗，至二十颗止，周而复始。常服令人能食，骨肉细腻光润，须发黑泽，血脉通润，养一切老痔。**青娥丸**方见草部补骨脂。**胡桃丸**益血补髓，强筋壮骨，延年明目，悦心润肌，能除百病。用胡桃仁四两捣膏，入破故纸、杜仲、萆薢末各四两杵匀，丸梧子大。每空心温酒、盐汤任下五十丸。御药院方。**消肾溢精**胡桃丸：治消肾病，因房欲无节，及服丹石，或失志伤肾，遂致水弱火强，口舌干，精自溢出，或小便赤黄，大便燥实，或小便大利而不甚渴。用胡桃肉、白茯苓各四两，附子一枚去皮切片，姜汁、蛤粉同焙为末，蜜丸梧子大。每服三十丸，米饮下。普济方。**小便频数**胡桃煨熟，卧时嚼之，温酒下。**石淋痛楚**便中有石子者。胡桃肉一升，细米煮浆粥一升，相和顿服即瘥。崔元亮海上方。**风寒无汗**发热头痛。核桃肉、葱白、细茶、生姜等分，捣烂，水一钟，煎七分，热服。覆衣取汗。谈野翁方。**痰喘咳嗽**方见发明。**老人喘嗽**气促，睡卧不得，服此立定。胡桃肉去皮、杏仁去皮尖、生姜各一两，研膏，入炼蜜少许和，丸弹子大。每卧时嚼一丸，姜汤下。普济方。**产后气喘**胡桃肉、人参各二钱，水一盏，煎七分，顿服。**久嗽不止**核桃仁五十个煮熟去皮，人参五两，杏仁三百五十个麸炒汤浸去皮，研匀，入炼蜜。丸梧子大。每空心细嚼一丸，人参汤下。临卧再服。萧大尹方。**食物醋心**胡桃烂嚼，以生姜汤下，立止。传信适用方。**食酸齿𪙽**细嚼胡桃即解。日华子本草。**误吞铜钱**多食胡桃，自化出也。胡桃与铜钱共食，即成粉，可证矣。李楼方。**揩齿乌须**胡桃仁烧过、贝母各等分，为散，日用之。圣惠。**眼目暗昏**四月内取风落小胡桃，每日午时食饱，以无根水吞下，偃卧，觉鼻孔中有泥腥气为度。卫生易简方。**赤痢不止**胡桃仁、枳壳各七个，皂角不蛀者一挺，新瓦上烧存性，研为细末，分作八服。每临卧时一服，二更一服，五更一服，荆芥茶下。总录。**血崩不止**胡桃肉十五枚，灯上烧存性，研作一服，空心温酒调下，神效。**急心气痛**核桃一个，枣子一枚，去核夹桃，纸裹煨熟，以生姜汤一钟，细嚼送下。永久不发，名盏落汤。赵氏经验。**小肠气痛**胡桃一枚，烧炭研末，热酒服之。奇效良方。**便毒初起**子和儒门事亲用胡桃七个，烧研酒服，不过三服，见效。杨氏经验用胡桃二枚，夹铜钱一个，食之即愈。**鱼口毒疮**端午日午时，取树上青胡桃筐内阴干，临时全烧为末，黄酒服。少行一二次，有脓自大便出，无脓即消，二三服平。杨氏经验。**一切痈肿**背痈、附骨疽，未成脓者。胡桃十个煨熟去壳，槐花一两研末，杵匀，热酒调服。古今录验。**疔疮恶肿**胡桃一个平破，取仁嚼烂，安壳内，合在疮上，频换甚效。普济。**痘疮倒陷**胡桃肉一枚烧存性，干胭脂半钱，研匀，胡荽煎酒调服。儒门事亲。**小儿头疮**久不愈。胡桃和皮，灯上烧存性，碗盖出火毒，入轻粉少许，生油调搽，一二次愈。保幼大全。**酒皶鼻赤**方见橘核。**聤耳出汁**胡桃仁烧研，狗胆汁和作挺子，绵裹塞之。普济方。**伤耳成疮**出汁者。用胡桃杵取油纳入。同上。**火烧成疮**胡桃仁烧黑研傅。**压扑伤损**胡桃仁捣，和温酒顿服便瘥。图经本草。**疥疮瘙痒**油核桃一个，雄黄一钱，艾叶杵熟一钱，捣匀绵包，夜卧裹阴囊，历效。勿洗。集简方。

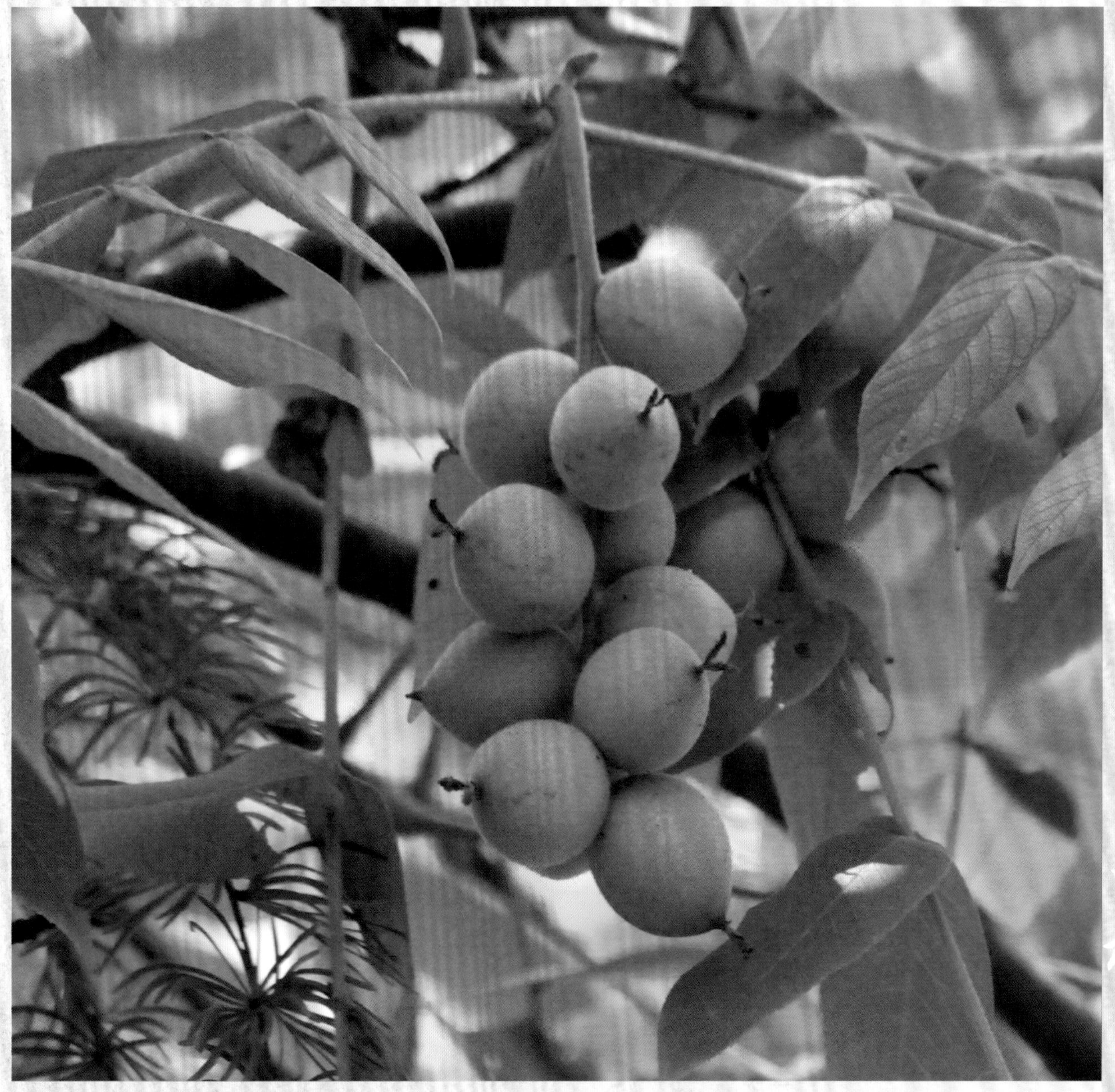

胡桃青皮

‖ **气味** ‖

苦，涩，无毒。

‖ **主治** ‖

染髭及帛，皆黑。[志曰] 仙方取青皮压油，和詹糖香，涂毛发，色如漆也。

‖ **附方** ‖

新四。**乌髭发**胡桃皮、蝌蚪等分，捣泥涂之，一染即黑。总录用青胡桃三枚和皮捣细，入乳汁三盏，于银石器内调匀，搽须发三五次，每日用胡桃油润之，良。**疬疡风**青胡桃皮捣泥，入酱清少许、硇砂少许合匀。先以泔洗，后傅之。外台。**白癜风**青胡桃皮一个，硫黄一皂子大，研匀。日日掺之，取效。**嵌甲**胡桃皮烧灰贴。

皮

‖ **主治** ‖

止水痢。春月斫皮汁，沐头至黑。煎水，可染褐。开宝。

‖ **附方** ‖

新一。**染须发**胡桃根皮一秤，莲子草十斤，切，以瓮盛之，入水五斗，浸一月去滓，熬至五升，入芸薹子油一斗，慢火煎取五升收之。凡用，先以炭灰汁洗，用油涂之，外以牛蒡叶包住，绢裹一夜洗去，用七日即黑也。总录。

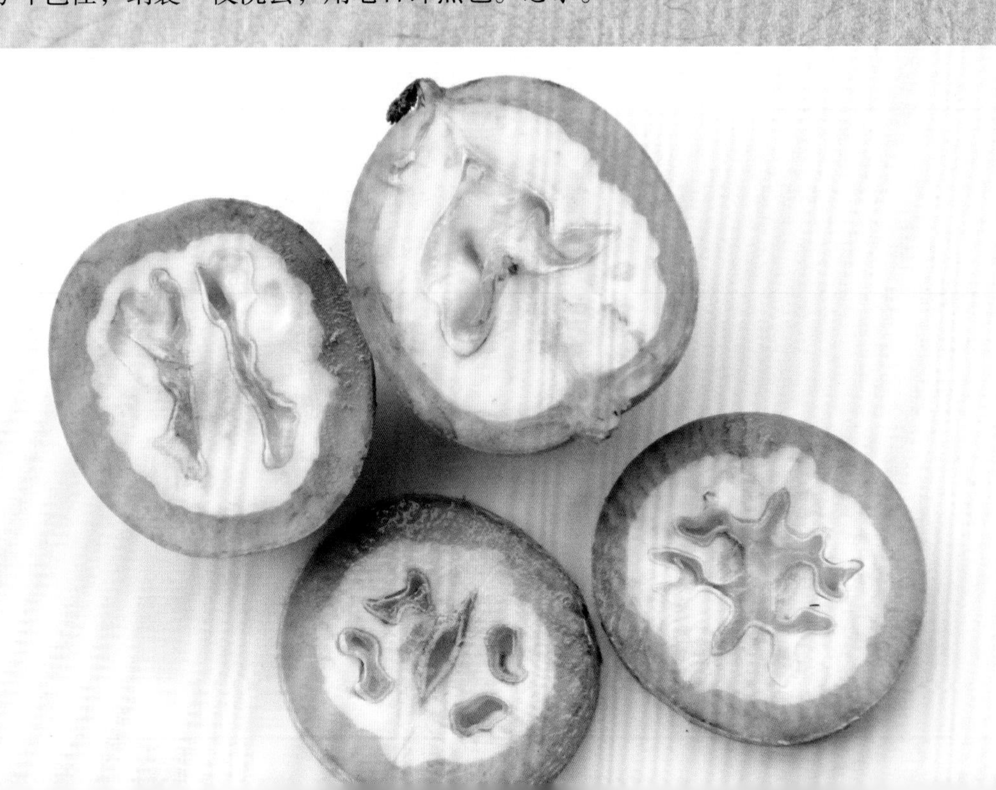

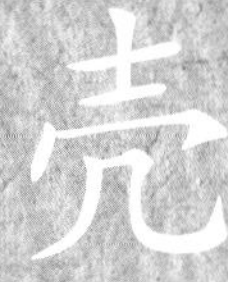

‖ **主治** ‖

烧存性，入下血、崩中药。时珍。

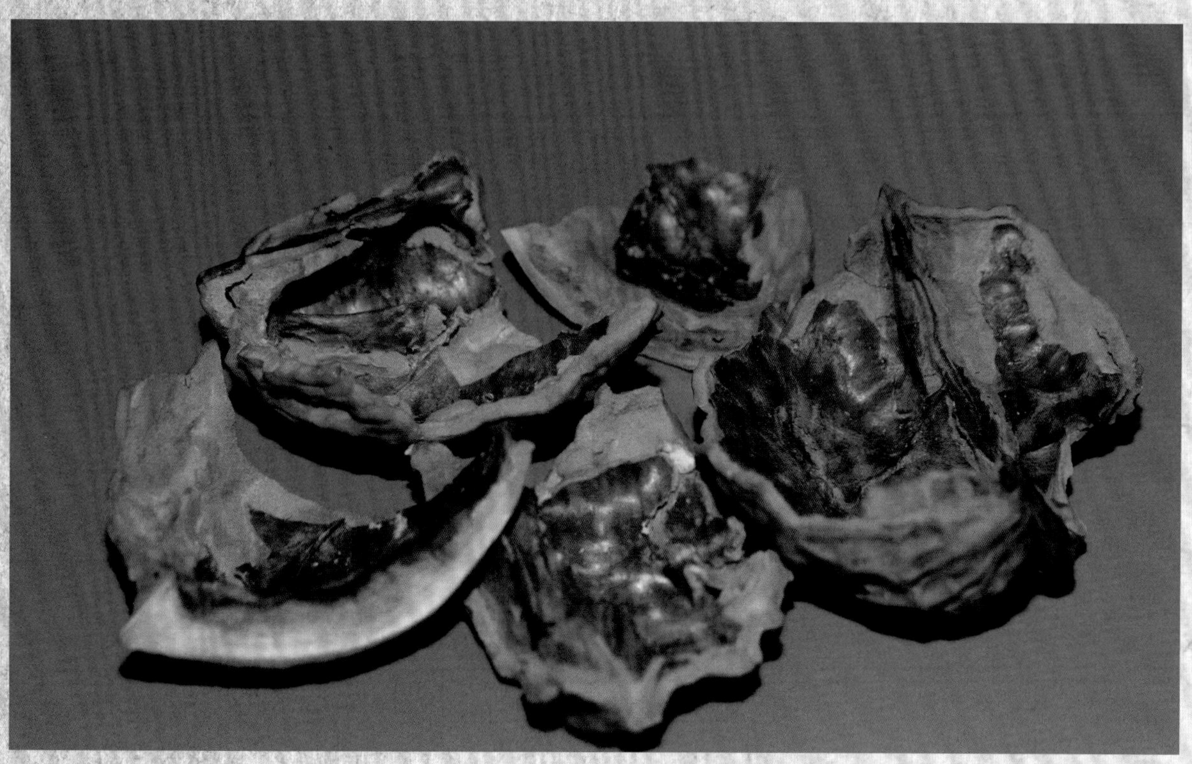

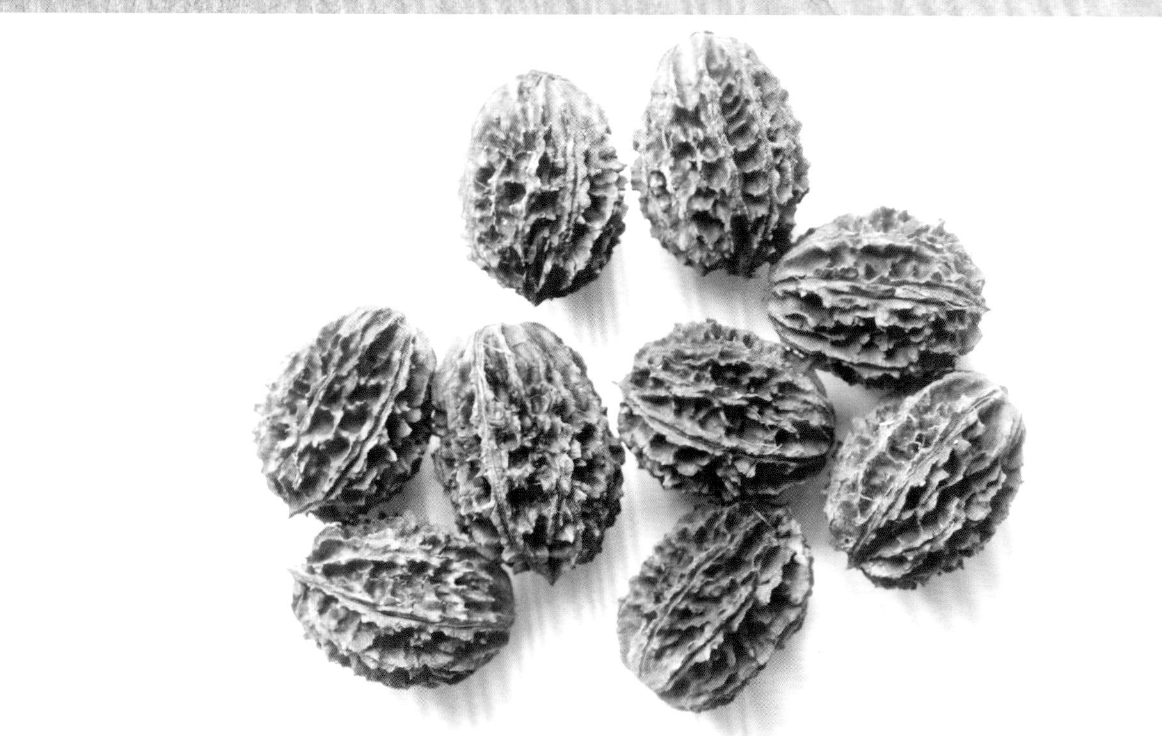

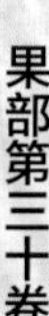

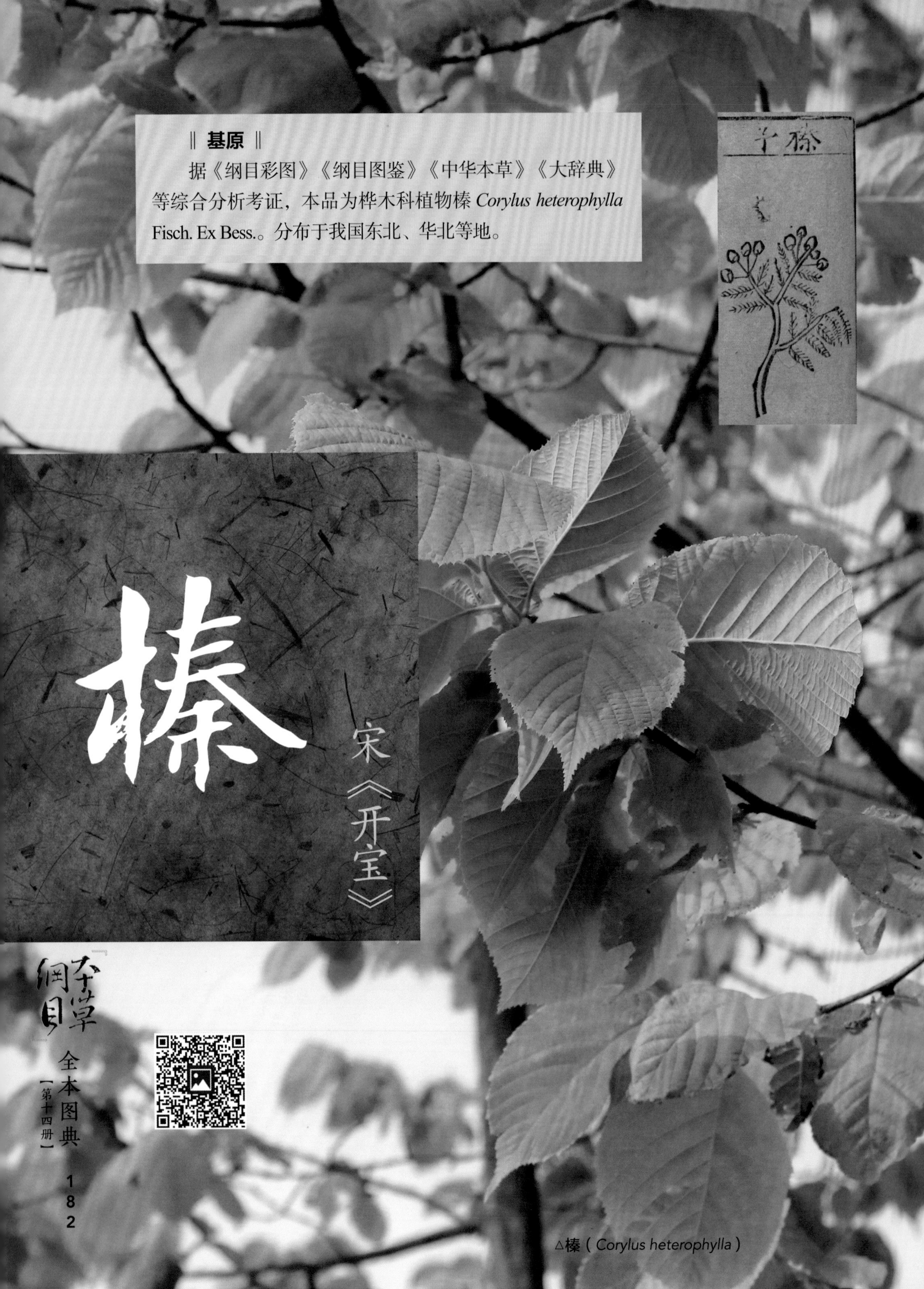

‖ **基原** ‖

据《纲目彩图》《纲目图鉴》《中华本草》《大辞典》等综合分析考证，本品为桦木科植物榛 *Corylus heterophylla* Fisch. Ex Bess.。分布于我国东北、华北等地。

榛

宋《开宝》

△榛（*Corylus heterophylla*）

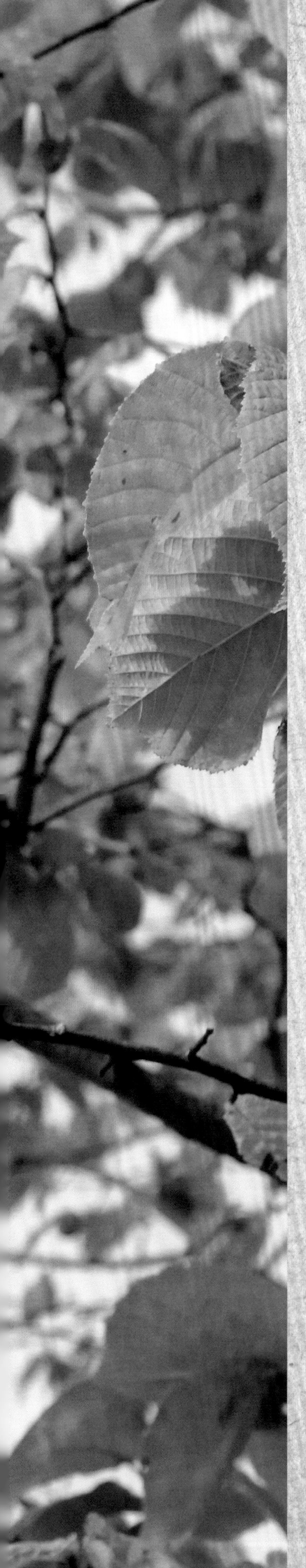

‖ **释名** ‖

亲古榛字。[时珍曰] 案罗氏尔雅翼云：礼记郑玄注云：关中甚多此果。关中，秦地也。榛之从秦，盖取此意。左传云：女贽不过榛、栗、枣、脩，以告虔也。则榛有臻至之义，以其名告己之虔也。古作亲，从辛，从木。俗作莘，误矣。莘音诜。

‖ **集解** ‖

[志曰] 榛生辽东山谷。树高丈许。子如小栗，军行食之当粮。中土亦有。郑玄云：关中鄘、坊甚多。[颂曰] 桂阳有亲栗丛生，实大如杏子中仁，皮子形色与栗无异，但小耳。[大明曰] 新罗榛子肥白，最良。[时珍曰] 榛树低小如荆，丛生。冬末开花如栎花，成条下垂，长二三寸。二月生叶如初生樱桃叶，多皱文而有细齿及尖。其实作苞，三五相粘，一苞一实。实如栎实，下壮上锐，生青熟褐，其壳厚而坚，其仁白而圆，大如杏仁，亦有皮尖。然多空者，故谚云十榛九空。按陆玑诗疏云：榛有两种：一种大小枝叶皮树皆如栗，而子小，形如橡子，味亦如栗，枝茎可以为烛，诗所谓“树之榛、栗”者也；一种高丈余，枝叶如木蓼，子作胡桃味，辽、代、上党甚多，久留亦易油坏者也。

仁

‖ **气味** ‖

甘，平，无毒。

‖ **主治** ‖

益气力，实肠胃，令人不饥健行。开宝。**止饥，调中开胃，甚验。**大明。

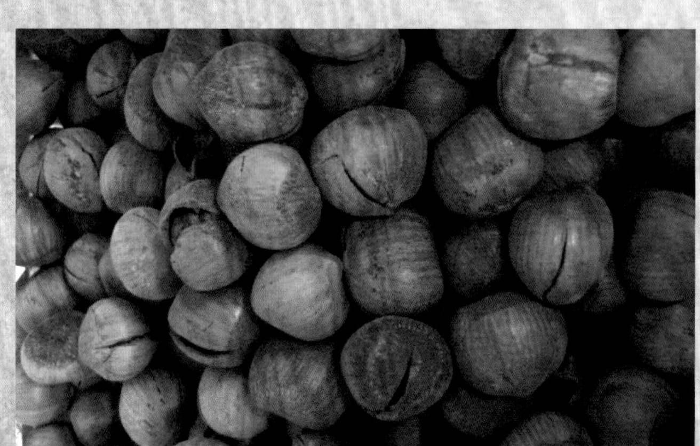

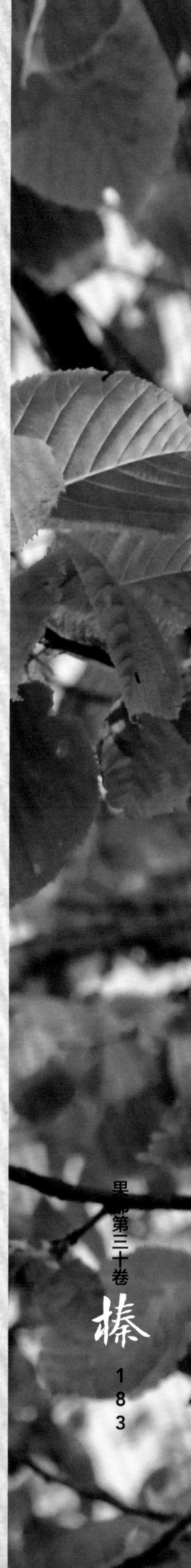

‖ 基原 ‖

据《纲目彩图》《纲目图鉴》《中华本草》等综合分析考证，本品为漆树科植物开心果 *Pistacia vera* L.。原产于地中海和亚洲中部，我国新疆有栽培。

阿月浑子

《拾遗》

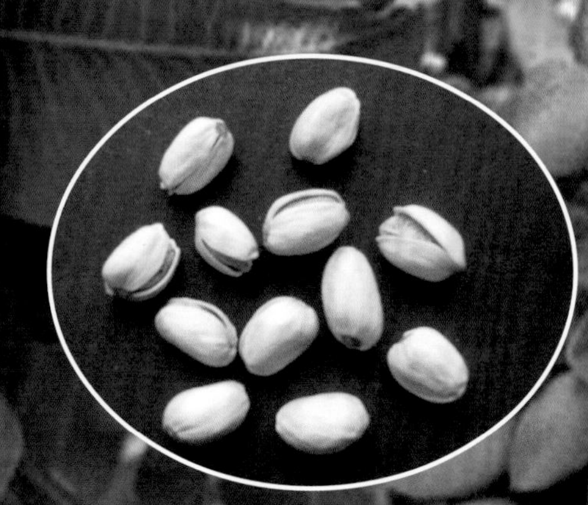

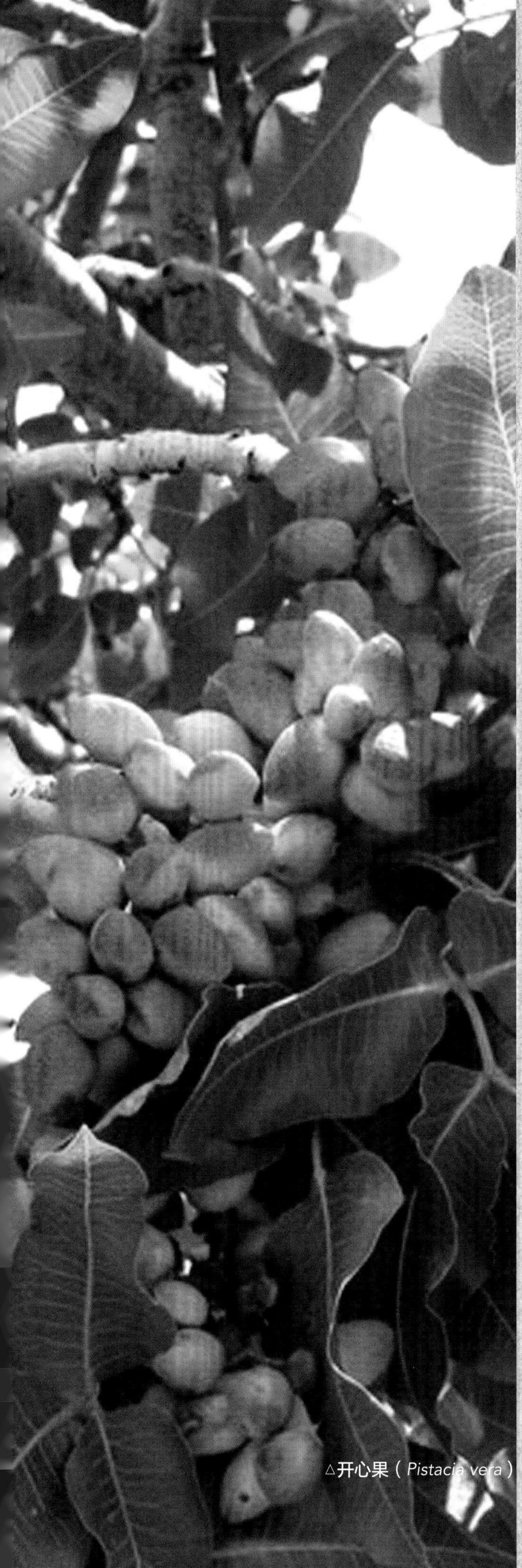

△开心果（*Pistacia vera*）

校正：自木部移入此，并入海药无名木皮。

‖ **释名** ‖

胡榛子拾遗**无名子**海药。

‖ **集解** ‖

[藏器曰] 阿月浑子生西国诸番，与胡榛子同树，一岁胡榛子，二岁阿月浑子也。[珣曰] 按徐表南州记云：无名木生岭南山谷，其实状若榛子，号无名子，波斯家呼为阿月浑子也。

仁

‖ **气味** ‖

辛，温，涩，无毒。

‖ **主治** ‖

诸痢，去冷气，令人肥健。藏器。**治腰冷阴，肾虚痿弱，房中术多用之，得木香、山茱萸良。**李珣。

无名木皮海药

‖ **气味** ‖

辛，大温，无毒。

‖ **主治** ‖

阴肾萎弱，囊下湿痒，并煎汁小浴，极妙。珣。

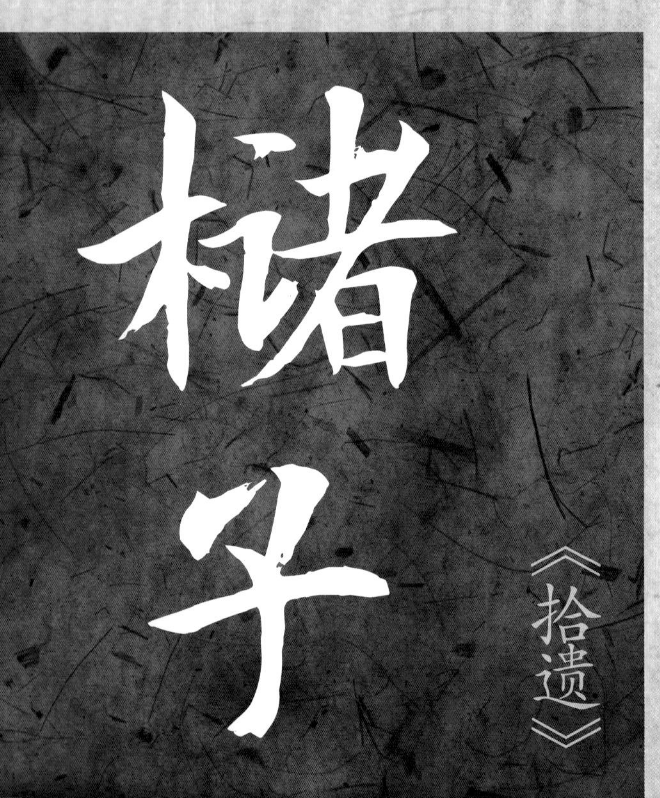

‖ **基原** ‖

据《纲目图鉴》《中华本草》等综合分析考证，本品为壳斗科植物苦槠栲 *Castanopsis sclerophylla* (Lindl.) Schott.。分布于长江以南各地。

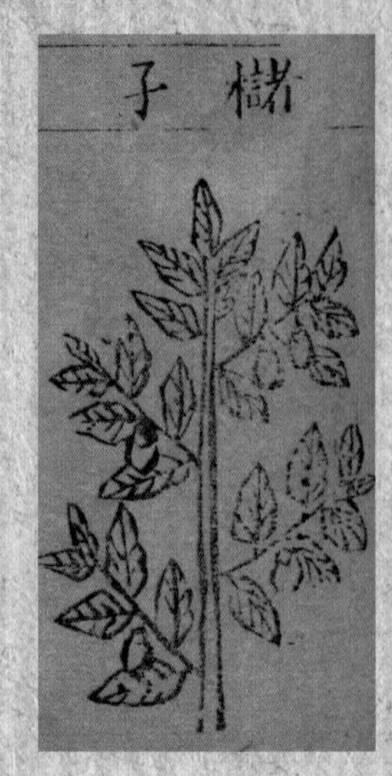

校正：原附钩栗，今析出。

‖ **集解** ‖

[藏器曰] 槠子生江南。皮、树如栗，冬月不凋，子小于橡子。[颖曰] 槠子有苦、甜二种，治作粉食，糕食，褐色甚佳。[时珍曰] 槠子处处山谷有之。其木大者数抱，高二三丈。叶长大如栗，叶稍尖而厚坚光泽，锯齿峭利，凌冬不凋。三四月开白花成穗，如栗花。结实大如槲子，外有小苞，霜后苞裂子坠。子圆褐而有尖，大如菩提子。内仁如杏仁，生食苦涩，煮、炒乃带甘，亦可磨粉。甜槠子粒小，木文细白，俗名面槠。苦槠子粒大，木文粗赤，俗名血槠。其色黑者名铁槠。按山海经云：前山有木，其名曰槠。郭璞注曰：槠子似柞子可食，冬月采之。木作屋柱、棺材，难腐也。

仁

‖**气味**‖

甘，涩，平，无毒。[时珍曰] 案正要云：酸、甘，微寒。不可多食。

‖**主治**‖

食之不饥，令人健行，止泄痢，破恶血，止渴。藏器。

皮 叶

‖**主治**‖

煮汁饮，止产妇血。藏器。**嫩叶：贴臁疮，一日三换，良。**吴瑞。

‖ **基原** ‖

据《纲目图鉴》《中华本草》《大辞典》等综合分析考证，本品为壳斗科植物钩栲 *Castanopsis tibetana* Hance。除海南、广东、台湾外，广布于长江以南各地。

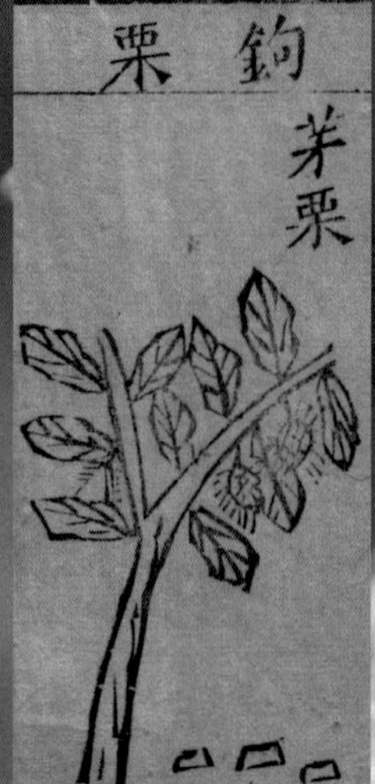

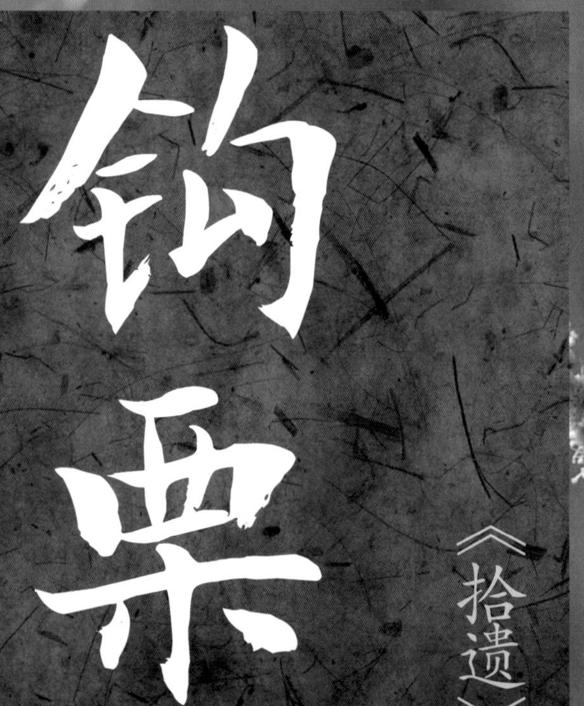

△钩栲（*Castanopsis tibetana*）

‖ **释名** ‖

巢钩子拾遗**甜槠子。**[瑞曰] 钩栗即甜槠子。[时珍曰] 钩、槠二字，方音相近。其状如栎，当作钩栎。

‖ **集解** ‖

[藏器曰] 钩栗生江南山谷。木大数围，冬月不凋，其子似栗而圆小。又有雀子，相似而圆黑，久食不饥。详槠子下。

仁

‖ **气味** ‖

甘，平，无毒。

‖ **主治** ‖

食之不饥，厚肠胃，令人肥健。藏器。

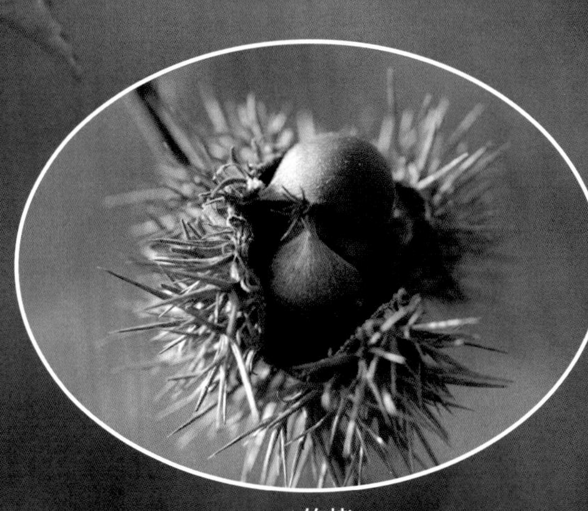

△钩栲

‖ **基原** ‖

据《纲目彩图》《纲目图鉴》等综合分析考证，本品为壳斗科植物麻栎 *Quercus acutissima* Carr.。分布于华东、中南、西南及辽宁、河北、陕西等地。《中华本草》《大辞典》认为还包括同属植物辽东栎 *Q. liaotungensis* Koidz.，分布于东北、华北及陕西、宁夏、甘肃等地。

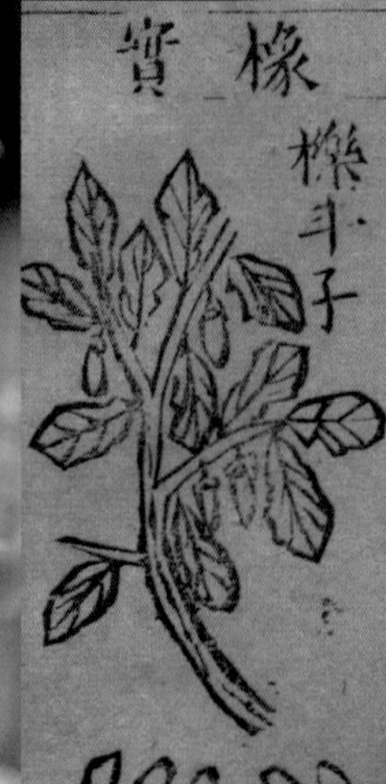

橡实

音象。《唐本草》

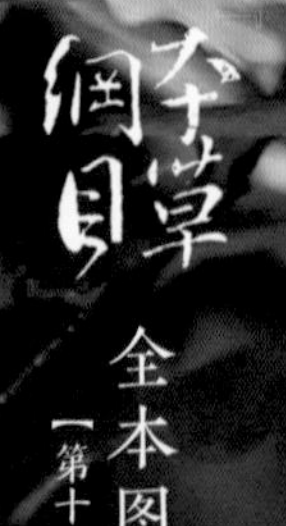

△麻栎（*Quercus acutissima*）

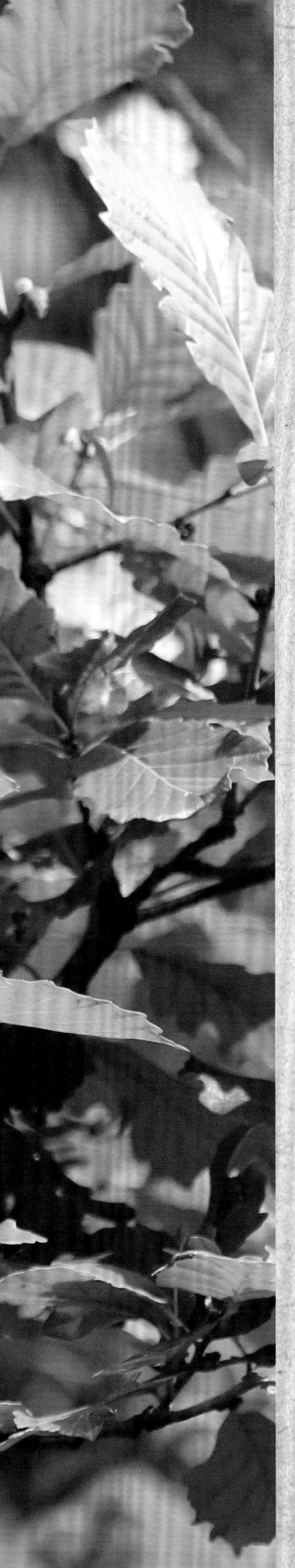

校正：白木部移入。

‖ 释名 ‖

橡斗说文**皂斗**同**栎梂**音历求**柞子**音作**芧**杼同。序、暑二音。栩音许。[禹锡曰] 案尔雅云：栩，杼也。又曰：栎，其实梂。孙炎注云：栩，一名杼也。栎，似樗之木也。梂，盛实之房也。其实名橡，有梂猬自裹之。诗·唐风云：集于苞栩。秦风云：山有苞栎。陆玑注云：即柞栎也。秦人谓之栎，徐人谓之杼，或谓之栩。其子谓之皂，亦曰皂斗。其壳煮汁可染皂也。今京洛、河内亦谓之杼。盖五方通语，皆一物也。[时珍曰] 栎，柞木也。实名橡斗、皂斗，谓其斗刓剜象斗，可以染皂也。南人呼皂如柞，音相近也。

‖ 集解 ‖

[颂曰] 橡实，栎木子也。所在山谷皆有。木高二三丈。三四月开花黄色，八九月结实。其实为皂斗，槲、栎皆有斗，而以栎为胜。[宗奭曰] 栎叶如栗叶，所在有之。木坚而不堪充材，亦木之性也。为炭则他木皆不及。其壳虽可染皂，若曾经雨水者，其色淡，槲亦有壳，但小而不及栎也。[时珍曰] 栎有二种：一种不结实者，其名曰棫，其木心赤，诗云"瑟彼作棫"是也；一种结实者，其名曰栩，其实为橡。二者树小则耸枝，大则偃蹇。其叶如槠叶，而文理皆斜勾。四五月开花如栗花，黄色。结实如荔枝核而有尖。其蒂有斗，包其半截。其仁如老莲肉，山人俭岁采以为饭，或捣浸取粉食，丰年可以肥猪。北人亦种之。其木高二三丈，坚实而重，有斑文点点。大者可作柱栋，小者可为薪炭。周礼职方氏"山林宜皂物，柞、栗之属"即此也。其嫩叶可煎饮代茶。

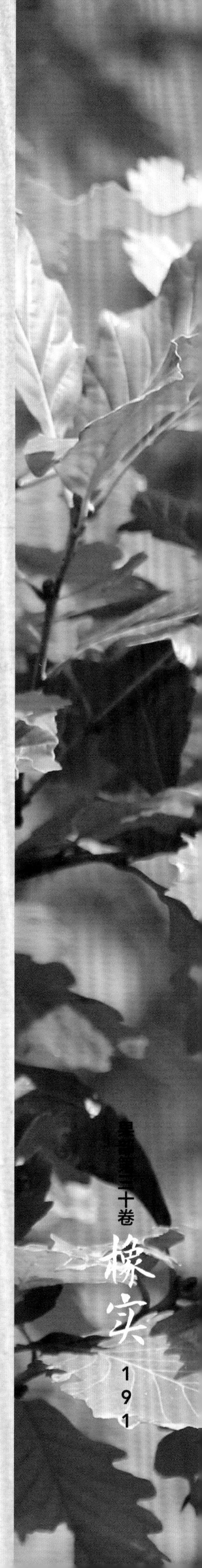

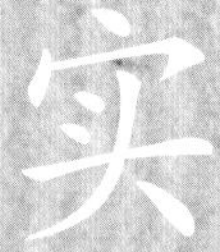

‖ **修治** ‖

[雷曰] 霜后收采，去壳蒸之，从巳至未，剉作五片，日干用。[周定王曰] 取子换水，浸十五次，淘去涩味，蒸极熟食之，可以济机。

‖ **气味** ‖

苦，微温，无毒。

‖ **主治** ‖

下痢，厚肠胃，肥健人。苏恭。**涩肠止泻。煮食，止饥，御歉岁。**大明。

‖ **发明** ‖

[思邈曰] 橡子非果非谷而最益人，服食未能断谷，啖之尤佳。无气而受气，无味而受味，消食止痢，令人强健不极。[时珍曰] 木实为果，橡盖果也。俭岁，人皆取以御饥，昔挚虞入南山，饥甚拾橡实而食；唐·杜甫客秦州，采橡、栗自给，是矣。

‖ **附方** ‖

新五。**水谷下痢**日夜百余行者。橡实二两，楮叶炙一两，为末。每服一钱，食前乌梅汤调下。圣惠方。**血痢不止**上方加缩砂仁半两。**下痢脱肛**橡斗子烧存性研末，猪脂和傅。直指方。**痔疮出血**橡子粉、糯米粉各一升，炒黄，滚水调作果子，饭上蒸熟食之。不过四五次效。李楼奇方。**石痈坚硬**如石，不作脓。用橡子一枚，以醋于青石上磨汁涂之。干则易，不过十度即平。千金方。

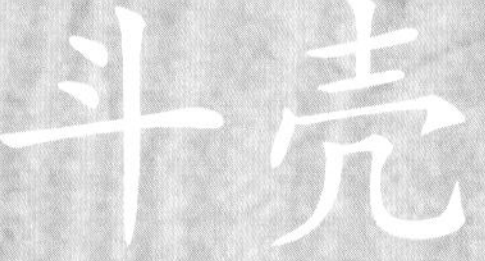

‖ **修治** ‖

[大明曰] 入药并宜捣细，炒焦或烧存性研用。

‖ **气味** ‖

涩，温，无毒。

‖ **主治** ‖

为散及煮汁服，止下痢。并可染皂。恭。**止肠风崩中带下，冷热泻痢。并染须发。**大明。

‖ **附方** ‖

新四。**下痢脱肛**橡斗壳烧存性，研末。猪脂和搽，并煎汁洗之。直指方。**肠风下血**橡斗子壳，用白梅肉填满，两个合定，铁线扎住，煅存性，研末。每服二钱，米饮下。一方：用硫黄填满，煅研酒服。余居士选奇方。**走马牙疳**橡斗壳入盐填满，合定烧透，出火毒，研末，入麝香少许。先以米泔漱过，搽之。全幼心鉴。**风虫牙痛**橡斗五个入盐在内，皂荚一条入盐在内，同煅过研末，日擦三五次，荆芥汤漱之，良。经验良方。

拾遗

‖ **气味** ‖

苦，平，无毒。

‖ **主治** ‖

恶疮，因风犯露致肿者，煎汁日洗，令脓血尽乃止。亦治痢。藏器。**止水痢，消瘰疬。**大明。

‖ **附方** ‖

新一。**蚀烂痈肿**及疣赘瘤痣。柞栎木灰四斗，桑柴灰四斗，石灰一斗五升，以沸汤调湿，甑中蒸一日，取釜中沸汤七斗，合甑灰淋之取汁，再熬至一升，投乱头发一鸡子大消尽，又剪五色彩投入消尽，瓶盛密收。每以少许，挑破点之。煎时勿令鸡、犬、妇人、小儿见。普济方。

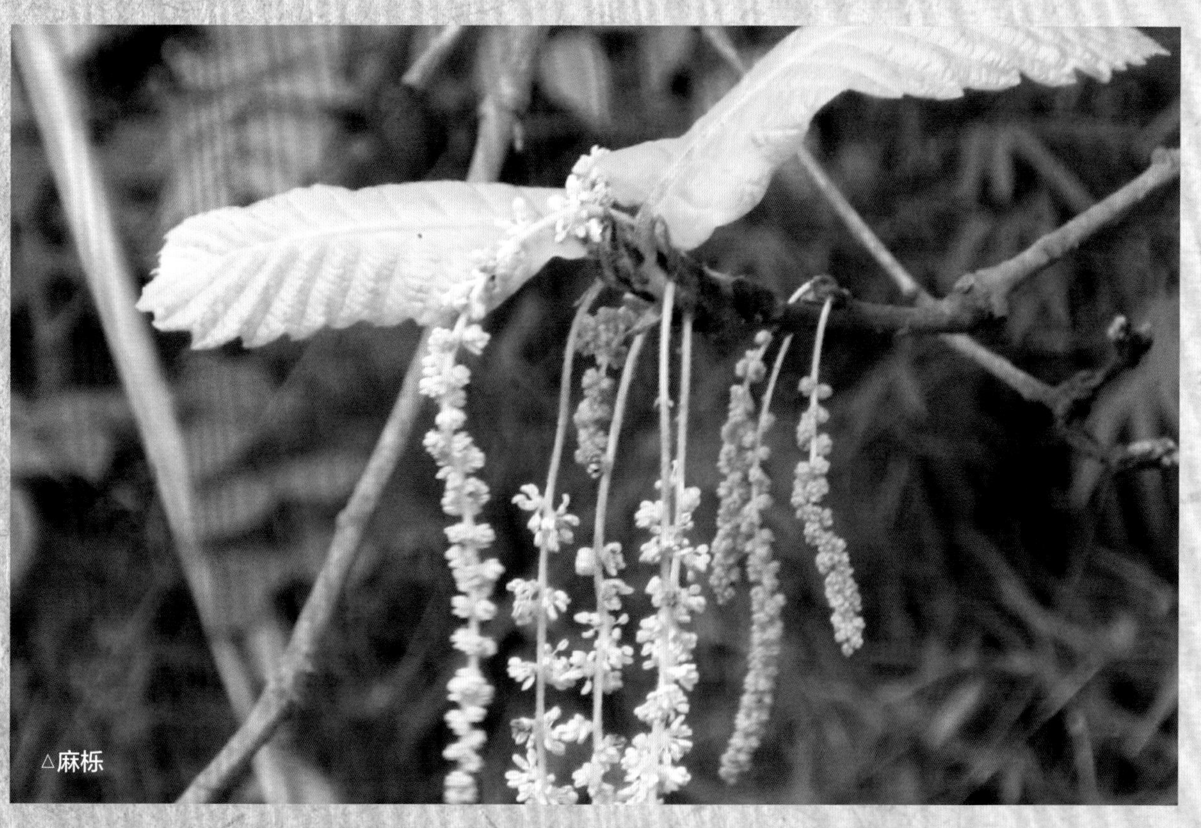
△麻栎

‖ **基原** ‖

据《纲目图鉴》《纲目彩图》《中华本草》《大辞典》等综合分析考证，本品为壳斗科植物槲树 *Quercus dentata* Thunb.。分布于全国大部分地区。《药典》四部收载槲叶药材为壳斗科植物槲树的干燥叶。

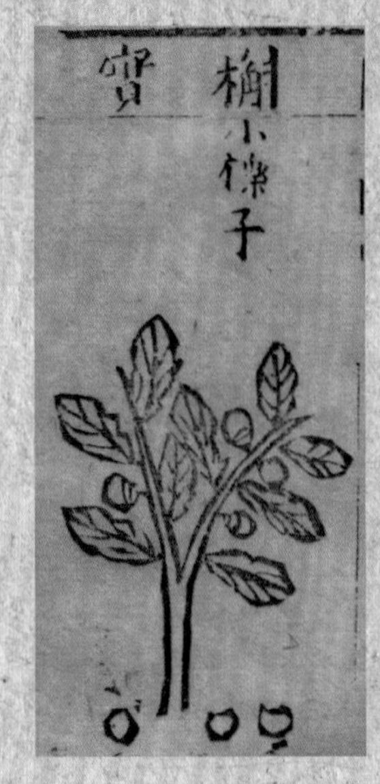

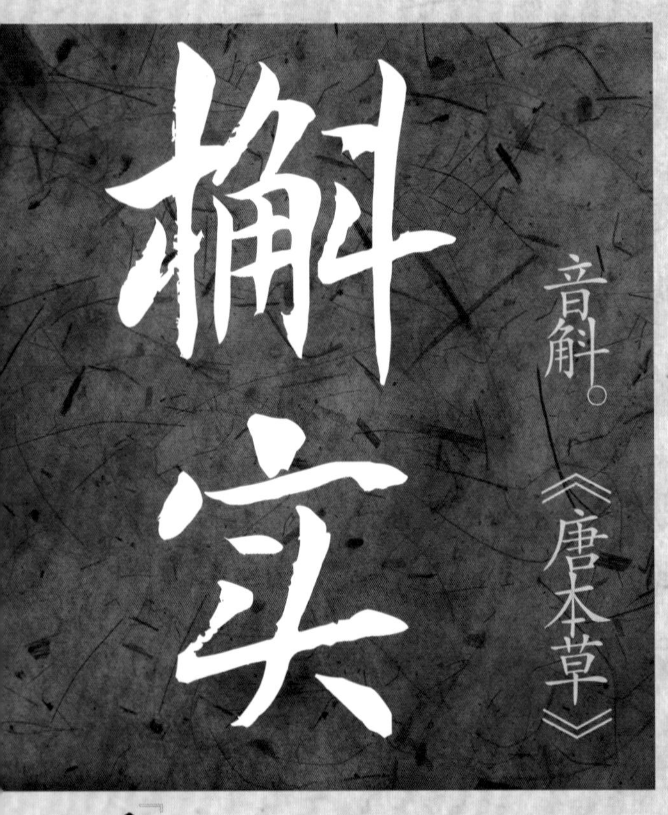

校正：自木部移附此。

‖ **释名** ‖

槲樕音速**朴樕**并尔雅**大叶栎**俗**栎橿子。**[时珍曰] 槲樕犹觳觫也。栗子绽悬，有颤栗之象，故谓之栗；槲叶摇动，有觳觫之态，故曰槲樕也。朴樕者，婆娑、蓬然之貌。其树偃蹇，其叶芃芃故也。俗称衣物不整者为朴樕，本此。其实木彊，故俗谓之栎橿子。史言武后挂赦书于槲树，人遂呼为金鸡树云。

‖ **集解** ‖

[颂曰] 槲，处处山林有之。木高丈余，与栎相类。亦有斗，但小不中用耳。不拘时采。其皮、叶入药。[宗奭曰] 槲亦有斗，木虽坚而不堪充材，止宜作柴，为炭不及栎木。[时珍曰] 槲有二种：一种丛生小者名枹，音孚，见尔雅。一种高者名大叶栎。树、叶俱似栗，长大

粗厚，冬月凋落。三四月开花亦如栗，八九月结实似橡子而稍短小，其蒂亦有斗。其实僵涩味恶，荒岁人亦食之。其木理粗不及橡木，所谓樗栎之材者指此。

仁

‖ **气味** ‖

苦，涩，平，无毒。

‖ **主治** ‖

蒸煮作粉，涩肠止痢，功同橡子。时珍。

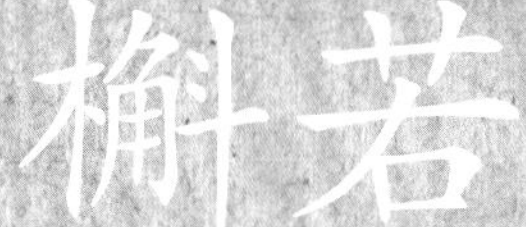

槲若

‖ **修治** ‖

[颂曰] 若即叶之名也。入药须微炙令焦。

‖ **气味** ‖

甘、苦，平，无毒。

‖ **主治** ‖

疗痔，止血及血痢，止渴。恭。**活血，利小便，除面上皻赤。**时珍。

‖ **附方** ‖

旧五，新三。**卒然吐血**槲叶为末，每服二钱，水一盏，煎七分，和滓服。简要济众。**鼻衄不止**槲叶捣汁一小盏，顿服即止。圣惠方。**肠风血痔**热多者尤佳。槲叶微炙研末一钱，槐花炒研末一钱，米饮调服。未止再服。寇氏衍义。**冷淋茎痛**槲叶研末，每服三钱，水一盏，葱白七寸，煎六分，去滓，食前温服。日二。**孩子淋疾**槲叶三片，煎汤服一鸡子壳，小便即时下也。孙真人方。**蝼蛄漏疾**槲叶烧存性研，以米泔别浸槲叶，取汁洗疮后，乃纳灰少许于疮中。圣惠方。**鼻上皻疱**出脓血者，以泔水煮槲叶，取汁洗之，拭干，纳槲叶灰少许于中，良。圣惠。**腋下胡臭**槲若三升切，水煮浓汁，洗毕，即以甘苦瓠壳烟熏之。后用辛夷、细辛、杜衡末，醋浸一夜，傅之。千金方。

木皮俗名赤龙皮。

‖ **气味** ‖

苦，涩，无毒。

‖ **主治** ‖

煎服，除虫及漏，甚效。恭。**煎汤，洗恶疮良。**权。**能吐瘰疬，涩五脏。**大明。**止赤白痢，肠风下血。**时珍。

‖ **附方** ‖

旧四，新五。**赤龙皮汤**治诸败烂疮、乳疮。用槲皮切三升，水一斗，煮五升，春夏冷用，秋冬温用，洗之。洗毕乃傅诸膏。肘后。**附骨疽疮**槲皮烧研，米饮每服方寸匕。千金方。**下部生疮**槲皮、榉皮煮汁，熬如饴糖，以导下部。肘后方。**一切瘘疾**千金用槲树北阴白皮三十斤剉，以水一石，煮一斗，去滓煎如饴，又取通都厕上雄鼠屎、雌鼠屎各十四枚，烧汁尽研和之，纳温酒一升和匀。瘦人食五合，当有虫出也。崔氏纂要用槲白皮切五升，水八升煮令泣尽，去滓，再煎成膏。日服枣许，并涂疮上。宜食苜蓿、盐、饭以助之。以瘥为度。**小儿瘰疬**槲树皮去粗皮切，煎汤频洗之。圣惠方。**蛊毒下血**槲木北阴白皮一大握，长五寸，以水三升，煮取一升，空腹分服，即吐毒出也。**赤白久痢**不拘大人、小儿。用新槲皮一斤，去黑皮切，以水一斗，煎取五升，去滓煎膏，和酒服。**久痢不止**槲白皮姜汁炙五度一两，干姜炮半两，为末。每服二钱，米饮酒调下。圣济总录。**久疮不已**槲木皮一尺，阔六寸，切，以水一斗，煮取五升，入白沙糖十挺，煎取一升，分三服，即吐而愈。肘后方。

本草纲目

果部第三十一卷

果之三夷果类三十一种

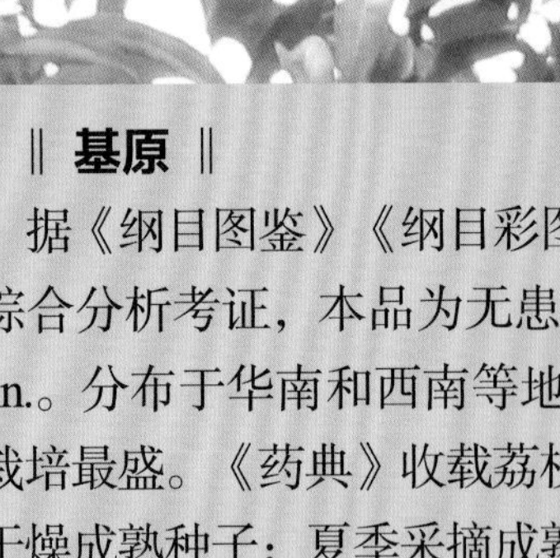

‖ **基原** ‖

据《纲目图鉴》《纲目彩图》《大辞典》《中华本草》等综合分析考证，本品为无患子科植物荔枝 *Litchi chinensis* Sonn.。分布于华南和西南等地，尤以广东和福建南部、台湾栽培最盛。《药典》收载荔枝核药材为无患子科植物荔枝的干燥成熟种子；夏季采摘成熟果实，除去果皮和肉质假种皮，洗净，晒干。

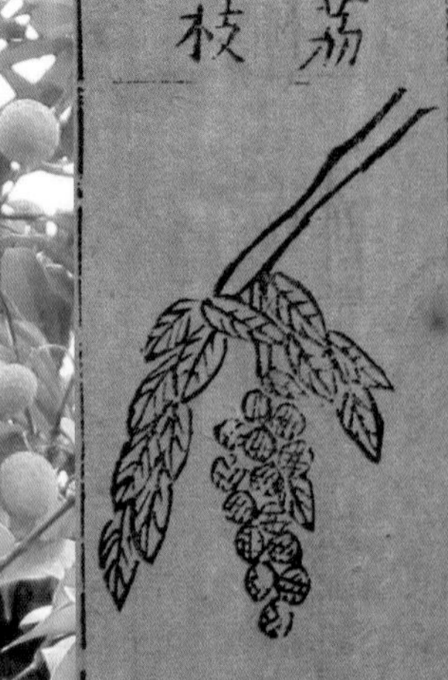

荔枝

宋《开宝》

荔枝 *Litchi chinensis* ITS2 条形码主导单倍型序列：

1 CGCATCGTCG CCCCTTCCAC CCCGCGCCTC GGACGAGGCG GGGGGATGCG TTATCGGGGG CGGATATTGG CCTCCCGTGC
81 GGTGCATATC CCGCGGTCGG CCCAAATACG AGTGCTCGGC GACGGACGCC GCGACGTTCG GTGGTGGAAA AACCTCGAGC
161 TCGCGTCGCG CGTACGCGGT CGGCGTAAGG CTCTCGACCC TGAAGCGTCA CGCATCG

△荔枝（*Litchi chinensis*）

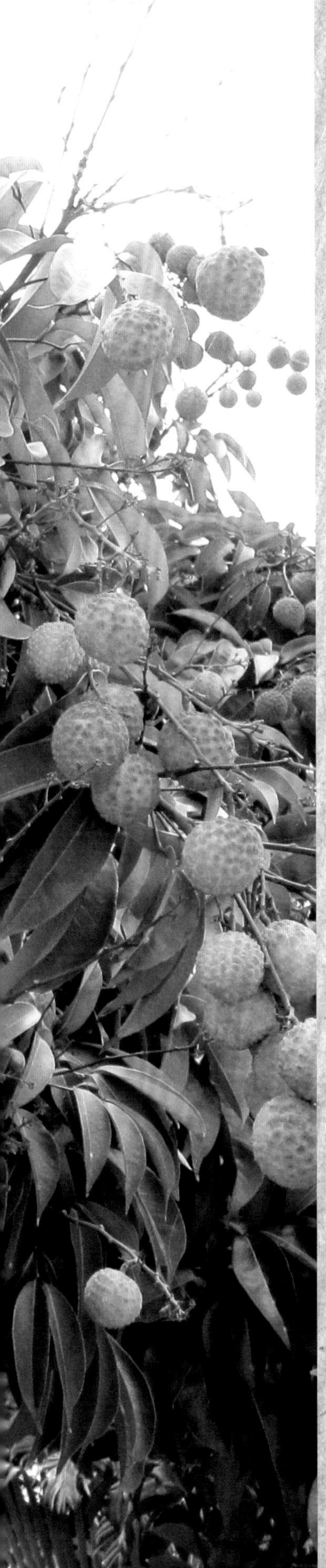

‖ **释名** ‖

离枝纲目**丹荔**。[颂曰] 按朱应扶南记云：此木结实时，枝弱而蒂牢，不可摘取，必以刀斧劙取其枝，故以为名。劙，音利，与荔同。[时珍曰] 司马相如上林赋作离支。按白居易云：若离本枝，一日色变，三日味变。则离支之名，又或取此义也。

‖ **集解** ‖

[颂曰] 荔枝生岭南及巴中。今闽之泉、福、漳州、兴化军，蜀之嘉、蜀、渝、涪州，及二广州郡皆有之。其品以闽中为第一，蜀州次之，岭南为下。其木高二三丈，自径尺至于合抱，类桂木、冬青之属。绿叶蓬蓬然，四时荣茂不凋。其木性至坚劲，土人取其根，作阮咸槽及弹棋局。其花青白，状若冠之蕤绥。其子喜双实，状如初生松球。壳有皱纹如罗，初青渐红。肉色淡白如肪玉，味甘而多汁。夏至将中，则子翕然俱赤，乃可食也。大树下子至百斛，五六月盛熟时，彼方皆燕会其下以赏之，极量取啖，虽多亦不伤人，少过则饮蜜浆便解。荔枝始传于汉世，初惟出岭南，后出蜀中。故左思蜀都赋云：旁挺龙目，侧生荔枝。唐·白居易图序论之详矣。今闽中四郡所出特奇，蔡襄谱其种类至三十余品，肌肉甚厚，甘香莹白，非广、蜀之比也。福唐岁贡白曝荔枝、蜜煎荔枝肉，俱为上方珍果。白曝须嘉实乃堪，其市货者，多用杂色荔枝入盐、梅曝成，皮色深红，味亦少酸，殊失本真。经曝则可经岁，商贩流布，遍及华夏，味犹不歇，百果之盛，皆不及此。又有焦核荔枝，核如鸡舌香，味更甜美。或云是木生背阳，结实不完就者。又有绿色、蜡色，皆其品之奇者，本土亦自难得。其蜀、岭荔枝，初生小酢，肉薄核大，不堪白曝。花及根亦入药。[藏器曰] 顾微广州记云：荔枝冬夏常青，其实大如鸡卵，壳朱肉白，核黄黑色，似半熟莲子，精者核如鸡舌香，甘美多汁，极益人也。[时珍曰] 荔枝炎方之果，性最畏寒，易种而根浮。其木甚耐久，有经数百年犹结实者。其实生时肉白，干时肉

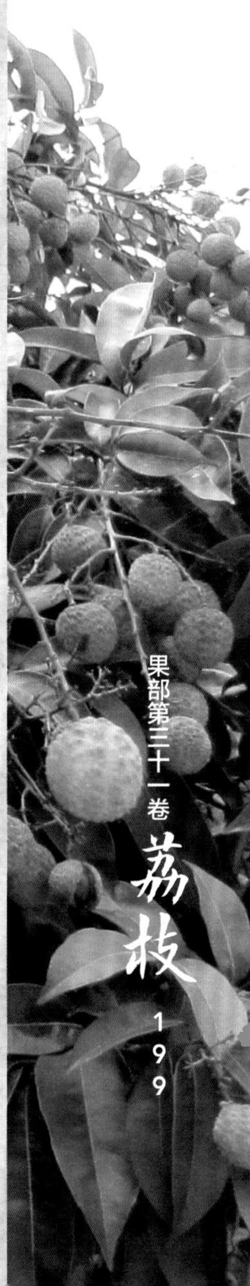

红。日晒火烘，卤浸蜜煎，皆可致远。成朵晒干者谓之荔锦。按白居易荔枝图序云：荔枝生巴、峡间。树形团团如帷盖，叶如冬青。花如橘而春荣，实如丹而夏熟。朵如蒲桃，核如枇杷。壳如红缯，膜如紫绡。瓤肉洁白如冰雪，浆液甘酸如醴酪。大略如彼，其实过之。若离本枝，一日而色变，二日而香变，三日而味变，四五日外，色香味尽去矣。又蔡襄荔枝谱云：广、蜀所出，早熟而肉薄，味甘酸，不及闽中下等者。闽中惟四郡有之，福州最多，兴化最奇，泉、漳次之。福州延亘原野，一家甚至万株。兴化上品，大径寸余，香气清远，色紫壳薄，瓤厚膜红，核如丁香母。剥之如水精，食之如绛雪。荔枝以甘为味，虽百千树莫有同者，过甘与淡，皆失于中。若夫厚皮尖刺，肌理黄色，附核而赤，食之有渣，食已而涩，虽无酢味，亦自下等矣。最忌麝香，触之花、实尽落也。又洪迈夷坚志云：莆田荔枝名品，皆出天成，虽以其核种之，亦失本体，形状百出，不可以理求也。沈括笔谈谓焦核荔枝，乃土人去其大根，燔焦种成者，大不然也。[珣曰] 荔枝树似青木香。熟时人未采，则百虫不敢近。人才采之，乌鸟、蝙蝠之类，无不伤残之也。故采荔枝者，必日中而众采之。一日色变，二日味变，三日色味俱变。故古诗云，色味不逾三日变也。

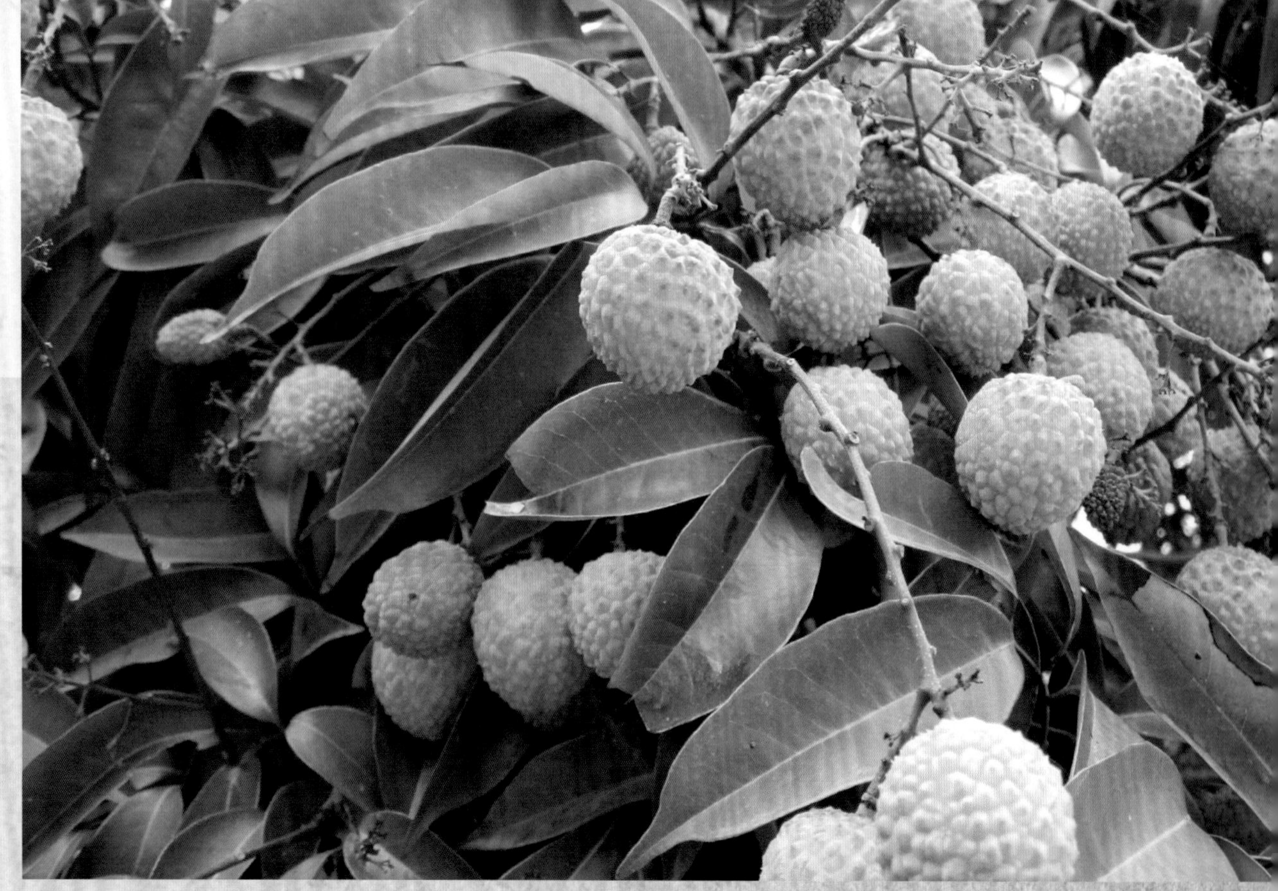

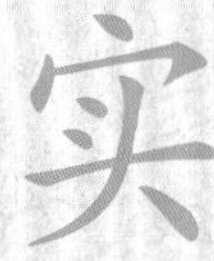

实

‖ **气味** ‖

甘，平，无毒。[珣曰] 甘、酸，热。多食令人发虚热。[李廷飞曰] 生荔枝多食，发热烦渴，口干衄血。[颂曰] 多食不伤人。如少过度，饮蜜浆一杯便解也。[时珍曰] 荔枝气味纯阳，其性为热。鲜者食多，即龈肿口痛，或衄血也。病齿䘌及火病人尤忌之。开宝本草言其性平，苏氏谓多食无伤，皆谬说也。按物类相感志云：食荔枝多则醉，以壳浸水饮之即解。此即食物不消，还以本物消之之意。

‖ **主治** ‖

止渴，益人颜色。开宝。**食之止烦渴，头重心躁，背膊劳闷。**李珣。**通神，益智，健气。**孟诜。**治瘰疬瘤赘，赤肿疔肿，发小儿痘疮。**时珍。

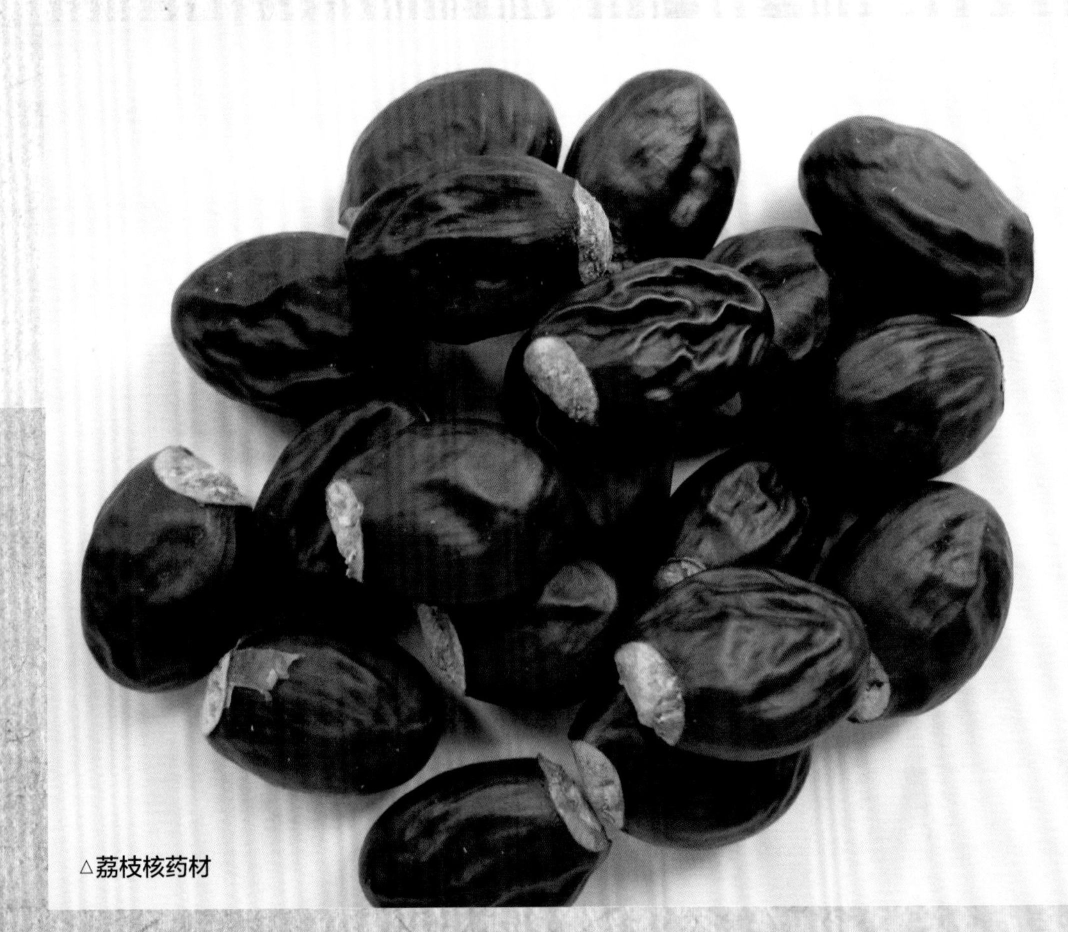

△荔枝核药材

‖ **发明** ‖

[震亨曰] 荔枝属阳，主散无形质之滞气，故消瘤赘赤肿者用之。苟不明此，虽用之无应。

‖ **附方** ‖

新六。**痘疮不发**荔枝肉浸酒饮，并食之。忌生冷。闻人规痘疹论。**疔疮恶肿**普济方用荔枝五个或三个，不用双数，以狗粪中米淘净为末，与糯米粥同研成膏，摊纸上贴之。留一孔出毒气。济生秘览用荔枝肉、白梅各三个，捣作饼子。贴于疮上，根即出也。**风牙疼痛**普济用荔枝连壳烧存性，研末，擦牙即止。乃治诸药不效仙方也。孙氏集效方用大荔枝一个，剔开填盐满壳，煅研，搽之即愈。**呃逆不止**荔枝七个，连皮核烧存性，为末。白汤调下，立止。杨拱医方摘要。

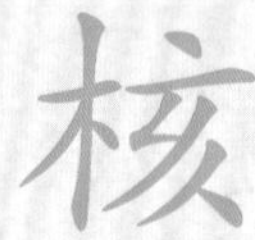

‖ **气味** ‖

甘，温，涩，无毒。

‖ **主治** ‖

心痛、小肠气痛，以一枚煨存性，研末，新酒调服。宗奭。**治癞疝气痛，妇人血气刺痛。**时珍。

‖ **发明** ‖

[时珍曰] 荔枝核入厥阴，行散滞气，其实双结而核肖睾丸，故其治㿗疝卵肿，有述类象形之义。

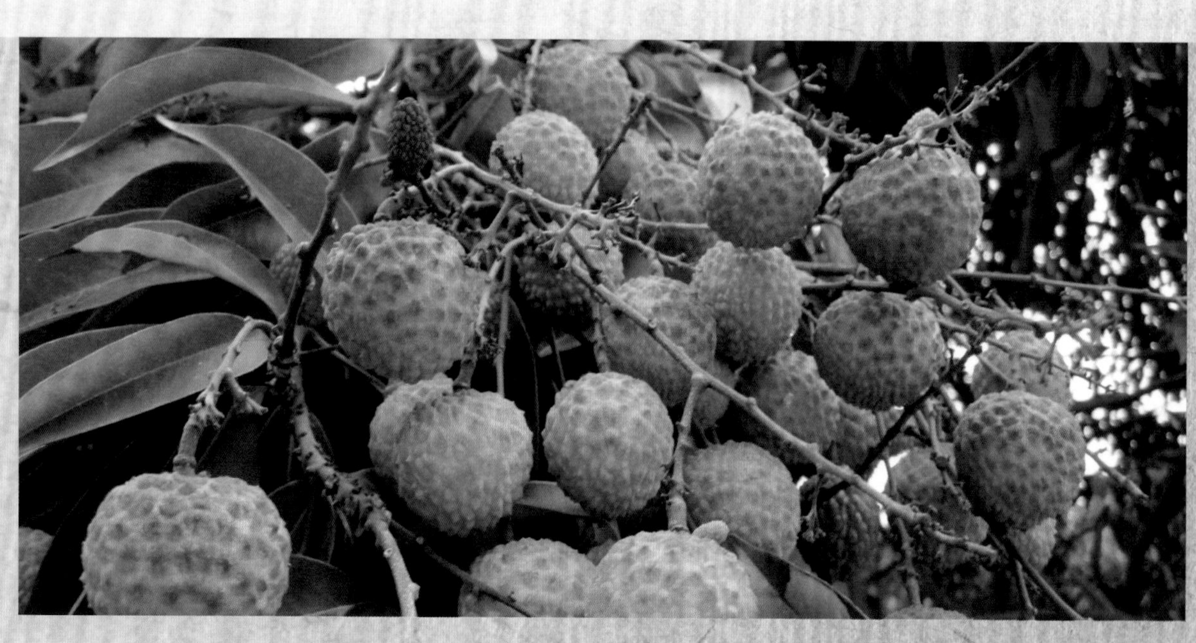

‖ **附方** ‖

新六。**脾痛不止**荔枝核为末，醋服二钱。数服即愈。卫生易简方。**妇人血气**刺痛。用荔枝核烧存性半两，香附子炒一两，为末。每服二钱，盐汤、米饮任下。名蠲痛散。妇人良方。**疝气㿗肿**孙氏用荔枝核炒黑色、大茴香炒等分，为末。每服一钱，温酒下。皆效方：玉环来笑丹：用荔枝核四十九个，陈皮连白九钱，硫黄四钱，为末，盐水打面糊丸绿豆大。遇痛时，空心酒服九丸，良久再服。不过三服，甚效如神。亦治诸气痛。**阴肾肿痛**荔枝核烧研，酒服二钱。**肾肿如斗**荔枝核、青橘皮、茴香等分，各炒研。酒服二钱，日三。

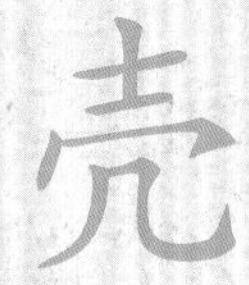

‖ **主治** ‖

痘疮出不爽快，煎汤饮之。又解荔枝热，浸水饮。时珍。

‖ **附方** ‖

新一。**赤白痢**荔枝壳、橡斗壳炒、石榴皮炒、甘草炙，各等分。每以半两，水一盏半，煎七分，温服，日二服。普济方。

花及皮根

‖ **主治** ‖

喉痹肿痛，用水煮汁。细细含咽，取瘥止。苏颂。出崔元亮海上方。

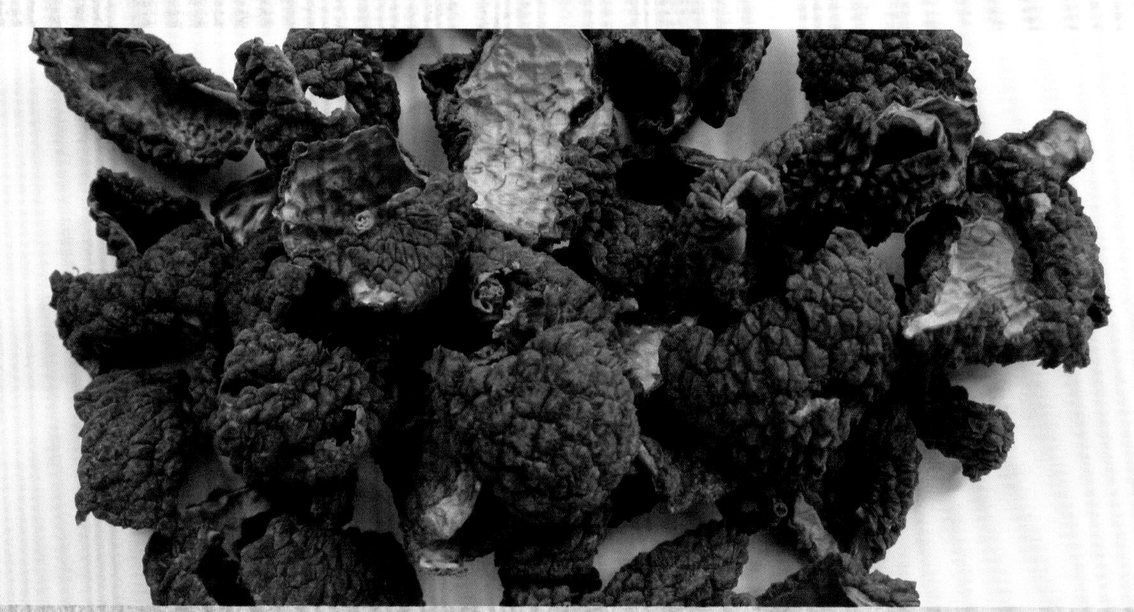

龙眼

《别录》中品

‖ **基原** ‖

据《纲目彩图》《大辞典》《纲目图鉴》《中华本草》等综合分析考证，本品为无患子科植物龙眼 *Dimocarpus longan* Lour.。分布于福建、广东、广西等地。《药典》收载龙眼肉药材为无患子科龙眼属植物龙眼的假种皮；夏、秋二季采收成熟果实，干燥，除去壳、核，晒至干爽不黏。

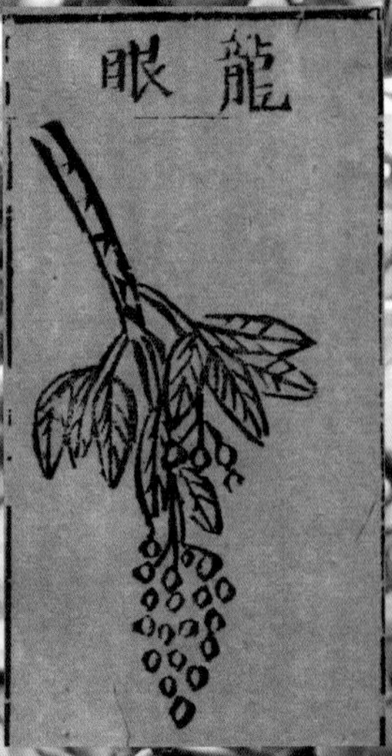

龍眼

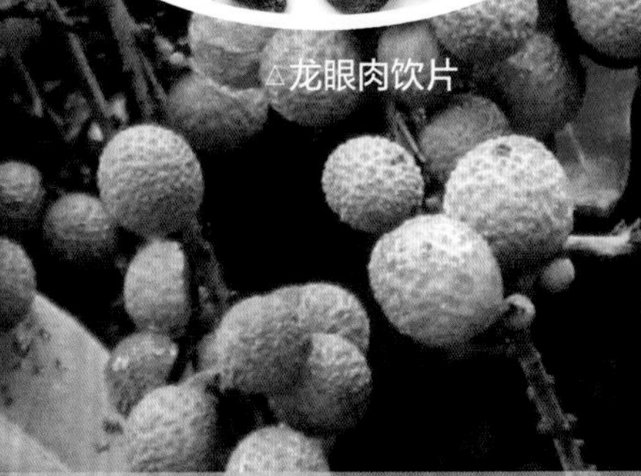

△龙眼肉饮片

龙眼 *Dimocarpus longan* ITS2 条形码主导单倍型序列：

1 CGCATCGTCG CCCCCTCAAC CCCACGCCTC GAGCGAGGCG CGGGGACACG TTAGGGGCGG ATATTGGCCT CCCGTGGGAC
81 GCTTAATCCC GCGGTTGGCC CAAATACGAG TCCTCGGCGT CGGACGCCGC GACGTTCGGT GGTGGAAAAA GTAAGAAACC
161 TCGAGCTCGC GTCGCGCGTA CGTCGTCGGT TTAAGGCTCC CGACCCTGAA CGCATCG

△龙眼（*Dimocarpus longan*）

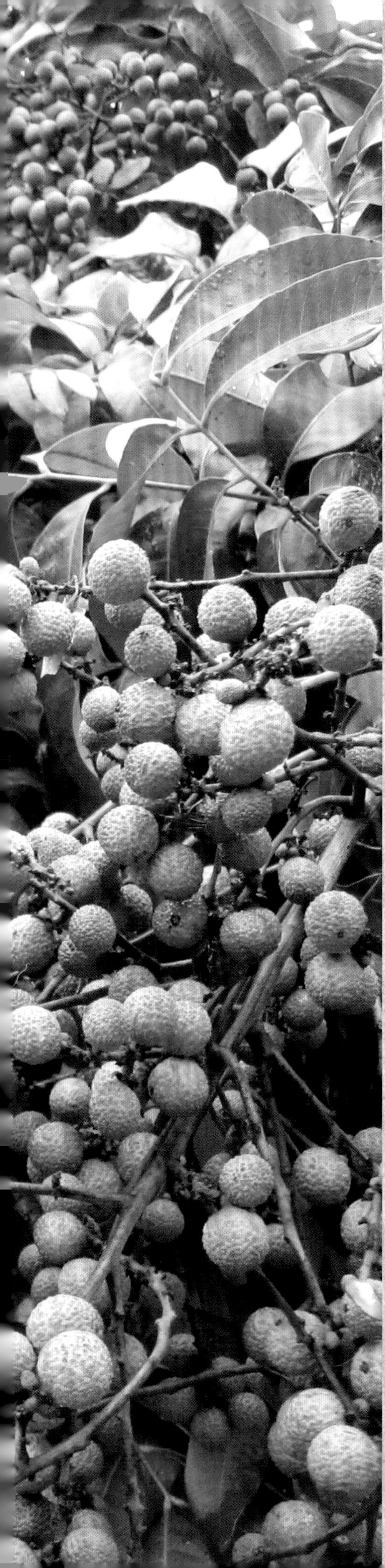

校正：自木部移入此。[宗奭曰]龙眼专为果，未见入药。本草编入木部，非矣。

‖**释名**‖

龙目吴普**圆眼**俗名**益智**别录**亚荔枝**开宝**荔枝奴　骊珠　燕卵　蜜脾　鲛泪　川弹子**南方草木状。[时珍曰]龙眼、龙目，象形也。吴普本草谓之龙目，又曰比目。曹宪博雅谓之益智。[弘景曰]广州有龙眼，非益智也，恐彼人别名耳。[志曰]甘味归脾，能益人智，故名益智，非今之益智子也。[颂曰]荔枝才过，龙眼即熟，故南人目为荔枝奴。又名木弹。晒干寄远，北人以为佳果，目为亚荔枝。

‖**集解**‖

[别录曰]龙眼生南海山谷。一名益智。其大者似槟榔。[恭曰]龙眼树似荔枝，叶若林檎，花白色。子如槟榔，有鳞甲，大如雀卵。[颂曰]今闽、广、蜀道出荔枝处皆有之。嵇含南方草木状云：木高一二丈，似荔枝而枝叶微小，凌冬不凋。春末夏初，开细白花。七月实熟，壳青黄色，文作鳞甲，形圆，大如弹丸，核若木梡子而不坚，肉薄于荔枝，白而有浆，其甘如蜜。实极繁，每枝三二十颗，作穗如蒲桃。汉时南海常贡之，大为民害。临武长唐羌上书言状。和帝感其言，下诏止之。[时珍曰]龙眼正圆，别录、苏恭比之槟榔，殊不类也。其木性畏寒，白露后方可采摘，晒焙令干，成朵干者名龙眼锦。按范成大桂海志有山龙眼，出广中，色青，肉如龙眼，夏月实熟可啖，此亦龙眼之野生者欤？

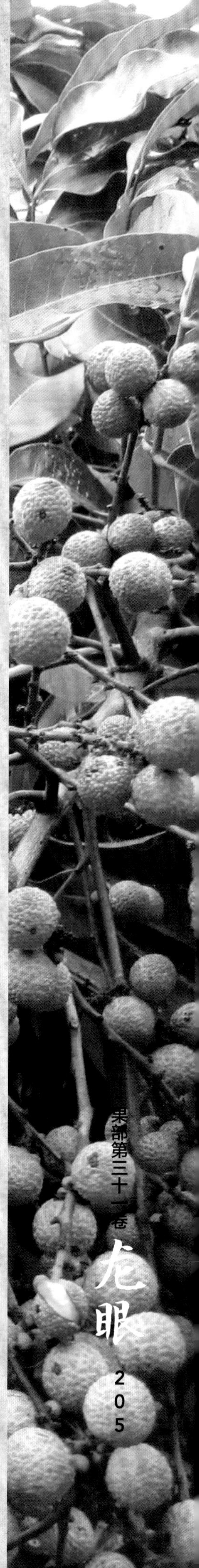

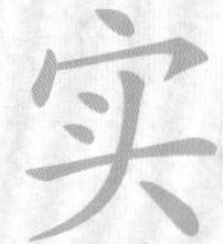

实

‖ **气味** ‖

甘，平，无毒。[恭曰] 甘、酸，温。[李廷飞曰] 生者沸汤瀹过食，不动脾。

‖ **主治** ‖

五脏邪气，安志厌食。除蛊毒，去三虫。久服强魂聪明，轻身不老，通神明。别录。**开胃益脾，补虚长智。**时珍。

‖ **发明** ‖

[时珍曰] 食品以荔枝为贵，而资益则龙眼为良。盖荔枝性热，而龙眼性和平也。严用和济生方，治思虑劳伤心脾有归脾汤，取甘味归脾、能益人智之义。

‖ **附方** ‖

新一。**归脾汤**治思虑过度，劳伤心脾，健忘怔忡，虚烦不眠，自汗惊悸。用龙眼肉、酸枣仁炒、黄芪炙、白术焙、茯神各一两，木香半两，炙甘草二钱半，㕮咀。每服五钱，姜三片，枣一枚，水二钟，煎一钟。温服。济生方。

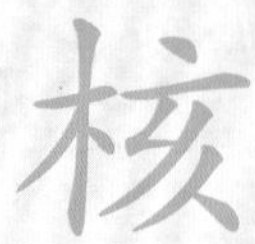

核

‖ **主治** ‖

胡臭。六枚，同胡椒二七枚研，遇汗出即擦之。时珍。

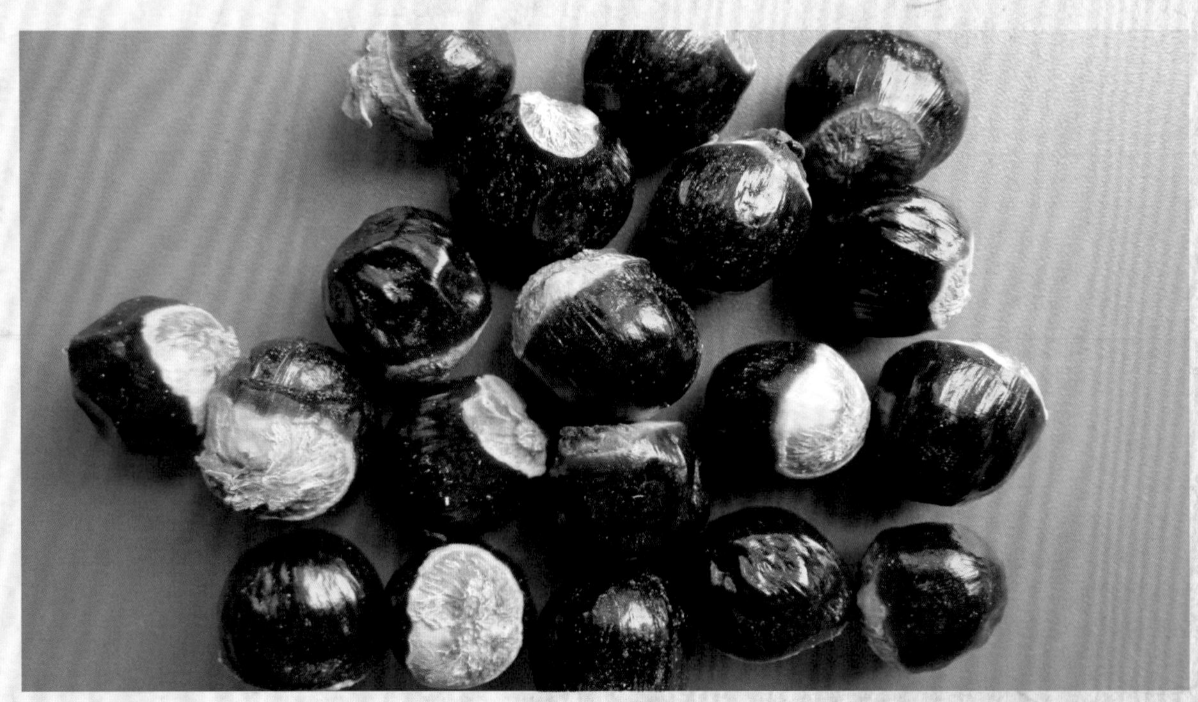

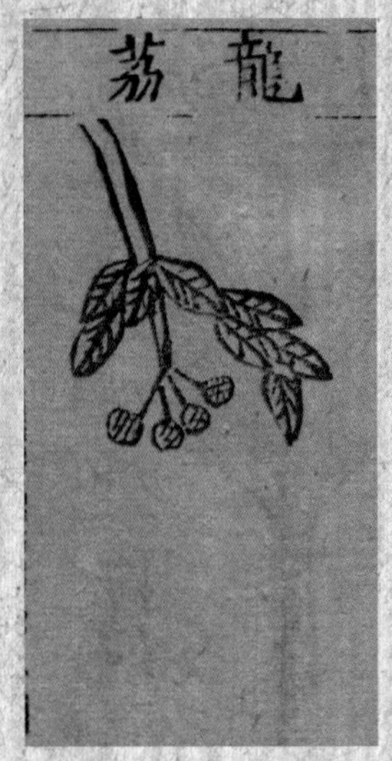

‖ **基原** ‖

据《植物志》《纲目彩图》等综合分析考证，本品为无患子科植物龙荔 *Dimocarpus confinis* (How et Ho) H. S. Lo 的假种皮。分布于云南、贵州、广西和湖南等地。

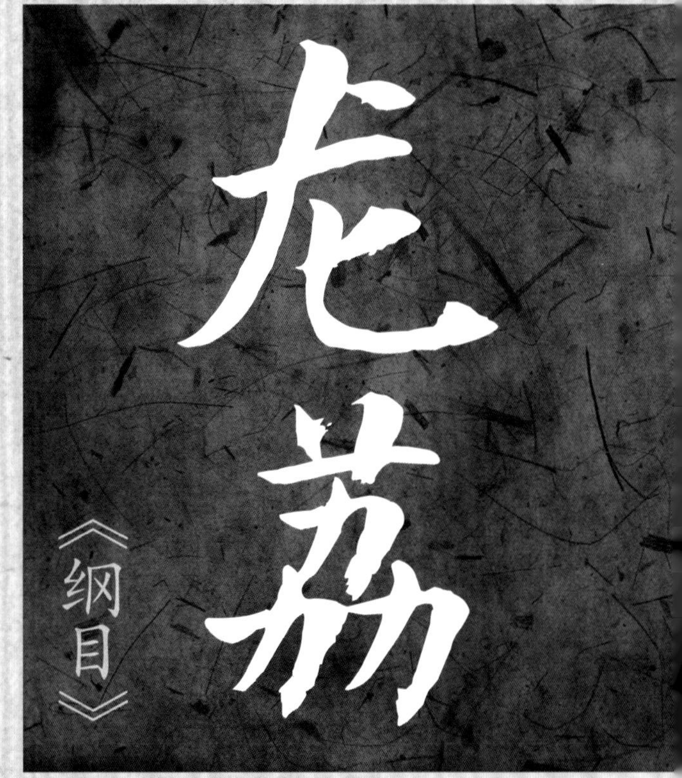

‖ **释名** ‖

见下。

‖ **集解** ‖

[时珍曰] 按范成大桂海志云：龙荔出岭南。状如小荔枝，而肉味如龙眼，其木之身、叶亦似二果，故名曰龙荔。三月开小白花，与荔枝同时熟，不可生啖，但可蒸食。

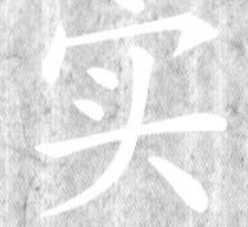

‖ **主治** ‖

甘，热，有小毒。生食令人发痫，或见鬼物。时珍。出桂海志。

‖ **基原** ‖

据《纲目彩图》《纲目图鉴》《大辞典》《中华本草》等综合分析考证，本品为橄榄科植物橄榄 *Canarium album* (Lour.) Rauesch.。分布于福建、台湾、广西、广东、海南、云南等地。《药典》收载青果药材为橄榄科植物橄榄的干燥成熟果实；秋季果实成熟时采收，干燥。

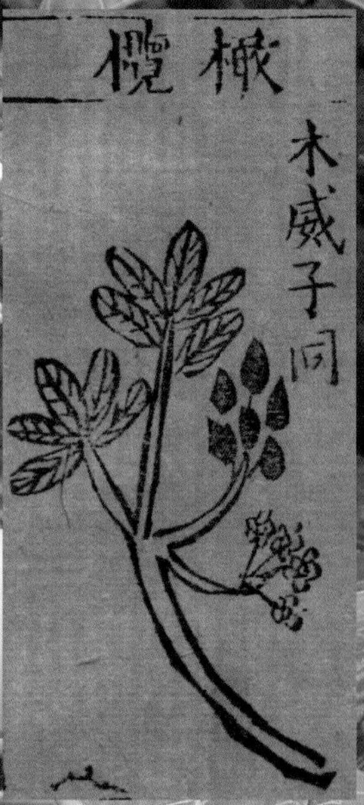

橄榄 木威子同

橄榄

宋《开宝》

橄榄（*Canarium album*）

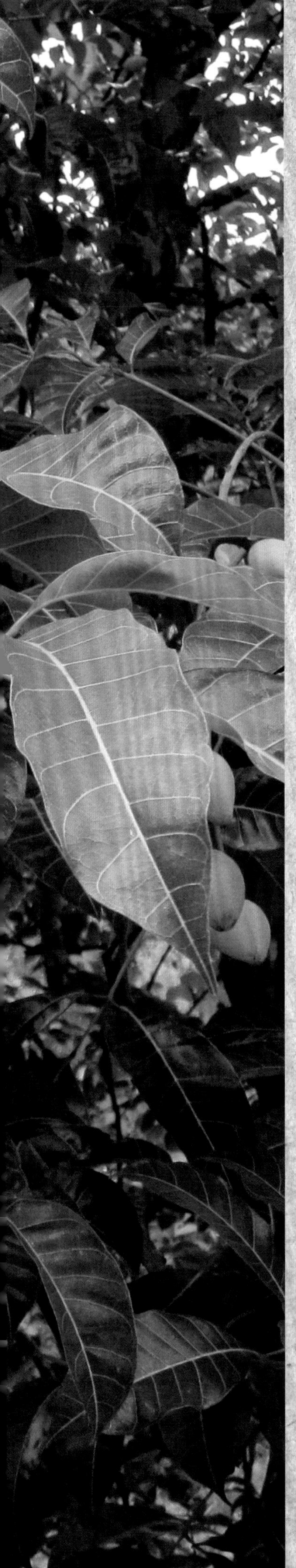

‖释名‖

青果梅圣俞集**忠果**记事珠**谏果**出农书[时珍曰] 橄榄名义未详。此果虽熟，其色亦青，故俗呼青果。其有色黄者不堪，病物也。王祯云：其味苦涩，久之方回甘味。王元之作诗，比之忠言逆耳，世乱乃思之，故人名为谏果。

‖集解‖

[志曰] 橄榄生岭南。树似木槵子树而高，端直可爱。结子形如生诃子，无棱瓣，八月、九月采之。又有一种波斯橄榄，生邕州。色类相似，但核作两瓣，蜜渍食之。[诜曰] 其树大数围。实长寸许，先生者向下，后生者渐高。熟时生食味酢，蜜渍极甜。[珣曰] 按南州异物志云：闽、广诸郡及缘海浦屿间皆有之。树高丈馀，叶似榉柳。二月开花，八月成实，状如长枣，两头尖，青色。核亦两头尖而有棱，核内有三窍，窍中有仁，可食。[颂曰] 按刘恂岭表录云：橄榄树枝皆高耸。其子深秋方熟，南人重之，生咀嚼之，味虽苦涩，而芬香胜于含鸡舌香也。有野生者，子繁而树峻不可梯缘，但刻根下方寸许，纳盐入内，一夕子皆自落，木亦无损。其枝节间有脂膏如桃胶，南人采取和皮、叶煎汁，熬如黑饧，谓之榄糖，用泥船隙，牢如胶漆，着水益干也。[时珍曰] 橄榄树高，将熟时以木钉钉之，或纳盐少许于皮内，其实一夕自落，亦物理之妙也。其子生食甚佳，蜜渍、盐藏皆可致远。其木脂状如黑胶者，土人采取，爇之清烈，谓之榄香。杂以牛皮胶者，即不佳矣。又有绿榄，色绿。乌榄，色青黑，肉烂而甘。取肉捶碎干放，自有霜如白盐，谓之榄酱。青榄核内仁干小。惟乌榄仁最肥大，有文层叠如海螺蛸状而味甘美，谓之榄仁。又有一种方榄，出广西两江峒中，似橄榄而有三角或四角，即是波斯橄榄之类也。

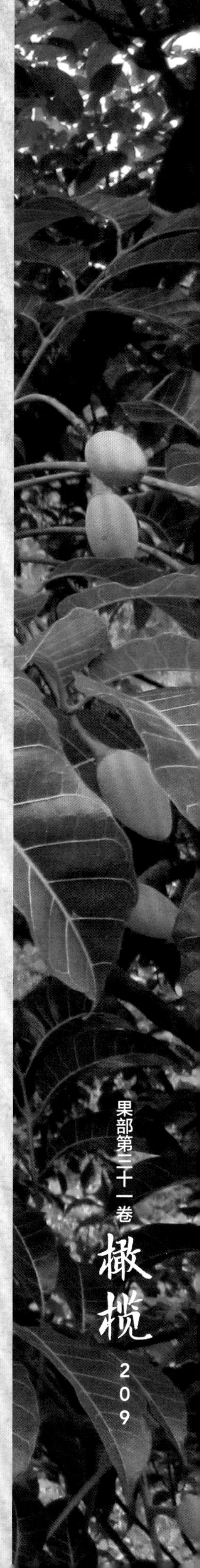

实

‖**气味**‖

酸、甘，温，无毒。[宗奭曰] 味涩，良久乃甘。[震亨曰] 味涩而甘，醉饱宜之。然性热，多食能致上壅。[时珍曰] 橄榄盐过则不苦涩，同栗子食甚香。按延寿书云：凡食橄榄必去两头，其性热也。过白露摘食，庶不病痁。

‖**主治**‖

生食、煮饮，并消酒毒，解鯸鲐鱼毒。开宝。**嚼汁咽之，治鱼鲠。**宗奭。**生啖、煮汁，能解诸毒。**苏颂。**开胃下气，止泻。**大明。**生津液，止烦渴，治咽喉痛。咀嚼咽汁，能解一切鱼、鳖毒。**时珍。

‖**发明**‖

[志曰] 鯸鲐鱼，即河豚也。人误食其肝及子，必迷闷至死，惟橄榄及木煮汁能解之。其木作舟楫，拨着鱼皆浮出，故知物有相畏如此者。[时珍曰] 按名医录云：吴江一富人，食鳜鱼被鲠，横在胸中，不上不下，痛声动邻里，半月余几死。忽遇渔人张九，令取橄榄与食。时无此果，以核研末，急流水调服，骨遂下而愈。张九云：我父老相传，橄榄木作取鱼棹篦，鱼触着即浮出，所以知鱼畏橄榄也。今人煮河豚、团鱼，皆用橄榄，乃知橄榄能治一切鱼、鳖之毒也。

‖**附方**‖

新四。**初生胎毒**小儿落地时，用橄榄一个烧研，朱砂末五分和匀，嚼生脂麻一口，吐唾和药，绢包如枣核大，安儿口中，待咂一个时顷，方可与乳。此药取下肠胃秽毒，令儿少疾，及出痘稀少也。孙氏集效方。**唇裂生疮**橄榄炒研，猪脂和涂之。**牙齿风疳**脓血有虫。用橄榄烧研，入麝香少许，贴之。圣惠方。**下部疳疮**橄榄烧存性，研末，油调敷之。或加孩儿茶等分。乾坤生意。

榄仁

‖**气味**‖

甘，平，无毒。

‖**主治**‖

唇吻燥痛，研烂傅之。开宝。

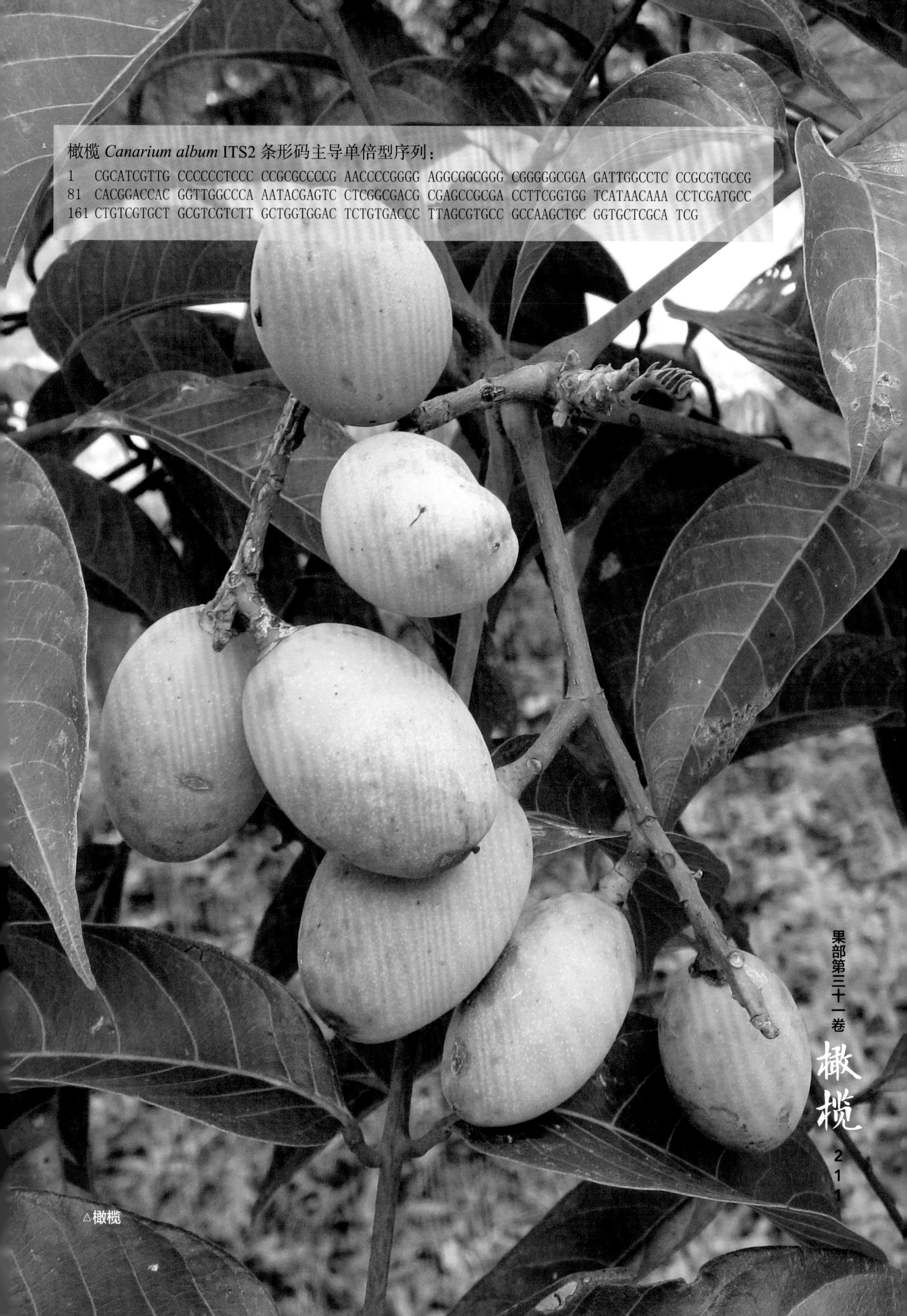

橄榄 *Canarium album* ITS2 条形码主导单倍型序列：

```
1   CGCATCGTTG CCCCCCTCCC CCGCGCCCCG AACCCCGGGG AGGCGGCGGG CGGGGGCGGA GATTGGCCTC CCGCGTGCCG
81  CACGGACCAC GGTTGGCCCA AATACGAGTC CTCGGCGACG CGAGCCGCGA CCTTCGGTGG TCATAACAAA CCTCGATGCC
161 CTGTCGTGCT GCGTCGTCTT GCTGGTGGAC TCTGTGACCC TTAGCGTGCC GCCAAGCTGC GGTGCTCGCA TCG
```

△橄榄

核

‖ **气味** ‖

甘，涩，温，无毒。

‖ **主治** ‖

磨汁服，治诸鱼骨鲠，及食鲙成积，又治小儿痘疮倒靥。烧研服之，治下血。时珍。

‖ **附方** ‖

新三。**肠风下血**橄榄核，灯上烧存性，研末。每服二钱，陈米饮调下。仁斋直指方。**阴肾癞肿**橄榄核、荔枝核、山楂核等分，烧存性，研末。每服二钱，空心茴香汤调下。**耳足冻疮**橄榄核烧研，油调涂之。乾坤生意。

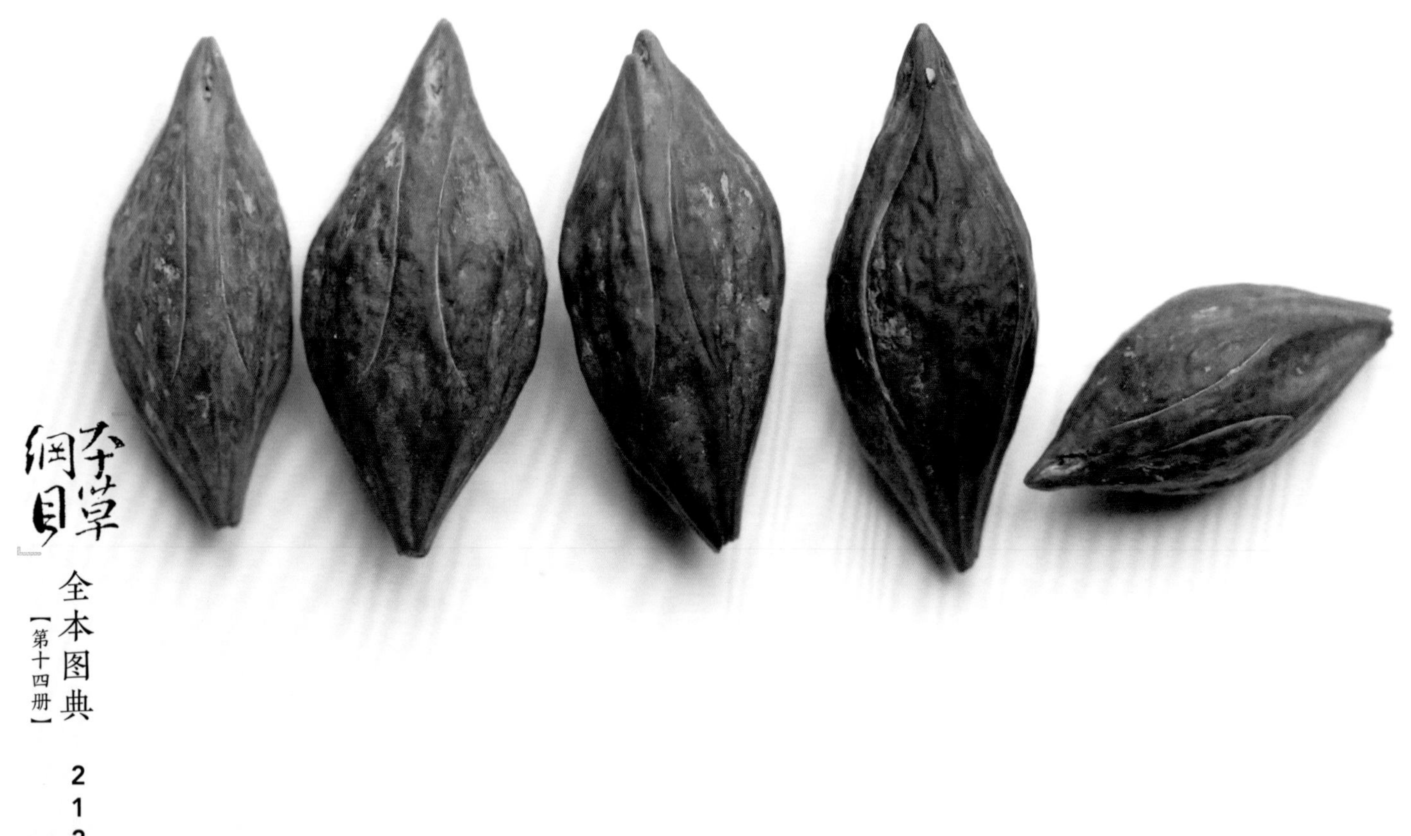

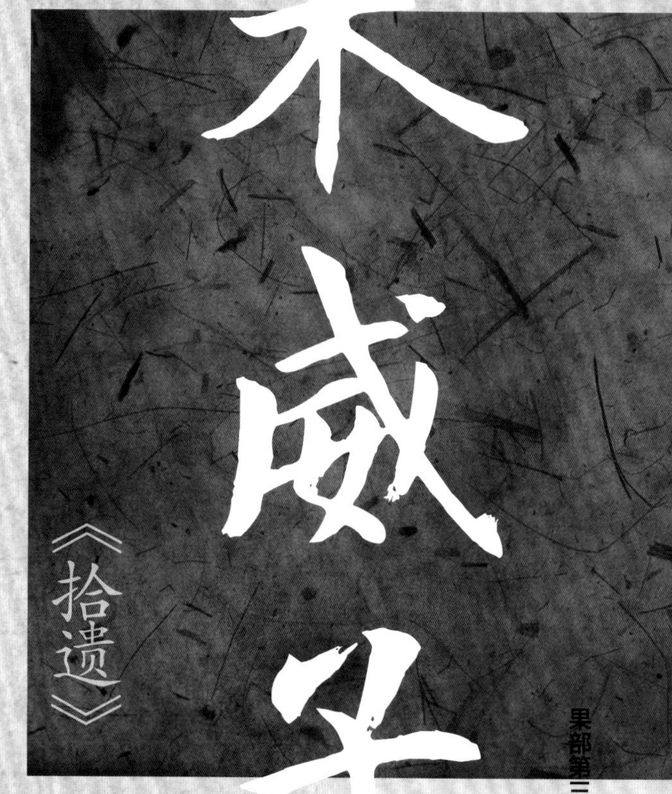

‖**释名**‖

未详。

‖**集解**‖

[藏器曰] 木威生岭南山谷。树高丈馀，叶似楝叶。子如橄榄而坚，亦似枣，削去皮可为粽食。[时珍曰] 木威子，橄榄之类也。陈氏说出顾微广州记中。而梁元帝金楼子云：橄榄树之南向者为橄榄，东向者为木威。此亦传闻谬说也。

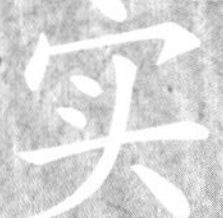

‖**气味**‖

酸、辛，无毒。[时珍曰] 按广州记云：苦，涩。

‖**主治**‖

心中恶水，水气。藏器。

庵摩勒

《唐本》

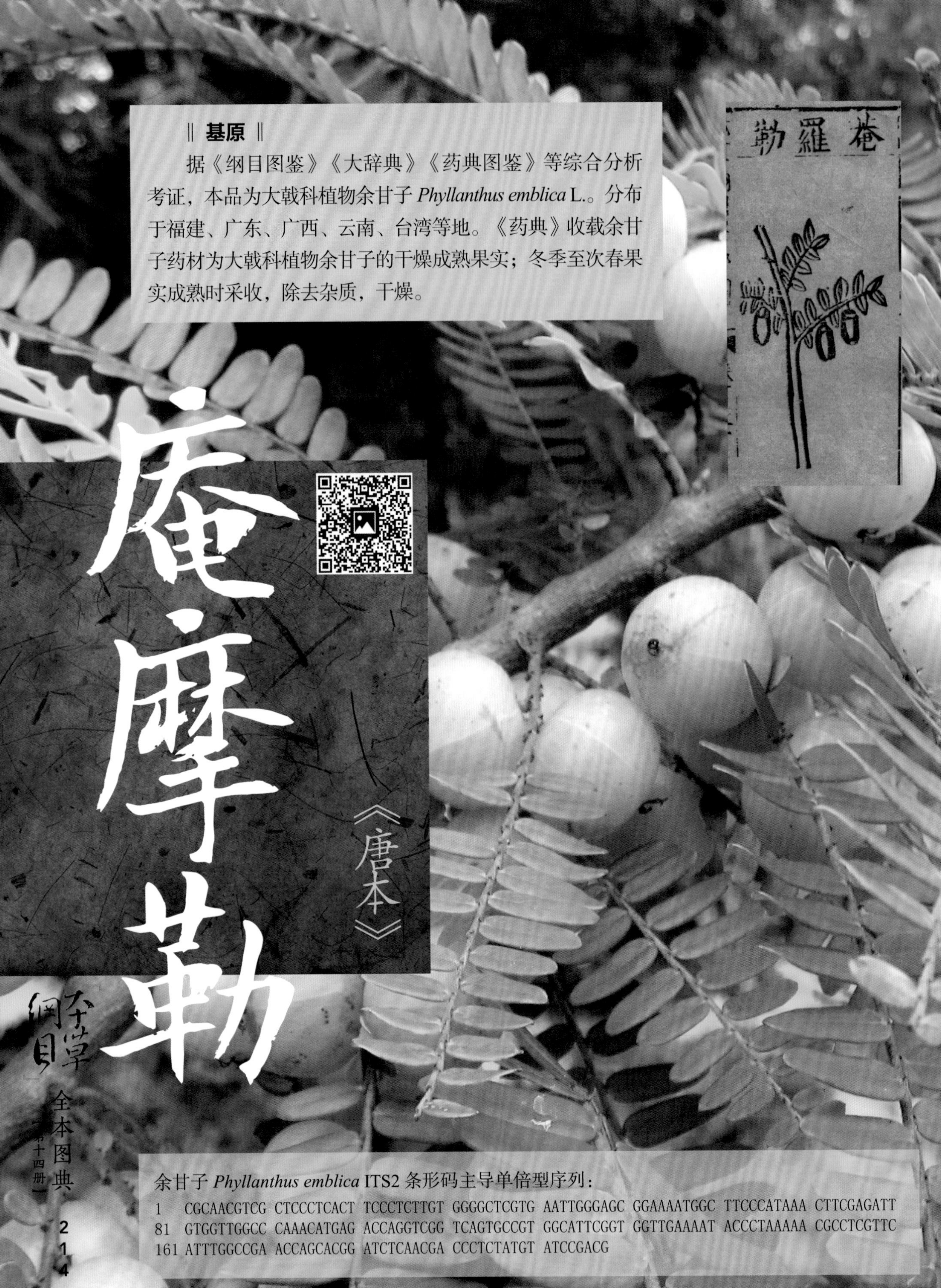

‖ **基原** ‖

据《纲目图鉴》《大辞典》《药典图鉴》等综合分析考证，本品为大戟科植物余甘子 *Phyllanthus emblica* L.。分布于福建、广东、广西、云南、台湾等地。《药典》收载余甘子药材为大戟科植物余甘子的干燥成熟果实；冬季至次春果实成熟时采收，除去杂质，干燥。

余甘子 *Phyllanthus emblica* ITS2 条形码主导单倍型序列：

```
1   CGCAACGTCG CTCCCTCACT TCCCTCTTGT GGGGCTCGTG AATTGGGAGC GGAAAATGGC TTCCCATAAA CTTCGAGATT
81  GTGGTTGGCC CAAACATGAG ACCAGGTCGG TCAGTGCCGT GGCATTCGGT GGTTGAAAAT ACCCTAAAAA CGCCTCGTTC
161 ATTTGGCCGA ACCAGCACGG ATCTCAACGA CCCTCTATGT ATCCGACG
```

△余甘子（*Phyllanthus emblica*）

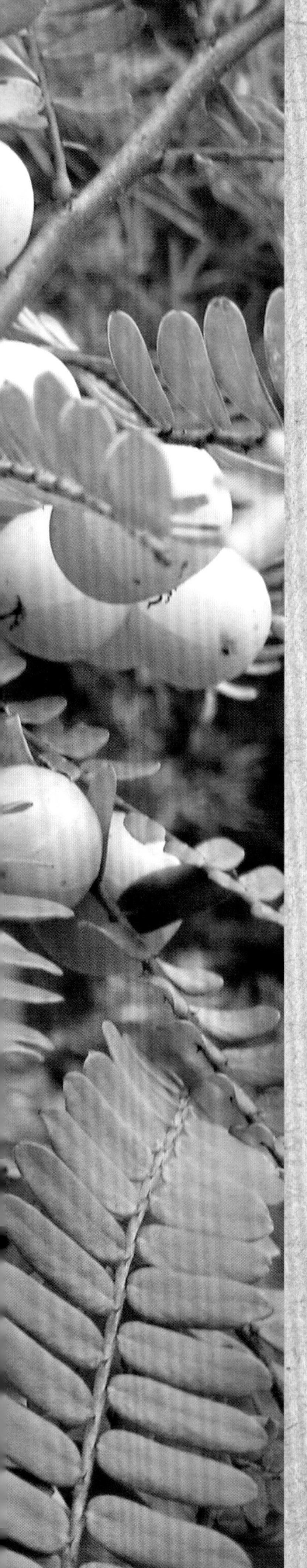

校正：自木部移入此。

‖**释名**‖

余甘子唐本**庵摩落迦果**。[藏器曰]梵书名庵摩勒，又名摩勒落迦果。其味初食苦涩，良久更甘，故曰余甘。

‖**集解**‖

[恭曰]庵摩勒生岭南交、广、爱等州。树叶细似合昏。其花黄。实似李、柰，青黄色，核圆有棱，或六或七，其中仁亦入药用。[珣曰]生西国者，大小如枳橘子状。[颂曰]余甘子，今二广诸郡及西川、戎、泸、蛮界山谷皆有之。木高一二丈，枝条甚软。叶青细密，朝开暮敛如夜合，而叶微小，春生冬凋。三月有花，着条而生，如粟粒，微黄。随即结实作莛，每条三两子，至冬而熟，如李子状，青白色，连核作五六瓣，干即并核皆裂，俗作果子啖之。[时珍曰]余甘，泉州山中亦有之。状如川楝子，味类橄榄，亦可蜜渍、盐藏。其木可制器物。按陈祈畅异物志云：余甘树叶如夜合及槐叶，其枝如柘，其花黄。其子圆，大如弹丸，色微黄，有文理如定陶瓜，核有五六棱，初入口苦涩，良久饮水更甘，盐而蒸之尤美。其说与两苏所言相合。而临海异物志云：余甘子如梭形，大如梅子，其核两头锐，与橄榄一物异名也。然橄榄形长头尖，余甘形圆，稍有不同，叶形亦异，盖二物也。又苏恭言其仁可入药，而未见主治何病，岂亦与果同功耶？

实

‖ **气味** ‖

甘，寒，无毒。[珣曰] 苦、酸、甘，微寒，涩。

‖ **主治** ‖

风虚热气。唐本。**补益强气。合铁粉一斤用，变白不老。取子压汁，和油涂头，生发去风痒，令发生如漆黑也。**藏器。**主丹石伤肺，上气咳嗽。久服，轻身延年长生。服乳石人，宜常食之。**李珣。**为末点汤服，解金石毒。**宗奭。**解硫黄毒。**时珍。出益部方物图。

‖ **发明** ‖

[宗奭曰] 黄金得余甘则体柔，亦物类相感相伏也，故能解金石之毒云。

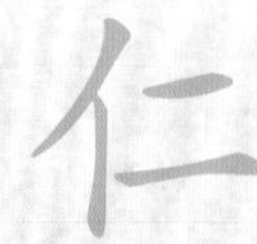

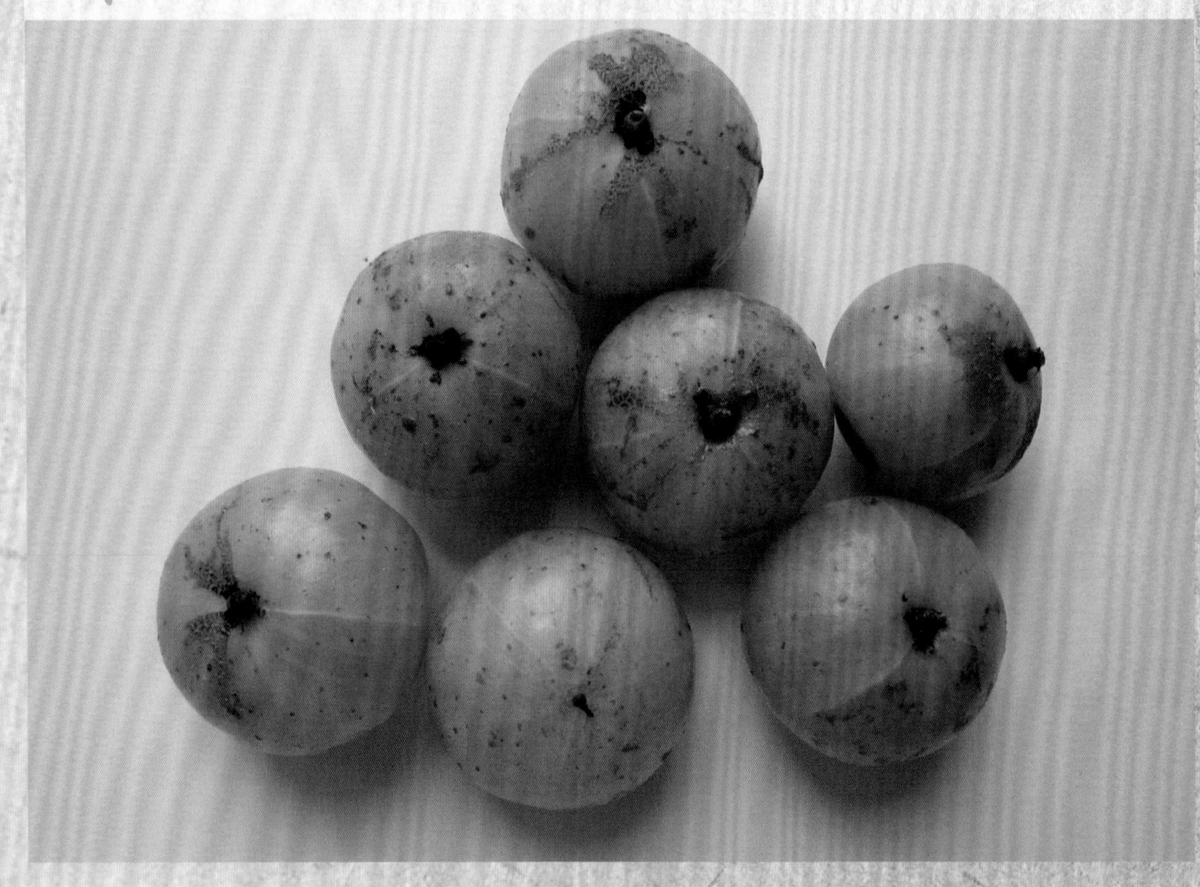

毗梨勒

《唐本草》

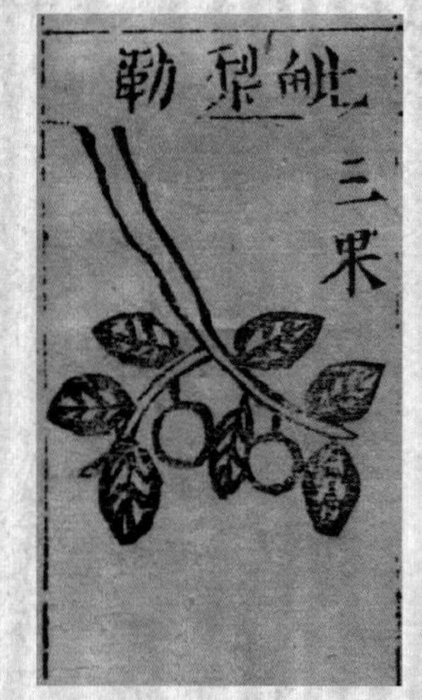

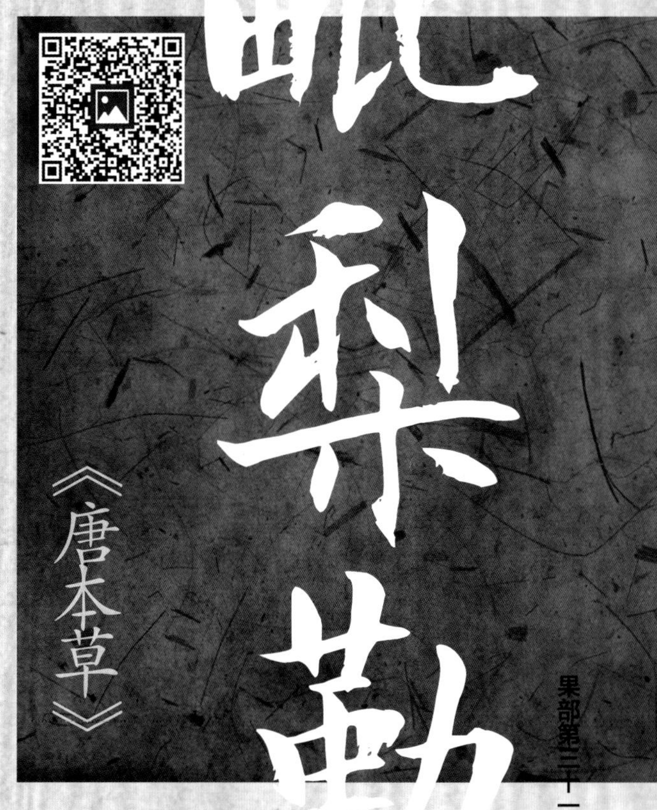

校正：自木部移入此。

‖ **释名** ‖

三果。[珣曰] 木似诃梨勒，而子亦相似，但圆而毗，故以名之。毗即脐也。

‖ **集解** ‖

[恭曰] 毗梨勒出西域及南海诸国、岭南交、爱等州，戎人谓之三果。树似胡桃，子形亦似胡桃。核似诃梨勒，而圆短无棱，用亦同法。番人以此作浆甚热。

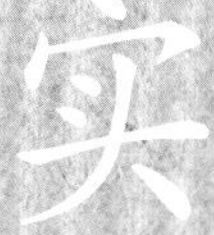

实

‖ **气味** ‖

苦，寒，无毒。[珣曰] 味苦带涩，微温无毒。作浆性热。

‖ **主治** ‖

风虚热气，功同庵摩勒。唐本。**暖肠腹，去一切冷气。作浆染须发，变黑色**。甄权。**下气，止泻痢**。大明。**烧灰，干血有效**。李珣。

‖ **发明** ‖

[时珍曰] 毗梨勒古方罕用，惟千金方补肾鹿角丸用三果浆吞之，云无则以酒代之。则此果亦余甘之类，而性稍温涩也。

‖ **附方** ‖

新一。**大风发脱**毗梨勒烧灰，频擦有效。圣惠方。

‖ **基原** ‖

据《纲目图鉴》《中华本草》《植物志》等综合分析考证，本品为使君子科植物毗黎勒 *Terminalia bellirica* (Gaertn.) Roxb.。主要分布在云南等地。《药典》收载毛诃子药材为使君子科植物毗黎勒的干燥成熟果实；冬季果实成熟时采收，除去杂质，晒干。

毗黎勒 *Terminalia bellirica* ITS2 条形码主导单倍型序列：

1 CACATCGCGT TGCCTCCAGA TCCTTCACCC CTCGACCGTT GCGGTGATGA TCCGGATGCG GAAGCTGGCC TCCCGTGACC
81 GCGCGTCGCG GATGGCCAAA ACACGTGCTG GGGGAAGCGA AGCGCCACGG CATTCGGTGG TCGATCTAAG CCCCAGAAGC
161 AGTGCCGGCG GTGGCCGCAT ATGTCCCCAG CCCACGACCC TAAACGTTAA CCGACG

五敛子

《纲目》

‖ **基原** ‖

据《纲目图鉴》《纲目彩图》《植物志》等综合分析考证，本品为酢浆草科植物阳桃 *Averrhoa carambola* L.。分布于我国东南部及云南等地。

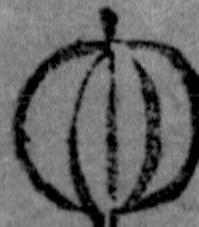

△阳桃（*Averrhoa carambola*）

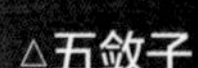

△五敛子

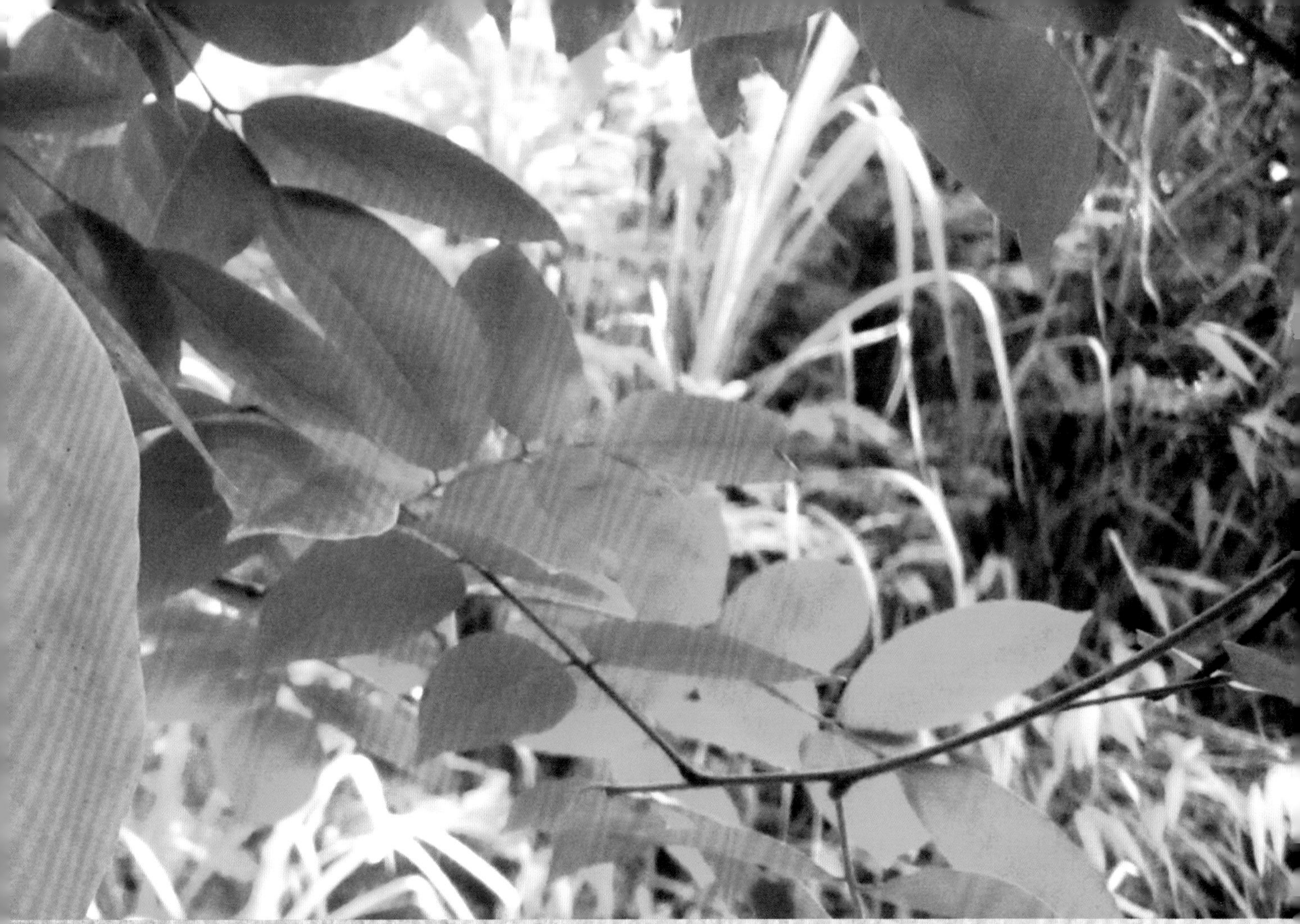

‖**释名**‖

五棱子桂海志**阳桃。**[时珍曰]按嵇含草木状云：南人呼棱为敛，故以为名。

‖**集解**‖

[时珍曰]五敛子出岭南及闽中，闽人呼为阳桃。其大如拳，其色青黄润绿，形甚诡异，状如田家碌碡，上有五棱如刻起，作剑脊形。皮肉脆软，其味初酸久甘，其核如柰。五月熟，一树可得数石，十月再熟。以蜜渍之，甘酢而美，俗亦晒干以充果食。又有三廉子，盖亦此类也。陈祈畅异物志云：三廉出熙安诸郡。南人呼棱为廉，虽名三廉，或有五六棱者，食之多汁，味甘且酸，尤宜与众果参食。

实

‖**气味**‖

酸、甘，涩，平，无毒。

‖**主治**‖

风热，生津止渴。时珍。

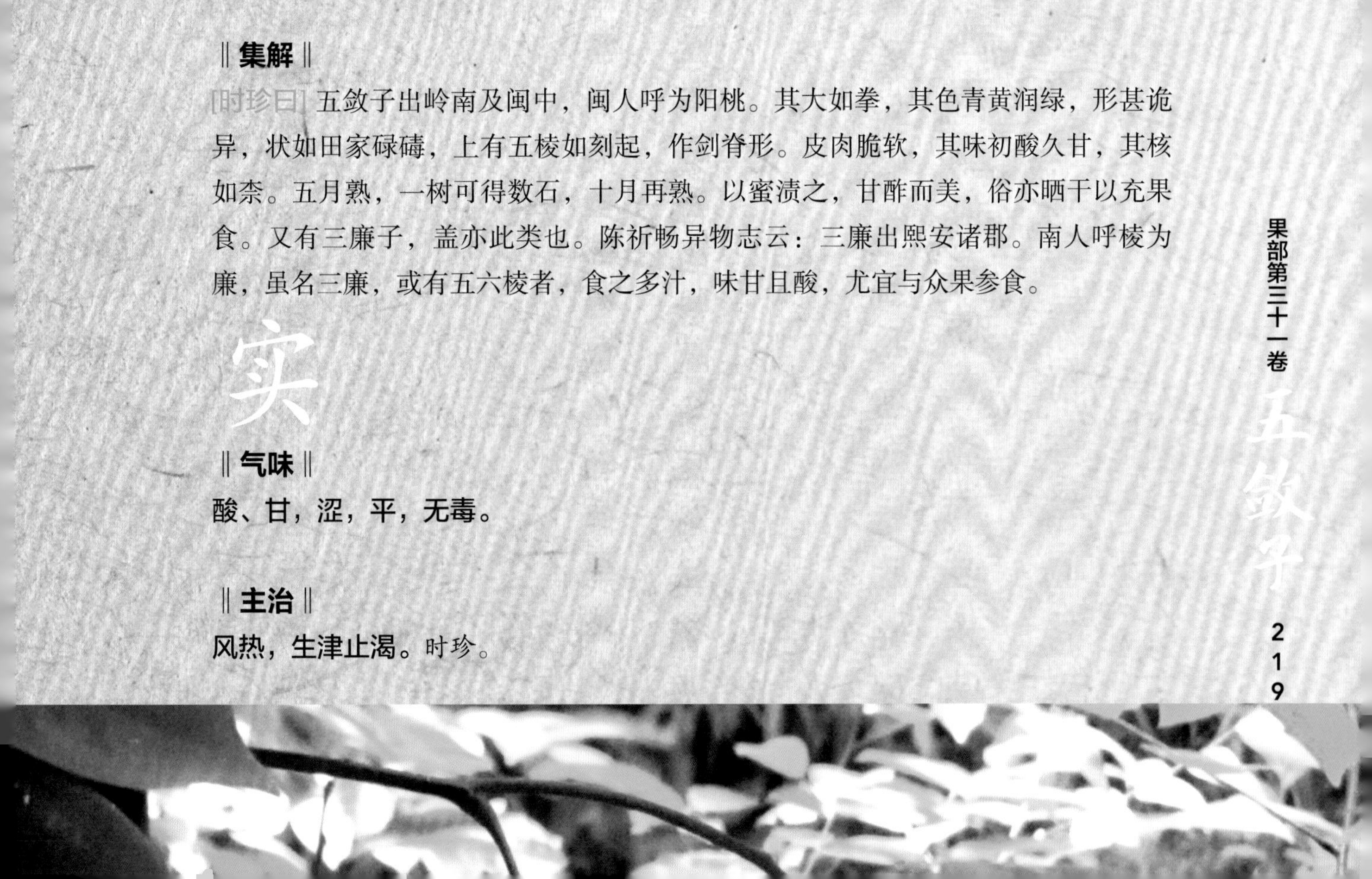

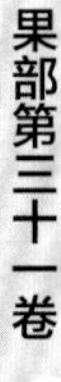

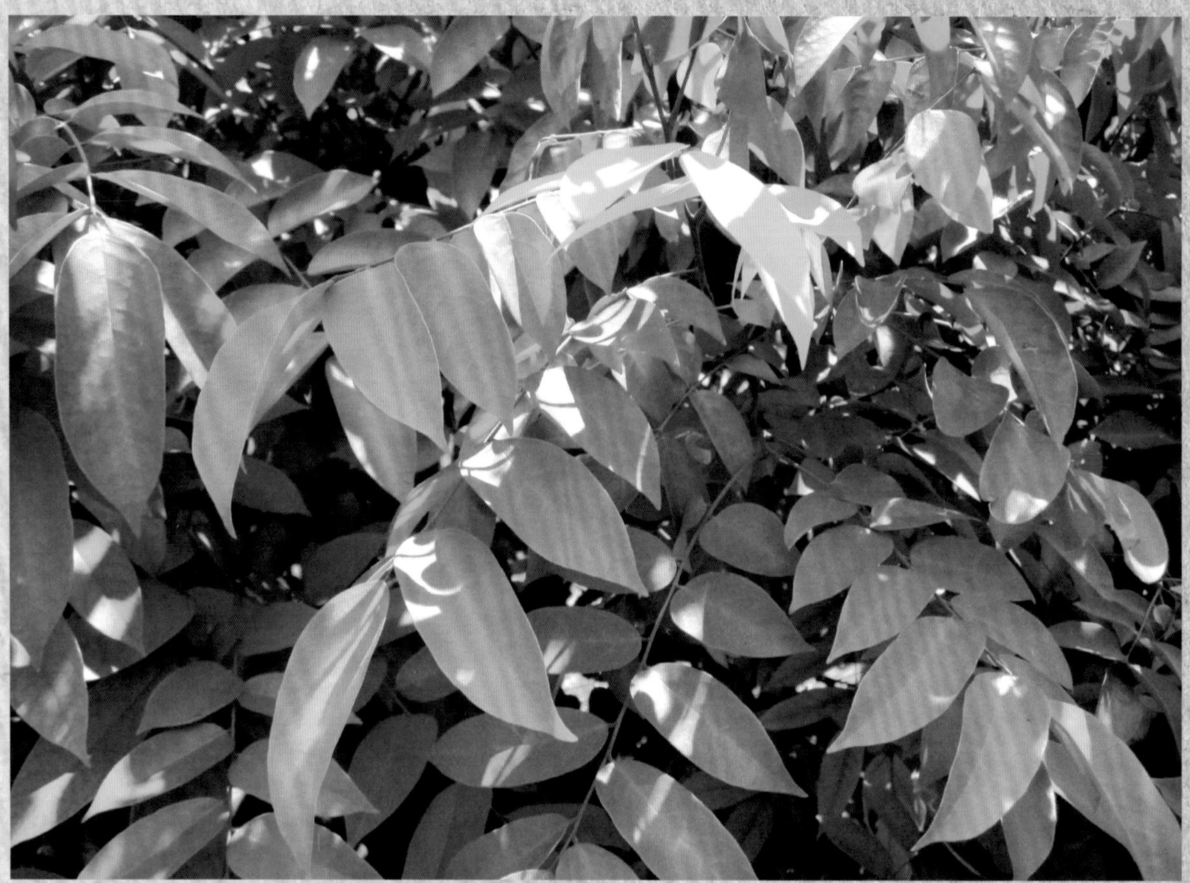

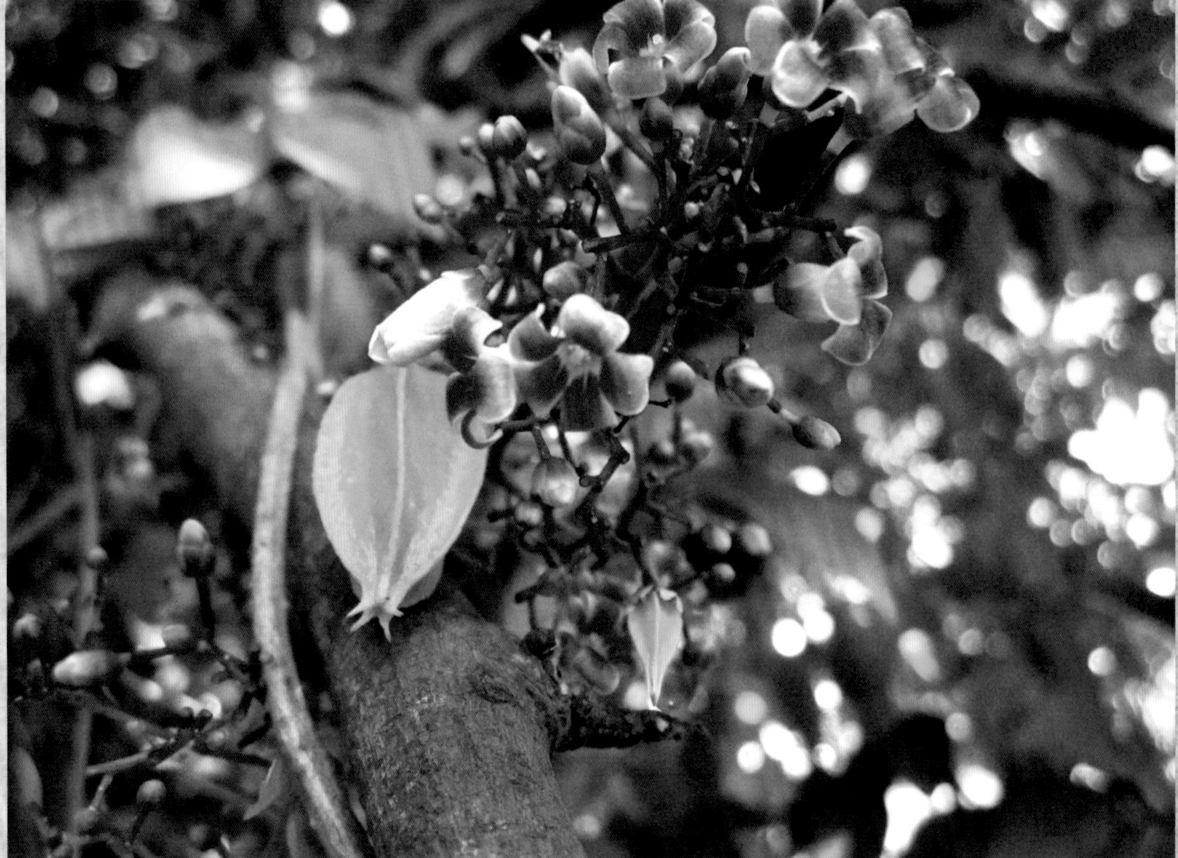

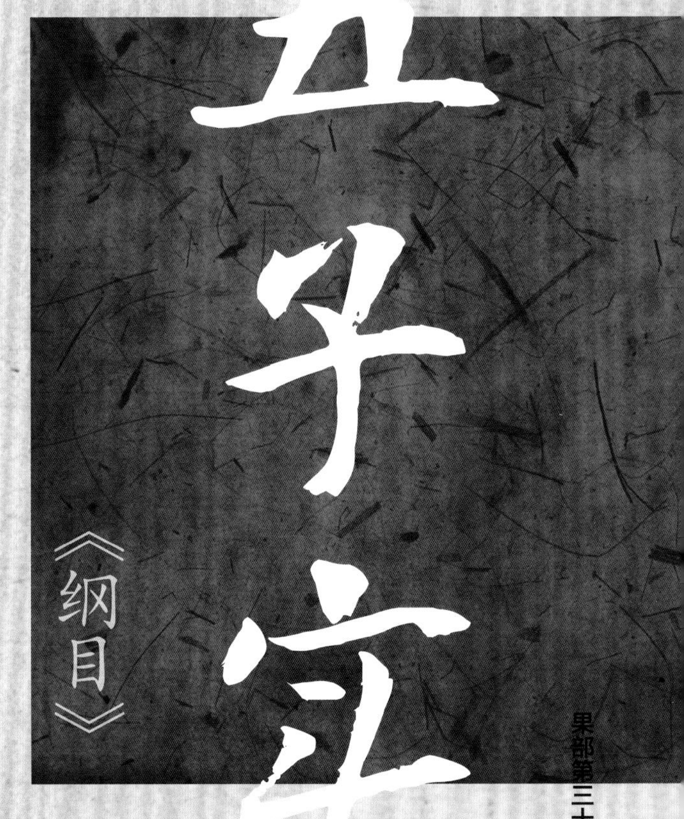

‖**集解**‖

[时珍曰] 五子树今潮州有之。按裴渊广州记云：五子实，大如梨而内有五核，故名。

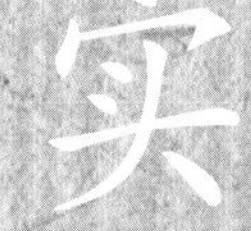

‖**气味**‖

甘，温，无毒。

‖**主治**‖

霍乱金疮，宜食之。时珍。潮州志。

榧实

《别录》下品

‖ **基原** ‖

据《纲目图鉴》《中华本草》《纲目彩图》《药典图鉴》等综合分析考证，本品为红豆杉科植物榧 *Torreya grandis* Fort. et Lindl.。分布于江苏、安徽、浙江、江西、福建、湖南等地。《药典》收载榧子药材为红豆杉科植物榧的种子；10 ~ 11 月间种子成熟时采摘，除去肉质外皮，取出种子，晒干。

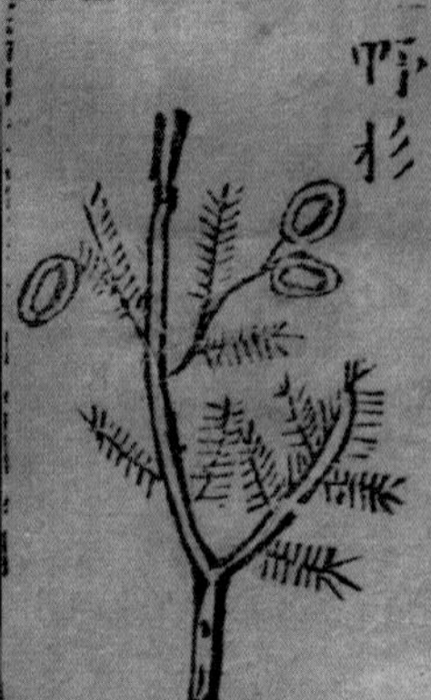

△榧（*Torreya grandis*）

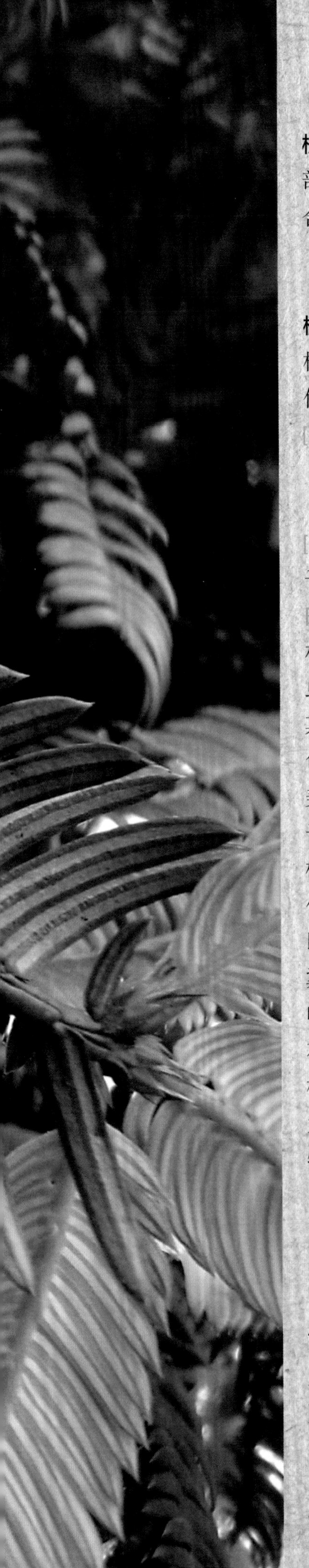

校正：[时珍曰] 别录木部有榧实，又有柀华。神农本草鱼虫部有彼子，宋开宝本草退彼子入有名未用。今据苏恭之说，合并于下。

‖**释名**‖

柀子音彼。神农**赤果**日用**玉榧**日用**玉山果**。[时珍曰] 榧亦作柀，其木名文木，斐然章采，故谓之榧。信州玉山县者为佳。故苏东坡诗云：彼美玉山果，粲为金盘实。柀子见下。[瑞曰] 土人呼为赤果，亦曰玉榧。

‖**集解**‖

[别录曰] 榧实生永昌。彼子生永昌山谷。[弘景曰] 彼子亦名罴子，从来无用者，古今诸医不复识之。榧实出东阳诸郡。[恭曰] 彼子当从木作柀子。误入虫部也。尔雅彼亦名煔。其叶似杉，木如柏而微软。子名榧子，宜入果部。又注榧实云：即虫部彼子也。其木大连抱，高数仞，其叶似杉，其木如柏，其理似松，肌细软，堪为器用。[宗奭曰] 榧实大如橄榄，壳色紫褐而脆，其中子有一重黑粗衣，其仁黄白色，嚼久渐甘美也。[藏器曰] 柀华即榧子之华也。柀与榧同。榧树似杉，子如长槟榔，食之肥美。本经虫部有彼子，陶氏复于木部出榧实、柀华，皆一物也。[颖曰] 榧有一种粗榧。其木与榧相似，但理粗色赤耳。其子稍肥大，仅圆不尖。神农本草柀子即粗榧也。[时珍曰] 榧生深山中，人呼为野杉。按罗愿尔雅翼云：柀似杉而异于杉。彼有美实而木有文采，其木似桐而叶似杉，绝难长。木有牝牡，牡者华而牝者实。冬月开黄圆花，结实大小如枣。其核长如橄榄核，有尖者、不尖者，无棱而壳薄，黄白色。其仁可生啖，亦可焙收。以小而心实者为佳，一树不下数十斛。陶氏不识柀子，惟苏恭能辨为一物也。

榧实 别录

‖**气味**‖

甘，平，涩，无毒。[瑞曰] 性热，同鹅肉食，生断节风，又上壅人，忌火气。[时珍曰] 按物类相感志云：榧煮素羹，味更甜美。猪脂炒榧，黑皮自脱。榧子同甘蔗食，其渣自软。又云：榧子皮反绿豆，能杀人也。

‖ **主治** ‖

常食，治五痔，去三虫蛊毒，鬼疰恶毒。别录。**食之，疗寸白虫。**弘景。**消谷，助筋骨，行营卫，明目轻身，令人能食。多食一二升，亦不发病。**孟诜。**多食滑肠，五痔人宜之。**宗奭。**治咳嗽白浊，助阳道。**生生编。

柀子 本经。旧作彼。

‖ **气味** ‖

甘，温，有毒。

‖ **主治** ‖

腹中邪气，去三虫，蛇螫蛊毒，鬼疰伏尸。本经。

‖ **发明** ‖

[震亨曰] 榧子，肺家果也。火炒食之，香酥甘美。但多食则引火入肺，大肠受伤尔。[原曰] 榧子杀腹间大小虫，小儿黄瘦有虫积者宜食之。苏东坡诗云：驱除三彭虫，已我心腹疾，是矣。[时珍曰] 榧实、柀子，治疗相同，当为一物无疑。但本经柀子有毒，似有不同，亦因其能杀虫蛊尔。汪颖以粗榧为柀子，终是一类，不甚相远也。

‖ **附方** ‖

旧一，新五。**寸白虫**[诜曰] 日食榧子七颗，满七日，虫皆化为水也。外台秘要用榧子一百枚，去皮火燃，啖之，经宿虫消下也。胃弱者啖五十枚。**好食茶叶**面黄者。每日食榧子七枚，以愈为度。杨起简便方。**令发不落**榧子三个，胡桃二个，侧柏叶一两，捣浸雪水梳头，发永不落且润也。圣惠方。**卒吐血出**先食蒸饼两三个，以榧子为末，白汤服三钱，日三服。圣济总录。**尸咽痛痒**语言不出。榧实半两，芜荑一两，杏仁、桂各半两，为末，蜜丸弹子大，含咽。圣济总录。

榧华 别录

春月生采之。[藏器曰] 即榧子华也。

‖ **气味** ‖

苦。

‖ **主治** ‖

水气，去赤虫，令人好色，不可久服。别录。

榧 *Torreya grandis* ITS2 条形码主导单倍型序列：

```
1   CACTTCAAAA TCGCTCTCCC CCTCGGTGCA TAGGCGGGAG CAGCGGATAT GGCCGTCCGT CCCCAAAGGG GGTGCGGTCG
81  GCTCAAATGG GCACGAGGTC TGTCCCCTGT GTCACGACGA GCGGTGGCCC ACGCGGGTTG GCGTTGGTTT GTGGCCGGCG
161 GGTGCGGATA TGTGTGGAAC TTTATCTTGG AGTTGTTGGC TTTTTGCCTA ATGTGCAGGC CGGACGGCTA CCTTCCG
```

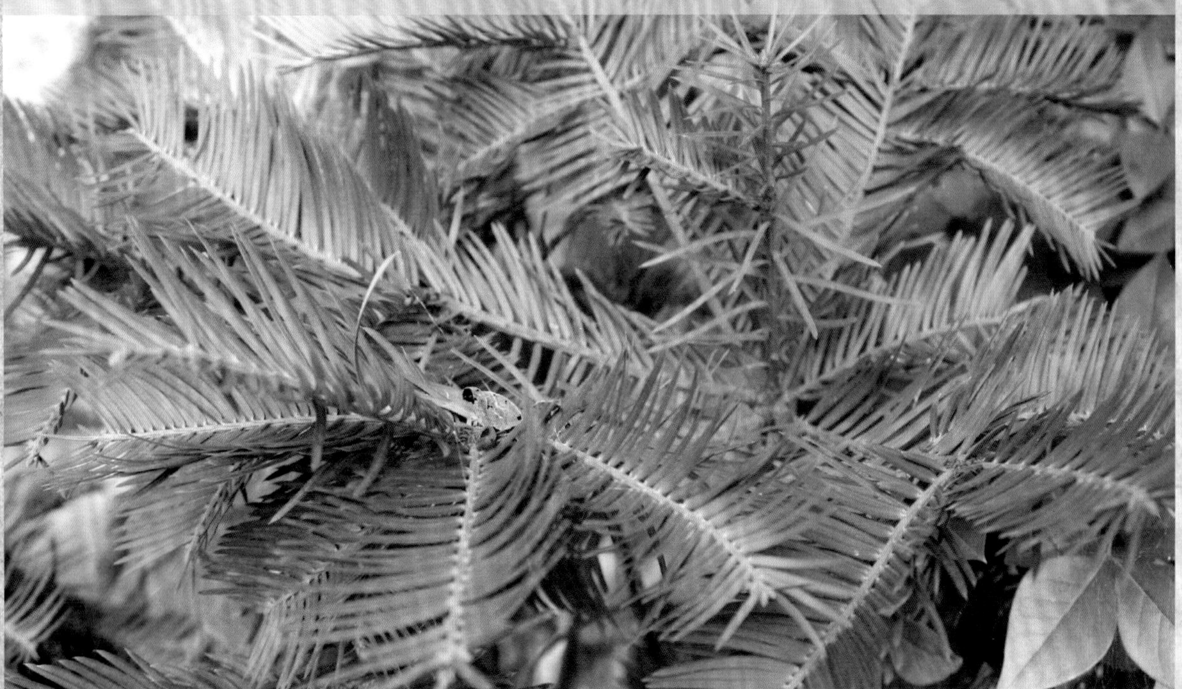

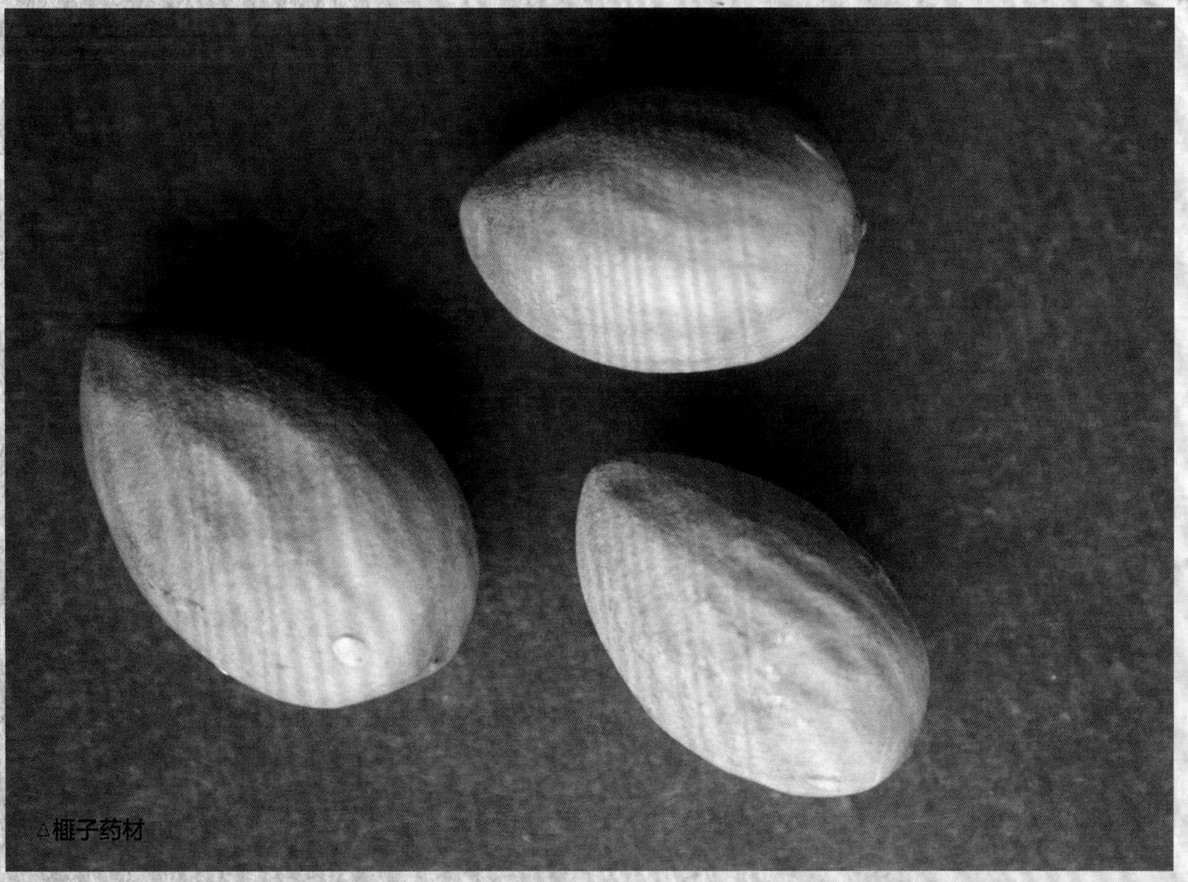

△榧子药材

海松子

宋《开宝》

‖ **基原** ‖

据《中华本草》《纲目彩图》《大辞典》《纲目图鉴》等综合分析考证，本品为松科植物红松 *Pinus koraiensis* Sieb. et Zucc.。分布于我国东北地区。

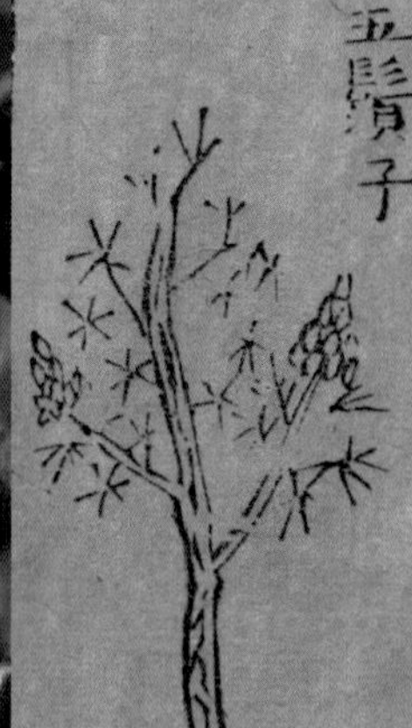

△红松（*Pinus koraiensis*）

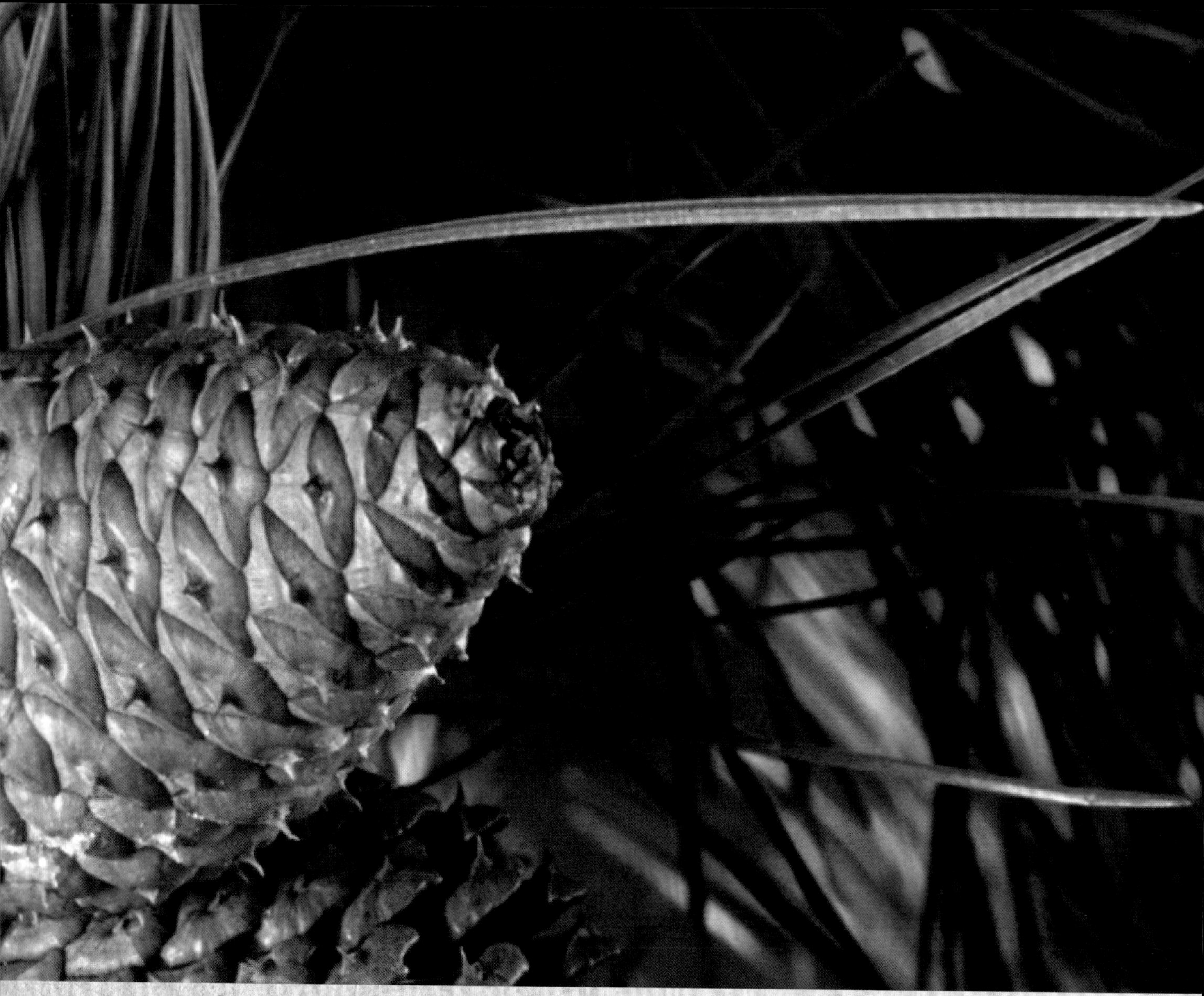

‖ **释名** ‖

新罗松子。

‖ **集解** ‖

[志曰] 海松子，状如小栗，三角。其中仁香美，东夷当果食之，亦代麻腐食之，与中国松子不同。[炳曰] 五粒松一丛五叶如钗，道家服食绝粒，子如巴豆，新罗往往进

之。[颂曰] 五粒字当作五鬣，音传讹也。五鬣为一丛，或有两鬣、七鬣者。松岁久则实繁。中原虽有，小而不及塞上者佳好也。[瑞曰] 松子有南松、北松。华阴松形小壳薄，有斑极香；新罗者肉甚香美。[时珍曰] 海松子出辽东及云南，其树与中国松树同，惟五叶一丛者，球内结子，大如巴豆而有三棱，一头尖尔，久收亦油。马志谓似小栗，殊失本体。中国松子大如柏子，亦可入药，不堪果食，详见木部松下。按段成式酉阳杂俎云：予种五鬣松二株，根大如碗，结实与新罗、南诏者无别。其三鬣者，俗呼孔雀松。亦有七鬣者。或云：三针者为栝子松，五针者为松子松。

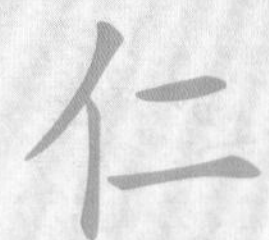

‖ **气味** ‖

甘，小温，无毒。[珣曰] 新罗松子甘美大温，去皮食之甚香，与云南松子不同。云南松子似巴豆，其味不及。与卑占国偏桃仁相似。多食发热毒。[时珍曰] 按医说云：食胡羊肉不可食松子；而物类相感志云：凡杂色羊肉入松子则无毒。其说不同，何哉。

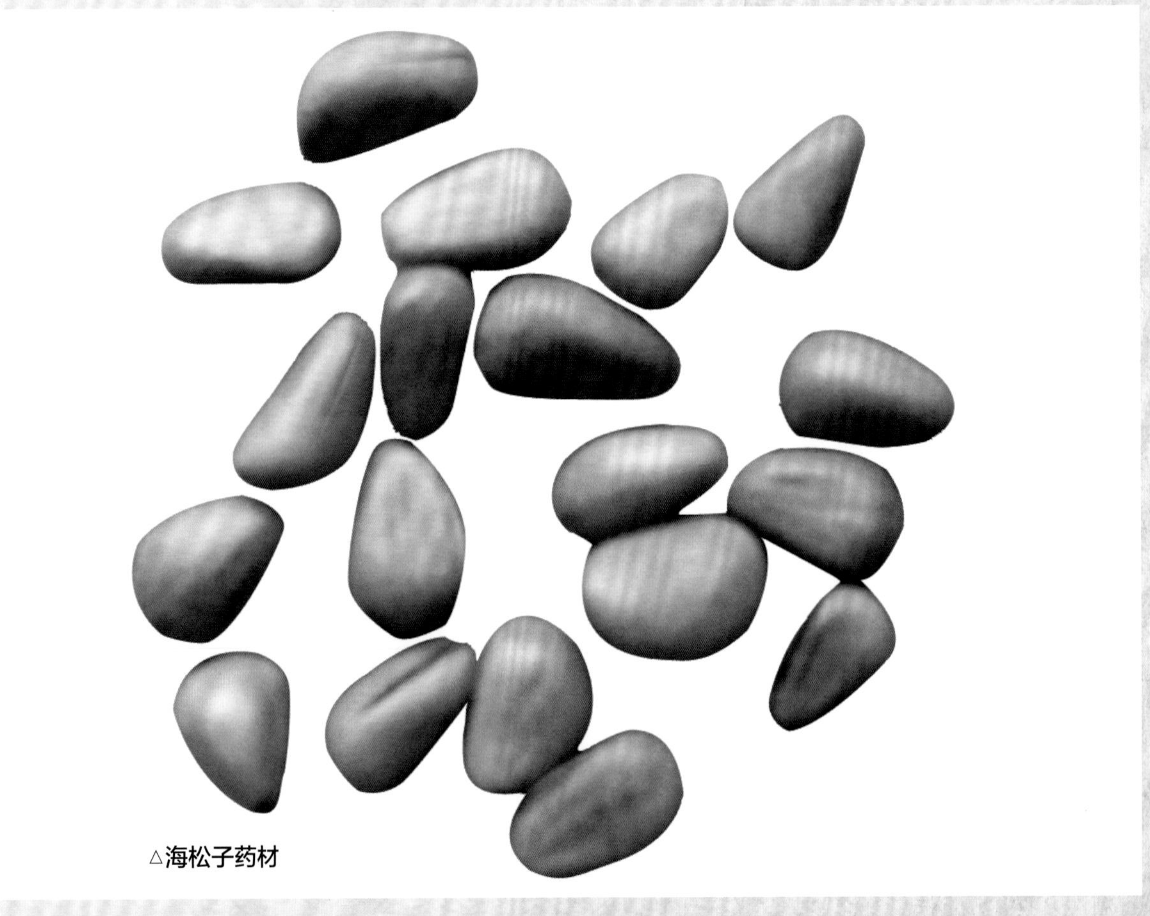

△海松子药材

‖ **主治** ‖

骨节风，头眩，去死肌，变白，散水气，润五脏，不饥。开宝。**逐风痹寒气，虚羸少气，补不足，润皮肤。肥五脏。**别录。**主诸风，温肠胃。久服，轻身延年不老。**李珣。**润肺，治燥结咳嗽。**时珍。**同柏子仁，治虚秘。**宗奭。

‖ **发明** ‖

[时珍曰] 服食家用松子皆海松子，曰：中国松子，肌细力薄，只可入药耳。按列仙传云：偓佺好食松实，体毛数寸，走及奔马。又犊子少在黑山食松子、茯苓，寿数百岁。又赤松子好食松实、天门冬、石脂，齿落更生，发落更出，莫知所终。皆指此松子也。

‖ **附方** ‖

旧一，新三。**服松子法**七月取松实，过时即落，难收也。去木皮，捣如膏收之。每服鸡子大，酒调下，日三服。百日身轻，三百日行五百里、绝谷，久服神仙。渴即饮水。亦可以炼过松脂同服之。圣惠方。**肺燥咳嗽**苏游凤髓汤：用松子仁一两，胡桃仁二两，研膏，和熟蜜半两收之。每服二钱，食后沸汤点服。外台秘要。**小儿寒嗽**或作壅喘。用松子仁五个，百部炒、麻黄各三分，杏仁四十个，去皮尖，以少水略煮三五沸，化白砂糖丸芡子大。每食后含化十丸，大妙。钱乙小儿方。**大便虚秘**松子仁、柏子仁、麻子仁等分，研泥，溶白蜡和，丸梧子大。每服五十丸，黄芪汤下。寇宗奭。

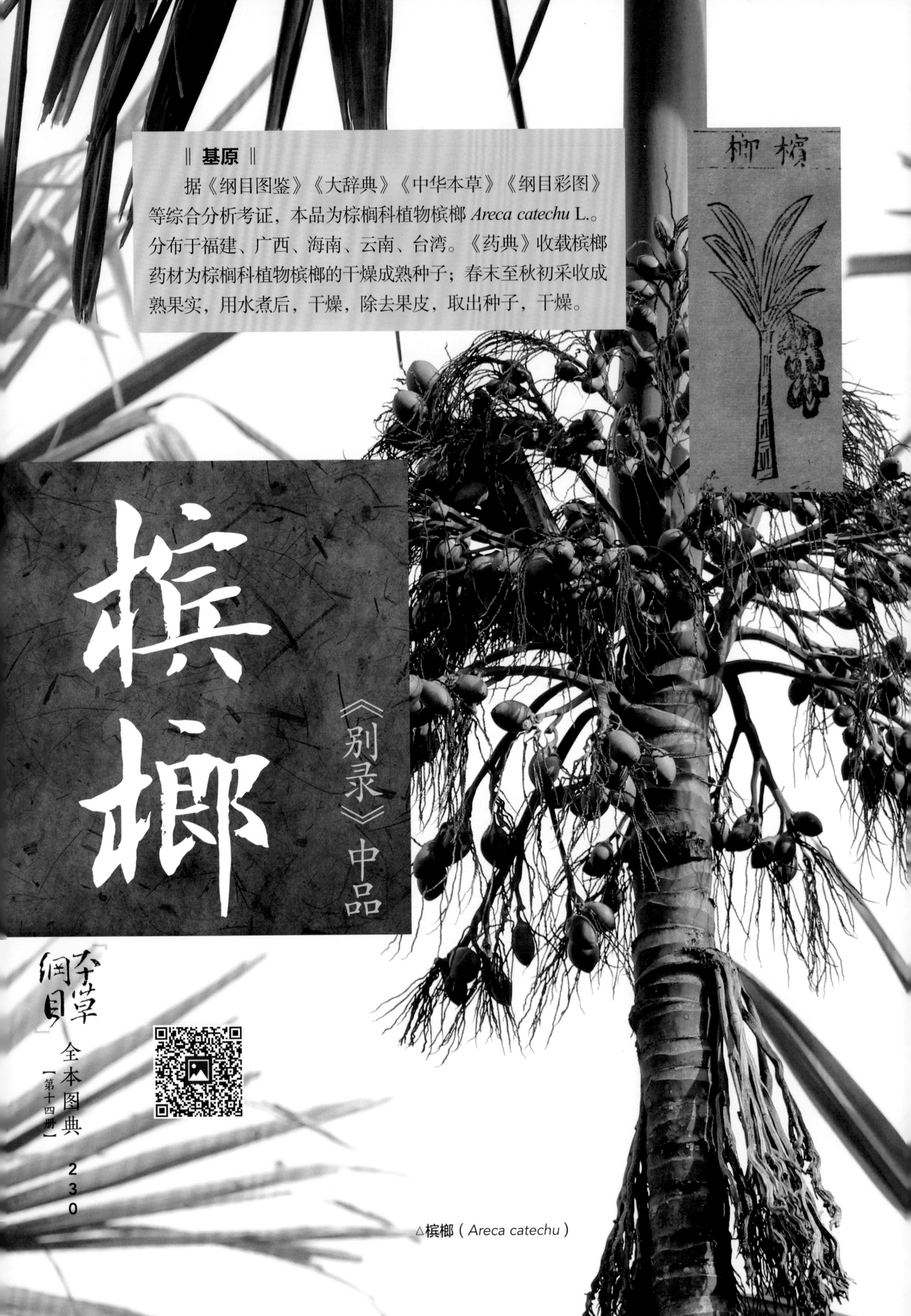

槟榔

《别录》中品

‖ **基原** ‖

据《纲目图鉴》《大辞典》《中华本草》《纲目彩图》等综合分析考证，本品为棕榈科植物槟榔 *Areca catechu* L.。分布于福建、广西、海南、云南、台湾。《药典》收载槟榔药材为棕榈科植物槟榔的干燥成熟种子；春末至秋初采收成熟果实，用水煮后，干燥，除去果皮，取出种子，干燥。

△槟榔（*Areca catechu*）

校正：自木部移入此。

‖ **释名** ‖

宾门李当之药对**仁频**音宾**洗瘴丹。**[时珍曰] 宾与郎皆贵客之称。嵇含南方草木状言：交广人凡贵胜族客，必先呈此果。若邂逅不设，用相嫌恨。则槟榔名义，盖取于此。雷敩炮炙论谓尖者为槟，圆者为榔，亦似强说。又颜师古注上林赋云：仁频即槟榔也。[诜曰] 闽中呼为橄榄子。

‖ **集解** ‖

[别录曰] 槟榔生南海。[弘景曰] 此有三四种。出交州者，形小味甘。广州以南者，形大味涩。又有大者名猪槟榔。皆可作药。小者名蒳子，俗呼为槟榔孙，亦可食。[恭曰] 生交州、爱州及昆仑。[颂曰] 今岭外州郡皆有之。木大如桄榔，而高五七丈，正直无枝，皮似青桐，节似桂枝。叶生木颠，大如盾头，又似巴蕉叶。其实作房，从叶中出，旁有刺若棘针，重叠其下。一房数百实，如鸡子状，皆有皮壳。其实春生，至夏乃熟，肉满壳中，色正白。苏恭言其肉极易烂，不经数日。今入北者，皆先以灰煮熟，焙熏令干，始可留久也。小而味甘者，名山槟榔。大而味涩核亦大者，名猪槟榔。最小者名蒳子。雷氏言尖长而有紫文者名槟，圆大而矮者名榔，榔力大而槟力小。今医家亦不细分，但以作鸡心状、正稳心不虚、破之作锦文者为佳尔。岭南人啖之以当果食，言南方地湿，不食此无以祛瘴疠也。生食其味苦涩，得扶留藤与瓦屋子灰同咀嚼之，则柔滑甘美也。刘恂岭表录异云：真槟榔来自舶上，今交广生者皆大腹子也，彼中悉呼为槟榔。或云：槟榔难得真者，今贾人所货者，皆是大腹槟榔也，与槟榔相似，但茎、叶干小异尔，连皮收之。[时珍曰] 槟榔树初生若笋竿积硬，引茎直上。茎干颇似桄榔、椰子而有节，旁无枝柯，条从心生。端顶有叶如甘蕉，条派开破，风至则如羽扇扫天之状。三月叶中肿起一房，因自拆裂，出穗凡数

百颗，大如桃李。又生刺重累于下，以护卫其实。五月成熟，剥去其皮，煮其肉而干之。皮皆筋丝，与大腹皮同也。按汉·喻益期与韩康伯笺云：槟榔，子既非常，木亦特异。大者三围，高者九丈。叶聚树端，房结叶下。华秀房中，子结房外。其擢穗似黍，其缀实似谷。其皮似桐而厚，其节似竹而穊。其内空，其外劲。其屈如伏虹，其申如缒绳。本不大，末不小。上不倾，下不斜。调直亭亭，千百如一。步其林则寥朗，庇其阴则萧条。信可长吟远想。但性不耐霜，不得北植。必当遐树海南，辽然万里。弗遇长者之目，令人恨深也。又竺法真罗山疏云：山槟榔一名蒳子，生日南，树似栟榈而小，与槟榔同状。一丛十余干，一干十余房，一房数百子。子长寸余，五月采之，味近苦甘。观此，则山槟榔即蒳子，猪槟榔即大腹子也。苏颂以味甘者为山槟榔，涩者为猪槟榔，似欠分明。

槟榔子

‖ **修治** ‖

[敩曰] 头圆矮毗者为榔，形尖紫文者为槟。槟力小，榔力大。凡使用白槟及存坐稳正、心坚有锦文者为妙。半白半黑并心虚者，不入药用。以刀刮去底，细切之。勿令经火，恐无力。若熟使，不如不用。[时珍曰] 近时方药亦有以火煨焙用者。然初生白槟榔，须本境可得。若他处者，必经煮熏，安得生者耶？又槟榔生食，必以扶留藤、古贲灰为使，相合嚼之。吐去红水一口，乃滑美不涩，下气消食。此三物相去甚远，为物各异，而相成相合如此，亦为异矣。俗谓"槟榔为命赖扶留"以此。古贲灰即蛎蚌灰也。贲乃蚌字之讹。瓦屋子灰亦可用。

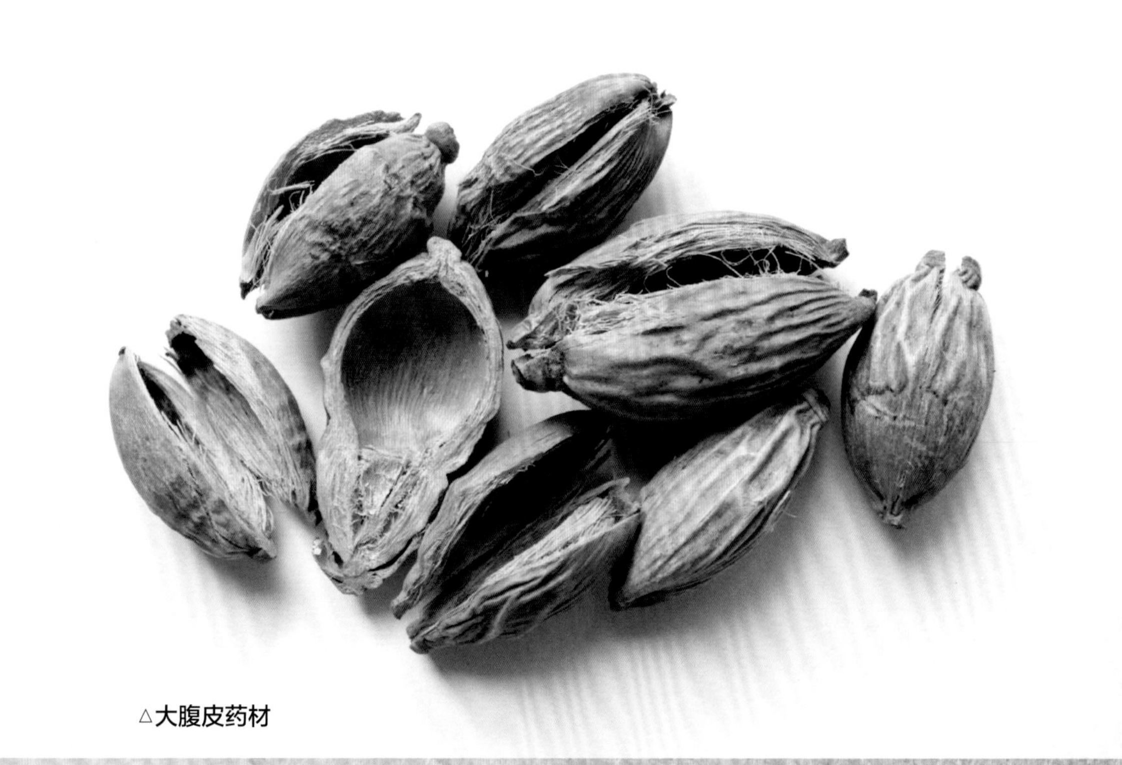

△大腹皮药材

‖ **气味** ‖

苦、辛，温，涩，无毒。[甄权曰] 味甘，大寒。[大明曰] 味涩。[弘景曰] 交州者味甘，广州者味涩。[珣曰] 白者味甘，赤者味苦。[元素曰] 味辛而苦，纯阳也。无毒。[诜曰] 多食亦发热。

‖ **主治** ‖

消谷逐水，除痰澼，杀三虫、伏尸、寸白。别录。**治腹胀，生捣末服，利水谷道。傅疮，生肌肉止痛。烧灰，傅口吻白疮。**苏恭。**宣利五脏六腑壅滞，破胸中气，下水肿，治心痛积聚。**甄权。**除一切风，下一切气，通关节，利九窍，补五劳七伤，健脾调中，除烦，破癥结。**大明。**主贲豚膀胱诸气，五膈气，风冷气，脚气，宿食不消。**李珣。**治冲脉为病，气逆里急。**好古。**治泻痢后重，心腹诸痛，大小便气秘，痰气喘急，疗诸疟，御瘴疠。**时珍。

‖ **发明** ‖

[元素曰] 槟榔味厚气轻，沉而降，阴中阳也。苦以破滞，辛以散邪，泄胸中至高之气，使之下行，性如铁石之沉重，能坠诸药至于下极，故治诸气、后重如神也。[时珍曰] 按罗大经鹤林玉露云：岭南人以槟榔代茶御瘴，其功有四：一曰醒能使之醉，盖食之久，则熏然颊赤，若饮酒然，苏东坡所谓“红潮登颊醉槟榔”也。二曰醉能使之醒，盖酒后嚼之，则宽气下痰，余酲顿解，朱晦庵所谓“槟榔收得为祛痰”也。三曰饥能使之饱。四曰饱能使之饥。盖空腹食之，则充然气盛如饱；饱后食之，则饮食快然易消。又且赋性疏通而不泄气，禀味严正而更有余甘，有是德故有是功也。又按吴兴章杰瘴说云：岭表之俗，多食槟榔，日至十数。夫瘴疠之作，率

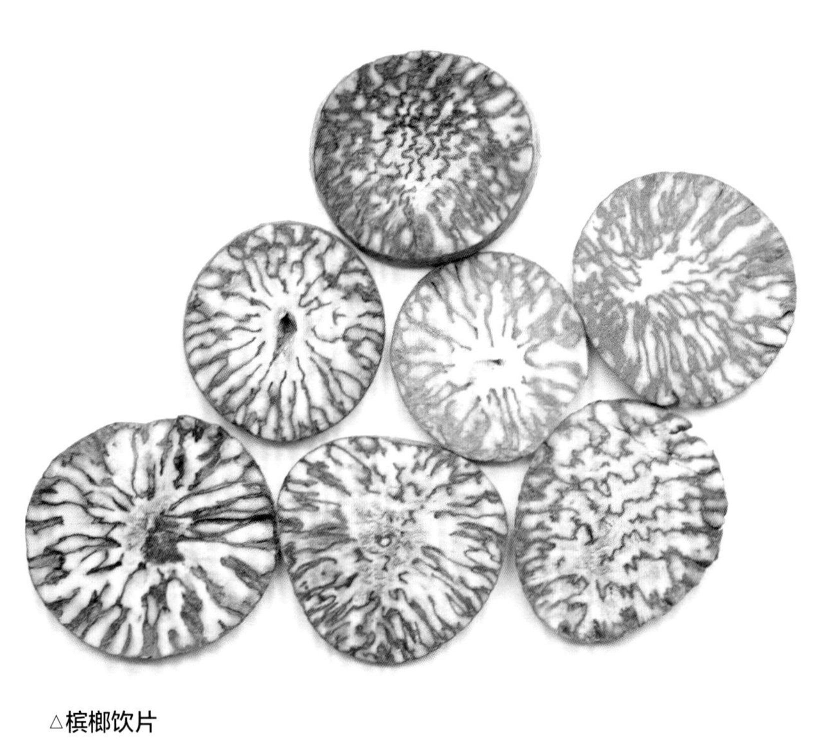

△槟榔饮片

因饮食过度，气痞积结，而槟榔最能下气消食去痰，故人狃于近利，而暗于远患也。夫峤南地热，四时出汗，人多黄瘠，食之则脏器疏泄，一旦病瘴，不敢发散攻下，岂尽气候所致，槟榔盖亦为患，殆未思尔。又东阳卢和云：闽广人常服槟榔，云能祛瘴。有瘴服之可也，无瘴而服之，宁不损正气而有开门延寇之祸乎？南人喜食此果，故备考诸说以见其功过焉。又朱晦庵槟榔诗云：忆昔南游日，初尝面发红。药囊知有用，茗碗讵能同？蠲疾收殊效，修真录异功。三彭如不避，糜烂七非中。亦与其治疾杀虫之功，而不满其代茶之俗也。

‖**附方**‖

旧十三，新十四。**痰涎为害**槟榔为末，白汤每服一钱。御药院方。**呕吐痰水**白槟榔一颗，烘热，橘皮二钱半炙，为末。水一盏，煎半盏，温服。千金。**醋心吐水**槟榔四两，橘皮一两，为末。每服方寸匕，空心生蜜汤调下。梅师方。**伤寒痞满**阴病下早成痞，按之虚软而不痛。槟榔、枳实等分，为末。每服二钱，黄连煎汤下。宣明方。**伤寒结胸**已经汗、下后者。槟榔二两，酒二盏，煎一盏，分二服。庞安时伤寒论。**蛔厥腹痛**方同上。**心脾作痛**鸡心槟榔、高良姜各一钱半，陈米百粒，同以水煎，服之。直指。**膀胱诸气**槟榔十二枚，一生一熟，为末。酒煎服之，良。此太医秦鸣鹤方也。海药本草。**本脏气痛**鸡心槟榔，以小便磨半个服。或用热酒调末一钱服之。斗门方。**腰重作痛**槟榔为末，酒服一钱。斗门方。**脚气壅痛**以沙牛尿一盏，磨槟榔一枚，空心暖服。梅师脚气论。**脚气冲心**闷乱不识人。用白槟榔十二分，为末，分二服，空心暖小便五合调下，日二服。或入姜汁、温酒同服。广利。**脚气胀满**非冷非热，或老人、弱人病此。用槟榔仁为末，以槟榔壳煎汁或茶饮、苏汤或豉汁调服二钱，甚利。外台秘要。**干霍乱病**心腹胀痛，不吐不利，烦闷欲死。用槟榔末五钱，童子小便半盏，水一盏，煎服。圣济总录。**大肠湿闷**肠胃有湿，大便秘塞。大槟榔一枚，麦门冬煎汤磨汁温服。或以蜜汤调末二钱服亦可。普济。**大小便闷**槟榔为末，蜜汤调服二钱。或以童子小便、葱白同煎，服之亦良。普济方。**小便淋痛**面煨槟榔、赤芍药各半两，为末。每服三钱，入灯心，水煎，空心服，日二服。十便良方。**血淋作痛**槟榔一枚，以麦门冬煎汤，细磨浓汁一盏，顿热，空心服，日二服。**虫痔里急**槟榔为末，每日空心以白汤调服二钱。**寸白虫病**槟榔二七枚，为末。先以水二升半，煮槟榔皮，取一升，空心调末方寸匕服之，经日虫尽出。未尽再服，以尽为度。千金方。**诸虫在脏**久不瘥者。槟榔半两炮，为末，每服二钱，以葱蜜煎汤调服一钱。圣惠方。**金疮恶心**白槟榔四两，橘皮一两，为末。每空心生蜜汤服二钱。圣惠方。**丹从脐起**槟榔末，醋调傅之。本事方。**小儿头疮**水磨槟榔，晒取粉，和生油涂之。圣惠方。**口吻生疮**槟榔烧研，入轻粉末，傅之良。**聤耳出脓**槟榔末吹之。鲍氏方。

槟榔 Areca catechu *psbA-trnH* 条形码主导单倍型序列：

1 TTGCACACAA CACATAAGAT AAGTATTAGT AAGTACTTTT TTAGTTTCTT TTTTTTTTTT TATTTTTTTT ATTTATATTA
81 TTTTATTTAT ATTAATAATA TTTCTATTAA TATTTAATAT TTTTGAATAT TAAATATTAA TAATTTAACG ACGAGATTTA
161 TTGTCGTTTC TTGCATGTCT CGCGAAAGTA AGAGTAGGCG CGAATTCTCC CAATTTGTGA CCCACCATAC GATCCGTTAT
241 ATAAATAGGT AAATTTTCCT TTCCATTATG AATAGCGATT GTATGGCCAA TCATTGTGGG TATAATGGTA GATGCCCGAG
321 ACCAAGTTAC TATTATTTCT TTCTCCTCCC TCATGTTGAG TTTTTCAATT TTTCCCGATA AATGATTAGC TACAAAAGGA
401 TTTTTTTTTA GTGAACGTGT CACAGCTGAT TACTCCTTTT TTTTTTTACA TTTTAAAGAT TGGCATTCTA TGTCCAATAT
481 CTCGATCTAA GTATGGAGGT CAGAATAAAT ACAATAATGA

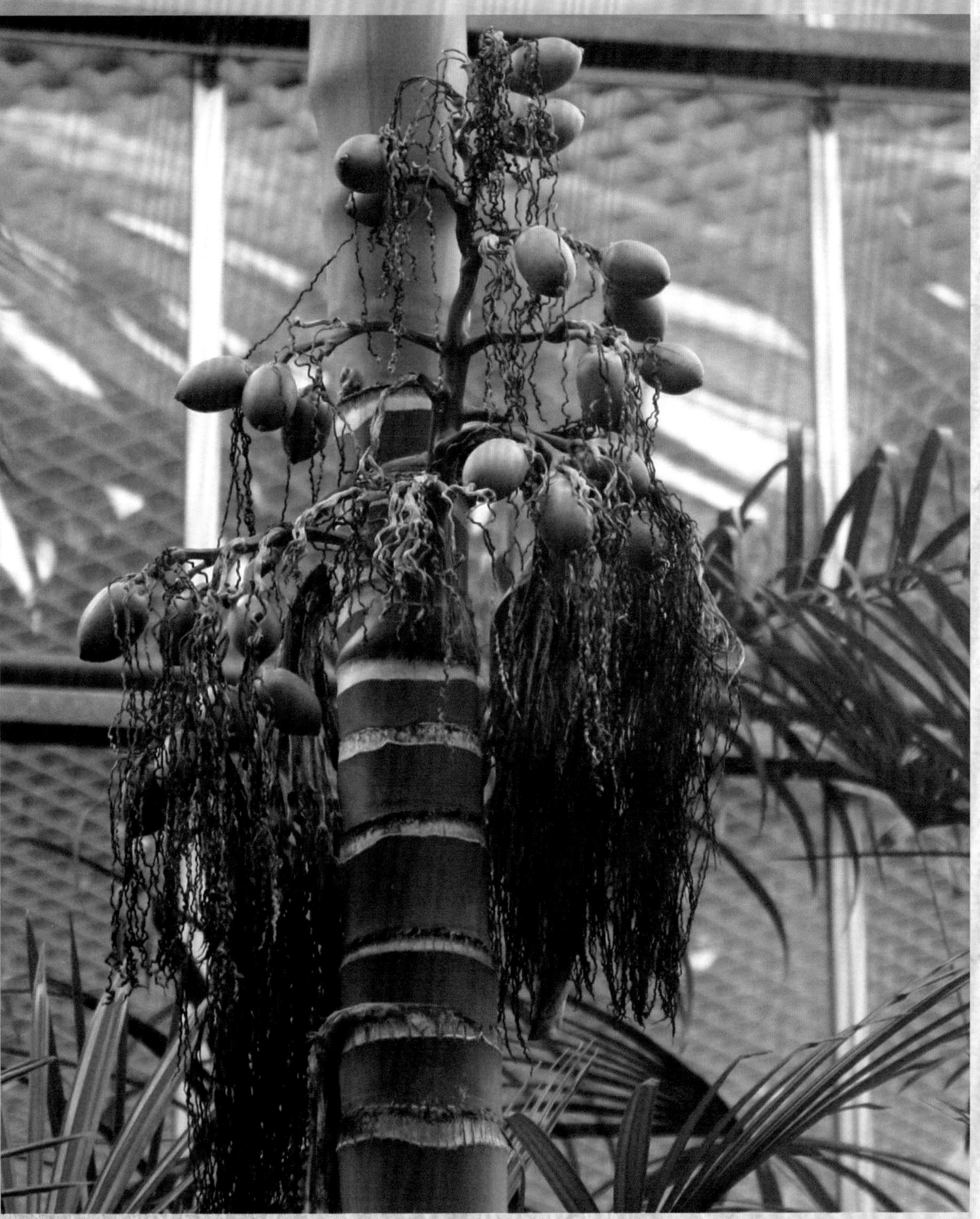

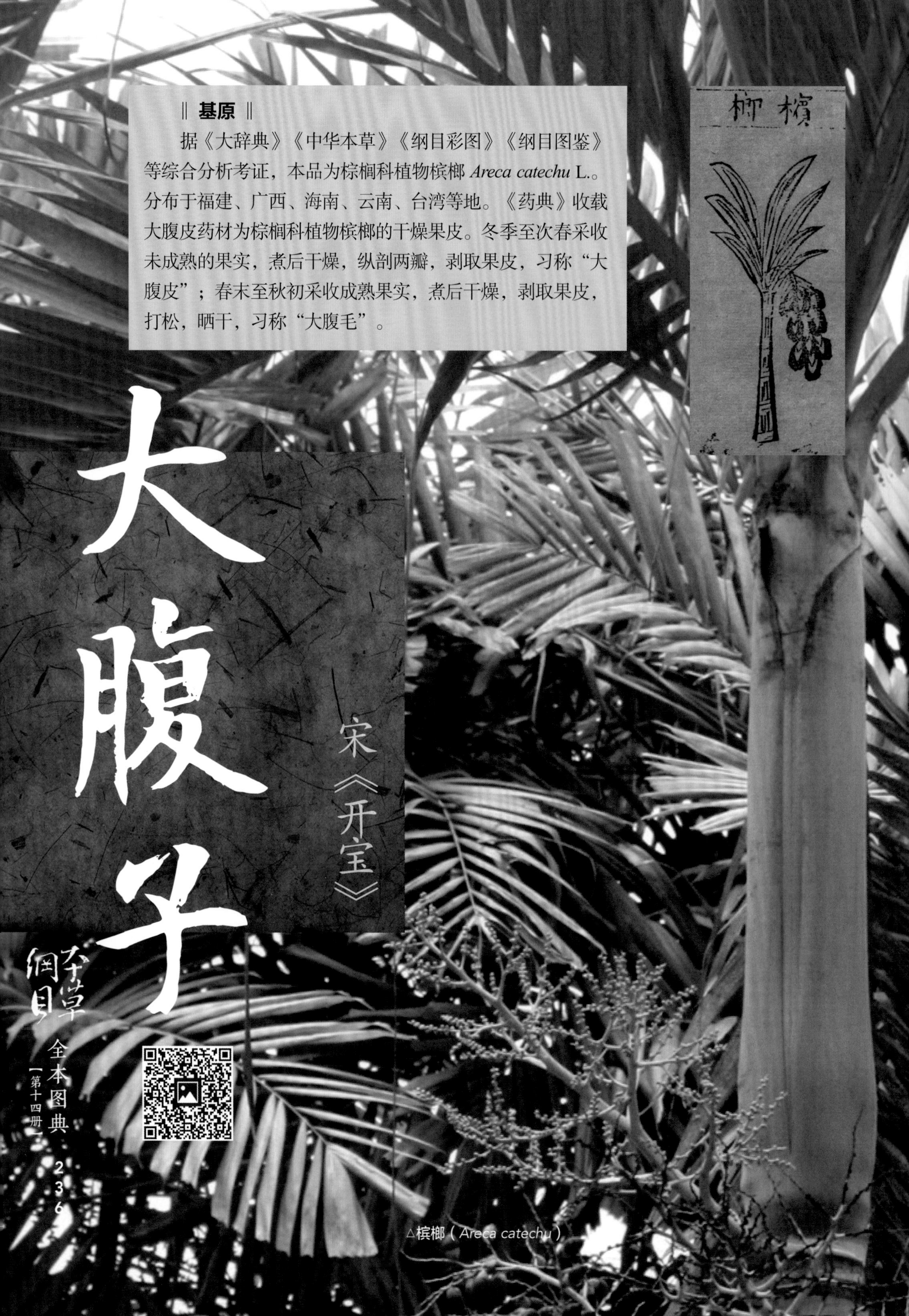

‖ **基原** ‖

据《大辞典》《中华本草》《纲目彩图》《纲目图鉴》等综合分析考证，本品为棕榈科植物槟榔 *Areca catechu* L.。分布于福建、广西、海南、云南、台湾等地。《药典》收载大腹皮药材为棕榈科植物槟榔的干燥果皮。冬季至次春采收未成熟的果实，煮后干燥，纵剖两瓣，剥取果皮，习称“大腹皮”；春末至秋初采收成熟果实，煮后干燥，剥取果皮，打松，晒干，习称“大腹毛”。

大腹子

宋《开宝》

△槟榔（*Areca catechu*）

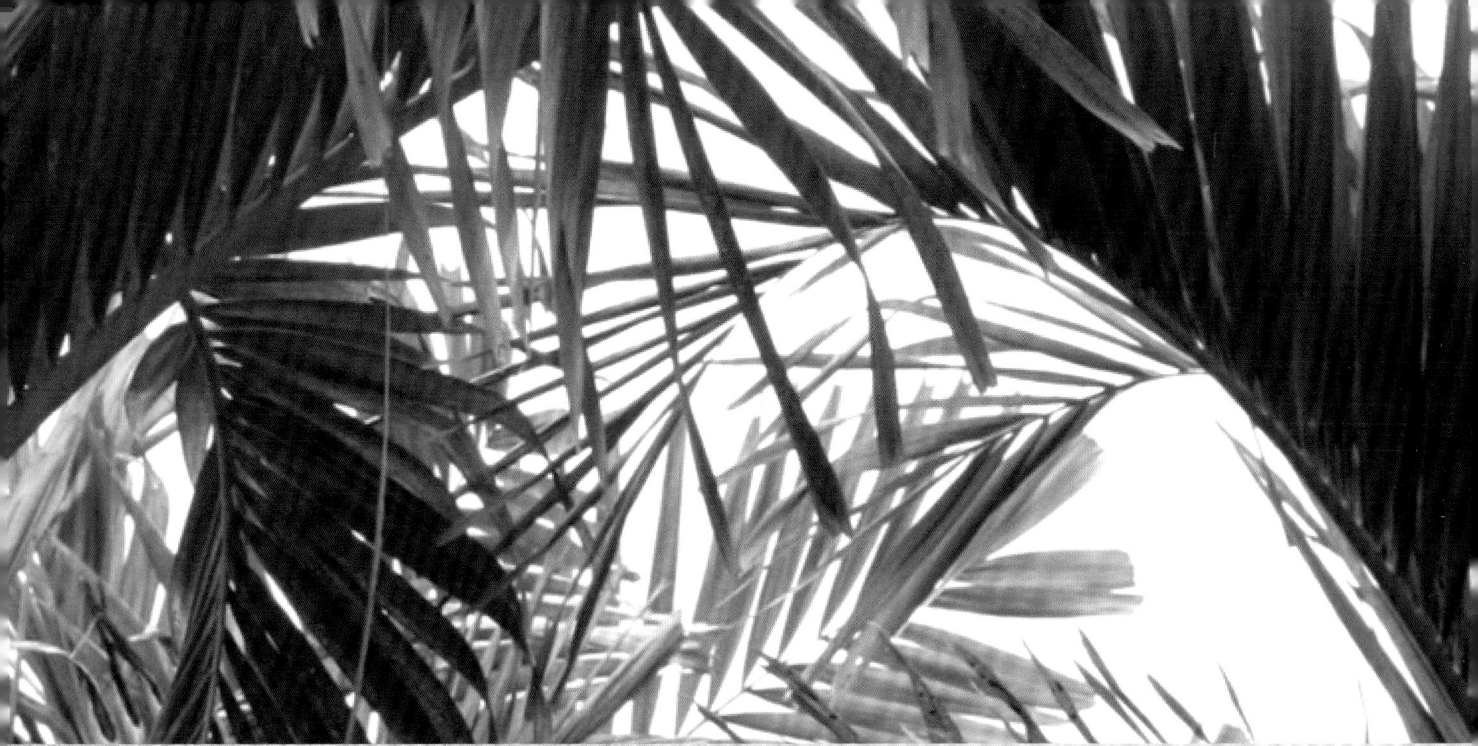

校正：自木部移入此。

‖释名‖

大腹槟榔图经**猪槟榔**。[时珍曰] 大腹以形名，所以别鸡心槟榔也。

‖集解‖

[志曰] 大腹生南海诸国，所出与槟榔相似，茎、叶、根、干小异耳。[弘景曰] 向阳者为槟榔，向阴者为大腹。[时珍曰] 大腹子出岭表、滇南，即槟榔中一种腹大形扁而味涩者，不似槟榔尖长味良耳，所谓猪槟榔者是矣。盖亦土产之异，今人不甚分别。陶氏分阴阳之说，亦是臆见。按刘恂岭表录异云：交广生者，非舶上槟榔，皆大腹子也，彼中悉呼为槟榔。自嫩及老，采实啖之。以扶留藤、瓦屋灰同食之，以祛瘴疠。收其皮入药，皮外黑色，皮内皆筋丝如椰子皮。又云南记云：大腹槟榔每枝有三二百颗，青时剖之，以一片蒌叶及蛤粉卷和食之，即减涩味。观此二说，则大腹子与槟榔皆可通用，但力比槟榔稍劣耳。

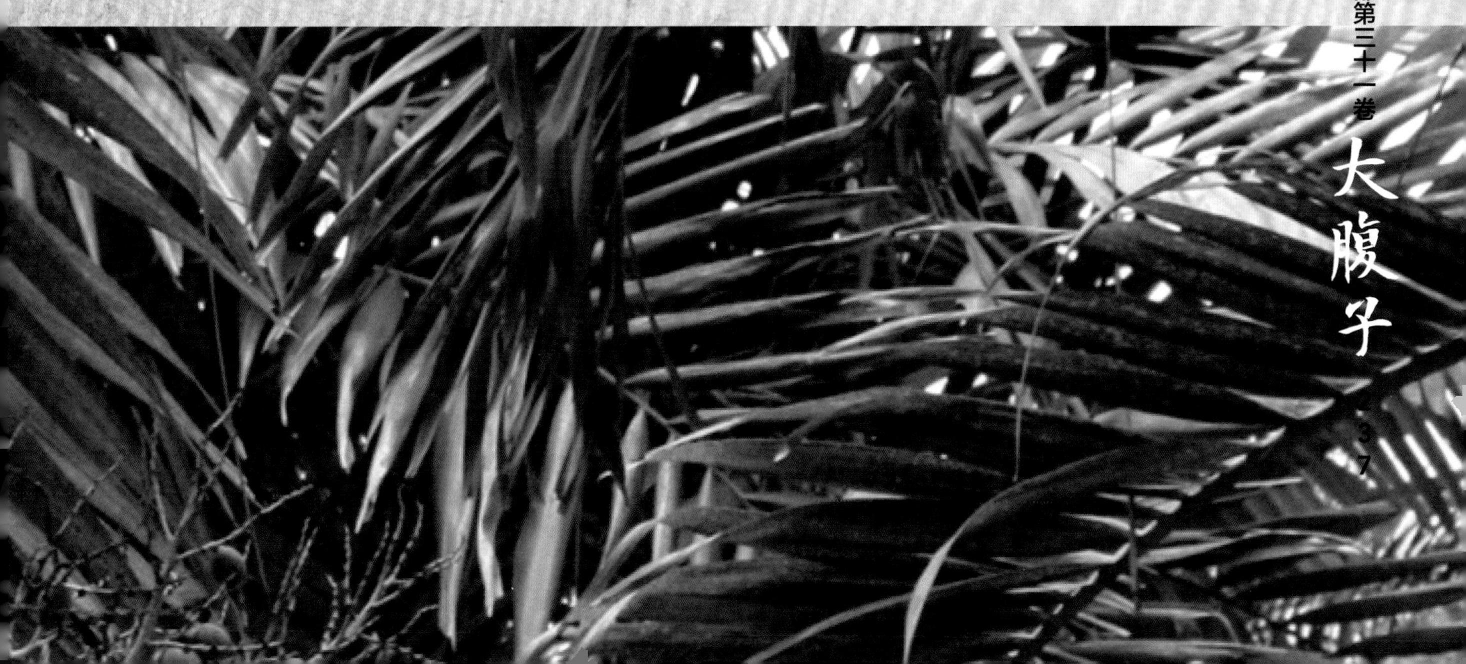

大腹子

‖ **气味** ‖

辛，涩，温，无毒。

‖ **主治** ‖

与槟榔同功。时珍。

大腹皮

‖ **修治** ‖

[思邈曰] 鸩鸟多集槟榔树上。凡用槟榔皮，宜先以酒洗，后以大豆汁再洗过，晒干入灰火烧煨，切用。

‖ **气味** ‖

辛，微温，无毒。

‖ **主治** ‖

冷热气攻心腹，大肠蛊毒，痰膈醋心，并以姜、盐同煎，入疏气药用之，良。开宝。**下一切气，止霍乱，通大小肠，健脾开胃调中。**大明。**降逆气，消肌肤中水气浮肿，脚气壅逆，瘴疟痞满，胎气恶阻胀闷。**时珍。

‖ **附方** ‖

新二。**漏疮恶秽**大腹皮煎汤洗之。直指。**乌癞风疮**大腹子生者或干者，连全皮勿伤动，以酒一升浸之，慢火熬干为末，腊猪脂和傅。圣济总录。

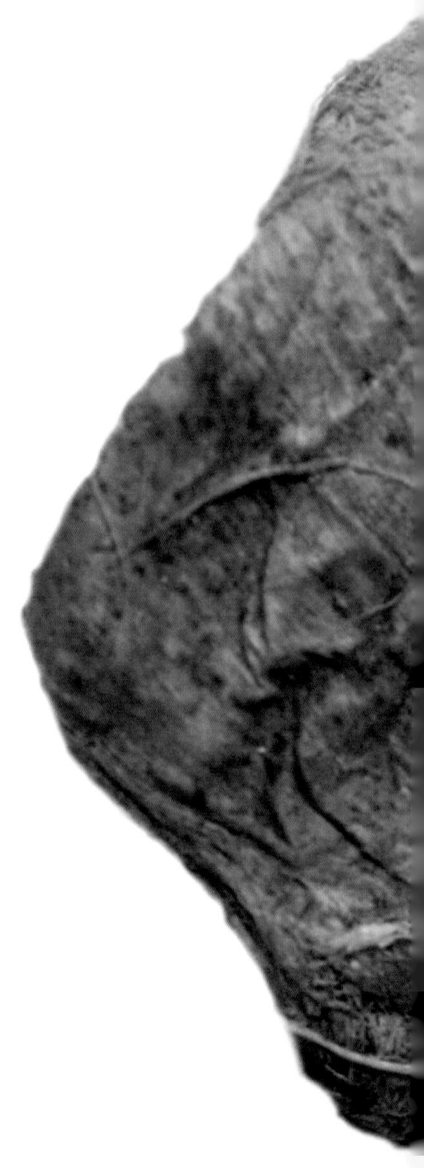

△大腹皮药材

槟榔 Areca catechu *psbA-trnH* 条形码主导单倍型序列：

```
1   TTGCACACAA CACATAAGAT AAGTATTAGT AAGTACTTTT TTAGTTTCTT TTTTTTTTTT TATTTTTTTT ATTTATATTA
81  TTTTATTTAT ATTAATAATA TTTCTATTAA TATTTAATAT TTTTGAATAT TAAATATTAA TAATTTAACG ACGAGATTTA
161 TTGTCGTTTC TTGCATGTCT CGCGAAAGTA AGAGTAGGCG CGAATTCTCC CAATTTGTGA CCCACCATAC GATCCGTTAT
241 ATAAATAGGT AAATTTTCCT TTCCATTATG AATAGCGATT GTATGGCCAA TCATTGTGGG TATAATGGTA GATGCCCGAG
321 ACCAAGTTAC TATTATTTCT TTCTCCTCCC TCATGTTGAG TTTTTCAATT TTTCCCGATA AATGATTAGC TACAAAAGGA
401 TTTTTTTTTA GTGAACGTGT CACAGCTGAT TACTCCTTTT TTTTTTTACA TTTTAAAGAT TGGCATTCTA TGTCCAATAT
481 CTCGATCTAA GTATGGAGGT CAGAATAAAT ACAATAATGA
```

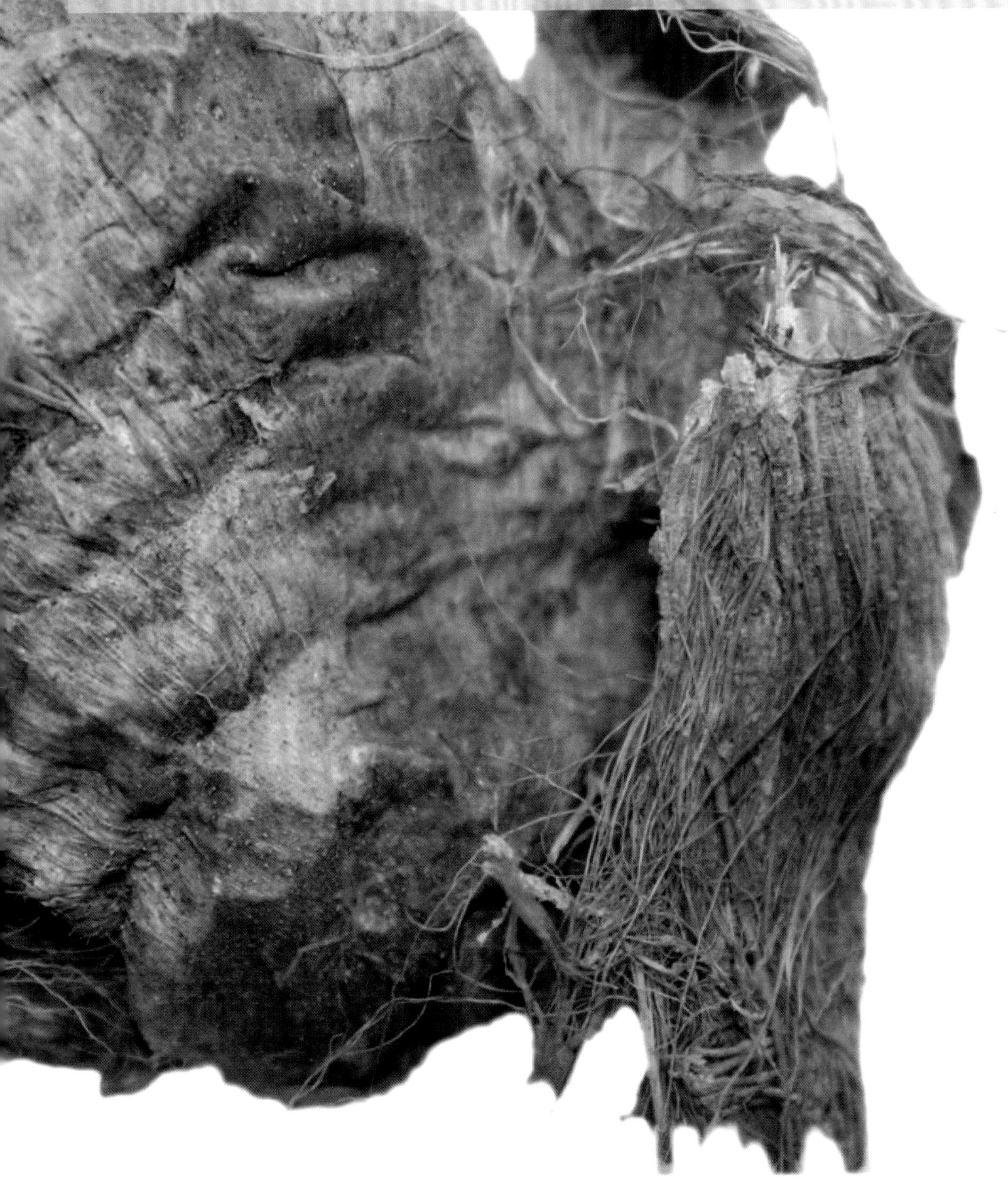

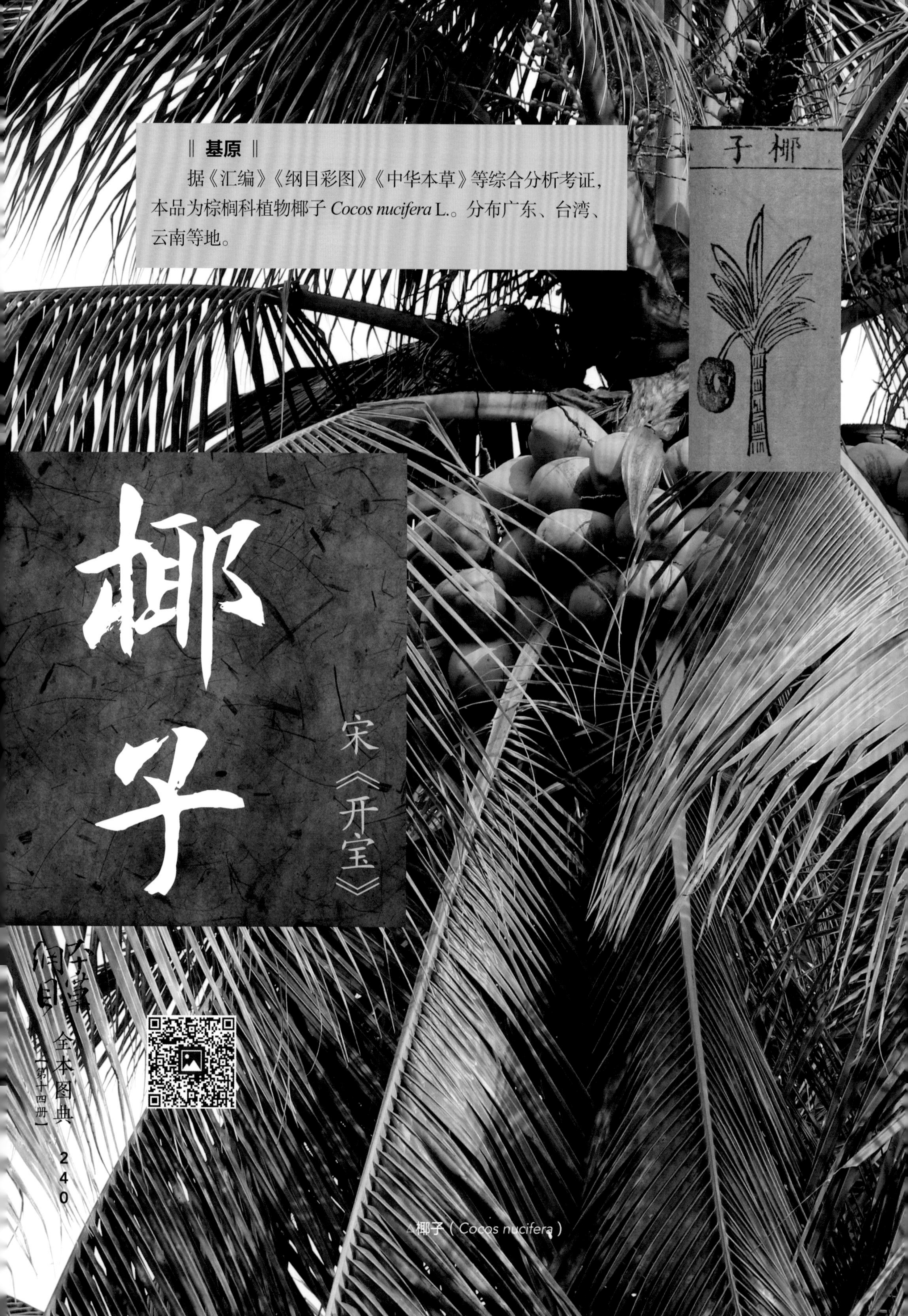

‖ **基原** ‖

据《汇编》《纲目彩图》《中华本草》等综合分析考证，本品为棕榈科植物椰子 *Cocos nucifera* L.。分布广东、台湾、云南等地。

椰子

宋《开宝》

△椰子（*Cocos nucifera*）

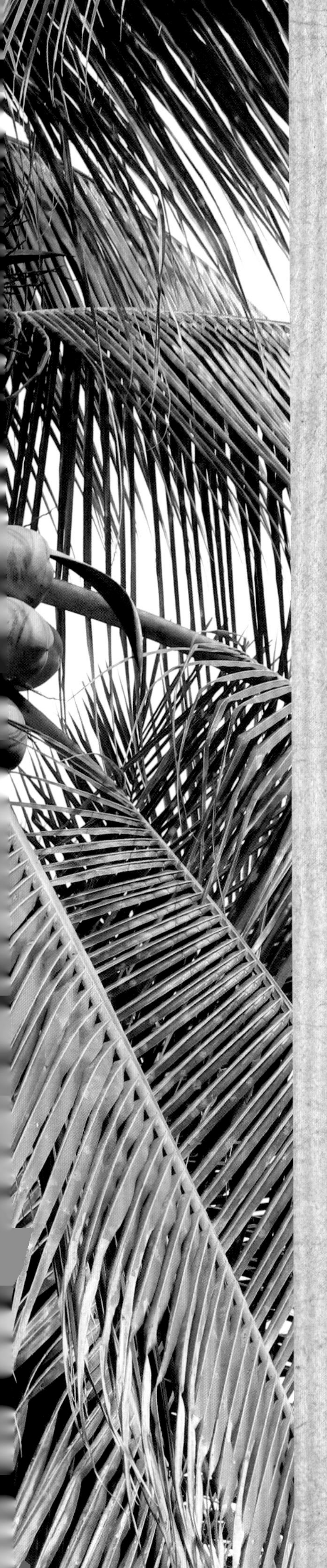

校正： 自木部移入此。

‖ **释名** ‖

越王头纲目 **胥余**。[时珍曰] 按嵇含南方草木状云：相传林邑王与越王有怨，使刺客乘其醉，取其首，悬于树，化为椰子，其核犹有两眼，故俗谓之越王头，而其浆犹如酒也。此说虽谬，而俗传以为口实。南人称其君长为爷，则椰名盖取于爷之义也。相如上林赋作胥余，或作胥耶。

‖ **集解** ‖

[志曰] 椰子生安南，树如棕榈，子中有浆，饮之得醉。[颂曰] 椰子岭南州郡皆有之。郭义恭广志云：木似桄榔无枝条，高数丈。叶在木末如束蒲。其实大如瓠，垂于枝间，如挂物然。实外有粗皮，如棕包。皮内有坚壳，圆而微长。壳内有肤，白如猪肪，厚半寸许，味如胡桃。肤内裹浆四五合如乳，饮之冷而动气醺人。壳可为器。肉可糖煎寄远，作果甚佳。[珣曰] 按刘欣期交州记云：椰树状若海棕。实大如碗，外有粗皮，如大腹子、豆蔻之类。内有浆似酒，饮之不醉。生云南者亦好。[宗奭曰] 椰子开之，有汁白色如乳，如酒极香，别是一种气味，强名为酒。中有白瓤，形圆如栝楼，上起细垅，亦白色而微虚，其纹若妇人裙褶，味亦如汁。与着壳一重白肉，皆可糖煎为果。其壳可为酒器，如酒中有毒，则酒沸起或裂破。今人漆其里，即失用椰子之意。[时珍曰] 椰子乃果中之大者。其树初栽时，用盐置根下则易发。木至斗大方结实，大者三四围，高五六丈，木似桄榔、槟榔之属，通身无枝。其叶在木顶，长四五尺，直耸指天，状如棕榈，势如凤尾。二月着花成穗，出于叶间，长二三尺，大如五斗器。仍连着实，一穗数枚，小者如栝楼，大者如寒瓜，长七八寸，径四五寸，悬着树端。六七月熟，有粗皮包之。皮内有核，圆而黑润，甚坚硬，厚二三分。壳内有白肉瓤如凝雪，味甘美如牛乳。瓤肉空处，有浆数合，钻蒂倾出，清

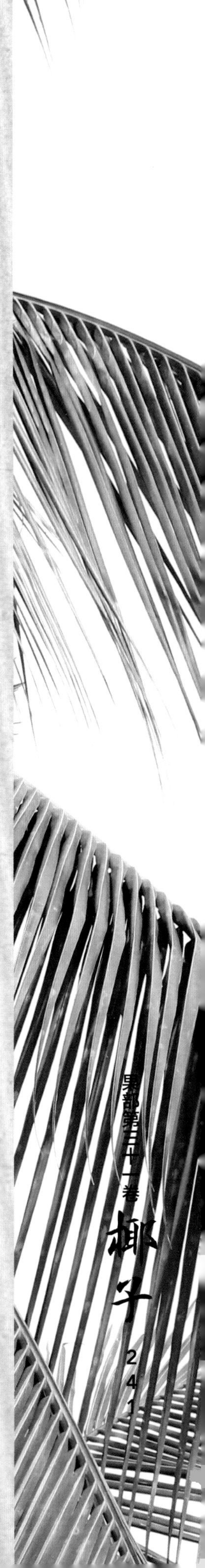

美如酒。若久者，则混浊不佳矣。其壳磨光，有斑缬点纹，横破之可作壶爵，纵破之可作瓢杓也。又唐史言番人以其花造酒，饮之亦醉也。类书有青田核、树头酒、严树酒、皆椰酒、椰花之类，并附于下。

椰子瓤

‖**气味**‖

甘，平，无毒。

‖**主治**‖

益气。开宝。**治风。**汪颖。**食之不饥，令人面泽。**时珍。出异物志。

椰子浆

‖**气味**‖

甘，温，无毒。[珣曰] 多食，冷而动气。[时珍曰] 其性热，故饮之者多昏如醉状。异物志云：食其肉则不饥，饮其浆则增渴。

‖**主治**‖

止消渴。涂头，益发令黑。开宝。**治吐血水肿，去风热。**李珣。

‖**发明**‖

[震亨曰] 椰子生海南极热之地，土人赖此解夏月毒渴，天之生物。各因其材也。

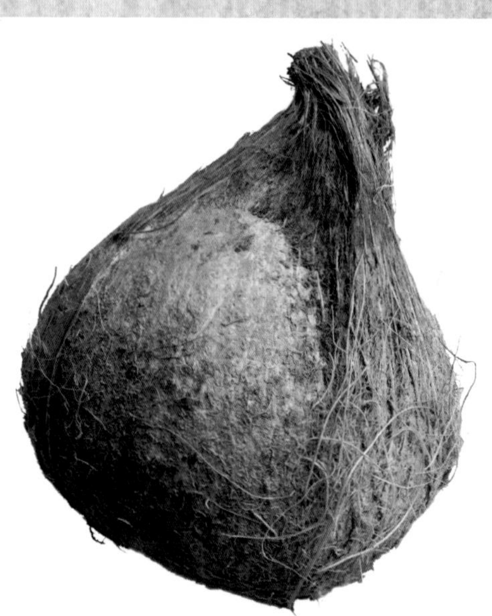

椰子皮

‖ **修治** ‖

[颂曰] 不拘时月采其根皮，入药炙用。一云：其实皮亦可用。

‖ **气味** ‖

苦，平，无毒。

‖ **主治** ‖

止血，疗鼻衄，吐逆霍乱，煮汁饮之。开宝。**治卒心痛，烧存性，研，以新汲水服一钱，极验。**时珍。出龚氏方。

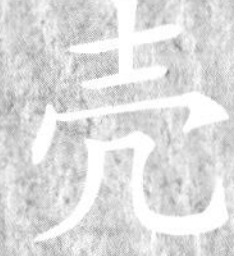

‖ **主治** ‖

杨梅疮筋骨痛。烧存性，临时炒热，以滚酒泡服二三钱，暖覆取汗，其痛即止，神验。时珍。

‖ **附录** ‖

青田核　崔豹古今注云：乌孙国有青田核，状如桃核，不知其树。核大如数斗，剖之盛水，则变酒味，甚醇美。饮尽随即注水，随尽随成。但不可久，久则苦涩尔。谓之青田酒，汉末蜀王刘璋曾得之。

树头酒　寰宇志云：缅甸在滇南，有树类棕，高五六丈，结实如椰子。土人以罐盛曲，悬于实下，汁流于罐中以成酒，名树头酒。或不用曲，惟取汁熬为白糖。其树即贝树也，缅人取其叶写书。

严树酒　一统志云：琼州有严树，捣其皮汁，浸以清水，和以粳酿，或入石榴花汁，数日成酒，能醉人。又梁书云：顿逊国有酒树，似安石榴，取花汁贮杯中，数日成酒。盖此类也。又有文章草，可以成酒。

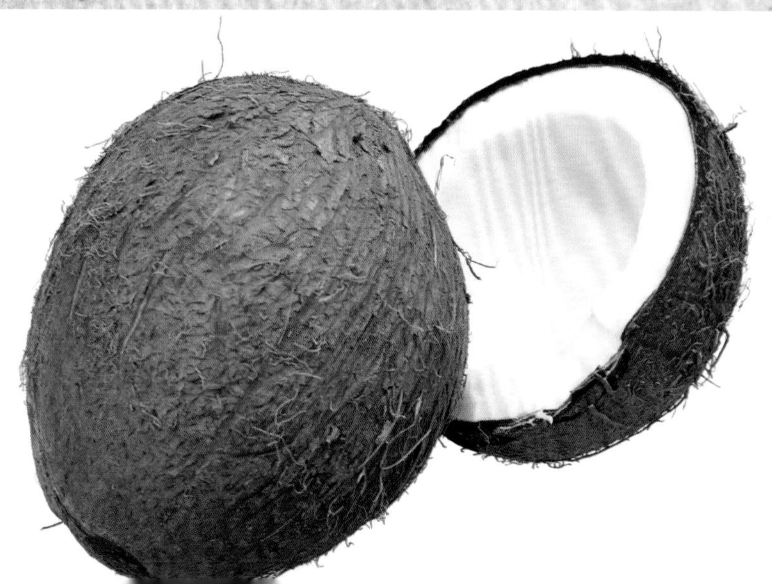

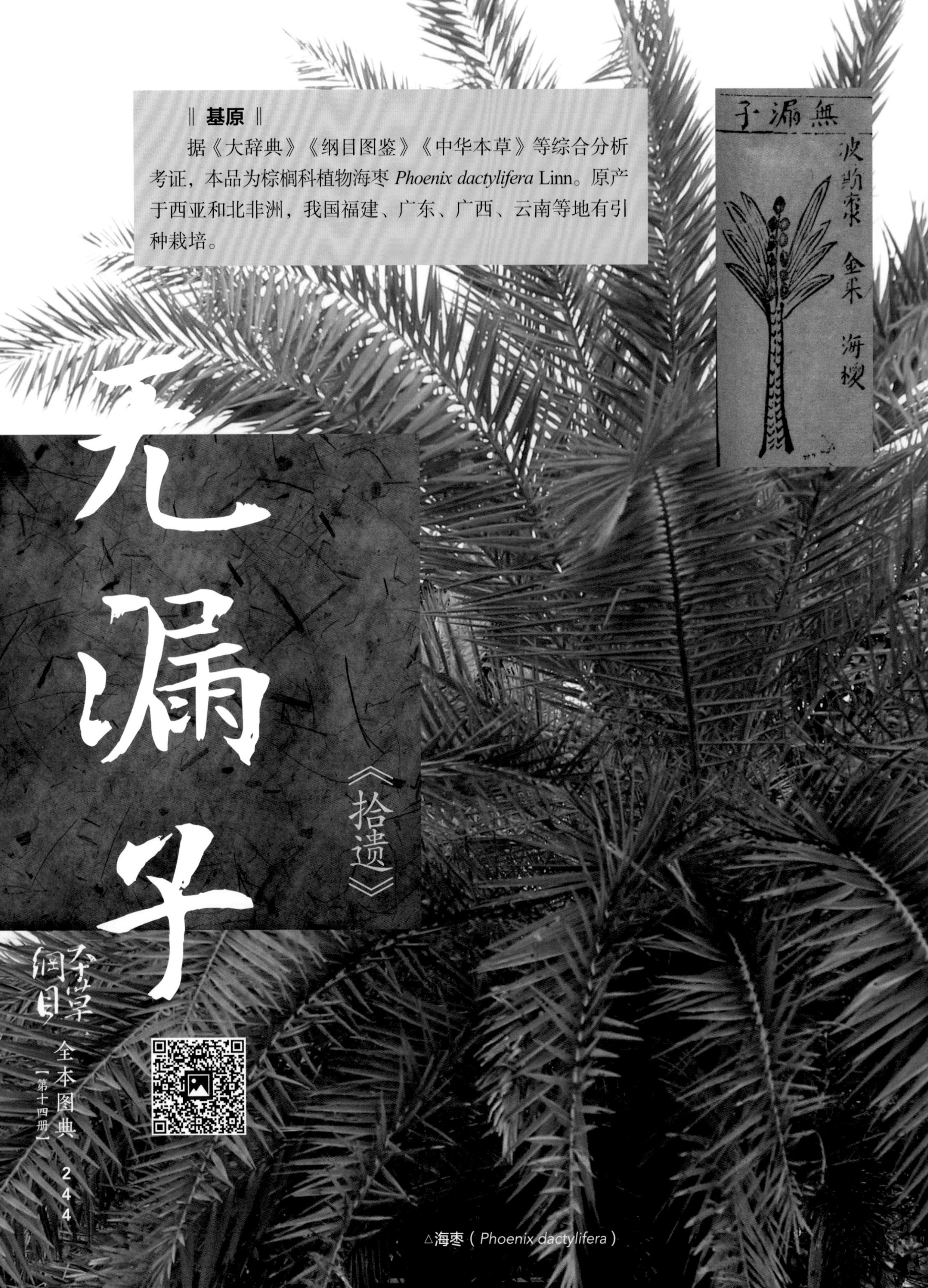

‖ **基原** ‖

据《大辞典》《纲目图鉴》《中华本草》等综合分析考证，本品为棕榈科植物海枣 *Phoenix dactylifera* Linn。原产于西亚和北非洲，我国福建、广东、广西、云南等地有引种栽培。

无漏子《拾遗》

△海枣（*Phoenix dactylifera*）

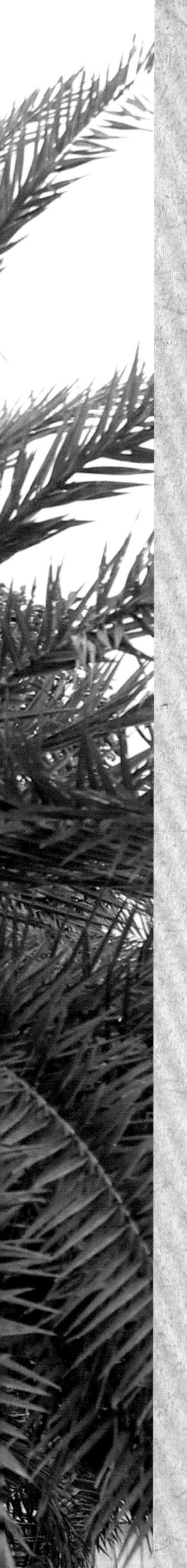

‖ **释名** ‖

千年枣开宝**万岁枣**一统志**海枣**草木状**波斯枣**拾遗**番枣**岭表录异**金果**辍耕录**木名海棕**岭表录异**凤尾蕉。**[时珍曰] 无漏名义未详。千年、万岁，言其树性耐久也。曰海，曰波斯，曰番，言其种自外国来也。金果，贵之也。曰棕，曰蕉，象其干、叶之形也。番人名其木曰窟莽，名其实曰苦鲁麻枣。苦麻、窟莽，皆番音相近也。

‖ **集解** ‖

[藏器曰] 无漏子即波斯枣，生波斯国，状如枣。[珣曰] 树若栗木。其实若橡子，有三角。[颂曰] 按刘恂岭表录异云：广州有一种波斯枣，木无旁枝，直耸三四丈，至巅四向，共生十余枝，叶如棕榈，彼土人呼为海棕木。三五年一着子，每朵约三二十颗，都类北方青枣，但小尔。舶商亦有携本国者至中国，色类沙糖，皮肉软烂，味极甘，似北地天蒸枣，而其核全别，两头不尖，双卷而圆，如小块紫矿，种之不生，盖蒸熟者也。[时珍曰] 千年枣虽有枣名，别是一物，南番诸国皆有之，即杜甫所赋海棕也。按段成式酉阳杂俎云：波斯枣生波斯国，彼人呼为窟莽。树长三四丈，围五六尺。叶似土藤，不凋。二月生花，状如蕉花。有两脚，渐渐开罅，中有十余房。子长二寸，黄白色，状如楝子，有核。六七月熟则子黑，状类干枣，食之味甘如饴也。又陶九成辍耕录云：四川成都有金果树六株，相传汉时物也。高五六十丈，围三四寻，挺直如矢，木无枝柯。顶上有叶如棕榈，皮如龙鳞，叶如凤尾，实如枣而大。每岁仲冬，有司具祭收采，令医工以刀剥去青皮，石灰汤瀹过，入冷熟蜜浸换四次，瓶封进献。不如此法，则生涩不可食。番人名为苦鲁麻枣，盖凤尾蕉也。一名万岁枣，泉州有万年枣，即此物也。又嵇含草木状云：海枣大如杯碗，以比安期海上如瓜之枣，似未得其详也。巴旦杏亦名忽鹿麻，另是一物也。

实

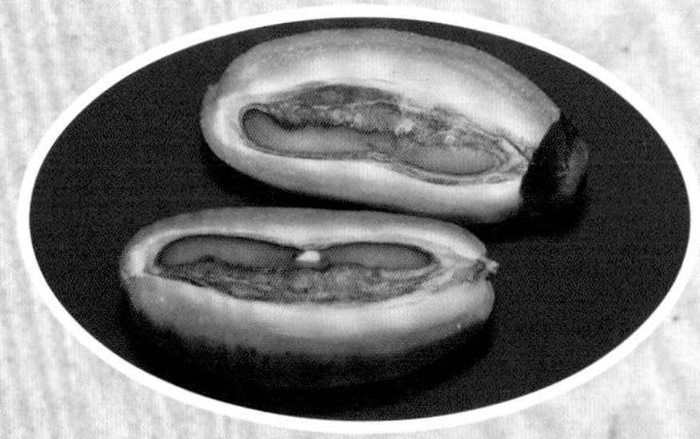

‖ **气味** ‖

甘，温，无毒。

‖ **主治** ‖

补中益气，除痰嗽，补虚损，好颜色，令人肥健。藏器。**消食止咳，治虚羸，悦人。久服无损。**李珣。

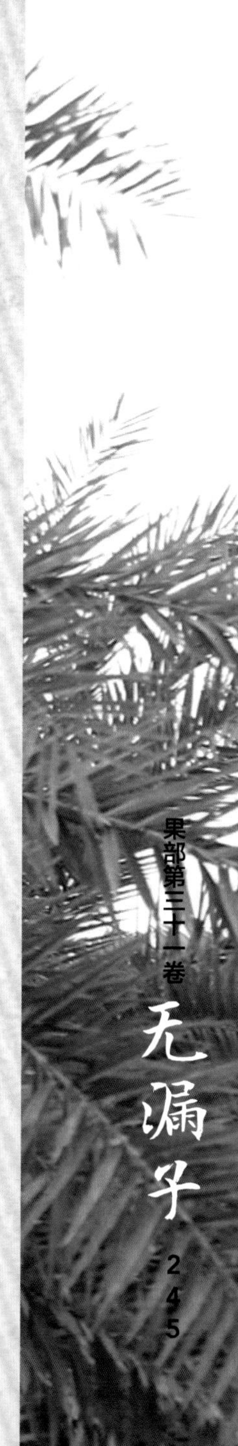

桄榔子

宋《开宝》

‖ **基原** ‖

据《大辞典》《纲目彩图》《中华本草》等综合分析考证，本品为棕榈科植物桄榔 *Arenga pinnata* (Wurmb.) Merr.。分布于广东、广西、云南等地。

桄榔子

董棕

△桄榔（*Arenga pinnata*）

校正：自木部移入此。

‖ **释名** ‖

木名姑榔木临海异物志**面木**伽蓝记**董棕**杨慎卮言**铁木。**[时珍曰] 其木似槟榔而光利，故名桄榔。姑榔，其音讹也。面言其粉也，铁言其坚也。

‖ **集解** ‖

[颂曰] 桄榔木，岭南二广州郡皆有之，人家亦植之庭院间。其木似栟榈而坚硬，斫其内取面，大者至数石，食之不饥。其皮至柔，坚韧可以作绠。其子作穗生木端，不拘时月采之。按刘恂岭表录异云：桄榔木枝叶并蕃茂，与槟榔小异。然叶下有须如粗马尾，广人采之以织巾子；得咸水浸，即粗胀而韧，彼人以缚海舶，不用钉线。木性如竹，紫黑色，有文理而坚，工人解之，以制博弈局。其树皮中有屑如面，可作饼食。[藏器曰] 按临海异物志云：姑榔木生牂牁山谷。外皮有毛如棕榈而散生。其木刚利如铁，可作钐锄，中湿更利，惟中焦则易败尔，物之相伏如此。皮中有白粉，似稻米粉及麦面，可作饼饵食，名桄榔面。彼土少谷，常以牛酪食之。[时珍曰] 桄榔，二广、交、蜀皆有之。按郭义恭广志云：木大者四五围，高五六丈，拱直无旁枝。巅顶生叶数十，破似棕叶，其木肌坚，斫入数寸，得粉赤黄色，可食。又顾玠海槎录云：桄榔木身直如杉，又如棕榈、椰子、槟榔、波斯枣、古散诸树而稍异，有节似大竹。树杪挺出数枝，开花成穗，绿色。结子如青珠，每条不下百颗，一树近百余条，团团悬挂若伞，极可爱。其木最重，色类花梨而多纹，番舶用代铁枪，锋芒甚利。古散亦木名，可为杖，又名虎散。

子

‖ **气味** ‖

苦，平，无毒。

‖ **主治** ‖

破宿血。开宝。

面

‖ **气味** ‖

甘，平，无毒。

‖ **主治** ‖

作饼炙食腴美，令人不饥，补益虚羸损乏，腰脚无力。久服轻身辟谷。李珣。

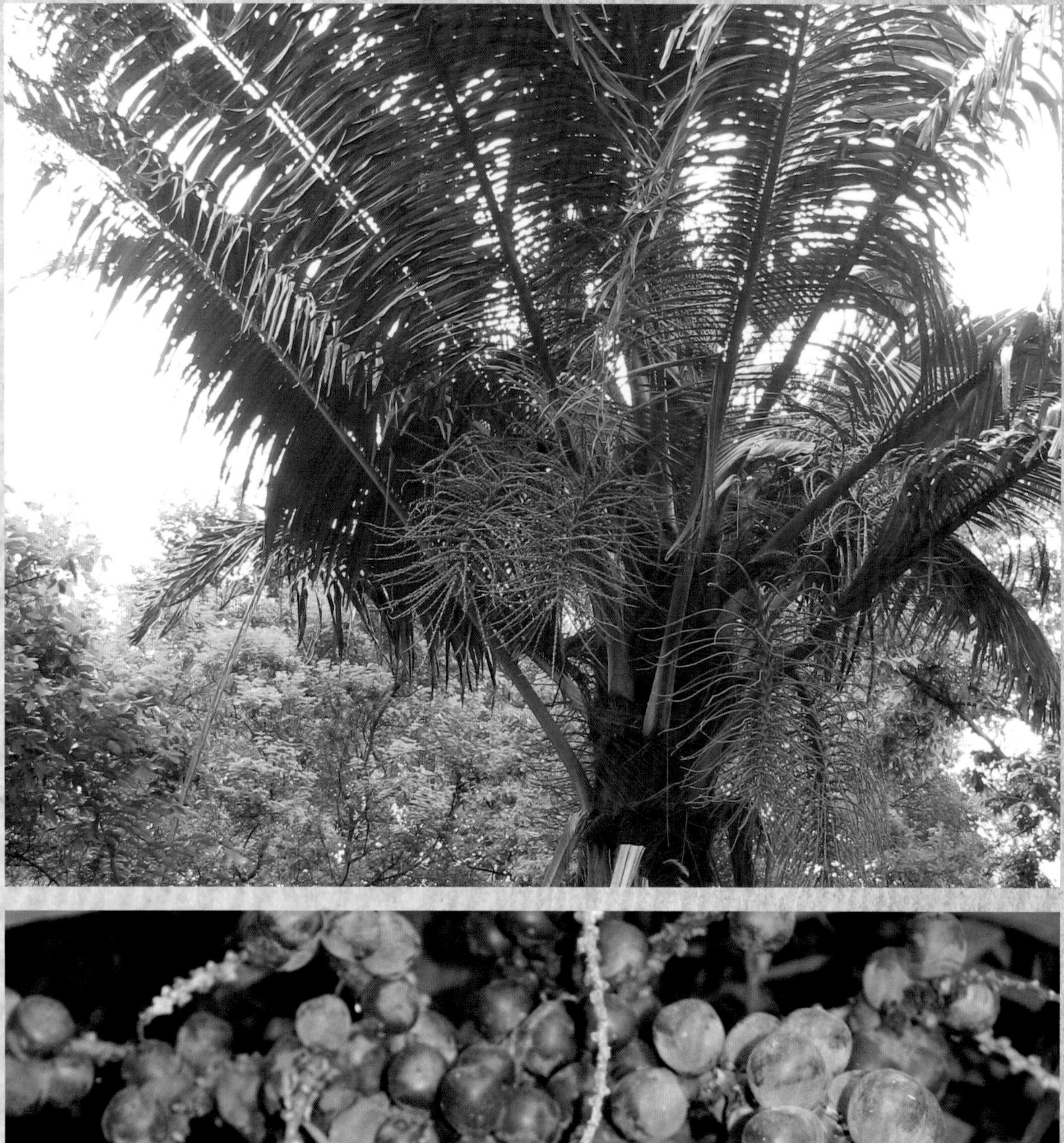

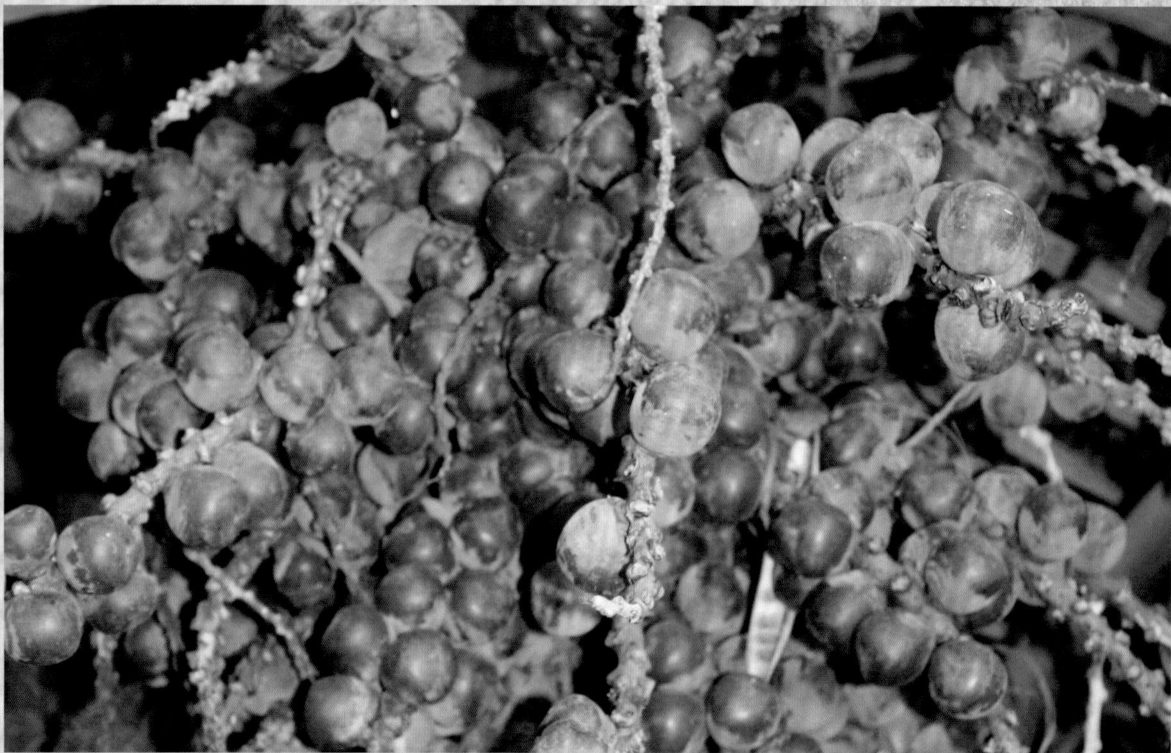

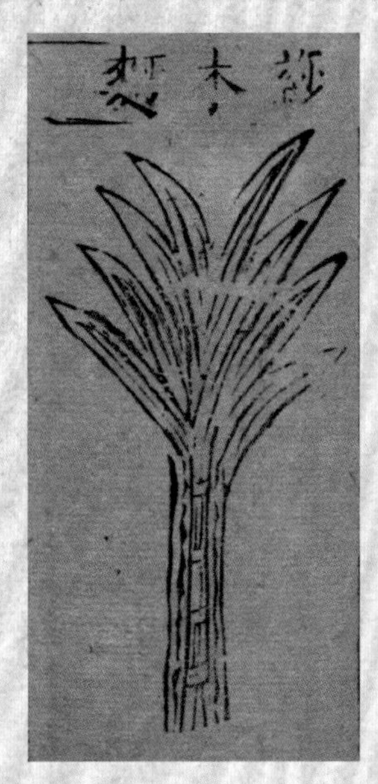

‖ **基原** ‖

据《大辞典》《纲目彩图》《纲目图鉴》等综合分析考证，本品为棕榈科植物西谷椰子 *Metroxylon sagu* Rottb.。分布于广东、广西、海南等地。

校正：自木部移入此。

‖ **释名** ‖

穰木音襄。[时珍曰] 莎字韵书不载，惟孙愐唐韵莎字注云：树似桄榔。则莎字当作莎衣之莎。其叶离披如莎衣之状，故谓之莎也。张勃吴录·地理志言，交趾穰木，皮中有白粉如米屑，干之捣末，以水淋过似面，可作饼食者，即此木也。后人讹穰为莎，音相近尔。杨慎卮言乃谓穰木即桄榔，误矣。按左思吴都赋云：面有桄榔。又曰：文、穰、桢、橿。既是一物，不应两用矣。

‖ **集解** ‖

[珣曰] 按蜀记云：莎木生南中八郡。树高十许丈，阔四五围。峰头生叶，两边行列如飞鸟翼。皮中有白面石许，捣筛作饼，或磨屑作饭食之，彼人呼为莎面，轻滑美好，胜于桄榔面也。[藏器曰] 莎木生岭南山谷。大者木皮内出面数斛，色黄白。[时珍曰] 按刘欣期交州记云：都勾树似棕榈，木中出屑如桄榔面，可作饼饵。恐即此穰木也。

莎面

‖ **气味** ‖

甘，平、温，无毒。

‖ **主治** ‖

补益虚冷，消食。李珣。温补。久食不饥，长生。藏器。

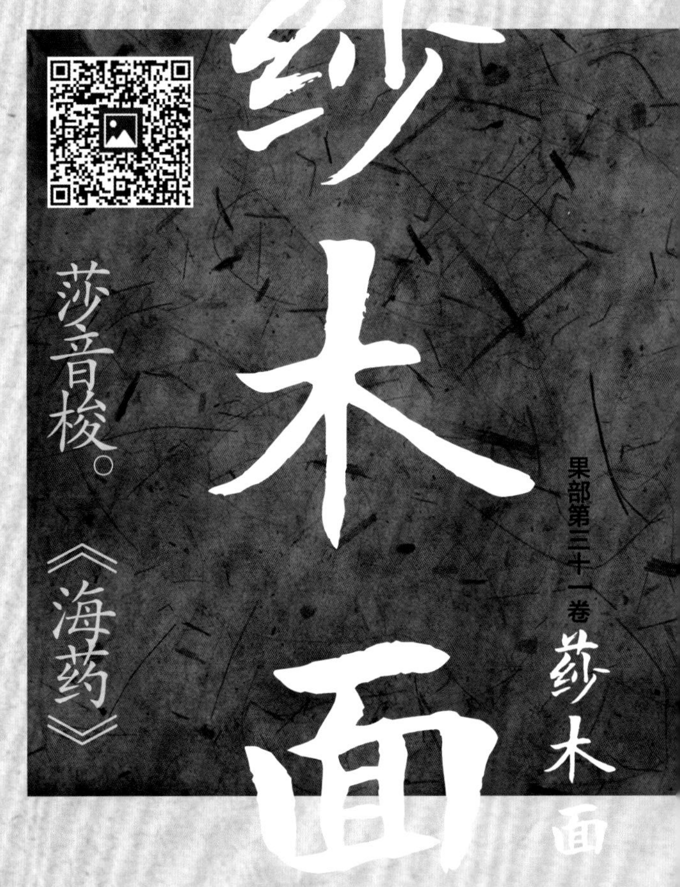

波罗蜜《纲目》

‖ **基原** ‖

据《纲目图鉴》《纲目彩图》《大辞典》《中华本草》等综合分析考证，本品为桑科植物木波罗 *Artocarpus heterophyllus* Lam.。分布于广东、广西、云南、台湾等地。

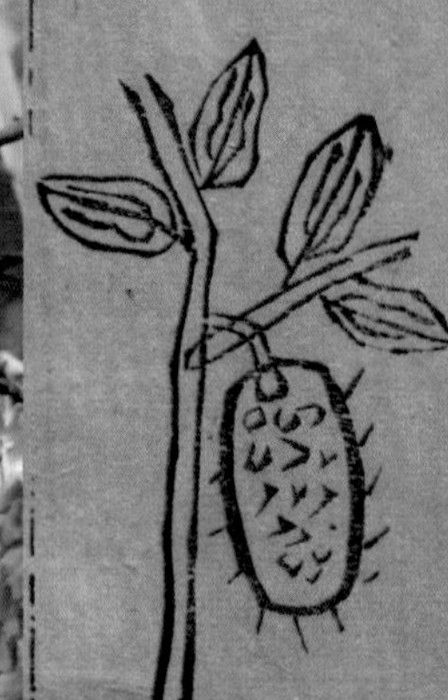

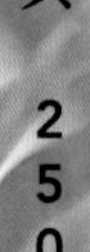

△木波罗（*Artocarpus heterophyllus*）

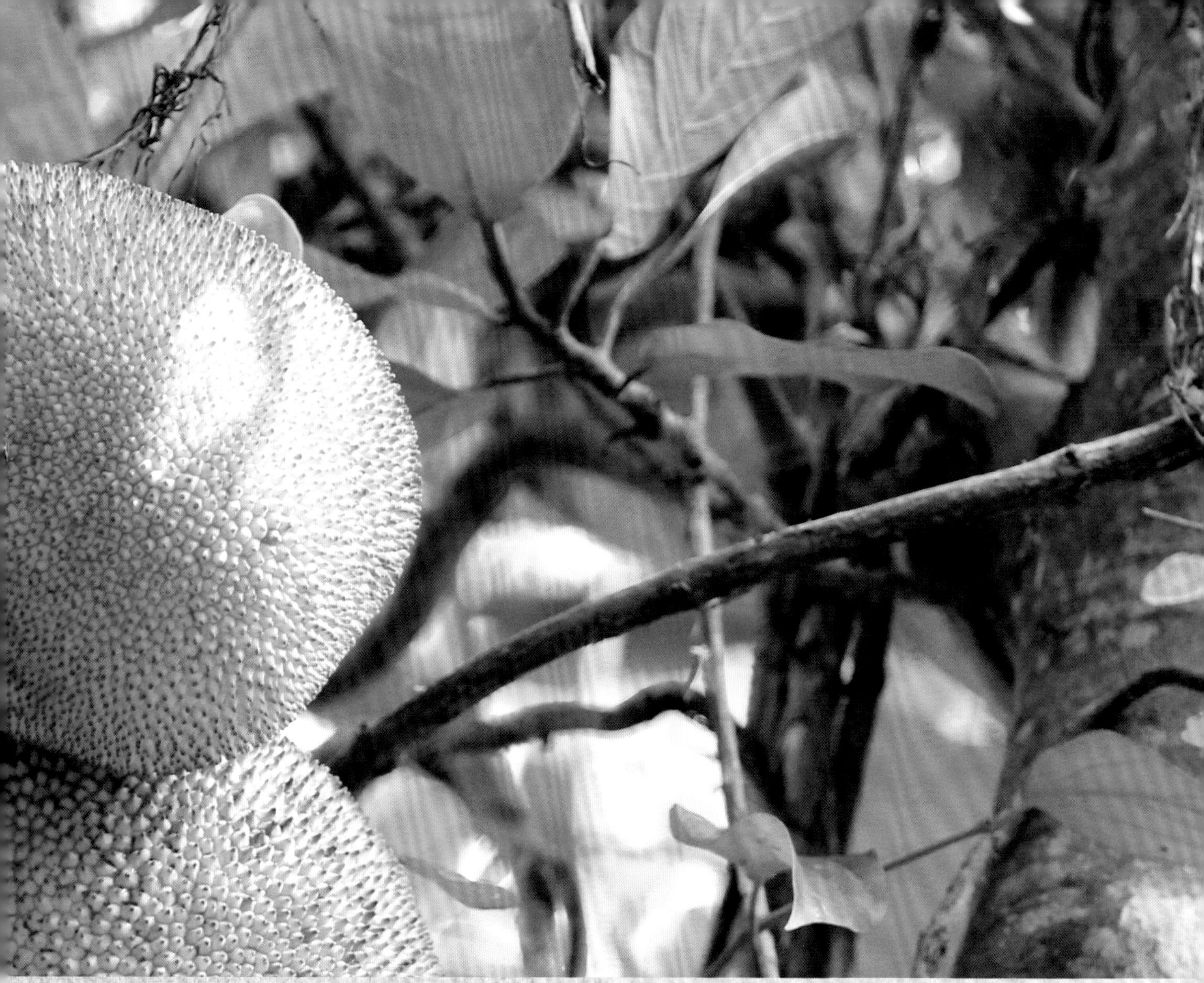

‖ **释名** ‖

曩伽结。[时珍曰] 波罗蜜，梵语也。因此果味甘，故借名之。安南人名曩伽结，波斯人名婆那娑，佛林人名阿萨𤦲，皆一物也。

‖ **集解** ‖

[时珍曰] 波罗蜜生交趾、南邦诸国，今岭南、滇南亦有之。树高五六丈，树类冬青而黑润倍之。叶极光净，冬夏不凋。树至斗大方结实，不花而实，出于枝间，多者十数枚，少者五六枚，大如冬瓜，外有厚皮裹之，若栗球，上有软刺礧砢。五六月熟时，颗重五六斤，剥去外皮壳，内肉层叠如橘囊，食之味至甜美如蜜，香气满室。一实凡数百核，核大如枣。其中仁如栗黄，煮炒食之甚佳。果中之大者，惟此与椰子而已。

瓤

‖ **气味** ‖

甘、香、微酸，平，无毒。

‖ **主治** ‖

止渴解烦，醒酒益气，令人悦泽。时珍。

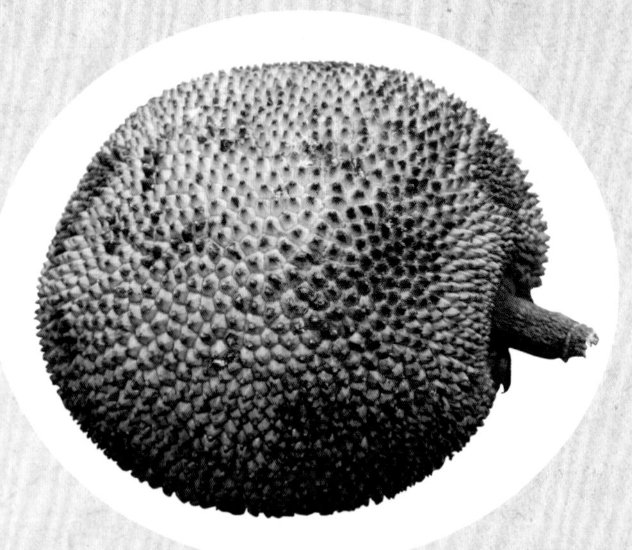

核中仁

‖ **气味** ‖

同瓤。

‖ **主治** ‖

补中益气，令人不饥轻健。时珍。

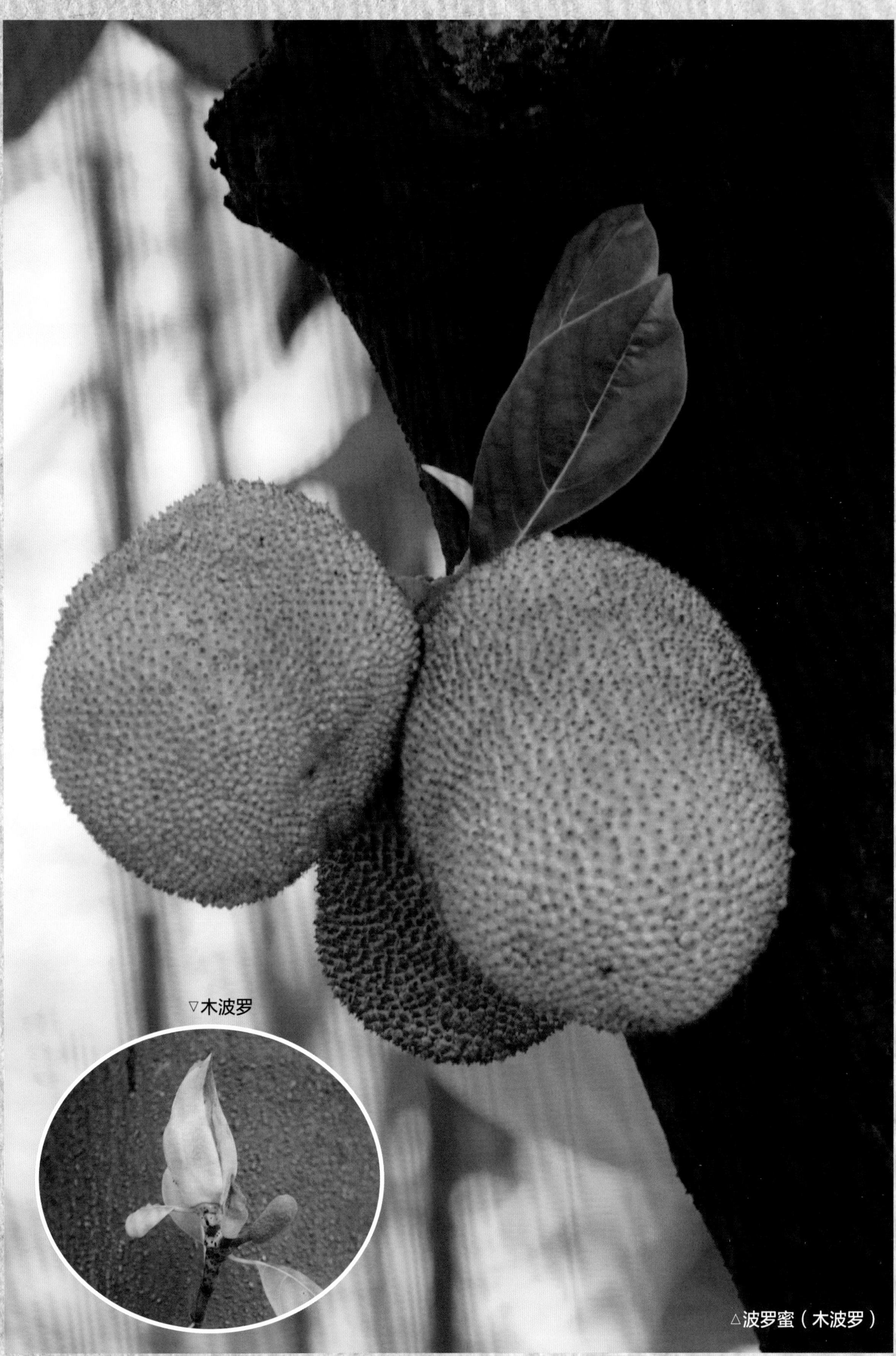

▽木波罗

△波罗蜜（木波罗）

‖ **基原** ‖

据《汇编》《纲目彩图》《大辞典》《中华本草》等综合分析考证，本品为桑科植物无花果 *Ficus carica* Linn.。我国南方各地有栽培。

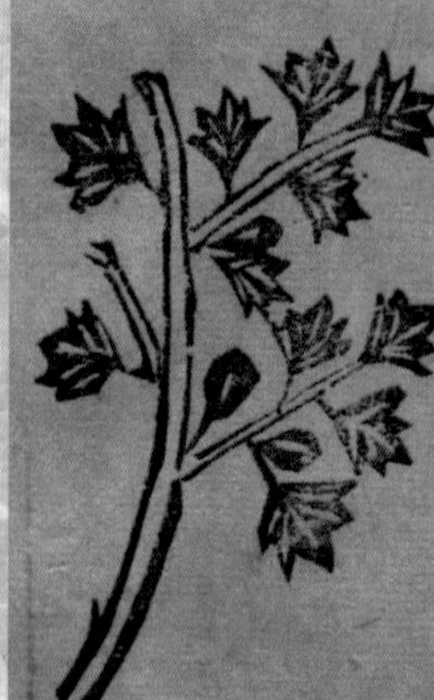

无花果

《食物》

△无花果（*Ficus carica*）

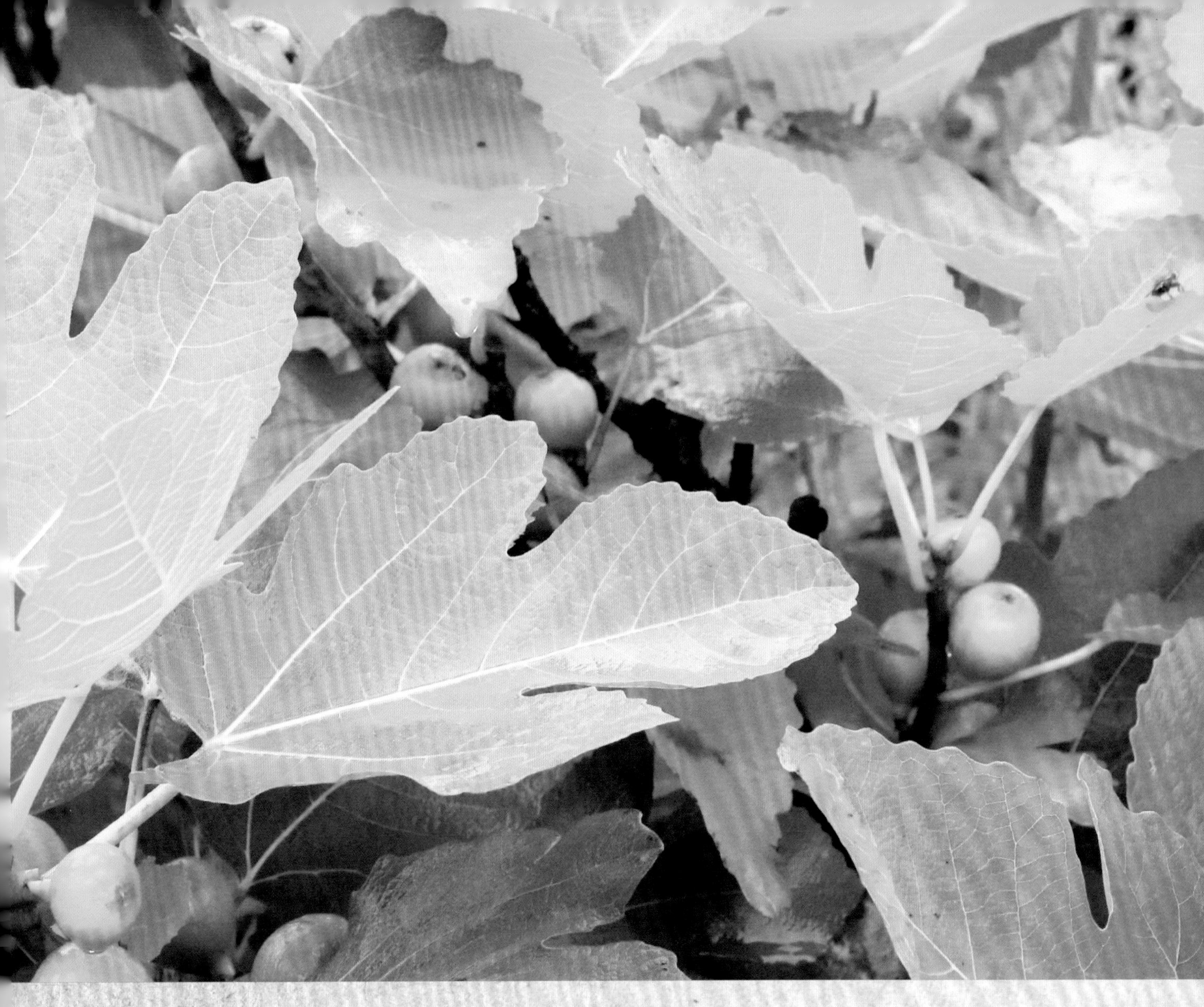

‖**释名**‖

映日果便民图纂**优昙钵**广州志**阿驵**音楚。[时珍曰] 无花果凡数种，此乃映日果也。即广中所谓优昙钵，及波斯所谓阿驵也。

‖**集解**‖

[时珍曰] 无花果出扬州及云南，今吴、楚、闽、越人家，亦或折枝插成。枝柯如枇杷树，三月发叶如花构叶。五月内不花而实，实出枝间，状如木馒头，其内虚软。采以盐渍，压实令扁，日干充果实。熟则紫色，软烂甘味如柿而无核也。按方舆志云：广西优昙钵不花而实，状如枇杷。又段成式酉阳杂俎云：阿驵出波斯，拂林人呼为底珍树。长丈余，枝叶繁茂，有丫如蓖麻，无花而实，色赤类椑柿，一月而熟，味亦如柿。二书所说，皆即此果也。又有文光果、天仙果、古度子，皆无花之果，并附于下。

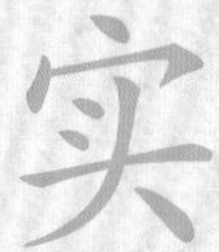

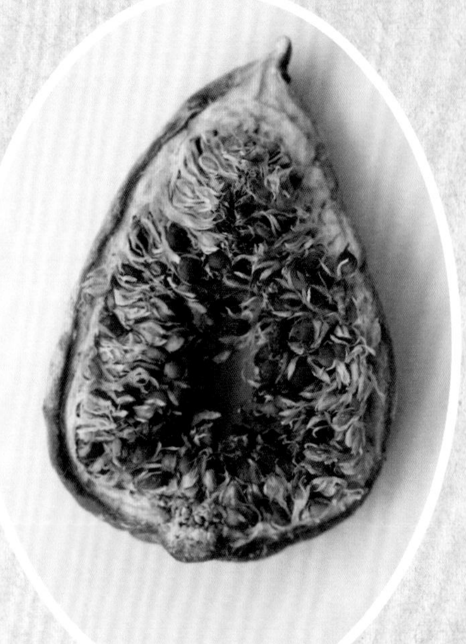

‖**气味**‖

甘，平，无毒。

‖**主治**‖

开胃，止泄痢。汪颖。**治五痔，咽喉痛。**时珍。

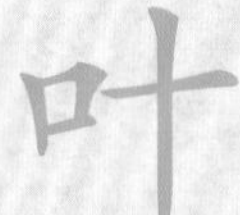

‖**气味**‖

甘、微辛，平，有小毒。

‖**主治**‖

五痔肿痛，煎汤频熏洗之，取效。震亨。

‖**附录**‖

文光果　出景州。形如无花果，肉味如栗，五月成熟。

天仙果　出四川。树高八九尺，叶似荔枝而小，无花而实，子如樱桃，累累缀枝间，六七月熟，其味至甘。宋祁方物赞云：有子孙枝，不花而实。薄言采之，味埒蜂蜜。

古度子　出交广诸州。树叶如栗，不花而实，枝柯间生子，大如石榴及楂子而色赤，味醋，煮以为粽食之。若数日不煮，则化作飞蚁，穿皮飞去也。

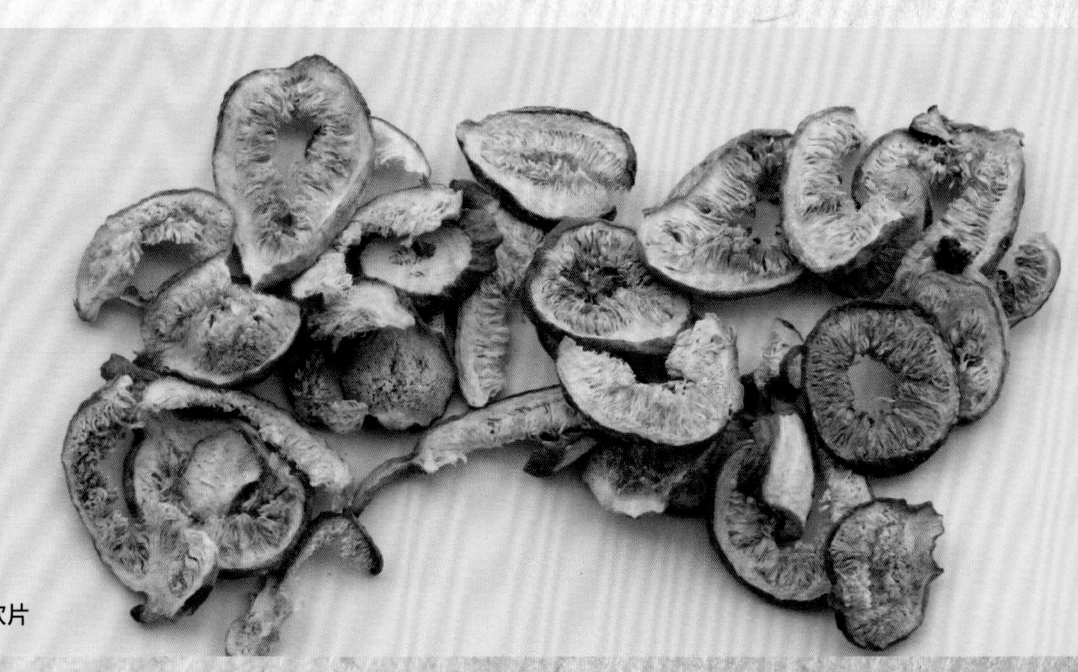

△无花果饮片

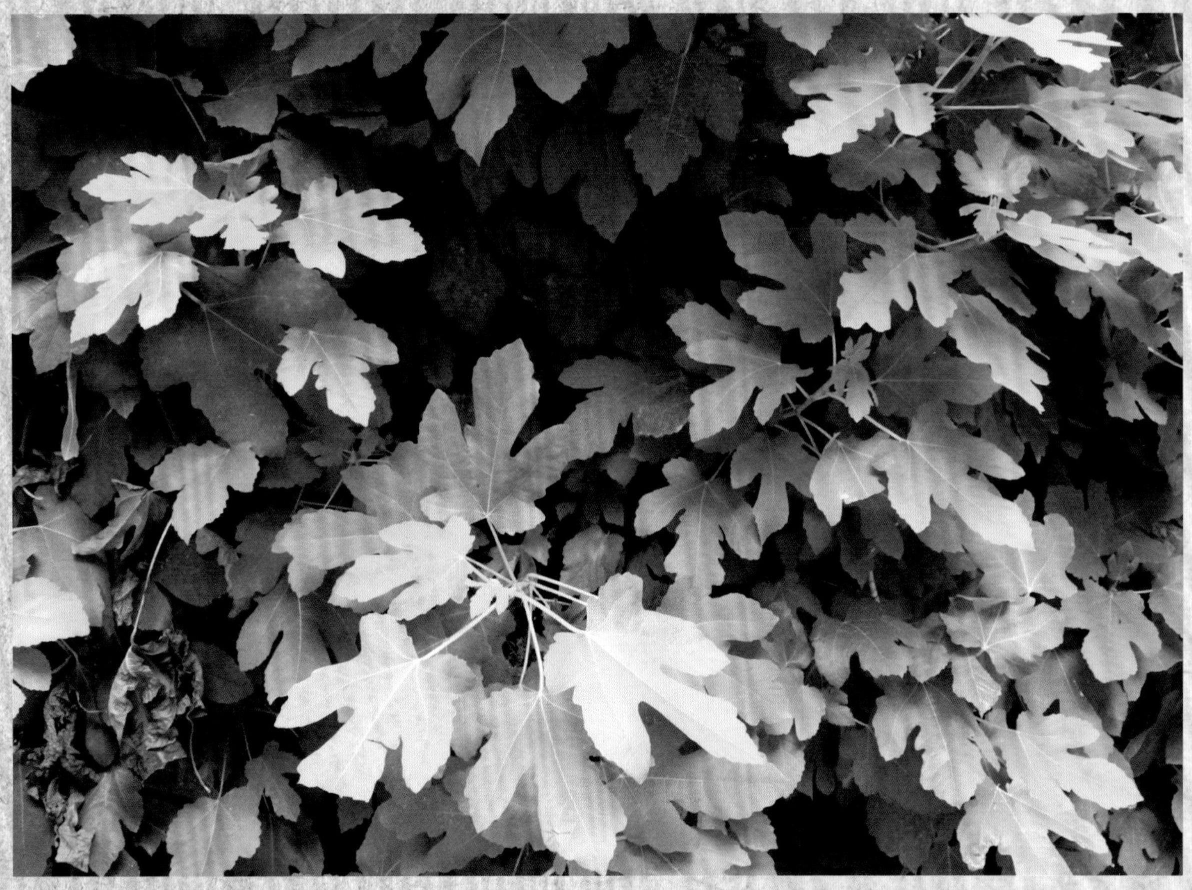

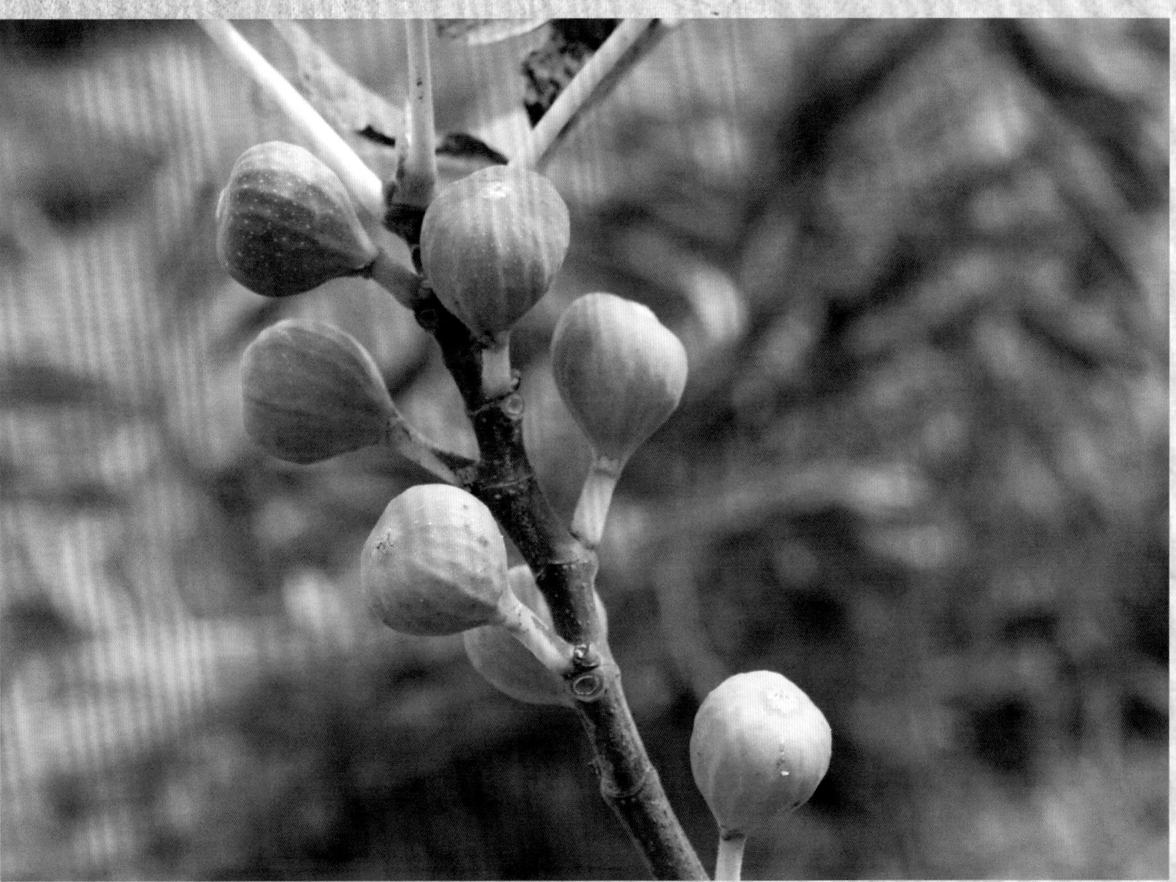

‖ **基原** ‖

据《纲目图鉴》《植物志》等综合分析考证，本品为豆科植物腊肠树 *Cassia fistula* Linn.。分布于我国南方各地。

阿勃勒《拾遗》

校正：自木部移入此。

‖ **释名** ‖

婆罗门皂荚拾遗**波斯皂荚**【时珍曰】婆罗门，西域国名；波斯，西南国名也。

‖ **集解** ‖

【藏器曰】阿勃勒生拂林国，状似皂荚而圆长，味甘好吃。【时珍曰】此即波斯皂荚也。按段成式酉阳杂俎云：波斯皂荚，彼人呼为忽野檐，拂林人呼为阿梨。树长三四丈，围四五尺。叶似枸橼而短小，经寒不凋。不花而实，荚长二尺，中有隔。隔内各有一子，大如指头，赤色至坚硬，中黑如墨，味甘如饴可食，亦入药也。

子

‖ **气味** ‖

苦，大寒，无毒。

‖ **主治** ‖

心膈间热风，心黄，骨蒸寒热，杀三虫。藏器。**炙黄入药，治热病，下痰，通经络，疗小儿疳气。**李珣。

‖ **附录** ‖

罗望子【时珍曰】按桂海志云：出广西。壳长数寸，如肥皂及刀豆，色正丹，内有二三子，煨食甘美。

△腊肠树（*Cassia fistula*）

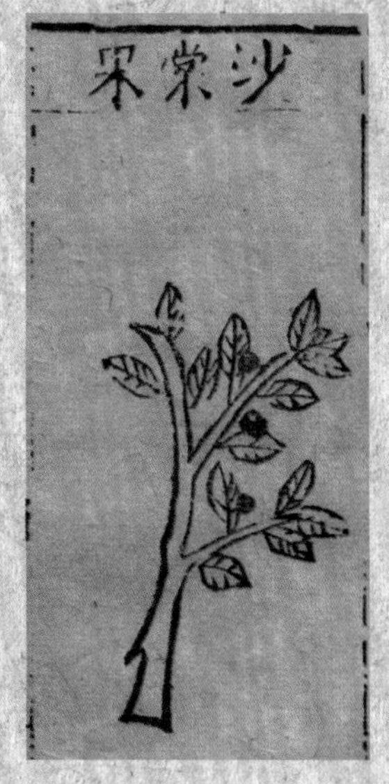

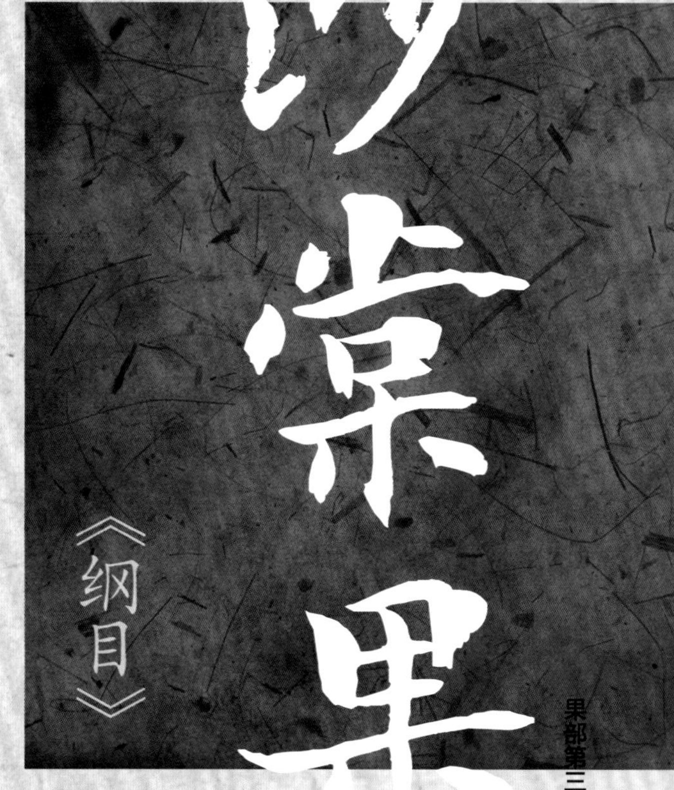

沙棠果

《纲目》

‖**集解**‖

[时珍曰] 按吕氏春秋云：果之美者，沙棠之实。今岭外宁乡、泷水、罗浮山中皆有之。木状如棠，黄花赤实，其味如李而无核。

实

‖**气味**‖

甘，平，无毒。

‖**主治**‖

食之，却水病。时珍。山海经。

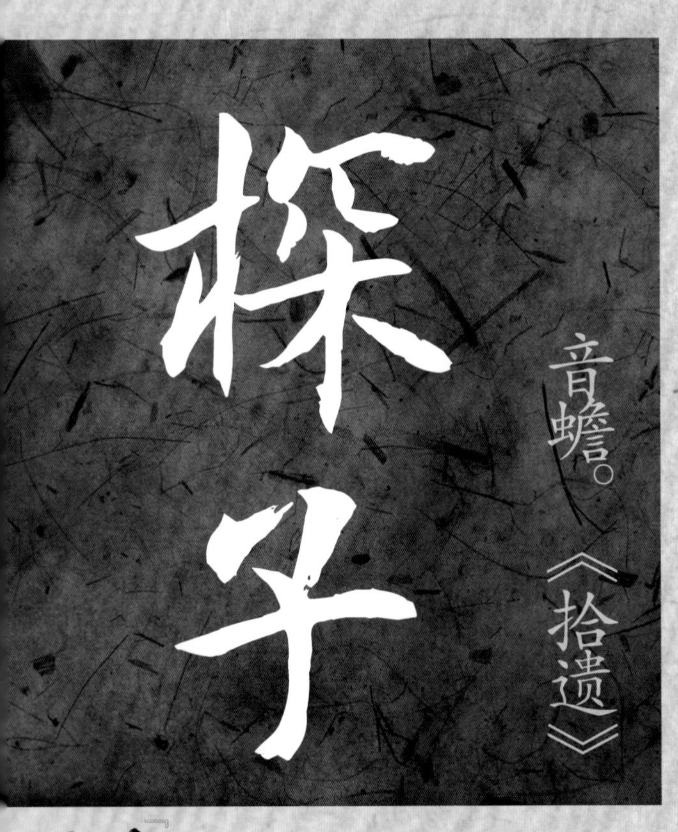

‖**集解**‖

[藏器曰] 槎子似梨，生江南，左思吴都赋"槎、留御霜"是也。[时珍曰] 槎、留，二果名。按薛莹荆阳异物志云：槎子树，南越、丹阳诸郡山中皆有之。其实如梨，冬熟味酢。刘子树生交广、武平、兴古诸郡山中。三月着花，结实如梨，七八月熟，色黄，味甘、酢，而核甚坚。

实

‖**气味**‖

甘，涩，平，无毒。

‖**主治**‖

生食之，止水痢。熟和蜜食之，去嗽。藏器。

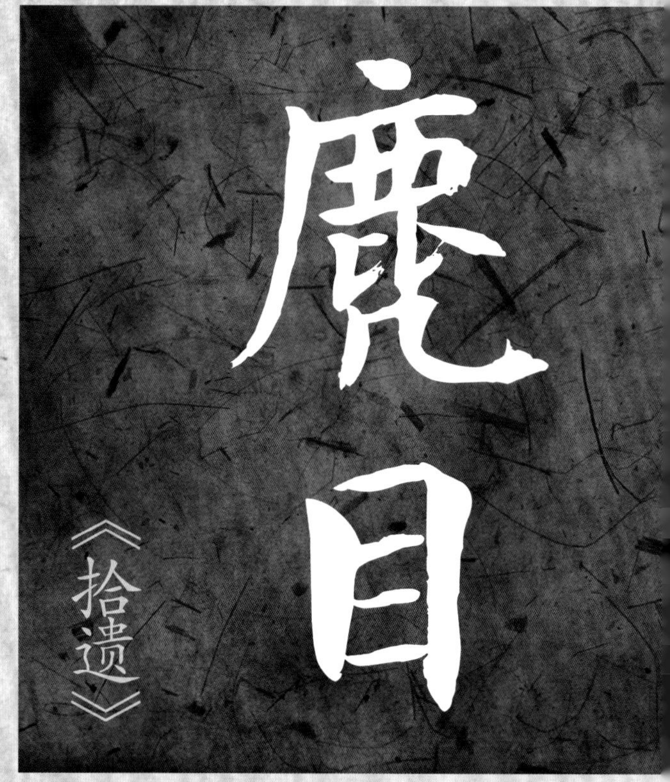

校正：自木部移入此。

‖**释名**‖

鬼目。[藏器曰] 此出岭南，状如鹿目，故名。陶氏注豆蔻引鹿目小冷，即此也。后人讹为鬼目。

‖**集解**‖

[时珍曰] 鬼目有草木三种：此乃木生者，其草鬼目别见草部白英下，又羊蹄菜亦名鬼目，并物异名同。按刘欣期交州记云：鬼目出交趾、九真、武平、兴古诸处。树高大似棠梨，叶似楮而皮白，二月生花，仍连着子，大者如木瓜，小者如梅李，而小斜不周正。七八月熟，色黄味酸，以蜜浸食之佳。

‖**气味**‖

酸、甘，小冷，无毒。多食，发冷痰。藏器。

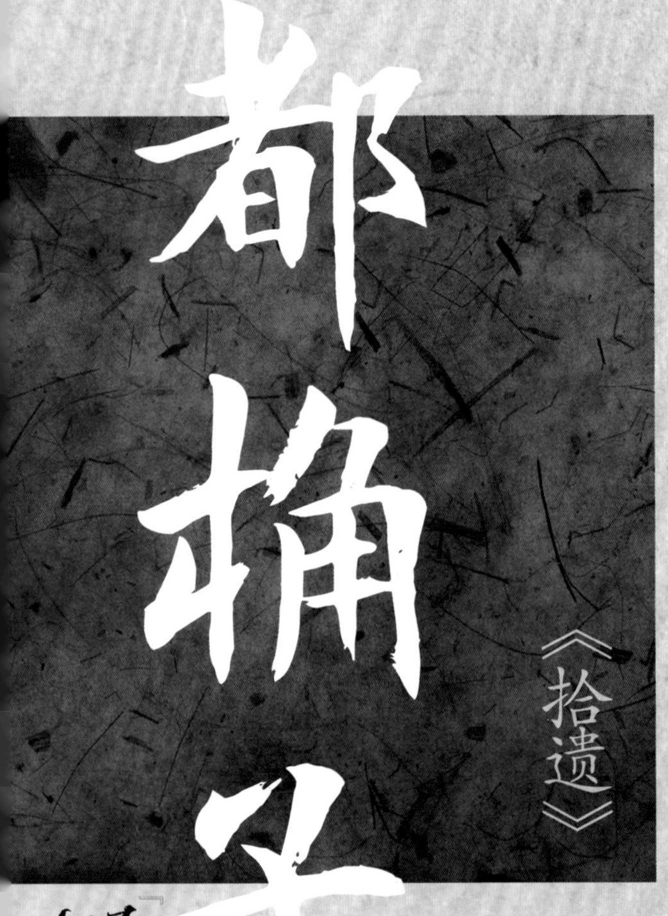

‖**释名**‖

枸子。[时珍曰] 桷音角。太平御览作桶子，音同，上声。盖传写之讹也。亦与楮构之构，名同实异。陈祈畅异物志赞云：枸子之树，枝叶四布。名同种异，实味甜酢。果而无核，里面如素。析酒止酲，更为遗赂。

‖**集解**‖

[珣曰] 按徐表南州记云：都桷子生广南山谷。树高丈余，二月开花，连着实，大如鸡卵，七月熟。[时珍曰] 按魏王花木志云：都桷树出九真、交趾，野生。二三月开花，赤色。子似木瓜，八九月熟，里民取食之，味酢，以盐、酸沤食，或蜜藏皆可。一云状如青梅。

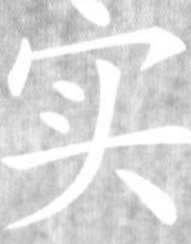

‖**气味**‖

酸，涩，平，无毒。

‖**主治**‖

久食，益气止泄。藏器。**安神温肠，治痔。久服无损。**李珣。**解酒，止烦渴。**时珍。

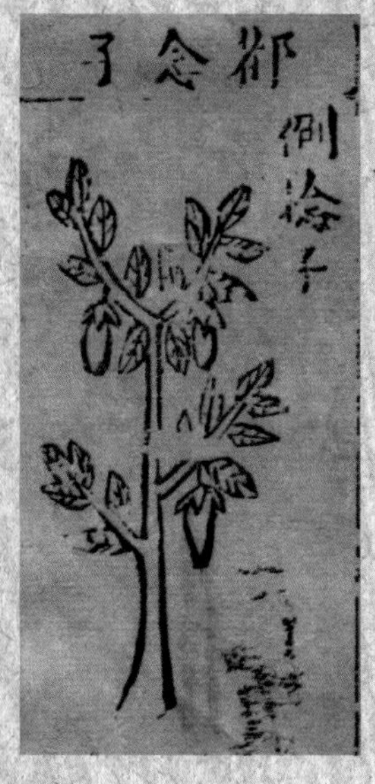

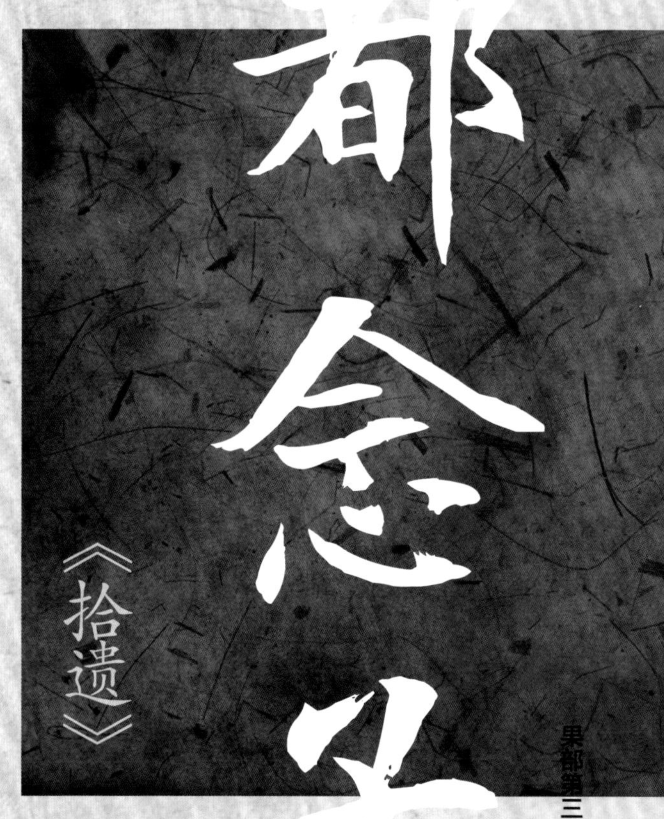

‖**释名**‖

倒捻子详下文。

‖**集解**‖

[藏器曰] 杜宝拾遗录云：都念子生岭南。隋炀帝时进百株，植于西苑。树高丈余，叶如白杨，枝柯长细。花心金色，花赤如蜀葵而大。子如小枣，蜜渍食之，甘美益人。[时珍曰] 按刘恂岭表录异云：倒捻子窠丛不大，叶如苦李。花似蜀葵，小而深紫，南中妇女多用染色。子如软柿，外紫内赤，无核，头上有四叶如柿蒂。食之必捻其蒂，故谓之倒捻子，讹而为都念子也。味甚甘软。

‖**主治**‖

痰嗽哕气。藏器。**暖腹脏，益肌肉。**时珍。岭表录异。

都咸子

《拾遗》

‖ **基原** ‖

据《大辞典》《纲目图鉴》《中华本草》等综合分析考证，本品为漆树科植物鸡腰果 *Anacardium occidentale* Linn.。我国福建、台湾、海南、广西、云南等地有引种。

△鸡腰果（*Anacardium occidentale*）

校正：自木部移入此。

‖ **集解** ‖

[藏器曰] 都咸子生广南山谷。按徐表南州记云：其树如李，子大如指。取子及皮、叶曝干，作饮极香美也。[时珍曰] 按嵇含南方草木状云：都咸树出日南。三月生花，仍连着实，大如指，长三寸，七八月熟，其色正黑。

子及皮、叶

‖ **气味** ‖

甘，平，无毒。

‖ **主治** ‖

火干作饮，止渴润肺，去烦除痰。藏器。**去伤寒清涕，咳逆上气，宜煎服之。**李珣。

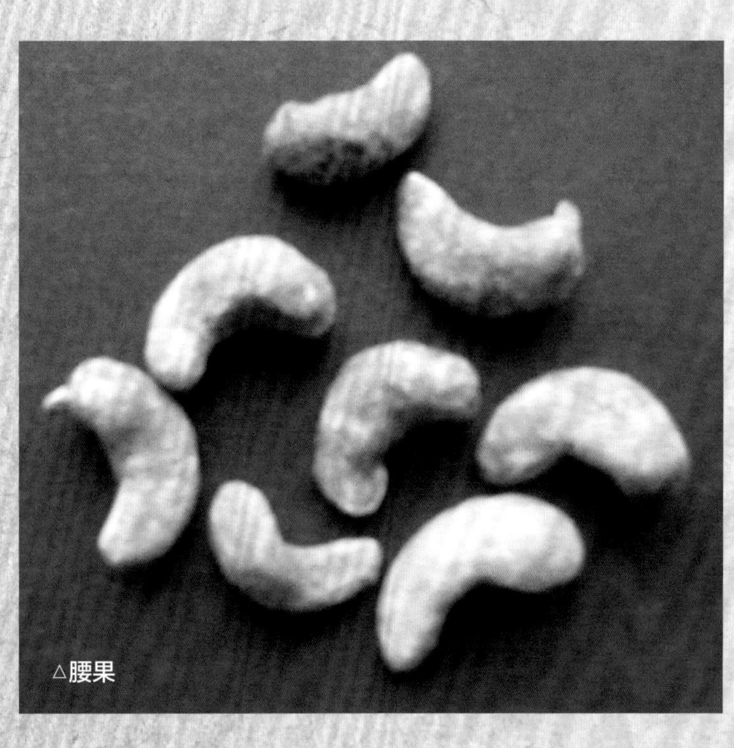

△腰果

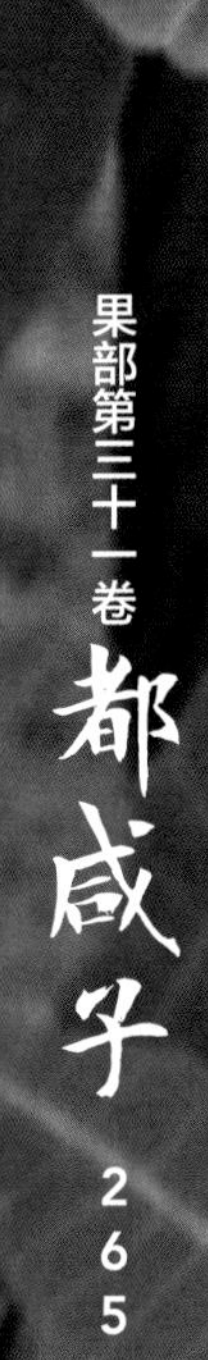

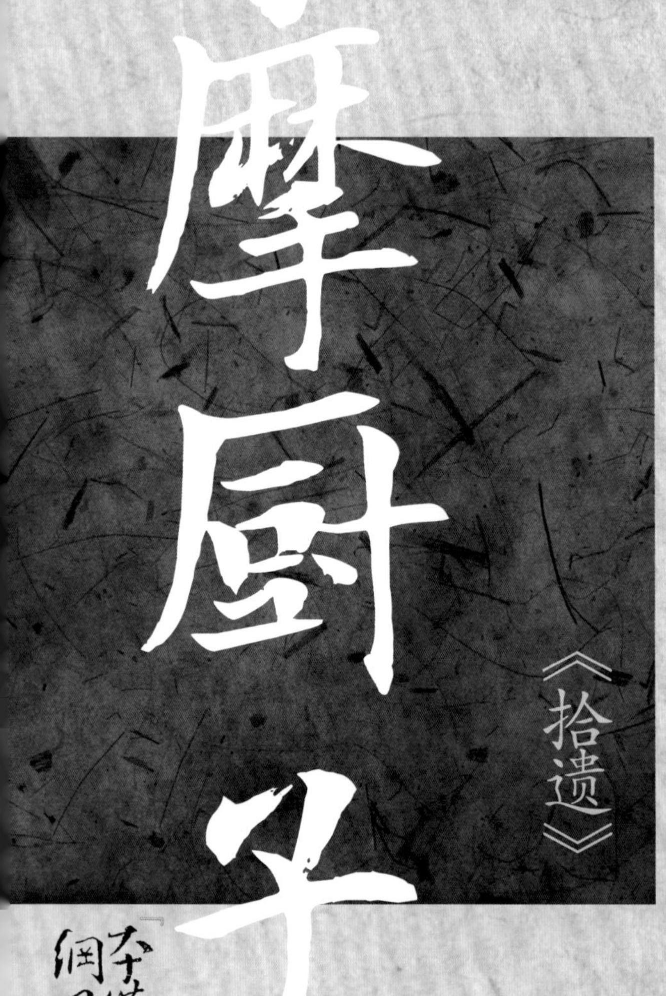

摩厨子

《拾遗》

‖ 集解 ‖

[藏器曰] 摩厨子生西域及南海并斯调国。子如瓜，可为茹。其汁香美，如中国用油。陈祈畅异物志赞云：木有摩厨，生自斯调。厥汁肥润，其泽如膏。馨香馥郁，可以煎熬。彼州之人，以为嘉肴。[珣曰] 摩厨二月开花，四五月结实，如瓜状。[时珍曰] 又有齐墩果、德庆果，亦其类也。今附于下。

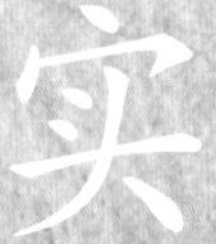

实

‖ 气味 ‖

甘，香，平，无毒。

‖ 主治 ‖

益气，润五脏。久服令人肥健。藏器。**安神养血生肌，久服轻健。**李珣。

‖ 附录 ‖

齐墩果 酉阳杂俎云：齐墩树生波斯及拂林国。高二三丈，皮青白，花似柚极香。子似杨桃，五月熟，西域人压为油以煎饼果，如中国之用巨胜也。

德庆果 一统志云：广之德庆州出之。其树冬荣，子大如杯，炙而食之，味如猪肉也。

‖ **基原** ‖

据《纲目图鉴》《植物志》等综合分析考证，本品为无患子科植物韶子 *Nephelium chryseum* Bl.。分布于广东、广西、云南等地。

‖ **集解** ‖

[藏器曰] 韶子生岭南。按裴渊广州志云：韶叶如栗，赤色。子大如栗，有棘刺。破其皮，内有肉如猪肪，着核不离，味甘酢，核如荔枝。[时珍曰] 按范成大虞衡志云：广南有韶子，夏熟，色红，肉如荔枝。又有藤韶子，秋熟，大如凫卵柿也。

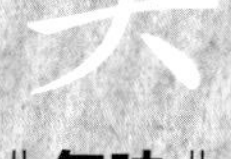

‖ **气味** ‖

甘，温，无毒。

‖ **主治** ‖

暴痢，心腹冷气。藏器。

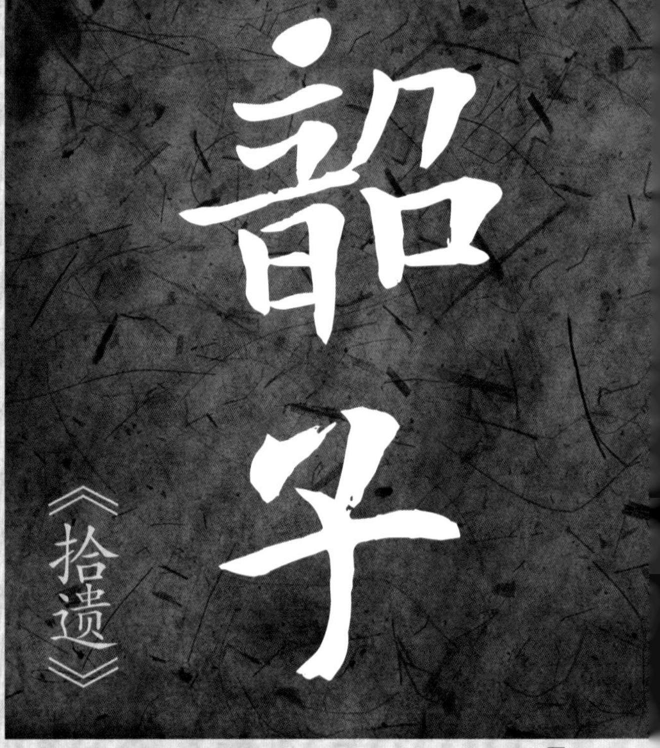

‖ **基原** ‖

据《纲目图鉴》《汇编》《大辞典》《中华本草》等综合分析考证，本品为白花菜科植物马槟榔 *Capparis masaikaii* Levl.。分布于广西、贵州、云南等地。《药典》四部收载马槟榔药材为白花菜科植物马槟榔的干燥种子。

馬檳榔

马槟榔

《会编》

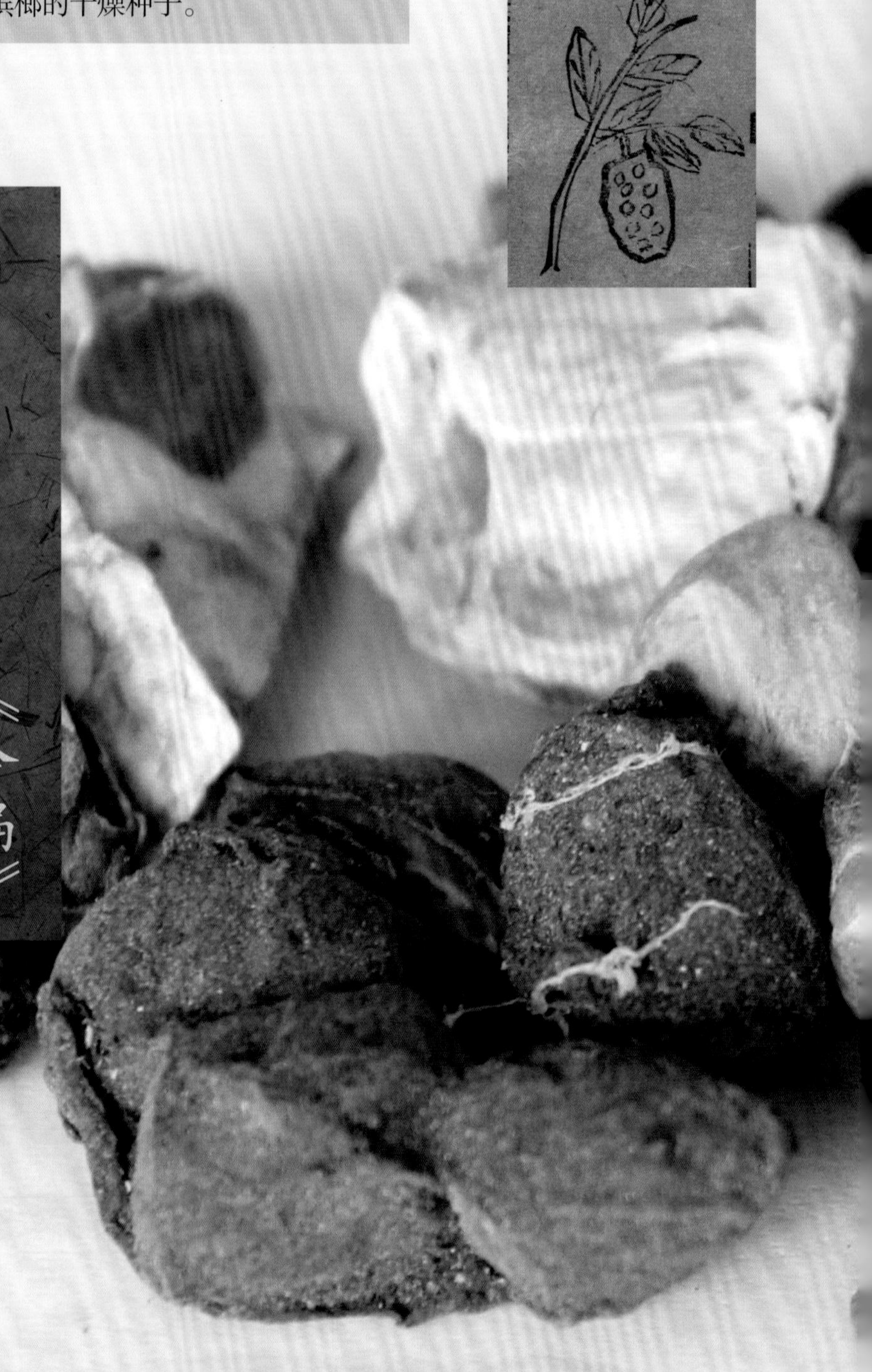

‖ **释名** ‖

马金囊云南志**马金南**记事珠**紫槟榔**纲目。

‖ **集解** ‖

[时珍曰] 马槟榔生滇南金齿、沅江诸夷地，蔓生。结实大如葡萄，紫色味甘。内有核，颇似大风子而壳稍薄，团长斜扁不等。核内有仁，亦甜。

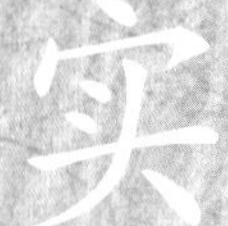

‖ **气味** ‖

甘，寒，无毒。

核仁

‖ **气味** ‖

苦、甘，寒，无毒。[机曰] 凡嚼之者，以冷水一口送下，其甜如蜜，亦不伤人也。

‖ **主治** ‖

产难，临时细嚼数枚，井华水送下，须臾立产。再以四枚去壳，两手各握二枚，恶水自下也。欲断产者，常嚼二枚，水下。久则子宫冷，自不孕矣。汪机。**伤寒热病，食数枚，冷水下。又治恶疮肿毒，内食一枚，冷水下；外嚼涂之，即无所伤。**时珍。

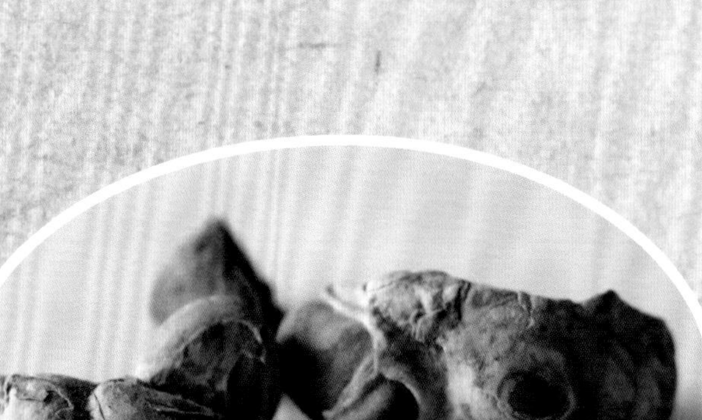

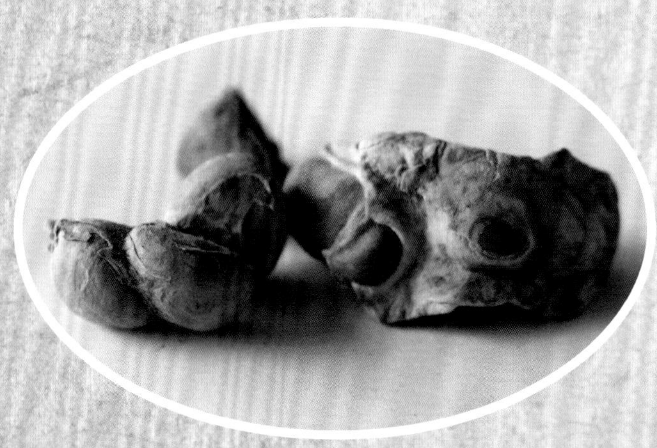

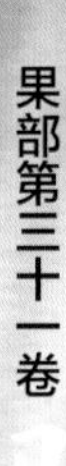

枳椇

音止距。《唐本草》

‖ **基原** ‖

据《纲目图鉴》《大辞典》《中华本草》等综合分析考证，本品为鼠李科植物枳椇 *Hovenia acerba* Lindl.。分布于河北、河南、广东、贵州、云南等地。

△枳椇（*Hovenia acerba*）

校正： 自木部移入此，并入拾遗木蜜。

‖释名‖

蜜欓椇音止距**蜜屈律**广记**木蜜**拾遗**木饧**同上**木珊瑚**广志**鸡距子**苏文**鸡爪子**俗名**木名白石木**唐注**金钩木**地志**枅栱**音鸡拱**交加枝。**[时珍曰] 枳椇，徐锴注说文作欓椇，又作枳枸，皆屈曲不伸之意。此树多枝而曲，其子亦卷曲，故以名之。曰蜜、曰饧，因其味也。曰珊瑚、曰鸡距、曰鸡爪，象其形也。曰交加、曰枅栱，言其实之纽屈也。枅栱，枋梁之名。按雷公炮炙序云：弊箄淡卤，如酒沾交。注云：交加枝，即蜜欓椇也。又诗话云：子生枝端，横折歧出，状若枅栱，故土人谓之枅栱也。珍谓枅栱及俗称鸡距，蜀人之称桔枸、棘枸，滇人之称鸡橘子，巴人之称金钩，广人之称结留子，散见书记者，皆枳椇、鸡距之字，方音转异尔。俗又讹鸡爪为曹公爪，或谓之梨枣树，或谓之癞汉指头，崔豹古今注一名树蜜，一名木石，皆一物也。

‖集解‖

[恭曰] 枳椇子其树径尺，木名白石，叶如桑柘。其子作房似珊瑚，核在其端，人皆食之。[颂曰] 此诗·小雅所谓南山有枸也。陆玑疏义云：欓枸树高大如白杨，所在皆有，枝柯不直。子着枝端，啖之甘美如饴，八九月熟，江南特美之，谓之木蜜。能败酒味，若以其木为柱，则屋中之酒皆薄也。[诜曰] 昔有南人修舍用此木，误落一片入酒瓮中，酒化为水也。[藏器曰] 木蜜树生南方，人呼白石木，枝叶俱甜。嫩叶可生啖，味如蜜。老枝细破，煎汁成蜜，倍甜，止渴解烦也。[时珍曰] 枳椇木高三四丈，叶圆大如桑柘，夏月开花。枝头结实，如鸡爪形，长寸许，纽曲，开作二三歧，俨若鸡之足距。嫩时青色，经霜乃黄。嚼之味甘如蜜。每开歧尽处，结一二小子，状如蔓荆子，内有扁核赤色，如酸枣仁形。飞鸟喜巢其上，故宋玉赋云：枳枸来巢。曲礼云：妇人之贽，椇、榛、脯脩。即此也。盐藏荷裹，可以备冬储。

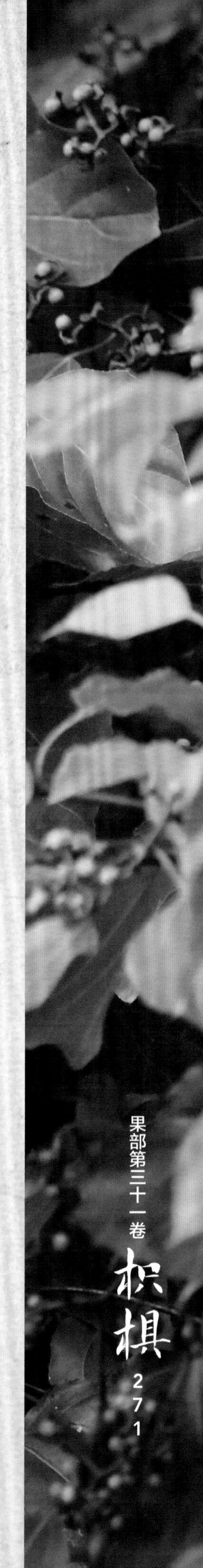

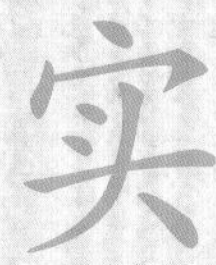

‖ **气味** ‖

甘，平，无毒。[诜曰] 多食发蛔虫。

‖ **主治** ‖

头风，小腹拘急。唐本。**止渴除烦，去膈上热，润五脏，利大小便，功用同蜂蜜。枝、叶煎膏亦同。**藏器。**止呕逆，解酒毒，辟虫毒。**时珍。

‖ **发明** ‖

[震亨曰] 一男子年三十余，因饮酒发热，又兼房劳虚乏。乃服补气血之药，加葛根以解酒毒。微汗出，人反懈怠。此乃气血虚，不禁葛根之散也。必须鸡距子解其毒，遂煎药中加而服之，乃愈。[时珍曰] 枳椇，本草止言木能败酒，而丹溪朱氏治酒病往往用其实，其功当亦同也。按苏东坡集云：眉山揭颖臣病消渴，日饮水数斗，饭亦倍常，小便频数。服消渴药逾年，疾日甚。自度必死。予令延蜀医张肱诊之。笑曰：君几误死。乃取麝香当门子以酒濡湿，作十许丸，用棘枸子煎汤吞之，遂愈。问其故，肱曰：消渴消中皆脾弱肾败，土不制水而成疾。今颖臣脾脉极热而肾气不衰，当由果实、酒物过度，积热在脾，所以食多而饮水。水饮既多，溺不得不多，非消非渴也。麝香能制酒果花木。棘枸亦胜酒，屋外有此木，屋内酿酒多不佳。故以此二物为药，以去其酒果之毒也。棘枸实如鸡距，故俗谓之鸡距，亦曰癞汉指头。食之如牛乳，本草名枳椇，小儿喜食之。吁！古人重格物，若肱盖得此理矣，医云乎哉。

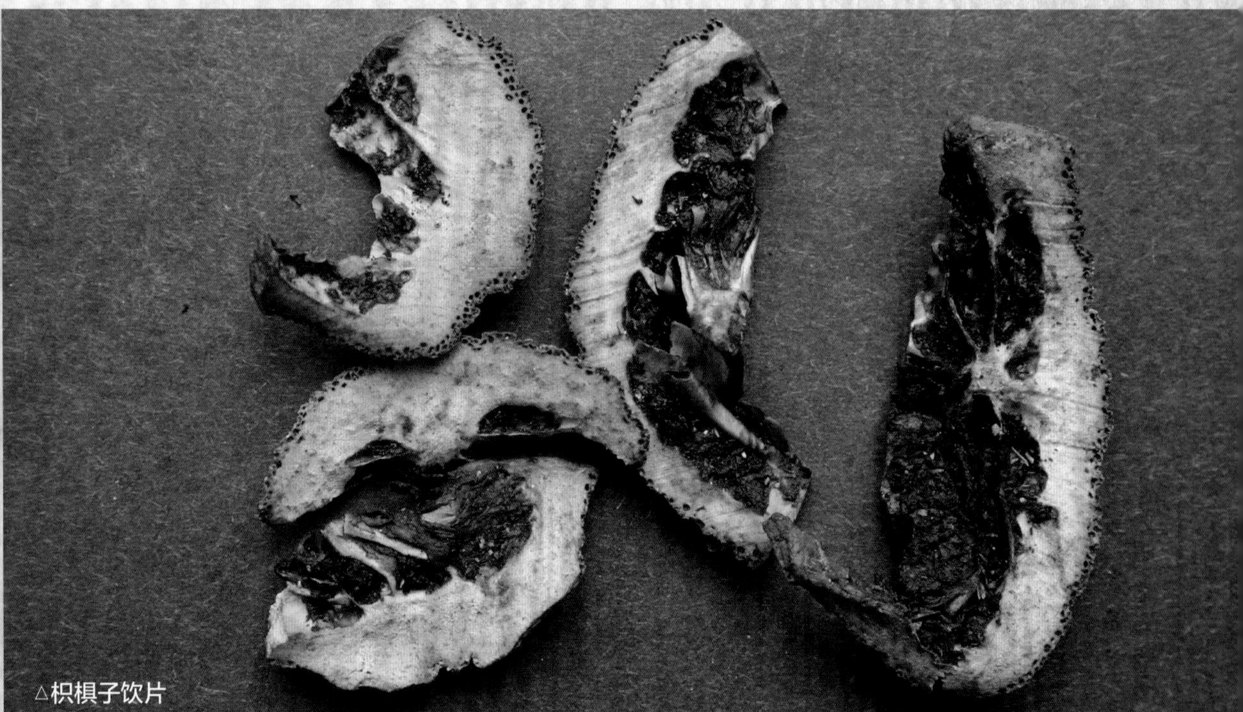

△枳椇子饮片

‖**气味**‖

同枳椇。

‖**主治**‖

新一。**腋下狐气**用桔枸树凿孔，取汁一二碗，用青木香、东桃、西柳、七姓妇人乳，一处煎一二沸。就热，于五月五日鸡叫时洗了，将水放在十字路口，速回勿顾，即愈。只是他人先遇者，必带去也。桔枸树即梨枣树也。胡濙卫生易简方。

‖**气味**‖

甘，温，无毒。

‖**主治**‖

五痔，和五脏。唐本。

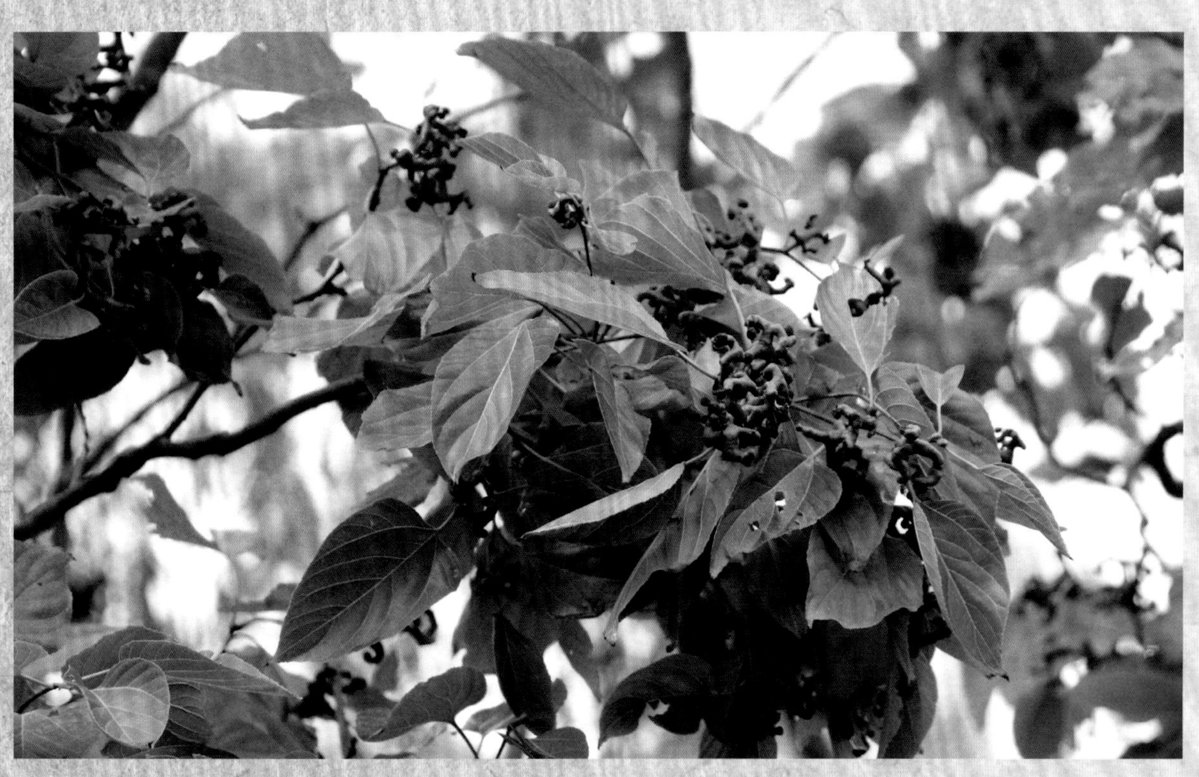

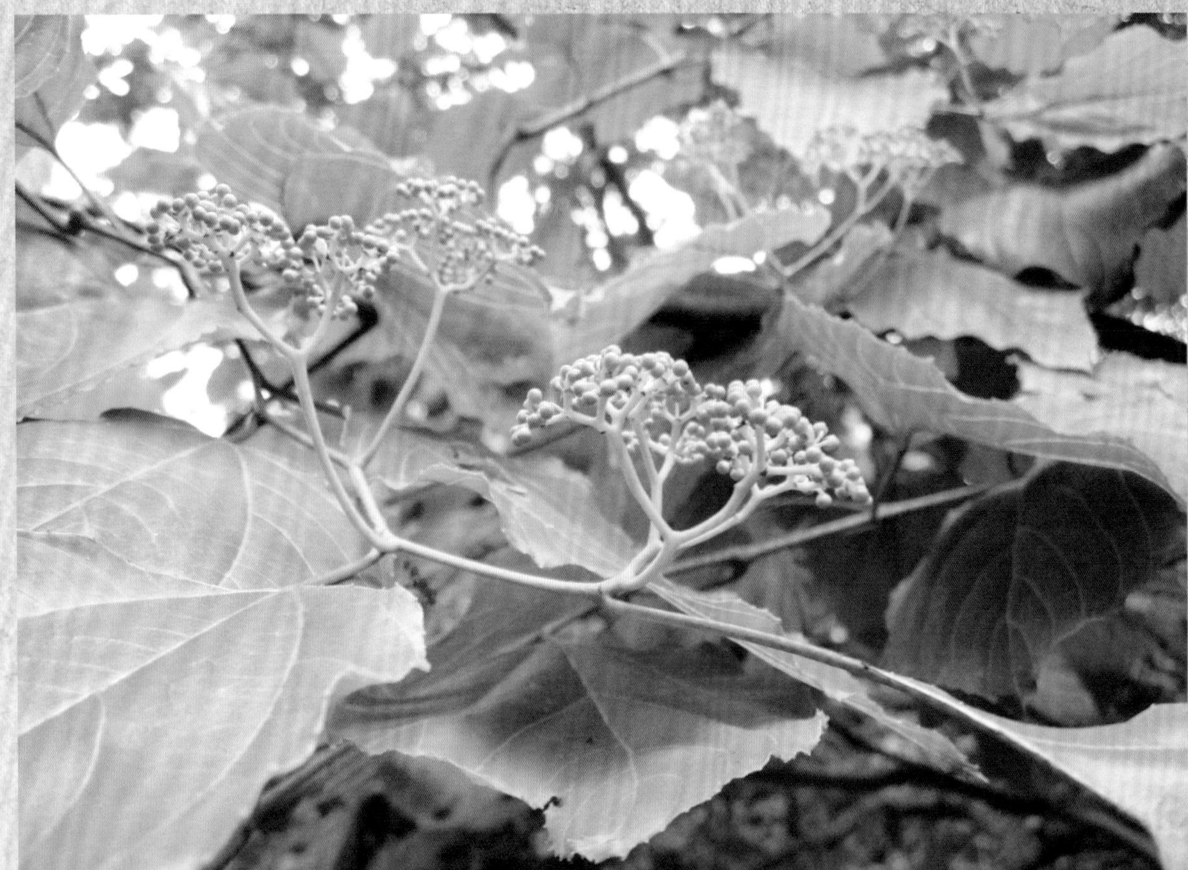

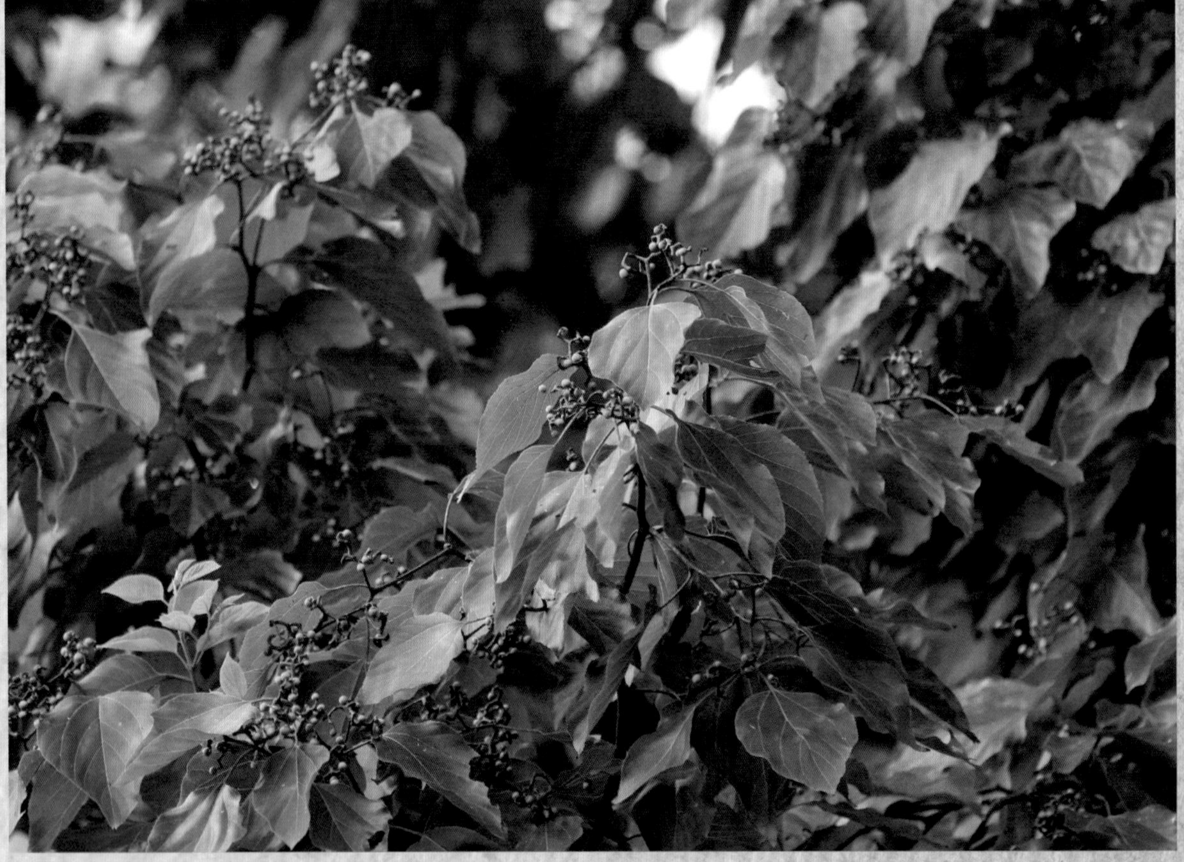